PROBLEME DER PARASITOLOGIE

PROBLEME DER PARASITOLOGIE

VORTRÄGE DER

II. PARASITOLOGISCHEN ARBEITSTAGUNG

VOM 24.-26. NOVEMBER 1954

IN BERLIN

HERAUSGEGEBEN

VON

PROFESSOR DR. A. BORCHERT

Direktor des Instituts für vet. med. Parasitologie

der Humboldt-Universität zu Berlin

1956

AKADEMIE-VERLAG · BERLIN

Erschienen im Akademie-Verlag GmbH., Berlin W 8, Mohrenstraße 39
Lizenz-Nr.: 202 · 100/544/55
Satz und Druck: VEB Offizin Andersen Nexö in Leipzig III/18/38
Bestell- und Verlagsnummer: 5188
Printed in Germany

VORWORT

In der Zeit vom 24. bis 26. November 1954 fand in Berlin in den Räumen des Klubs der Kulturschaffenden die II. Parasitologische Arbeitstagung statt, die vom Staatssekretariat für Hochschulwesen unterstützt und vom Herausgeber geleitet wurde. Die Tagung war besucht von 220 in- und ausländischen Teilnehmern.

Das Programm der Tagung war bewußt gekennzeichnet durch eine Breite der Thematik, die einerseits den zahlreichen Teilgebieten der Parasitologie entspricht und andererseits ein um so stärkeres Allgemeininteresse hervorzurufen versprach, je verschiedenartiger die Themen aus den parasitologischen Fachgebieten waren und je heterogener der aus Human- und Veterinärmedizinern und Biologen bestehende Teilnehmerkreis sich zusammensetzte. So war der Gedanke maßgebend, möglichst alle die parasitologischen Arbeitsgebiete zu behandeln, die durch die parasitären Erkrankungen unserer Haus- und Nutztiere eine wirtschaftliche Bedeutung haben. In 46 längeren und kürzeren Vorträgen mit Diskussionen und zum Teil unter Vorführung von Lichtbildern und Filmen wurden die veterinärmedizinischen Belange in den Vordergrund gestellt, aber auch den humanmedizinischen und biologischen Interessen ist da Rechnung getragen worden, wo es sich im Hinblick auf wissenschaftliche und praktische Bedürfnisse um parasitologische Fragen handelt, die auch den Arzt und den Biologen interessieren, wie zum Beispiel die Geschwulstentstehung durch Parasiten, die Toxoplasmose, die Trichinose, die Finnenfrage, die Abwasserreinigung.

Als eine gerechtfertigte Forderung darf es angesehen werden, einer planvoll angelegten Parasitenbekämpfung den gleichen Raum zuzubilligen, den die Bekämpfung infektiöser Krankheiten schon seit langem einnimmt. Durch die Tagung ist eine fruchtbare Zusammenarbeit zwischen Veterinärmedizinern, Humanmedizinern und Biologen angestrebt worden, womit der Wunsch verbunden wurde, unsere Wissenschaft noch stärker auszubauen, unsere Wirtschaft im Sinne eines friedlichen Aufbaues unserer Länder stärken zu helfen.

Berlin im März 1956 *Borchert*

INHALTSVERZEICHNIS

PROF. DR. A. KOTLAN
Direktor des Parasitologischen Instituts der Vet.-med. Hochschule in Budapest

Der heutige Stand der Bekämpfung parasitärer Krankheiten in Ungarn

In Ungarn wurde den parasitären Krankheiten der Haustiere schon seit Anfang unseres Jahrhunderts ein besonderes Augenmerk gewidmet, wenn auch zu dieser Zeit eine selbständige Lehrkanzel für Parasitologie an unserer Hochschule noch nicht bestand. Der Lehrstoff der theoretischen sowie praktischen Parasitologie war ziemlich willkürlich in 3—4 Teile geteilt: der theoretische Teil, als spezielles Colleg, bestand aus einer ziemlich kurzen systematischen Aufzählung und oberflächlichen Beschreibung der häufigsten Arten von tierischen Parasiten der Haustiere. Die durch diese hervorgerufenen pathologischen Veränderungen wurden im Bereiche der Pathologischen Anatomie besprochen; Symptomatologie und Therapie der parasitären Krankheiten, soweit es sich um Helminthen und Arthropoden handelte, wurden an der Lehrkanzel für interne Medizin, die durch Protozoen hervorgerufenen Krankheiten zum großen Teil im Bereiche der Seuchenlehre behandelt. Verhältnismäßig spät, in den dreißiger Jahren, bekam die Parasitologie eine Lehrkanzel. Der heutige Zustand des Lehrstoffes, der Assistenz und des Wirkungskreises der Lehrkanzel konnte nur von Schritt zu Schritt erreicht werden; er besteht darin, daß der Lehrstoff der Lehrkanzel das ganze Gebiet der medizinischen Parasitenkunde umfaßt. Systematik, Morphologie, Entwicklungsgeschichte der tierischen Parasiten, gleichviel ob sie zu den Protozoen, Helminthen oder Arthropoden gehören, bilden ebenso den Lehrstoff wie auch Pathogenese, Pathologie und Therapie sowie Diagnostik der parasitären Infektionen bzw. Invasionen und Krankheiten. Nichtsdestoweniger besteht bei uns auch heute noch die Tendenz, an der alten Formel festzuhalten, d. h. im Rahmen einer Speziellen Pathologie und Therapie der Haustiere auch die parasitären Schädlichkeiten nach dem Muster von Hutyra und Marek zu behandeln. Eine solche Auffassung scheint mir jedoch für die Zukunft schon aus dem Grunde als unhaltbar, da sie mit dem heutigen Begriff über Bekämpfung von Krankkeiten im allgemeinen nicht vereinbar ist. Die Bekämpfung von parasitären Schädlichkeiten fußt vor allem in der eingehenden Kenntnis der Biologie dieser Schädlinge. Letztere zu beherrschen ist Sache der Spezialisten, in diesem Falle der Parasitologen. Es ist auch aus diesem Grunde, daß ich alle Veranstaltungen, die dahin zielen, der Parasitologie die ihr zukommende Selbständigkeit zu sichern, als wünschenswert erachte und warm begrüße. Durch die Ausbreitung des Unterrichts im Bereiche der Lehrkanzel sowie durch die Aktivierung der Forschungsarbeit auf dem ganzen Gebiet der theoretischen und praktischen Parasitologie wurden die Vorbedingungen für eine planmäßige Bekämpfung der parasitären Schädlichkeiten hauptsächlich insofern geschaffen, daß die parasitologische Schulung der Veterinärmediziner nunmehr ihr Interesse für parasitologische Probleme lebhafter und eingehender gestaltet und auch die Zahl der Spezialisten auf dem Gebiet der Parasitologie von Tag zu Tag zunimmt. Alles dieses zusammen und natürlich auch der Einfluß ausländischer Bestrebungen, z. B. der mächtige Aufschwung der Parasitologie in der Sowjetunion, ferner internationale Beschlüsse (z. B. die des Vet. Kongresses in Stockholm) haben es mit sich gebracht, daß man bezüglich der wirtschaftlichen sowie sanitären Bedeutung der parasitären Schädlichkeiten sowohl amtlicherseits als auch allgemein in Fachkreisen ein größeres Verständnis bekundet wie noch vor kurzem.

Die Bekämpfung der parasitären Schädlichkeiten wird in Ungarn nunmehr in zwei Richtungen verfolgt: teils sollen gewisse Parasiten bzw. Parasitosen vollkommen ausgemerzt werden, teils aber trachtet man durch präventive Schutzmaßregeln bzw. durch planmäßige Therapie die durch tierische Parasiten hervorgerufenen Verluste auf ein Mindestmaß herabzusetzen. Zur ersten Gruppe gehören folgende Parasitosen: die Beschälseuche der Pferde, die Trichomonadose der Rinder, die Cysticercosen des Schweins und des Rindes, die Echinococcose, die Coenurose der Schafe, die Psoroptesräude der Schafe. In der zweiten Gruppe werden besonders berücksichtigt: die Piroplasmose der Pferde und Rinder sowie im allgemeinen die durch Zecken übertragenen Zoonosen, die Hypodermatose, die Kokzidiose der Kücken, Rinder und Kaninchen, die Leberegelseuche, die Lungenwurmkrankheit der Schafe und Rinder, die Magen-Darmwurmkrankheit der Schafe und schließlich der Befall mit Spulwürmern beim Schwein, Pferd und Junghuhn.

Die Häufigkeit und Verbreitung der genannten Parasitosen ist verschieden:

Nach mehrere Jahrzehnte dauernder Seuchenfreiheit erfuhr nach dem Ende des 2. Weltkrieges die Beschälseuche, Trypanosomatose der Pferde, eine weite Verbreitung im Lande, sie wurde jedoch nach Kriegsende binnen weniger Jahre durch drastische Maßregeln vollkommen ausgemerzt. Gegenwärtig ist das ganze Gebiet von Ungarn seit mehreren Jahren seuchenfrei.

Die Trichomonadose der Rinder spielt bei uns eine ganz untergeordnete Rolle. Im Laufe der letzten 2 Jahre wurde sie in einem einzigen Komitate Westungarns in mäßiger Ausbreitung festgestellt. Es wurden entsprechende Vorkehrungen getroffen, um die Kontrolle der Seuche sichern zu können. Die Möglichkeiten hierfür sind um so mehr gegeben, als mit der Ausbreitung der künstlichen Besamung auch die Überprüfung der Zuchttiere aufs engste verbunden ist.

Von den Piroplasmosen sind hauptsächlich die durch Babesia bovis verursachte Piroplasmose der Rinder sowie die durch B. caballi bedingte Krankheit der Pferde von Interesse. Die erstere, von Ixodes ricinus übertragen, kommt, mit Ausnahme des Flachlandes, überall vor. Zur kausalen Therapie wird hierzulande hauptsächlich ein Wismutpräparat (Neotodorit) herangezogen, seltener kommt auch Trypaflavin zur Anwendung. Im nächsten Jahre sollen in kleinem Ausmaß Feldversuche mit Insektiziden bzw. mit Repellentien zwecks Verhütung der Zeckeninvasion vorgenommen werden.

Die durch B. caballi verursachte Pferdepiroplasmose wurde im Jahre 1953 in Ungarn in einem Gestüt zum ersten Male festgestellt. Sie wird durch Dermacentor marginatus übertragen. Vom klinischen sowie pathologisch-anatomischen Standpunkt dürfte es von Interesse sein zu erwähnen, daß die Krankheit in einigen Fällen einen durch Milzruptur bedingten perakuten Verlauf aufwies, wobei die Tiere, nach Feststellung der ersten Symptome, binnen weniger Stunden verendeten. In allen Fällen konnte als ein charakteristisches Krankheitszeichen eine rasch eintretende, auffallende Erschwerung der Atmung festgestellt werden, die mit der übermäßigen Abnahme der Erythrozytenzahl auf 2½–1½ Millionen im Zusammenhange stand. Trypaflavin leistete in allen jenen Fällen, in welchen der therapeutische Eingriff frühzeitig vorgenommen wurde, gute Dienste.

Die Biologie des Überträgers wurde klargestellt. In Übereinstimmung mit den diesbezüglichen Literaturangaben erwiesen sich bodenbewohnende Micromammalien, hauptsächlich der gemeine Ziesel, als Wirte der Larven und Nymphen. Im Gegensatz zu manchen Erfahrungen konnte bezüglich der Biologie des 3wirtigen Dermacentor marginatus festgestellt werden, daß der ganze Zyklus dieser Zecke von Larve bis Imago unter Laboratoriumsverhältnissen etwa 4–7 Monate beansprucht, was soviel heißt, daß die aus den im Frühjahr abgelegten Eiern geschlüpften Larven schon im Herbst desselben Jahres die Vollreife erreichen können. Unter natürlichen Verhältnissen kann dies auch vorkommen, doch ist die Herbstpopulation der Imagines meistens beträchtlich weniger zahlreich als die Frühjahrspopulation. Dieser Umstand gibt die Erklärung dafür, daß die caballi-Piroplasmose bei uns bisher nur im Frühjahr vorkam.

Aus der Reihe der durch Zecken übertragenen Schädlichkeiten möchte ich über eine bisher nur in der Sowjetunion unter dem Namen Lymphonodulitis beschriebene Krankheit der Pferde berichten.

Es handelt sich um eine nach Ansiedlung von Zecken, und zwar ausschließlich Dermacentor-Arten, zutage tretende Anschwellung und Vereiterung der periproktalen sowie präskapulären Lymphknoten. Wie bekannt, ist der Hauptansiedlungsort der Dermacentor-Arten bei Pferden die Haut der Schweifrübe sowie der Widerristgegend, und demgemäß sind es eben die genannten regionalen Lymphknoten, in welchen nach dem Zeckenbiß die druseähnlichen Veränderungen auftreten. Es konnte, soweit mir aus der russischen Literatur bekannt ist, bisher noch nicht endgültig festgestellt werden, ob es sich auch ätiologisch um eine mit der Pferdedruse identische Erkrankung handelt. Die Schwellung der Lymphknoten beginnt fast regelmäßig binnen 2 Wochen nach Ansiedlung der Zecken, und es braucht gewöhnlich 4 Wochen, bis mit der Vereiterung der Lymphknoten es zur Ausheilung kommen kann. Es ist bemerkenswert, daß die Lymphonodulitis-Fälle, bezüglich ihres periodischen Auftretens, sich ziemlich scharf von den typischen Drusefällen unterscheiden lassen. Sie treten nur während der Periode der Zeckeninvasion auf, d. h. bei uns hauptsächlich im Monat April, Mai bis Mitte Juni. Sowjetische Forscher dachten anfangs an die Möglichkeit, daß die Lymphonodulitis auch aetiologisch zum Krankheitsbild der durch Babesia caballi bzw. equi verursachten Erkrankung gehört. Es hat sich jedoch gezeigt, daß Lymphonodulitis auch nach Ansiedelung von

Dermacentor-Zecken zutage tritt, die nicht Träger der Babesien sind. Wir konnten solche Fälle bisher in drei Gestüten feststellen.

Zwecks Bekämpfung sowohl der Pferdepiroplasmose wie auch der Lymphonodulitis wurde in einem Gestüt, wo die caballi-Babesiose vorkam, im Frühjahr die Behandlung mit HCH-Spray versuchsweise vorgenommen. Letztere hat sich insofern als erfolgreich erwiesen, als, obwohl die Zeckenpopulation im Gelände des Gestütes ebenso zahlreich war wie im vorigen Jahre, im Pferdebestande kein klinisch-mikroskopisch nachweisbarer Piroplasmosefall vorgekommen ist, bei den behandelten Pferden im Durchschnitt eine bedeutend geringere Zeckeninvasion festzustellen war als bei den nicht behandelten und auch die Lymphonodulitis-Fälle hauptsächlich bei unbehandelten Pferden vorkamen.

Schließlich sei noch auf eine bisher in wenigen Fällen bei Rindern beobachtete Krankheit hingewiesen, deren Ätiologie noch ungeklärt ist, bei welcher vermutlich ebenfalls Zecken als Krankheitsüberträger eine Rolle spielen können. Es handelt sich um eine gegenwärtig mit dem Namen Nephrose-nephritis bezeichnete, durch eine hämorrhagische Diätese sich auszeichnende fieberhafte Krankheit, die wir beim Rind nur auf Grund des Sektionsbildes kennen. Sie kommt hauptsächlich im Frühjahr vor, ist mit Hämoglobinurie verbunden; die anatomischen Veränderungen erinnern an schwere Fälle von Babesiose, ohne jedoch Milzschwellung aufzuweisen. Sehr zahlreiche Blutungen sind besonders in der Niere sowie im perirenalen Bindegewebe anzutreffen. Der Umstand, daß eine in ihrem Verlaufe der genannten sehr ähnliche Krankheit zu wiederholten Malen auch beim Menschen beobachtet wurde, verleiht dieser Zoonose eine besondere Bedeutung.

Ich möchte nun auf die Frage eingehen, welches in Ungarn die wirtschaftlich wichtigsten parasitären Krankheiten sind, und worin unsere Pläne bestehen, sie gegenwärtig oder in Zukunft zu bekämpfen.

Wie aus der Aufzählung der in zweierlei Richtung zu bekämpfenden parasitären Schädlichkeiten ersichtlich ist, können naturgemäß nicht alle wirtschaftlich wichtigen Parasitosen der ersten Gruppe zugeteilt werden. Bei der Gruppierung der hierzulande heimischen parasitären Invasionen bzw. Krankheiten war jener Umstand maßgebend, inwiefern eine Ausmerzung dieser Schädlichkeiten auf Grund einer planmäßig im ganzen Lande eingesetzten Bekämpfung aussichtsvoll erscheint. Nichtsdestoweniger will damit nicht gesagt sein, daß die eine oder andere der zur ersten Gruppe gestellten Parasitosen wirtschaftlich als unbedeutend angesehen werden könnte. Wenn wir z. B. das Projekt der Ausmerzung der Echinococcose ins Auge fassen, so läßt sich sagen, daß laut statistischen Berechnungen der durch die unschädliche Beseitigung der mit Echinokokken behafteten Schweinelebern entstehende wirtschaftliche Schaden jährlich mehr als 15 Millionen Forint beträgt, und daß dieser Schaden hauptsächlich auf die fleischbeschaulich bisher nicht kontrollierten Hausschlachtungen zurückführbar ist, wobei erfahrungsmäßig Unkenntnis, Fahrlässigkeit usw. der Verbreitung der Echinococcose nur zu oft Vorschub leistet. Demgemäß wurde die Bekämpfung der Echinococcose durch das Ministerium für Landwirtschaft schon heuer in einem Teile des Landes in Gang gesetzt. Sie besteht hauptsächlich in der Aufklärung des Volkes über die Schädlichkeiten der Echinococcose und in der

Kontrolle der Hausschlachtungen. Eine nebst letzteren Maßregeln vorzunehmende Behandlung der Hunde war zwar ebenfalls geplant, doch mußten wir auf die Durchführung des therapeutischen Teiles der Bekämpfung verzichten, da uns ein zuverlässiges Mittel zur restlosen Vernichtung des 3gliedrigen Bandwurmes noch nicht zur Verfügung steht. Es hat sich nämlich gezeigt, daß von den bisher bekannten Verfahren, unbekümmert, ob es sich um einen mechanischen oder chemotherapeutischen Eingriff handelt, keines eine Wurmfreiheit gewährleistet. Wir fanden, daß Atebrin in 0,04 g pro kg gute Dienste leisten würde, falls es möglich wäre, zu erreichen, daß die enterosolventen Kapseln schon im Anfangsteil des Duodenums sich lösten. Die in meinem Institute ausgeführten Versuche zeitigten zwar ein zufriedenstellendes Ergebnis, doch für die Praxis ist die Atebrin-Therapie noch nicht reif. Übrigens glauben wir auf eine therapeutische Bekämpfung des 3gliedrigen Bandwurmes mit Rücksicht auf den Umstand verzichten zu können, als mangels einer Reinfektion der Befall mit dem 3gliedrigen Bandwurm nach Ablauf von 5 Monaten spontan aufhört. Die zur Bekämpfung der Echinococcose vorgesehenen Maßnahmen dürften sich auch auf die bei uns sehr niedrige Verbreitung der Schweinefinne günstig auswirken, allerdings scheint zwecks Ausmerzung dieses Parasiten ebenso wie der Rinderfinne eine Zusammenarbeit mit den Humanparasitologen unerläßlich.

Ebenfalls in Gang gesetzt ist die Bekämpfung der Psoroptesräude der Schafe. Der Umstand, daß wir seit kurzem über ein ausgezeichnetes Badeverfahren verfügen, läßt die Hoffnung zu, daß die Verbreitung der Psoroptesräude der Schafe schon im nächsten Jahre auf ein Mindestmaß herabgedrückt wird. Als Badeflüssigkeit wird eine von Prof. Mócsy eingeführte und in ihrer Wirkung an einem großen Bestande kontrollierte Suspension von HCH, an Bentonit adsorbiert, verwendet.

Von den zur zweiten Gruppe gestellten Parasitosen sind es besonders die Kokzidiose der Kücken, der Jungrinder sowie Kaninchen, ferner die Leberegelseuche, die Lungenwurmkrankheit der Schafe und Jungrinder und unter gewissen meteorologischen Verhältnissen auch die Magen-Darmwurmkrankheit der Schafe, die infolge ihrer Häufigkeit und großen Verbreitung ein eingehendes Interesse verdienen.

Was die Kokzidiose und besonders die Tenella-Kokzidiose der Kücken anbelangt, so kann festgestellt werden, daß noch zur Zeit des 3-Jahre-Plans unsere züchterischen Bestrebungen mit den damals aufbietbaren hygienischen Verhältnissen nicht im Einklang standen und demzufolge auch die an und für sich wirksame Therapie nicht von dem erwünschten Erfolge begleitet war. Nachdem aber nunmehr Züchtungsproduktion, Hygiene und Therapie das unerläßliche Gleichgewicht erreicht hatten, konnten auch die Verluste durch Tenella-Kokzidiose auf ein Mindestmaß herabgesetzt werden. Von den Sulfonamidpräparaten werden das hierzulande erzeugte Ultraseptyl sowie das ausländische Sulphaquinoxalin am meisten verwendet, das erstere dem Trockenfutter im Verhältnis von 3 ‰, das letztere dem Trinkwasser im Verhältnis von 0,1–0,4 ‰ zugesetzt.

Zufriedenstellende Fortschritte können verzeichnet werden auf dem Gebiete der Kaninchenkokzidiose, und zwar sowohl was Systematik, Pathologie wie auch Therapie anbelangt. In letzterer Hinsicht scheint die von Pellérdy ausgearbeitete Sulphonamiddepottherapie in Kaninchenzuchten gute Dienste zu leisten.

Die bei uns hauptsächlich durch Eimeria zürni verursachte Kokzidiose der Jungrinder muß erst sowohl vom entwicklungsgeschichtlichen wie auch pathologischen Gesichtspunkt studiert werden, um an die Möglichkeit einer kausalen Therapie denken zu können.

Die Bekämpfung der Leberegelseuche steht im Vordergrund unserer parasitologischen Aufgaben. Die bisherigen Bemühungen, die Häufigkeit der Leberegelinvasion durch präventive Behandlung der befallenen Tiere vor dem Weidegang herabzusetzen, blieben erfolglos, hauptsächlich mit Rücksicht auf den Umstand, daß diese Bekämpfungsweise sich nur auf die staatlichen Rinderbestände beschränkte. Auf staatliche Schafbestände oder auf Privatbestände von Rindern und Schafen konnte die planmäßige Tilgung des Leberegels noch nicht ausgedehnt werden; ebenso wenig günstig waren die Verhältnisse für eine Erwägung der Möglichkeiten einer planmäßigen Schneckentilgung. Es wird jedoch seitens des Ministeriums für Landwirtschaft geplant, im Rahmen einer Konferenz das Problem der Leberegelseuche demnächst zu besprechen.

Eine ähnliche Aufgabe steht vor uns auch bezüglich der weitverbreiteten Lungenwurmkrankheit der Schafe und besonders in manchen Jahren auch der Jungrinder. Sie wird noch durch den Umstand erschwert, daß die Therapie der bei uns ziemlich häufigen, mit Bronchopneumonie einhergehenden Form der Lungenwurmseuche der Schafe noch nicht als zufriedenstellend betrachtet werden kann und aus diesem Grunde die Bekämpfung dieser Krankheit noch nicht durchführbar erscheint. Die Forschungsarbeit hat auf dem Gebiete der Protostrongylose, Cystocaulose und Mülleriose noch so manches aufzuklären sowohl was Biologie der Lungenwurmlarven und Pathogenese wie auch kausale Therapie anbelangt. Im allgemeinen betrachten wir die Lungenwurmkrankheit bei Schafen und Rindern als eine Zoonose, deren Ausbildung und Verbreitung aufs engste mit dem Kräftezustand des Wirtes verknüpft ist.

Besonders bei Jungrindern machten wir nur zu oft die Erfahrung, daß, je mehr ihre natürliche Widerstandskraft infolge von sowohl qualitativ als auch quantitativ nicht ausreichender Fütterung eine Herabsetzung erfährt, die Dictyocaulose um so rascher in Erscheinung treten wird. Durch ungünstige Umweltfaktoren, wie ständig nasse Niederungsweiden, starke Niederschläge und Überschwemmungen wird die Ansteckungsmöglichkeit nicht nur dadurch erhöht, daß die invasionstüchtigen Larven massenhafter erscheinen, sondern in einem nicht unbeträchtlichem Ausmaße auch dadurch, daß die genannten Umweltfaktoren sich auf die Wirte selbst ungünstig auswirken.

Das Studium der Lungenwurmkrankheit bei allen Haustieren in biologischer, pathologischer sowie therapeutischer Hinsicht wurde vor kurzem als ein Hauptthema der von seiten der Akademie der Wissenschaften verfolgten Forschungsarbeit bezeichnet, woran sozusagen alle parasitologisch arbeitenden Institute gegenwärtig teilnehmen.

Das Vorkommen und die Verbreitung der Magen-Darmwurmkrankheit der Schafe weist in Ungarn eine ausgeprägte Diskontinuität auf, die sich mit den wechselreichen meteorologischen Verhältnissen des Landes erklären läßt. Es gibt Perioden von mehreren Jahren mit besonders auf dem Flachlande äußerst spärlichen Niederschlägen und im Sommer mit anhaltender Trockenheit. In solchen Perioden spielt die Magen-Darmwurmkrankheit sozusagen keine Rolle. Es gibt aber auch Perioden mit reichlichen Niederschlägen, in welchen die meistens dicht besetzten Schafweiden binnen 2–3 Monaten eine Larvenmenge von 2–3000 Larven pro kg Gras aufweisen. Da Kraftfutter für Schafe nur äußerst selten zur Verfügung steht, erweisen sich die mangelhaft überwinterten Tiere für die Invasion besonders empfindlich. Unter solchen Verhältnissen tritt die Magen-Darmwurmkrankheit bei Jungtieren verlustreich auf. Dies war z. B. auch heuer der Fall, und es mußten Maßregeln getroffen werden, um in allen staatlichen Beständen das Ausmaß des Befalles feststellen zu können. Stärker befallene Bestände müssen unverzüglich mit Phenothiazin behandelt werden, bei schwachem oder mäßigem Befall kann auch eine Mischung von Kupfersulfat mit Nikotinsulfat angewendet werden, es muß ferner für eine ausgiebigere Fütterung Sorge getragen werden.

Außer den in meinem Vortrage behandelten Parasitosen gibt es natürlich noch eine ganze Anzahl von sporadischen parasitären Schädlichkeiten. Eine oder die andere kann sogar infolge von besonderen Züchtungsverfahren an Bedeutung gewinnen. Als eine solche Parasitose ist z. B. die Amidostomose der Gans zu nennen. Sie ist bei uns längst bekannt, ohne daß sie bisher die Grenzen eines sporadischen Vorkommens überschritten hätte. Seitdem aber Wassergeflügel, Enten und Gänse im Großbetrieb gezüchtet werden, nahm sie schon in den ersten Jahren mangels entsprechender Vorkehrungen überhand und gab Anlaß zu bedeutenden Verlusten auch zwischen den erwachsenen Tieren. Es hatte sich ferner gezeigt, daß man unter diesen Umständen mit der bisher üblichen Carbontetrachlorid-Therapie nicht zum Ziele kommt, und es wird daher nach neuen Mitteln und Verfahren geforscht, um die Amidostomose erfolgreich bekämpfen zu können.

Wie aus meinem kurzgefaßten Berichte ersichtlich ist, sind unsere parasitologischen Probleme ziemlich mannigfaltig, und unsere Bemühungen, sie zu lösen, sind nicht minder vielseitig. Der Umstand aber, daß man in maßgebenden Kreisen nunmehr geneigt ist, diesen Problemen die ihnen gebührende Bedeutung zuzumessen und demgemäß auch alle Vorbedingungen zu ihrer erfolgreichen Fortführung zu schaffen, läßt uns hoffen, daß in Zukunft es den ungarischen Vertretern unserer Wissenschaft gelingen wird, die aktuellen Probleme einer Lösung näher zu bringen und dadurch auch zur Förderung der Wissenschaft selbst beizutragen.

Diskussion

Herr Borchert, Berlin, schildert die parasitologischen Collegs in der Deutschen Demokratischen Republik. Die Parasitologie ist 4semestrig mit Einschluß der Protozoen. Die Verhältnisse liegen hinsichtlich der parasitologischen Aufgaben grundsätzlich ebenso, wie sie Herr Kotlan für Ungarn geschildert hat. – Herr Matoff, Sofia, vermißt in dem Vortrag drei Fragen: 1. Prophylaxe des Hundebandwurms Echinococcus granulosus, dessen Behandlung mit Arecolin und Atebrin vorgenommen wird; 2. die Bekämpfung der Leberegelseuche vor und nach dem Weidegang; 3. Bekämpfung der Lungenwurmkrankheit in moderner Auffassung. Herr Matoff hält die Stärkung der Widerstandskraft, insbesondere den Ernährungzustand für sehr wesentlich, da hierdurch ein Parasitenbefall in seiner Wirkung abgeschwächt wird. Gegen Echinococcus granulosus empfiehlt Herr Matoff Arecolin 4–5 mg/kg Lebendgewicht, wobei selbst nach 5 Eingaben keine vollkommene Entwurmung einzutreten braucht; 0,4 cg Atebrin ist zwar ungefährlich, aber unangenehm einzunehmen (Emesis); Kapseln mit Atebrin müssen zuerst in Formalin getaucht werden, damit die Gelatine im Darm gelöst wird. – Herr Kotlan erwidert, daß bei der Sektion von Versuchstieren, die 1–2mal mit Atebrin behandelt waren, noch Echinokokken gefunden wurden. Atebrin ist von guter Wirkung bei Taenienarten.

PROF. DR. W. STEFANSKI
Mitglied der Polnischen Akademie der Wissenschaften in Warschau

Organisation der Parasitologischen Forschung in Polen

Parasitologische Forschungen wurden in Polen bereits Ende des 19. und Anfang des 20. Jahrhunderts aufgenommen, als zuerst Kowalewski durch genaue Beschreibungen neuer oder wenig bekannter Arten der Trematoden und Cestoden dazu beigetragen hat, ihre Anatomie besser kennenzulernen, und dann Siedlecki zuerst als Mitarbeiter von Schaudinn und später selbständig bisher unbekannten Geschlechtsprozesse bei den Coccidien entdeckte.

Den größten Einfluß hat jedoch auf die polnische Parasitologie K. Janicki, Professor der Universität in Warschau in den Jahren 1920–1932, ausgeübt. In dieser Zeit wurde von Janicki eine Schule gegründet, deren Ergebnisse allen Helminthologen der Welt bekannt sind. Zur gleichen Zeit entwickelte sich die tierärztliche Parasitologie, obwohl in weit schwächerem Maße mangels der entsprechenden Voraussetzungen; diese hatte sich als Ziel vorgenommen, die bisher in Polen wenig bekannte Parasitenfauna der Nutztiere zu erforschen.

Von anderen Fragen der tierärztlichen Parasitologie ist noch die Bearbeitung von Methoden zur Bekämpfung der Hypodermatose zu erwähnen.

Man muß jedoch feststellen, daß damals im Grunde genommen sowohl die ärztliche als auch die tierärztliche Parasitologie nur wenige Fortschritte zeigten.

Mit der Berufung des parasitologischen Komitees der Polnischen Akademie der Wissenschaften trat jedoch eine grundsätzliche Wendung ein. Das Entstehen dieses Komitees ermöglichte die Ausarbeitung eines Forschungsplanes, der in der kapitalistischen Wirtschaft nicht möglich war. Bei der Organisation und Popularisation der Parasitologie erwies sich äußerst hilfreich die im Jahre 1948 gegründete Polnische Parasitologische Gesellschaft, deren erste Tagung in Gdansk noch im selben Jahre stattfand. Die Beziehungen zwischen dieser Gesellschaft und dem Parasitologischen Komitee gestalten sich folgenderweise: das Komitee handelt im Auftrage der Polnischen Akademie der Wissenschaften als oberstes, leitendes Organ, das die parasitologischen Hauptaufgaben stellt. Das parasitologische Komitee gewährt auch erhebliche Unterstützungsfonds für die nach seinen Richtlinien geführten Arbeiten.

Für die allernächsten Jahre hat das Komitee allen Parasitologen zwei Hauptaufgaben gestellt, und zwar: 1. Invasionskrankheiten der Verdauungswege des Menschen, 2. Invasionskrankheiten der Weidetiere. Die ersten haben zum Ziel, unzulängliche Kenntnisse über die Parasiten der menschlichen Verdauungsorgane zu vertiefen, weil sie bis jetzt bei den Ärzten nicht genügende Beachtung gefunden haben; die zweiten nehmen Rücksicht auf die durch diese Krankheiten für die Wirtschaft entstehenden Verluste.

Die zwei ersten Forschungsjahre zeigten bereits, daß unsere Bevölkerung nicht weniger unter der Parasitenplage leidet als die der Nachbarländer. Nach der Häufigkeit des Vorkommens steht an erster Stelle Enterobius vermiculoris, dann folgt Ascaris lumbricoides und Trichuris trichiura. Cestoden spielen eine kleinere Rolle; vielleicht deswegen, weil sie nicht immer in der Statistik aufgenommen werden. Zu Ausnahmefällen gehört das Auftreten von Ancylostoma duodenale, Strongyloides stercoralis und Hymenolepis nana.

Von den Protozoen ist Giardia lamblia verbreitet, dagegen ist das Vorkommen von Entamoeba histolytica nur wenige Male gemeldet worden.

Das Parasitologische Komitee beschränkte sich nicht nur auf statistische Daten über das Vorkommen dieser Parasiten bei Menschen, zu deren Untersuchung eine besondere Instruktion ausgearbeitet wurde, sondern wählte auf mehreren Konferenzen die für unsere Verhältnisse am meisten geeigneten Heilmittel aus.

Was die Invasionskrankheiten der Weidetiere anbetrifft, so wurde dem Leberegel und seinem Zwischenwirt Galba truncatula besondere Aufmerksamkeit geschenkt.

Untersuchungen betr. das Vorkommen und die Biologie dieser Schnecke werden weiterhin in verschiedenen Gegenden des Landes durchgeführt. Es zeigte sich, daß Galba truncatula auch unter denselben Bedingungen nicht überall gleichmäßig verbreitet ist.

Parasiten der Verdauungsorgane von Schafen spielen bei uns eine geringere Rolle. Aus diesem Gebiet wurde vor kurzem eine Abhandlung über die Diagnostik der Trichostrongylidenlarven zum Druck geliefert. Dagegen sind bei Schafen Lungenwürmer häufig; über die Bekämpfungsmethoden dieser Parasiten wurden in Polen gleichfalls viele Arbeiten ausgeführt. In letzter Zeit wurde bei aus Holland importierten Schafen eine bisher in Polen unbekannte Art Cystocaulus ocreatus festgestellt.

Dictycaulus viviparus erscheint in gewissen begrenzten Gegenden und verursacht in manchen Wirtschaften erhebliche Schäden. Forschungen gehen hauptsächlich dahin, die ökologischen Bedingungen kennenzulernen, unter denen diese Enzootie auftritt. Viel Aufmerksamkeit wird auch der Hypodermatose geschenkt; die Bekämpfung dieser Krankheit scheint jedoch mehr von der Organisation als von Heilmitteln abhängig zu sein. Gemäß den in der Sowjetunion durchgeführten Untersuchungen haben sich 5% DDT in Vaselinöl als wirksames Heilmittel erwiesen.

Ich habe hier nur die Hauptprobleme erwähnt, denen das Parasitologische Komitee seine ganze Aufmerksamkeit widmet. Das bedeutet jedoch nicht, daß andere Probleme nicht auch bearbeitet werden. Im Gegenteil: unser Ziel ist auch die Bearbeitung der ganzen Parasitenfauna in Polen. Auf diesem Gebiet werden Untersuchungen der Helminthen von Schweinen und Wildschweinen, Schafen, Würmer von Haus- und Wildenten und Mikromammalien, Fischschmarotzer und dergleichen aufgenommen.

Gemäß der Tradition bearbeitet man ferner die Entwicklung von Band- und Fadenwürmern und manche wenig bekannten Protozoen wie Actinomyxidien.

Desgleichen wurden die Fragen über Allgemeine Parasitologie von weiterer biologischer Bedeutung aufgegriffen. Ebenso werden weitgehende Untersuchungen des Umlaufs der Parasitocoenose in natürlichen Gewässern, d. h. in Seen verschiedener

Art, durchgeführt. Auch werden auf dem Gebiet der medizinischen Parasitologie Untersuchungen vorgenommen, die außerhalb der Pläne des Parasitologischen Komitees liegen. Zu diesen gehören z. B. Arbeiten über die Toxoplasmose.

Die Organisation, die alle Parasitologen und zahlreiche wissenschaftliche Arbeiter verwandter Gebiete umfaßt, also: Biologen, Ärzte und Tierärzte, ist die erwähnte Parasitologische Gesellschaft. Die Hauptaufgabe dieser Gesellschaft ist die Vermittlung der wissenschaftlichen parasitologischen Probleme zwischen den Parasitologen und den wissenschaftlichen Bearbeitern verwandter Gebiete. Zu anderen nicht weniger wichtigen Aufgaben der Gesellschaft gehört die Propaganda durch das Parasitologische Komitee.

Außerdem führt die Gesellschaft Ewidenz über die Arbeiten ihrer Mitglieder. Allen diesen Aufgaben soll die Monatschrift „Parasitologische Nachrichten", deren erstes Heft im Januar 1955 erscheinen soll, dienen. Diese Zeitschrift wird das Organ der Parasitologischen Gesellschaft sein. Sie wird über die neuesten in ausländischen Zeitschriften veröffentlichten Abhandlungen berichten und Diskussionen über aktuelle Fragen enthalten; außerdem wird sie auch alle Mitglieder interessierende Nachrichten aus dem Leben der Gesellschaft bringen.

Bisher fanden vier Tagungen der Gesellschaft statt, die erste im Jahre 1948.

Zwecks Bearbeitung der Probleme, die die Polnische Akademie der Wissenschaften als besonders wichtig erachtete, wurden durch diese höchste wissenschaftliche Instanz Forschungsinstitute und Anstalten geschaffen.

Das im Jahre 1953 durch die Polnische Akademie der Wissenschaften gegründete Laboratorium für Parasitologie ist grundsätzlich für die Lösung von schwierigeren Aufgaben, die komplexe und kollektive Arbeitsmethoden erfordern, bestimmt. Daher ist vorauszusehen, daß dieses Laboratorium in der Zukunft in ein Institut, in dem die Wissenschaftler aus dem Gebiet der Allg. Parasitologie, Ärzte und Tierärzte tätig sein werden, umgewandelt wird. Die Leitung des Laboratoriums ist der Meinung, daß nur eine Zusammenarbeit aller dieser Spezialisten die Lösung von grundsätzlichen Problemen ermöglichen wird.

Das Parasitologische Laboratorium der Polnischen Akademie der Wissenschaften gibt ferner eine Zeitschrift heraus, „Die Acta Parasitologica Polonica", in welcher sie versucht, die Abhandlungen aller Spezialisten der Parasitologie zusammenzufassen. Bis jetzt erschien ein Band für das Jahr 1953 und zwei Teile von Band II. Die Zeitschrift möchte gern Abhandlungen aus anderen Volksdemokratien und der Sowjetunion veröffentlichen. Die Arbeiten werden in beliebiger Sprache veröffentlicht. Ein solcher Austausch der Arbeiten zwischen unseren Völkern wäre sehr wünschenswert.

In meinem Referat habe ich die parasitologischen Institute bei Hochschulen nicht erwähnt, weil das Thema: Organisation der Forschungen der polnischen Parasitologie lautet. Zum Schluß will ich noch hinzufügen, daß zur Zeit drei parasitologische Institute an den Veterinär-Medizinischen Fakultäten und eins an der Biologischen Fakultät der Warschauer Universität tätig sind. Die Parasitologische Abteilung des staatlichen Veterinär-Medizinischen Instituts in Puławy befaßt sich ausschließlich mit Invasionskrankheiten der Nutztiere.

PROF. DR. K. I. SKRJABIN

dreifacher Träger des Leninordens, Leiter des Helminthologischen Instituts der Akademie der Wissenschaften, Moskau

Perspektiven für die Entwicklung der helminthologischen Wissenschaft und Praxis in der UdSSR

Die Helminthologie ist der jüngste Zweig der Human- und Veterinärmedizin, da sie erst in den letzten drei Jahrzehnten zu einer selbständigen Disziplin wurde.

Die Anfänge der sowjetischen Helminthologie sind gekennzeichnet durch den Bruch mit alten, unzutreffenden Vorstellungen über das eigentliche Wesen dieser Wissenschaft. Zuerst war es notwendig, den Umfang und Inhalt der Helminthologie neu zu bestimmen, der sich nicht nur auf die allgemeine Erforschung der überaus großen Welt der Helminthen beschränkt, sondern auch die von ihnen hervorgerufenen Erkrankungen des Menschen, der Haus- und Nutztiere und der landwirtschaftlichen Nutzpflanzen erfaßt. Dadurch verwandelte sich die Helminthologie aus einem Teil der Zoologie in eine vielseitige, biologisch-medizinisch-veterinärmedizinisch-phytopathologische Wissenschaft.

Parallel hierzu erfuhr die Bekämpfung der Helminthosen einen starken Aufschwung und wurde in eine prinzipiell neue Richtung gelenkt. Von dem einseitigheilenden Pfad schwenkte man herüber auf einen breiten Weg von Maßnahmen zur Gesundung, die auf den Prinzipien der komplexen Triade beruhen: Therapie – Prophylaxis – Devastation.

Hierdurch erfuhren die Maßnahmen zur Bekämpfung der Helminthosen eine wesentliche Erweiterung, da sie sich nunmehr nicht nur auf den Organismus des Menschen, der Tiere und der Pflanzen bezogen, sondern auch auf deren Umweltsfaktoren einwirkten, die eine wesentliche Rolle bei der Verbreitung einer Invasion spielen.

Damit betrat die Helminthologie den Weg zur Lösung großer staatlicher, hygienisch-ökonomischer Probleme, die mit den Aufgaben des sozialistischen Aufbaus verbunden sind. Gerade hierin besteht das Spezifische der sowjetischen Helminthologie. Hierin liegt ihr Hauptunterschied gegenüber der Helminthologie der meisten anderen Länder. Durch diese neuen Probleme, die die sowjetische Helminthologie zur Lösung herausstellte, ergab sich natürlicherweise die Notwendigkeit, entsprechende neue Organisationsformen zu finden, ohne die die entstehenden Aufgaben nicht gelöst werden konnten. So entstand bei uns ein dichtes Netz wissenschaftlicher helminthologischer Forschungsanstalten biologischen, humanmedizinischen, veterinärmedizinischen und phytopathologischen Charakters; die Leitung dieses Netzes liegt in den Händen von drei höchsten wissenschaftlichen Organisationen unseres Landes, nämlich der Akademie der Wissenschaften der UdSSR, der Akademie der Medizinischen Wissenschaften der UdSSR und der W. I. Lenin-Unionsakademie für Landwirtschaftswissenschaften.

Für die Bearbeitung der neu entstehenden Aufgaben in unserem Lande waren Fachleute notwendig; es sind dies die Helminthologen, die aus den Reihen der Mediziner, Veterinärmediziner und Biologen herangebildet wurden. Sie stellen Spezialkräfte dar, die es im vorrevolutionären Rußland nicht gab und in dieser Art auch im Auslande noch nicht gibt. Es muß zugegeben werden, daß wir selbst noch nicht viele solcher Fachleute haben, daß ihre Zahl aber ständig anwächst. In einigen Ländern der Volksdemokratie hat man ebenfalls begonnen, solche Spezialkräfte auszubilden.

Die helminthologische Arbeit wird bei uns, sowohl was die Theorie als auch was die Praxis angeht, in den gesamten staatlichen Plan zur Entwicklung der Volkswirtschaft eingeschlossen. Hierdurch erhält sie eine konkrete Zielstrebigkeit und es wird eine erfolgreiche Durchführung von Gesundungsmaßnahmen gewährleistet, die alljährlich eine bedeutende Anzahl von Menschen und außerdem viele Millionen von landwirtschaftlichen und gewerblichen Nutztieren erfassen. So wurden im Jahre 1953 annähernd 70 Millionen landwirtschaftlicher Nutztiere einer helminthologischen Behandlung unterworfen. Die Ausbildung und Vorbereitung von Fachleuten auf dem Gebiet der Helminthologie wird auf breiter Basis durchgeführt, wodurch eine ununterbrochene Hebung der wissenschaftlichen Qualifikation der entsprechenden Mitarbeiter erzielt wird. Instruktionen und Richtlinien für die Bekämpfung der wichtigsten Helminthosen des Menschen und der Haustiere sind bereits ausgearbeitet und von den entsprechenden Ministerien bestätigt worden. Bei der Akademie der Wissenschaften der UdSSR besteht eine Unionsgesellschaft der Helminthologen, in welcher die Fachleute aller Spezialgebiete der Helminthologie ihre Erfahrungen auf diesem Forschungsgebiet austauschen können. Dadurch wird es möglich, wissenschaftliche Errungenschaften zu approbieren, entsprechende wissenschaftlich-praktische Folgerungen zu ziehen und die Planung weiterer Arbeiten zu vervollkommnen. Hand in Hand damit geht eine ständige Ergänzung und Erweiterung des Schrifttums über die Helminthologie, und zwar auf den Gebieten der wissenschaftlichen Forschung, der Lehre und der volkstümlichen Aufklärung, und sie hat bereits einen beträchtlichen Umfang erreicht.

Dies alles sind die Grundvoraussetzungen, die es in unserem Lande möglich machen, planmäßig systematische Maßnahmen zur Bekämpfung der gefährlichsten Helminthosen des Menschen und der landwirtschaftlichen Nutztiere und -pflanzen zu treffen. Die sowjetische Helminthologie stellt eine Wissenschaft dar, die es zum ersten Male in der Geschichte der menschlichen Kultur unternimmt, eine der dringlichsten Forderungen an die Wissenschaft und Praxis zu realisieren: Der unaufhaltsamen Entwicklung der parasitären Organismen soll Einhalt geboten werden und durch die Befreiung des Menschen, der Nutztiere und -pflanzen von der „Verwurmung" sollen einerseits für den Menschen gesündere und damit bessere Lebensbedingungen geschaffen und andererseits ein neuer Typ „ahelminthoser" Tiere und

Pflanzen erzeugt werden, der sich günstig für Produktion und Wirtschaft auswirkt.

Der Ausbau der Helminthologie soll auf die Behandlung folgender erstrangiger Probleme gerichtet sein:

1. Die Fauna der Helminthen von Mensch, Nutztier und frei lebendem Tier hinsichtlich der Systematik, der Ökologie, der Zoogeographie und Epidemiologie-Epizootilogie zu beleuchten.
2. Die Gesetzmäßigkeit in der ontogenetischen Entwicklung der Helminthen im Wirtsorganismus und in der Umwelt als Grundlage für die Prophylaxe gegenüber den Helminthen von Mensch und Nutztier zu erforschen.
3. Die pathogenetischen und immunologischen Wechselbeziehungen der Organismen von Wirt und Parasit festzustellen.
4. Probleme der Physiologie und der Biochemie von Helminthen zu entwickeln.
5. Die theoretischen Grundlagen der Phytohelminthologie auszuarbeiten und biologische, chemische und physikalische Methoden zur Bekämpfung der Nematoden von Pflanzenkulturen auszuarbeiten.
6. Die Theorie der Devastation und Wege zu ihrer praktischen Verwirklichung hinsichtlich der gefährlichsten, besonders pathogenen Helminthen von Mensch und Nutztier auszubauen.

Das erste Problem:

Die Fauna der Helminthen von Mensch, Nutztier und freilebendem Tier hinsichtlich der Systematik, der Ökologie, Zoogeographie und Epidemiologie-Epizootologie zu beleuchten.

Die Erforschung der Helminthenfauna der UdSSR, die theoretisch außerordentlich interessant ist und außerdem eine große praktische Bedeutung besitzt, wurde während der Sowjetperiode in der Geschichte unserer Wissenschaft mit größter Gründlichkeit durchgeführt. Zu diesem Zwecke wurden rund 300 speziell helminthologische Expeditionen in verschiedene Gegenden der UdSSR unternommen. An der Lösung der hierbei entstehenden Aufgaben beteiligten sich Hunderte von Forschern aus den Reihen der Biologen, Veterinär- und Humanmediziner, Agronomen und Forstwissenschaftler. Das Ergebnis dieser Forschungsarbeit wurde in vielen Hunderten von Werken niedergelegt, die die Fauna der parasitischen Würmer unseres Landes behandeln und zum Teil bereits veröffentlicht sind oder für den Druck vorbereitet werden. Durch alle diese Arbeiten konnte die Helminthenfauna der UdSSR sehr gründlich und umfassend untersucht werden. Sie legten das Fundament zu einer neuen Wissenschaft, zu der Helminthen-Geographie; diese deckt den spezifischen Charakter der Fauna parasitischer Würmer einer jeden einzelnen Tierart auf, und so war es möglich, die Besonderheiten der Helminthenfauna in den verschiedenen klimatisch-geographischen Zonen festzustellen. Diese Arbeiten gaben weiterhin die

Möglichkeit, sowohl bei großen als auch bei kleinen taxonomischen Einheiten eine Revision mit nachfolgendem radikalem Umbau des Systems durchzuführen, Wege phylogenetischer Wechselbeziehungen zwischen einzelnen Gruppen von Helminthen aufzufinden, Hunderte von neuen Arten zu entdecken und die Anatomie, Biologie und Systematik parasitischer Würmer durch interessantes Material zu bereichern. Weiterhin konnten Einblicke in das Zusammenleben der Parasiten getan und gesetzmäßige Zonen bei deren Verteilung in den verschiedenen Organen des Wirtes festgestellt werden. Die wissenschaftliche Bearbeitung des ungeheuer umfangreichen Materiales erlaubte uns, erste Schritte zur Feststellung charakteristischer Züge der Helminthenfauna bei einzelnen ökologischen Gebieten wie Tundra, Taiga, Steppe, Wüste u. a. m. zu tun.

Die Arbeiten zur Erforschung der Helminthenfauna der UdSSR haben größte praktische Bedeutung. Durch medizinische und veterinärmedizinische Organisationen ergab sich die Möglichkeit, auf wissenschaftlicher Grundlage Maßnahmen gegen die Helminthosen für das gesamte Territorium unseres Landes zu planen. Es gelang so, die Grenzen der Anpassungsfähigkeit der parasitischen Helminthen an den Organismus der verschiedenen Wirte festzustellen, wodurch wieder umfangreiches Material über die epizootologische Bedeutung gesammelt werden konnte. Dies führte dazu, die Rolle einzelner Vertreter der „wilden" Fauna für die Verbreitung von Invasionen des Menschen, der Haus- und Nutztiere aufzudecken und gibt eine Möglichkeit zur Klärung von Fragen des biologischen Kreislaufs der Helminthen in der Natur.

Wir haben jetzt eine Gesamtvorstellung von den charakteristischen Besonderheiten der Fauna einzelner Klassen parasitischer Würmer in der UdSSR. Wir kennen in den Grundzügen die Eigentümlichkeiten der Parasitenfauna von Fischen einzelner Flußsysteme, Seen und Meere und sind uns über die unserem Lande eigentümlichen helminthischen Invasionen des Menschen und der einzelnen Haus- und Nutztierarten klar. Wir stellen nicht nur die Tatsache, das Vorhandensein dieser oder jener Erkrankungen in den verschiedenen Gebieten fest, sondern, was wesentlich wichtiger ist, uns sind in vielen Fällen die Gründe für deren Auftauchen bekannt, soweit sie schon in epidemiologischen und epizootologischen Untersuchungen behandelt wurden. Wir haben bereits eine Vorstellung von den charakteristischen Eigenschaften der Helminthenfauna des Menschen und der Tiere in einzelnen Gebieten unseres Landes.

Das Studium der Helminthenfauna von Mensch und Tier in der UdSSR wird charakterisiert durch a) Planmäßigkeit, b) Forschung auf breitester Basis, c) Zielstrebigkeit, die sich in der Einheit der theoretischen Forschung mit den Erfordernissen des Volksgesundheitswesens und der Viehwirtschaft zeigt, d) einheitliche Methodik, indem seit über 30 Jahren ausschließlich die zuverlässigste Methode, die nach Skrjabin, bei Untersuchung und Sektion angewendet wird, e) wo es sich ermöglichen läßt, wird unmittelbar am Arbeitsplatz einer Expedition daran gearbeitet, Zellen für die helminthologische wissenschaftliche Forschung aufzubauen, f) Errichtung von helminthologischen wissenschaftlichen und praktischen Kadern weitab von den Hauptzentren des Landes.

Um dieses Problem weiterhin erfolgreich bearbeiten zu können, ist es notwendig

1. Zu erreichen, daß in jeder Akademie der Wissenschaften in den einzelnen Unionsrepubliken und in jeder Filiale der Akademie der Wissenschaften der UdSSR unverzüglich helminthologische Laboratorien als Zweigstellen eingerichtet werden.

2. Auszubauen ist die Einrichtung der helminthologischen Kader, insbesondere von biologischer Seite her, in der Weise, daß junge Biologen als Aspiranten und Doktoranden in entsprechende Institutionen eintreten, um späterhin im Rahmen der Akademien der Wissenschaften der Unionsrepubliken tätig zu sein.

3. In noch größerem Umfange sind Studienreisen und Expeditionen in helminthologisch noch unerforschte Gebiete unseres Landes durchzuführen.

Das zweite Problem:

Die Gesetzmäßigkeit in der ontogenetischen Entwicklung der Helminthen im Wirtsorganismus und in der Umwelt als Grundlage für die Prophylaxe gegenüber den Helminthen von Mensch und Nutztier zu erforschen.

Seit 1926 wird in unserem Lande viel an der Aufdeckung der Entwicklungszyklen bei einer Reihe von Helminthen gearbeitet, und es gelang unseren Forschern, diese Kreisläufe bei vielen Arten von Trematoden, Cestoden, Nematoden und Acanthocephalen der Wiederkäuer, Schweine, Pferde und des Geflügels zu schließen; gleichzeitig mit diesen Arbeiten liefen biologische Untersuchungen an einer Reihe von Helminthen des Menschen.

Das auf diese Weise gewonnene umfangreiche Tatsachenmaterial erlaubte es, grundlegende Gesetzmäßigkeiten der ontogenetischen Entwicklung bei einer Reihe von Helminthen aufzudecken. Gleichzeitig hiermit konnte durch diese Untersuchungen eine eigenartige Erscheinung festgestellt werden, und zwar der sog. Reservoir- und Transit-Parasitismus, wodurch unsere Vorstellungen von der Gesetzmäßigkeit der Beziehungen zwischen Wirt und Parasit in vieler Hinsicht berichtigt und einzelne Abschnitte in der ontogenetischen Entwicklung detailiert werden konnten.

Alle diese Ausführungen unterstreichen die große theoretische Bedeutung dieses Problems, die noch klarer herausgearbeitet wird, wenn wir uns daran erinnern, daß die Ontogenese der Helminthen organisch verbunden ist mit den Daseinsbedingungen im Mitschurinschen Sinne dieses Terminus. Der Wirtsorganismus, die Umweltbedingungen und Daseinsbedingungen wirken in ganz bestimmter Weise auf den Helminthen ein, und zwar auf seinen Stoffwechsel, auf das Tempo, die Richtung und die Formen seiner individuellen Entwicklung. Es konnte weiter festgestellt werden, daß die einzelnen Entwicklungsstadien des Helminthen sich in ihren physiologischen Forderungen an Faktoren der Umwelt unterscheiden. Der Helminthologe ist in der Lage, diesen Wandel der Entwicklungsstadien und ihrer Forderungen an die Umwelt zu verfolgen, d. h. das Fortschreiten dieser Vorgänge zu überblicken, wobei er einen wertvollen Beitrag für den Ausbau der theoretischen Biologie leistet.

Diese neuen Erkenntnisse über Vorgänge der Ontogenese geben die Möglichkeit, das Eindringen des Parasitismus in einzelne Gruppen von Helminthen genau zu studieren. Für die Volkswirtschaft haben diese Untersuchungen eine große praktische Bedeutung, weil sie es erlauben, uns aktiv in die Entwicklungszyklen pathogener Helminthen einzuschalten, indem wir ihre biologisch-epidemiologische Kette unterbrechen und so das Auftreten der durch sie hervorgerufenen Krankheiten verhindern. Die Aufdeckung ihrer Entwicklungszyklen ist eine sehr wichtige Vorarbeit zu einer teilweisen oder vollständigen Devastation von Helminthen, wie es z. B. aus den Arbeiten von Prof. A. M. Petrow hervorgeht, dem es gelang, eine ganze Reihe von Tierfarmen von zwei pathogenen Helminthen vollständig zu befreien und so die Verluste an wertvollen Pelztieren wesentlich zu verringern (s. u.).

Die weiteren Untersuchungen über die Ontogenese der Helminthen müssen auf die Klärung folgender Fragen gerichtet sein:

1. Die Aufdeckung weiterer Entwicklungszyklen der gefährlichsten Helminthen in verschiedenen klimatisch-geographischen Zonen der UdSSR.

2. Untersuchung des Problems der Reservoirwirte und des Transit-Parasitismus im Bereich aller Gruppen von Helminthen.

3. Das Studium der Larvenstadien der Helminthen und der Formbildung ihrer Organe mit dem Ziele

a) die taxonomischen Beziehungen der Helminthen zu detaillieren und zu vertiefen,

b) eine vollständigere und gründlichere Kenntnis ihrer Phylogenese zu erhalten.

4. Die Erforschung der Gesetzmäßigkeiten der Ontogenese von Helminthen unter verschiedenen ökologischen Bedingungen und in verschiedenen geographischen Gebieten der UdSSR.

Das dritte Problem:

Die pathogenetischen und immunologischen Wechselbeziehungen der Organismen von Wirt und Parasit festzustellen.

Ein wesentliches Interesse an der pathogenen Bedeutung der Helminthen erwuchs erst nach dem Jahre 1917, als Partei und Regierung des jungen Sowjetlandes ihre Aufmerksamkeit auf alle Gebiete des sowjetischen Gesundheitswesens richteten und als die Entwicklung der sozialistischen Viehwirtschaft einen Schutz der Nutztiere vor den verheerenden Einwirkungen der Parasiten forderte.

Es wurde festgestellt, daß die Helminthen der Gesundheit der Bevölkerung, vor allem der Kinder, ungeheuren Schaden zufügen und daß sie eine ganze Reihe von Magen- und Darmerkrankungen, von nervösen und anderen Störungen hervorrufen, die Widerstandskraft gegen infektiöse Erkrankungen verringern, die Arbeitsfähigkeit herabsetzen und bei Kindern die körperliche und oftmals die geistige Entwicklung hemmen. Weiter wurde festgestellt, daß der Helminthenbefall der Nutztiere zu einer verringerten Produktivität des Viehes und zu häufigen Verlusten an Jungvieh führt.

Die Untersuchungsergebnisse von Erkrankungen, die durch Helminthen hervorgerufen werden, sind durch sowjetische Helminthologen in einzelnen Spezialwerken und in zahlreichen Artikeln in Fachzeitschriften niedergelegt worden. In allen diesen Werken wird neben der Charakteristik des Parasiten den Fragen der Pathogenese, der klinischen Erscheinungen, der Epizootologie, der Prophylaxe und Therapie große Aufmerksamkeit gewidmet.

Durch theoretische und wissenschaftlich-praktische Untersuchungen wurden die Grundformen der Wechselbeziehungen im antagonistischen System Wirt-Helminth aufgedeckt.

Eine Reihe von Forschungsarbeiten der letzten 10–15 Jahre ist Fragen der Invasion und Immunität bei Helminthosen gewidmet. Unter diesen Arbeiten befinden sich theoretische und experimentelle Untersuchungen über Fragen der artgebundenen und spezifischen Immunität, über das Problem der individuellen Empfänglichkeit der Wirte, über verschiedene Formen der erworbenen Immunität und Faktoren, die auf Bildung und Intensität der Immunität einwirken (Alter des Wirts, Geschlecht, Ernährung, vorherige Erkrankungen u. a. m.).

Eine Reihe von Untersuchungen galt der Anwendung immunologischer Methoden (allergischer und serologischer Methoden) für die Diagnose von Helminthosen.

Für die im kapitalistischen Auslande durchgeführten Forschungen ist es charakteristisch, daß die Forschung, das Experiment, losgelöst von einer Realisierung und Überprüfung in der Praxis durchgeführt wird.

Für die sowjetischen Forscher ist es bezeichnend, daß sie ihre Untersuchungen von der Praxis nicht lösen, sondern sie bemühen sich, Errungenschaften der immunologischen Wissenschaft zum Wohle des Gesundheitswesens und für die Entwicklung der Viehwirtschaft in unserem Lande einzusetzen.

Pathogenetische und immunologische Wechselbeziehungen von Wirts- und Helminthen-Organismen werden gegenwärtig von sowjetischen Wissenschaftlern vom Standpunkt der fortschrittlichen Biologie, vom Standpunkt I. P. Pawlows und I. W. Mitschurins aus, erforscht. Von hier aus müssen auch fernerhin alle theoretischen und praktischen Untersuchungen angesetzt werden. Der Invasionsprozeß muß als ein Entwicklungsvorgang betrachtet werden, der in Wechselwirkung des Wirtsorganismus mit den Helminthen bei konkreten Umweltbedingungen verläuft. Die Rolle des zentralen Nervensystems in der Pathogenese der Helminthosen ist erst wenig erforscht worden, doch sprechen schon eine Reihe von Tatsachen dafür, daß durch Helminthen verursachte mechanische und toxische Reizungen eine Reihe von reflektorischen pathologischen Prozessen hervorrufen. Ausgehend von gründlichen Kenntnissen über Invasion und Immunität können Maßnahmen getroffen werden, die darauf gerichtet sind, daß im antagonistischen System Wirt-Helminth der letztere seine Lebensfähigkeit verliert.

Die Immunität bei Helminthosen, die als allgemeinphysiologischer Prozeß zu betrachten ist, stellt nicht die Summe einzelner Schutzreaktionen dar (Phagocytose, Produktion von Antikörpern), sondern ist eine Reaktion des gesamten Organismus, die ähnlich wie alle anderen Funktionen vom Gehirn aus gelenkt wird. Diese Immunität ist nicht stabil; ihre Stärke hängt ab von den physiologischen Besonderheiten des Wirtes, von seinem Geschlecht, seiner Größe und seiner Ernährung, seinen sekundären Erkrankungen u. a. m. Auf Grund der Kenntnis dieser Faktoren, die bei der natürlichen und erworbenen Immunität eine Rolle spielen, können Bedingungen geschaffen werden, die die Widerstandsfähigkeit des Organismus den Helminthen gegenüber erhöhen.

Das vielseitige Problem der Wechselbeziehung von Wirt und Helminth muß in Zukunft unter folgenden Gesichtspunkten abgehandelt werden:

1. Studium des Invasionsprozesses auf Grundlage der Lehre von I. P. Pawlow und I. W. Mitschurin über die Einheit von Organismus und Umweltbedingungen.

2. Studium der Rolle des zentralen Nervensystems bei der Pathogenese und Klinik der Helminthosen.

3. Studium der Faktoren, die den Invasionsprozeß beeinflussen und solcher, die eine Erhöhung der Widerstandsfähigkeit des Wirtsorganismus ermöglichen.

4. Studium der allergischen und serologischen Diagnostizierungsmethoden bei Helminthosen.

5. Studium von Methoden der künstlichen Immunisierung bei Helminthosen (Vakzinierung und Serotherapie).

6. Studium der antigenen Eigenschaften der Helminthen.

Das vierte Problem:

Physiologie und Biochemie der Helminthen.

Physiologie und Biochemie der Helminthen sind die Gebiete der modernen Helminthologie, die noch am wenigsten erforscht sind; daher sind weitere Arbeiten notwendig und wichtig. Ohne eine Berücksichtigung der physiologischen und biochemischen Vorgänge bei den Helminthen ist es unmöglich, Fragen der pathogenetischen und immunologischen Wechselbeziehungen von Wirt und Helminth und der therapeutischen Einwirkung auf den von Helminthen befallenen Organismus zu behandeln und erfolgreich zu lösen. Ausgehend von der Kenntnis der Stoffwechselvorgänge bei Helminthen wird man die Versuche zur Herstellung neuartiger Antihelminthika auf eine streng wissenschaftliche Basis stellen können.

Die Helminthen unterscheiden sich durch die Art des Stoffwechsels sehr wesentlich von den Vertretern aller anderen Klassen der Tierwelt. Gerade deshalb ist das Studium dieser Vorgänge sehr interessant auch für diejenigen Fachleute, die sich mit der Ausarbeitung der vergleichenden evolutionären Physiologie und Biochemie beschäftigen.

Gegenwärtig sind sowohl in der sowjetischen als auch in der ausländischen Fachliteratur nur abrißartige, vereinzelte Angaben über einzelne Fragen der Physiologie der Ernährung und der anaeroben Atmung zu finden, und Arbeiten solcher Art werden bei der Behandlung der Pathogenese und der Therapie nur wenig ausgewertet. Für weitere Forschungen auf dem Gebiet der Biochemie und Physiologie der Helminthen fehlen entsprechende Fachkräfte, deren Ausbildung dringend notwendig ist. Weiter müssen Speziallaboratorien und -kabinette innerhalb von helminthologischen und biochemischen Institutionen eingerichtet werden. Arbeiten über das Problem „Stoffwechsel bei Helminthen“ müssen in folgender Richtung durchgeführt werden:

1. Studium des Stoffwechsels in den verschiedenen Stadien der Ontogenese (im Wirtsorganismus und in der Umwelt).

2. Studium der Stoffwechselvorgänge der Helminthen unter Berücksichtigung ihrer Lokalisation (Blut-, Gewebe-, Lungen-, Nieren-, Darm- und andere Helminthen).

3. Ausarbeitung einer Therapie, die auf den Stoffwechsel der Helminthen durch Anwendung chemischer und physikalischer Methoden einwirkt.

4. Hinzuziehung von Physiologen bei der Lösung der erwähnten theoretischen und praktischen Probleme.

Das fünfte Problem:

Die theoretischen Grundlagen der Phytohelminthologie und die Ausarbeitung biologischer, chemischer und physikalischer Methoden des Kampfes gegen die Nematoden pflanzlicher Kulturen.

Dieser Teil der Helminthologie ist durch äußerste Rückständigkeit charakterisiert, da die Agronomie an diesen Fragen wenig interessiert ist. Die Phytohelminthologie als genau umrissene Disziplin besteht noch nicht. Die Systematik der Phytohelminthen hat keinen Zusammenhang mit den Problemen ihrer Phylogenie; nur wenig behandelt sind Fragen der Ökologie; viele Vorgänge in ihrer Morphologie und Physiologie sind unklar; die Biologie der Phytohelminthen und ihre ontogenetischen Zyklen sind nur in allgemeinen Umrissen bekannt; die physiologische und pathogene Einwirkung des Phytohelminthen auf die Pflanze sind noch nicht völlig erforscht; die Therapie von mit Phytohelminthen befallenen Pflanzen hat keinerlei theoretische Grundlage; die Bekämpfung bleibt auf dem Stand des Empirismus. Ein solcher Zustand ist unhaltbar; es ist daher unumgänglich notwendig, die Arbeiten auf dem Gebiet der Phytohelminthologie auf den Prinzipien der Mitschurinschen Biologie aufzubauen.

Die Notwendigkeit eines allseitigen und gründlichen Studiums der Phytohelminthen wird durch den ernsten Schaden diktiert, den sie der Volkswirtschaft zufügen. So verursacht die Zuckerrübennematode ein massenweises Eingehen der Zuckerrübenpflanzen und senkt den Zuckergehalt der Rüben wesentlich. Die Stengelnematode zwingt die Zwiebelbauer zuweilen, ihre Kulturen an neue Stellen zu verlegen; große Verluste verursacht die Kartoffelnematode. Bis zu 30% der Ernte verlieren die Gurkenzüchter durch den Befall mit gallenbildenden Nematoden in den Gurkenwurzeln. Stark in Mitleidenschaft gezogen werden durch Phytohelminthen Kulturen von Knoblauch, Tomaten, Tabak, Melonen, weiter Feigen- und Pfirsichbäume, Citrusgewächse, Weinreben u. a. m.

Die Entwicklung der Phytohelminthologie wird vor allem durch den Mangel an entsprechenden Fachleuten gehemmt. In der UdSSR gibt es ungefähr zehn phytohelminthologische Forscher. Keine einzige Hochschule bildet Phytohelminthologen aus und die Phytohelminthologie ist auch keine Lehrdisziplin.

Es sind in unserem Lande aber alle Voraussetzungen für eine erfolgreiche Entwicklung der Phytohelminthologie gegeben. Dazu gehören a) das Vorhandensein vergrößerter Kolchosen und Sowchosen, d. h. von sozialistischen Wirtschaften, in denen eine erfolgreiche Planung der Sanierungsmaßnahmen möglich ist, b) das Vorhandensein großer sozialistischer Treibhauswirtschaften, c) Anwendungsmöglichkeiten sozialistischer Arbeitsformen im Kampf gegen die Phytohelminthen, d) die Planung der wissenschaftlichen Forschungsarbeit, e) eine hochentwickelte Agrotechnik.

Die weitere Arbeit in der phytohelminthologischen Forschung muß sich mit folgenden Teilgebieten beschäftigen:

1. Dem gründlichen Studium der Entwicklungszyklen der Phytohelminthen.

2. Erforschung der spezifischen Stoffwechselprozesse bei Phytohelminthen und der Art ihrer Einwirkung auf den Organismus der Pflanzen in allen Stadien ihrer Ontogenese.

3. Ausarbeitung einer Therapie für Kulturpflanzen, insbesondere für mehrjährige Pflanzen.

4. Ausarbeitung biologischer, physikalischer und chemischer Bekämpfungsmethoden der Phytohelminthen auf Grund genauer Kenntnisse ihrer Ökologie und Biologie.

Das sechste Problem:

Die Theorie der Devastation und Wege zu ihrer praktischen Durchführung in bezug auf die besonders pathogenen Helminthen des Menschen und der landwirtschaftlichen Nutztiere.

In den letzten Jahren ist die sowjetische Helminthologie in eine neue Phase ihrer Entwicklung getreten, als sie die Lehre von der Devastation aufstellte, die bereits in der helminthologischen Praxis angewendet wird. Das bedeutet, daß zur Bekämpfung einiger Helminthosen beim Menschen und bei Nutztieren sehr wirksame Methoden ausgearbeitet worden sind, die eine unverzügliche Durchführung der Devastation ermöglichen, d. h. die völlige, radikale Ausrottung dieser Helminthen in den einzelnen Schadgebieten.

Devastation heißt nicht Schutz des Patienten vor den Helminthen, es ist keine passive Maßnahme der Verteidigung, sondern sie ist im Gegenteil ein aktiver Angriff auf die Helminthen zum Zwecke ihrer vollständigen und endgültigen Vernichtung. Die Devastation der Helminthen bei den landwirtschaftlichen Nutztieren ist keine teilweise, lindernde Behandlung, sondern eine planmäßige Ausrottung der Helminthen in folgender Reihenfolge: Säuberung der Wirtschaften, der Bezirke, der Kreise und Gebiete und schließlich Säuberung des ganzen Landes.

Man darf deshalb die Devastation nicht als eine enge medizinische bzw. veterinärmedizinische Maßnahme ansehen. Sie ist eine Angelegenheit von weitgehender staatlicher Bedeutung, die vor allem die Ausarbeitung eines genauen strategischen Planes erfordert, der den unterschiedlichen Bedingungen jedes einzelnen klimatisch-geographischen und ökonomischen Gebietes angepaßt ist.

An einer derartigen Planung von Maßnahmen müssen außer Helminthologen viele Fachleute anderer Spezialgebiete beteiligt sein, darunter Mediziner, Veterinärmediziner, Zootechniker, Agronomen, Wirtschaftler und sogar Juristen. Zur Realisierung solcher praktischen Maßnahmen zur Devastation müssen Mitarbeiter des Gesundheitswesens, der Tierheilkunde und der Viehwirtschaft aus allen Gegenden gewonnen werden, und auch die breiten Kreise der Öffentlichkeit sind zur Mitarbeit heranzuziehen.

Wenn die sowjetischen Helminthologen das Problem der Devastation der Helminthen in den Vordergrund ihrer Aufgaben stellen, so sind sie doch weit von dem utopischen Gedanken entfernt, daß man in einem kurzen Zeitraum die Menschheit von all den zahlreichen Arten von Helminthen, die bei Mensch und Nutztier schmarotzen, von der ständigen „Massenverwurmung", völlig befreien kann. Jedoch stehen wir auf dem Standpunkt, daß es nicht nur möglich, sondern in allernächster Zeit auch äußerst notwendig ist, mit der Durchführung von Devastationsmaßnahmen gegen einzelne Helminthen zu beginnen. Insbesondere können und müssen wir unverzüglich daran gehen, in unserem Lande die Devastation bei den großen Helminthen (Taenien) des Menschen und des entsprechenden Finnenbefalles bei Rindern und Schweinen zu organisieren, denn alle Faktoren, die zu ihrer erfolgreichen Durchführung beitragen, sind gegeben.

Die Erfahrungen sowjetischer Wissenschaftler zeigen in überzeugender Weise die Realität und Wirksamkeit der Devastationsmaßnahmen.

So erreichte insbesondere Professor L. M. Issajew eine vollständige Devastation des Medinawurms durch Anwendung der Dehelminthisierung der Träger zusammen mit einer Reihe prophylaktischer Maßnahmen; Dr. A. M. Petrow erzielte eine Devastation pathogener Helminthen bei Hühnern und bei Zobeln in Tierfarmen durch eine allgemeine Dehelminthisierung ganzer Bestände von diesen kostbaren Tieren, natürlich unter Anwendung nachfolgender sanitärer und hygienischer Maßnahmen.

Schließlich erzielte Frau Dr. Podpolskaja positive Ergebnisse bei der Bekämpfung der Taeniiasis beim Menschen und der Finnenkrankheiten bei landwirtschaftlichen Nutztieren im Gebiet Kirow. Dabei dehelminthisierte sie nicht nur diejenigen Personen, die von sich aus um Hilfe baten, sondern auch alle anderen, bei denen in Reihenuntersuchungen Taenien festgestellt wurden.

Auf Grund der Bedingungen, von denen der Erfolg der Devastation abhängt, komme ich zu der Schlußfolgerung, daß es, abgesehen von der absoluten Möglichkeit, im Laufe einer Reihe von Jahren die Ausrottung der Taenien des Menschen und der entsprechenden Finnen der Rinder und Schweine zu erreichen, erforderlich ist, die Devastation der Erreger folgender Helminthosen in der UdSSR vorzubereiten:

1. Echinococcosis bei Mensch und Tier und
2. Coenurosis (Drehkrankheit) der Schafe.

Gleichzeitig hiermit müssen die helminthologischen Institutionen unverzüglich mit den Vorarbeiten zur Devastation der Ankylostomen beginnen, damit ein Eindringen dieser Krankheitserreger in unsere Gruben und Schächte vermieden werden kann.

Natürlich muß parallel mit der Durchführung aller dieser Devastationsmaßnahmen mit allen Kräften an der Gesundung des Menschen und der Nutztiere von anderen Invasionen gearbeitet werden. Diese Arbeit muß von Jahr zu Jahr erweitert werden, muß immer neue Gruppen von Helminthen erfassen und sich auf weitere Gebiete unseres Landes erstrecken.

Zu den vordringlichen Aufgaben gehört die Devastation der drei zuerst genannten Invasionen auf dem Territorium der UdSSR, die übrigen aber müssen einer scharfen Bekämpfung unterliegen, die als Vorbereitungsstadium für die zukünftige Devastation angesehen werden kann.

Bei beharrlicher Hingabe an diese Arbeit, bei Enthusiasmus und Glauben an die gute Sache, bei Gewinnung der Aufmerksamkeit breiter öffentlicher Kreise kann die Devastation in bezug auf eine ganze Reihe von Helminthen verwirklicht werden, vor allem aber gilt dies für die drei erstgenannten. Die erwähnten Helminthen zu devastieren heißt aber

a) viele Menschenleben erhalten,

b) die Werktätigen von schweren chronischen Erkrankungen befreien und damit die Arbeitsfähigkeit der erwachsenen Bevölkerung heben,

c) eine der Gefahrenquellen für die körperliche und geistige Entwicklung der Kinder beseitigen,

d) die Fleischproduktion durch Vermeidung von Verlusten steigern

e) Verluste unter den Haustieren durch die erwähnten Helminthen vermeiden und die Produktivität des Nutzviehs heben,

f) eine der Ursachen beseitigen, welche die Widerstandsfähigkeit von Mensch und Nutztier gegenüber verschiedenen Erkrankungen schwächen.

Die Idee, die Helminthen zu devastieren, der Gedanke, die völlige Ausrottung der höchst pathogenen Helminthen praktisch durchzuführen, die Vorstellung von einem helminthenlosen Zustand der künftigen Menschheit, der die Erreger verschiedener Wurmerkrankungen nur als Objekte der Paläontologie bekannt sind, wurde in der UdSSR geboren, in den Köpfen sowjetischer Helminthologen. Sowjetische Wissenschaftler haben erstmalig in der Geschichte der menschlichen Kultur das Problem der Devastation aufgegriffen und haben die Möglichkeit ihrer Verwirklichung und ihre ökonomische Rentabilität nachgewiesen.

Zur Devastation der Helminthen wird die Menschheit früher oder später kommen, denn ohne die Maßnahmen kann man sich eine Weiterentwicklung der Hygiene kaum vorstellen. Der Befall mit Helminthen wirkt sich schädigend auf die Gesundheit der Bevölkerung aus und hemmt die Entwicklung der Viehwirtschaft und z. T. auch der Pflanzenzucht sowohl in quantitativer als auch in qualitativer Hinsicht. Wenn die Menschheit sich mit der „Massenverwurmung“ im Augenblick zufrieden gibt, so nur deshalb, weil die Wissenschaft der Helminthologie in der heutigen hygienisch-ökonomischen Auffassung für die Medizin und die Veterinärmedizin zu jung, zu neu ist, um schon ganz in das Denken eingedrungen zu sein. Man darf nicht vergessen, daß die sowjetische Helminthologie, die sich erkühnt, ihre Arbeit mit den Aufgaben des sozialistischen Aufbaus zu verknüpfen, erst 37 Jahre alt ist.

Der Weg von der individuellen therapeutischen Gesundung über die Dehelminthisierung zur totalen Devastation der Helminthen, das sind die grundlegenden Entwicklungsphasen der sowjetischen Helminthologie. Sie gelangen mit anderen Worten über die Sanierung der Umwelt zur vollständigen Vernichtung der Erreger der Helminthosen. Die therapeutische Behandlung von Helminthosekranken wurde schon früher, ohne Teilnahme der sowjetischen Helminthologie durchgeführt. Das nachfolgende Stadium, die Dehelminthisation, ist dagegen ein Kind der sozialistischen Kultur, da sie entstand und greifbare Ergebnisse zeitigt unter den Bedingungen des Sowjetlandes, bei aktiver Teilnahme der Organe der Sowjetordnung.

Gegenwärtig ist die Helminthologische Wissenschaft und Praxis dicht an die neue, höchste, die Endphase ihrer Entwicklung, nämlich an die Devastation der Helminthen, herangekommen. Diesen mühevollen, aber verlockenden und edlen Weg müssen alle Länder beschreiten, denen das Gesundheitswesen, die Kultur, die Ökonomik und die Aufgaben des sozialistischen Aufbaus Lebensaufgabe sind.

PROF. DR. P. A. PETRISTSCHEWA
Zoologisches Institut der Akademie der Wissenschaften der UdSSR in Leningrad

Stand einiger wissenschaftlicher Untersuchungen über das Prinzip natürlicher Herde von Krankheiten des Menschen in der UdSSR

In unserem Lande entstand und erhielt breite Entwicklung die Untersuchung von Zoonosen. Die Ergebnisse dieser Arbeiten erlaubten es dem Akademiemitglied J. N. Pawlowski, die Lehre über das Prinzip natürlicher Herde der Erkrankungen des Menschen zu entwickeln und auszubauen, was eine der größten Errungenschaften der sowjetischen Medizin darstellt.

Die Grundthesis dieser Lehre lautet, daß viele Krankheiten wilder und freilebender Tiere bei bestimmten Voraussetzungen zu Krankheiten des Menschen werden können.

Die Lehre von den natürlichen Herden der Krankheiten des Menschen ist zur Zeit auf folgende Infektionen anwendbar:

Saison-Encephalitiden
Encephalo-Myelitiden
Rickettsiosen
Leishmaniosen
Papataci-Fieber
Pest
Tularaemie
Zecken-Spirochaetosen
Leptospirose
Brucellose
Tollwut
Milzbrand u. a. m.

Mit jedem dieser Erreger infiziert sich der Mensch in menschenleeren Gegenden, wo er zum ersten Male erscheint. Gerade hier, inmitten der unberührten Natur, die noch nie des Menschen Hand anrührte, existieren die seit langem entstandenen natürlichen Herde von Zoonosen. Letztere sind charakteristisch für viele Vertreter des Tierreiches, verschiedene Gruppen von Huftieren, Raubtieren, Nagetieren, Vögeln u. a. m.

Erreger der Krankheiten können sein: Filtrierbare Viren (Saison-Encephalitiden, Encephalomyelitiden, Papataci-Fieber u. a.), Rickettsien (ein vielfältiger Kreis von natürlichen Rickettsiosen), bakterielle Krankheiten, Tularaemie, Brucellose u. a. m., Listerellosen, Rotlauf; einfachste einzellige Tiere (Leishmaniosen).

Übertragen werden können diese Erreger von Krankheiten durch verschiedene Ektoparasiten wilder Tiere, blutsaugende Insekten und Zecken (Milben), von denen viele zu Parasiten des Menschen werden können.

Die planmäßige Erschließung neuer Territorien unseres Landes, das Wachsen des Straßenbaues, die Suche nach Bodenschätzen im Schoße jungfräulicher Natur, die Herausbildung von neuen Industriezentren und landwirtschaftlichen Zentren, von Städten, Arbeitersiedlungen auf Neulandboden – all diese Tatsachen wurden zum Ausgangspunkt einer kraftvollen Wendung der Sowjetmedizin und wurden die Ursache zu einer breiteren und allseitigen Formulierung von Spezialaufgaben über die Entdeckung von Ursachen von Krankheiten des Menschen mit natürlichen Herden mit dem Ziele ihrer Unschädlichmachung.

Besonders groß wurde die Bedeutung der Lehre über natürliche Herde der Krankheiten des Menschen und bestätigte sich diese Lehre in ihrer praktischen Bedeutung gegenwärtig, da unser Land daran geht, das gewaltige Programm der Erschließung von Neuland zu realisieren. Gegenwärtig kommt es außerordentlich häufig zu einem Kontakt des Menschen mit bisher menschenleeren Territorien, und als Ergebnis dieses Kontaktes sind Erkrankungen möglich, die früher nur bei wilden und freilebenden Tieren vorkamen.

In einem kurzen Vortrag ist es schwer, alle neuen Ergebnisse darzustellen, deshalb werde ich lediglich einige Abschnitte über natürliche Herde behandeln, die im Verlaufe der letzten Jahre durch neue Materialien bereichert wurden.

Die Zecken als Überträger von Virus-, Bakterien- und Rickettsien-Erkrankungen des Menschen mit natürlichen Herden

Vor der Revolution zogen die Zecken eine gänzlich unbedeutende Aufmerksamkeit auf sich, und zwar beachteten nur Veterinärmediziner diese Gattung des Tierreichs. In der Sowjetzeit wurde die Lehre von den Milben und Zecken zu einem nicht nur veterinärmedizinischen sondern auch humanmedizinischen Problem.

Milben und Zecken der Familie Ixodidae, Argasidae, Trombidiidae und eine große Gruppe von Gamasiden der Untergruppe der Parasitoformes erwiesen sich nicht nur als Überträger, sondern als Reservoire von pathogenen Mikroorganismen in der Natur – wie Erregern von Viren-, Rickettsien- und einiger anderer bakterieller Erkrankungen. Als Ergebnis langjähriger allseitiger Forschungen von Parasitologen, Virusforschern, Mikrobiologen und Zoologen wurden folgende Tatsachen festgestellt:

1. Die Möglichkeit von langem Erhalten des pathogenen Mikroorganismus im Körper der Zecken während der gesamten Dauer seines individuellen Lebens (das manchmal nach Jahren zählt).

2. Leichte Empfänglichkeit der Milben und Zecken gegenüber pathogenen Mikroorganismen.

3. Erhalten des pathogenen Mikroorganismus im Körper der Milbe und Zecke während der gesamten Metamorphose der Milbe und Zecke.

4. Übertragung des Krankheitserregers während des Blutsaugens (nicht selten durch Fäkalien und kotale Flüssigkeit) während aller Entwicklungsphasen der Milbe und Zecke.

5. Erhalten des Erregers während langen Hungerns der Zecke (nicht selten während einiger Jahre).

6. Überwintern des Erregers im Körper der Milbe und Zecke.

7. Eine außerordentliche Bedeutung des Phänomens der transovariellen Übertragung des Krankheitserregers durch die Milbe und Zecke aus einer Generation in die andere (Übertragung des Erregers an die nächstfolgende Generation durch Eier).

8. Die Entwicklung des Krankheitserregers im Körper der Milbe und Zecke.

Alle diese Tatsachen sprechen überzeugend davon, daß in einem völlig menschenleeren Gebiet, wo es natürliche Herde von Zoonosen gibt, die Milben und Zecken nicht nur Überträger von pathogenen Mikroorganismen, sondern auch ihre natürlichen Wirte sind; weiter, daß sie deren zuverlässigste Reservoire für unbestimmt lange Zeit darstellen. Dies alles gibt das Recht, einige Gruppen von Milben und Zecken für einzige Reservoire von Erregern einer Reihe von Krankheiten mit natürlichen Herden zu halten.

Die Beziehungen zwischen der Milbe und Zecke und dem Krankheitserreger haben allem Anschein nach einen sehr lange zurückliegenden Beginn und eine langwierige miteinander verlaufende Evolution aufzuweisen. Während dieser Evolution wurde eine erstaunlich vollkommene gegenseitige Anpassung erreicht: Der Organismus der Milbe und Zecke reagiert mit nur einigen Ausnahmen in keiner Weise auf das Vorhandensein eines pathogenen Mikroorganismus in seinem Körper. Dieser Mikroorganismus ist zu einer intensiven Vermehrung in der Milbe und Zecke als seiner natürlichen Umwelt fähig.

Wilde und freilebende Tiere im natürlichen Herd der Krankheit sind natürliche Wirte der Milben und Zecken und deren Ernährer. Bei vielen wilden Tieren, auf denen Milben und Zecken als Parasiten leben, geht die Infektion häufig unbemerkt, ohne alle sichtbaren klinischen Anzeichen der Krankheit, vor sich. Deshalb weist nicht nur die Analyse der Wechselbeziehungen zwischen Milbe (Zecke) und Krankheitserreger, sondern auch die Wechselbeziehungen zwischen dem wilden Tier und pathogenen Mikroorganismen auf ihre schon seit langem ausgebildete historische Verbindung hin.

Natürliche Herde von Krankheiten des Menschen und die Landschaft

Die Fragen der landwirtschaftlichen Epidemiologie in ihrer ganzen Weite stellte J. N. Pawlowski im Jahre 1944, als auf der Grundlage eines vieljährigen Materials man schon sprechen konnte von einer recht genauen Verknüpfung von bestimmten Krankheiten mit natürlichen Herden an bestimmte Landschaften.

Der Taiga gehören an Herde der Zecken-Encephalitiden, die Steppe hat Herde des Zecken-Flecktyphus in Landschaften der Marschwiesen (im Gebiet großer Seen, in Tälern großer Flüsse) und in Gebieten von trockenen Wiesen, an Orten, wo Wälder verbrannten bzw. abgeholzt wurden. In östlichen Gebieten sind charakteristisch natürliche Herde der japanischen Encephalitiden. Klassische natürliche Herde der Haut-Leishmaniose und des Zecken-Rückfallfiebers sind auf das engste verbunden mit der Landschaft heißer Wüsten und Halbwüsten u. a. m.

Jede der aufgezählten Landschaftsformen stellt eine Gesamtheit verschiedener historisch sich herausentwickelter Gruppierungen, eine Biozönose von Tieren und Pflanzen dar, die sich an die gemeinsame Ausnutzung der Umweltbedingungen bei bestimmten klimatischen Faktoren angepaßt haben. In vielen Fällen gehören zu jeder aufgezählten Landschaft als obligatorische Komponenten in der Gruppierung von tierischen Organismen:

1. Der pathogene Mikroorganismus, der Krankheitserreger;
2. Gliederfüßler, blutsaugende Milben und Zecken, als Reservoire und Überträger des pathogenen Mikroorganismus;
3. Wirbeltiere (Warm- und Kaltblütler) als Wirte (Ernährer) von Gliederfüßlern, Milben und Zecken und gleichzeitig als Tiere, die empfänglich sind in dem oder jenem Maße gegenüber dem pathogenen Mikroorganismus.

Der Kontakt zwischen den wilden und freilebenden Tieren im natürlichen Herd geschieht durch blutsaugende Milben und Zecken und Insekten. Die Verschiedenheit ersterer als Art und weiter die Verschiedenheit der wilden Tiere als Ernährer der Ektoparasiten bestimmt die Vielfalt der Möglichkeiten und Wege für die Zirkulation der Erreger der Zoonosen in von dem Menschen unberührter Natur.

Ohne den umgestaltenden Einfluß des Menschen auf die geographische Landschaft wird die Dauer der Haltbarkeit des natürlichen Herdes der Krankheit insgesamt von den örtlichen Bedingungen bestimmt. Wir beobachten schon viele Jahre natürliche Herde einer Reihe von Krankheiten in menschenleeren Gegenden, wo sich von Jahr zu Jahr gesetzmäßig der von niemandem gestörte Rhythmus des Lebens natürlicher Biozönosen wiederholt. Die Krankheitserreger zirkulieren vom Organismus zum Organismus inmitten einiger Glieder des Herdes, wobei sie im Grundreservoir am längsten erhalten bleiben – im Falle der Haut-Leishmaniose im Körper des Rhombomys opimus Licht. – und in anderen Tieren; beim Zecken-Rückfallfieber im Körper des Ornithodorus, bei den Zecken-Encephalitiden im Körper von Ixodes persulcatus und Ixodes ricinus; bei Zecken-Rickettsiosen im Körper von Zecken der Art Dermacentor, Haemaphysalis usw.

Besondere epizootische und epidemiologische Bedeutung kommt dem Übergang zweier Landschaften zu, wo gleichzeitig natürliche Herde mehrerer Infektionen vorhanden sein können.

So können z. B. beim Zusammenstoß von Waldmassiven mit großen Gebieten mit vielgrasigen oder buschigen Steppen beobachtet werden: Herde der Zecken-Encephalitiden mit den für diese Krankheit charakteristischen Zwischenträgern Ixodes persulcatus oder Ixodes ricinus; Herde des Zecken-Flecktyphus mit einer oder mehreren Arten von charakteristischen Zwischenträgern – Dermacentor silvarum, Dermacentor nuttalli, Dermacentor pictus, Dermacentor marginatus.

Mikrolandschaft und Mikroherde von Krankheiten des Menschen in unberührter Natur

Die Erforschung unerschlossener Territorien mit natürlichen Herden dieser oder jener Krankheit des Menschen führt uns in der Regel vor die Notwendigkeit, es in jedem Einzelfall zu verstehen, diejenigen typischen Mikrolandschaften herauszufinden, mit denen in der Hauptsache ja das Vorhandensein des Herdes verknüpft ist.

Was die Zecken-Encephalitiden anbetrifft, so ist schon seit langem bekannt, daß im Taigawald die für die Ansteckung gefährlichsten Stellen diejenigen sind, an denen Zecken vorhanden sind, und zwar Ixodes persulcatus oder I. ricinus als Zwischenträger und Reservoire des Erregers. Für gewöhnlich stellt man im Mischwald eine Fülle von Zecken fest, vor allem dort, wo Baumarten vorherrschen, die im Winter das Laub abwerfen. Zecken können auch in ausgelichteten Nadelwäldern, wo doch Laubbäume dominieren, so Birken, Espen, Erlen, Linden, Eichen u. a. vorkommen. Für die Entwicklung von Zeckenstadien ist eine gut entwickelte Grasdecke oder ein Unterholz aus Gras und Gebüsch unbedingt erforderlich.

Nachgewachsene Mischwälder am Ort großer Abholzungen sind für gewöhnlich typische Herde für die Verbreitung von Zecken-Virusträgern und verschiedener wilder Tiere – der Ernährer der Milben. Inmitten von jungfräulichen Wäldern fallen die Herde von Milben zusammen mit Stellen häufiger Anwesenheit von Huftieren und großen wilden Tieren, auf denen sich für gewöhnlich ausgebildete Zecken ernähren. In Wäldern, die in bestimmtem Maße besiedelten Punkten nahegelegen sind, können Träger des Zecken-Encephalitiserregers vorkommen, wenn diese teilweise als Weide für große Haustiere benutzt werden. Jedoch kommen selbst in solchen für Herde der Zecken-Encephalitiden typischen Waldlandschaften Mikroherde mit einer größtmöglichen Konzentration von Zwischenträgern des Virus vor. Hierzu gehören, nach Pomeranzew, Waldränder, Waldpfade, Tierpfade, wo die Anzahl von Zecken auf das Vielfache ansteigt im Verhältnis mit Territorien, die von den genannten nur 10–15 m entfernt sind. In Mischwäldern konnten wir feststellen, daß die stärksten Zeckenvorkommen an großen und alten Windbrüchen anzutreffen sind, wo zwischen den ungeordneten Anhäufungen abgestorbener Bäume am häufigsten Schlupfwinkel von wilden Tieren, den natürlichen Wirten der Milben und Zecken, zu finden sind.

In Steppen sind am gefährlichsten Gebiete mit unberührtem Boden von reicher unausgenutzter Vegetation, Stellen mit Relief, mit weichem Grund, die den Tieren das Wühlen und Graben erlauben. Schluchten und Abhänge, Mikroherde mit massenhaftem Vorkommen von Nagetieren (eigenartige, natürliche „Naturschutzgebiete“ für wilde Tiere), die in Gebieten leben, die vom Menschen unberührt blieben.

Auf den Wiesen muß die Aufmerksamkeit des Epidemiologen die Gruppierung von Pflanzen – Assoziationen mit einer Vielzahl von darin nistenden Vögeln, mit vorhandenen Höhlen von Nagetieren und anderen Tieren – anziehen. Feuchte Mikroherde mit offenen, nicht tiefen Sumpfstellen sind Orte für massenweisen

Schlupf von Stechmücken und Bremsen. An feuchten Stellen findet sich massenweises Vorkommen von Asseln. Gerade an diesen Stellen können Herde für Tularaemie, Milzbrand und andere Krankheiten gegeben sein.

Auf diese Weise können in komplizierten biozenös verschiedenen Landschaften ohne viele Mühe die wichtigsten Mikroherde für die Epizoologie und Epidemiologie festgestellt werden, in denen das Leben äußerst konzentriert ist. Hier geht infolge von biologischen und ökologischen Besonderheiten verschiedener Vertreter der Tierwelt ein intensiver Austausch mit Ektoparasiten vor sich.

Ein enger Kontakt zwischen Wirbeltieren als Wirten kann hier auf allerverschiedenste Weise stattfinden.

In diesen Mikroherden können auch die grundlegenden Mikroherde von Krankheiten enthalten sein, in denen eine ununterbrochene Zirkulation des pathogenen Organismus vor sich geht, des Erregers dieser oder jener Krankheit des Menschen. Wie schon J. N. Pawlowski betont, sind Mikroherde sehr häufig Höhlen oder Schlupfwinkel von wilden oder freilebenden Tieren. Bezüglich einiger Infektionen kann ein Mikroherd schon das Nest eines Vogels und ein sehr gefährlicher Herd eine Stelle mit vielen Vogelnestern sein.

Wir führen Beispiele für einige Mikroherde von Krankheiten des Menschen in unberührter Natur an, die von uns in verschiedenen Gegenden und klimatischen Zonen festgestellt wurden.

1. Höhlen des Stachelschweins (Hystrix hirsutirostris Brand). Bei der Untersuchung von 130 Höhlen des Stachelschweins und im Verlaufe von jahrelangen Beobachtungen einiger Höhlen wurden von uns in den Höhlen bisher bis zu 70 Arten blutsaugender Insekten und Zecken festgestellt, die Überträger von menschlichen Krankheiten sein können. In einigen Arten von Insekten und Milben und Zecken wurden für den Menschen pathogene Mikroorganismen festgestellt. Die Höhlen des Stachelschweins kann man als unabstreitbare Mikroherde des Zecken-Flecktyphus, des Zecken-Rückfallfiebers und der Haut-Leishmaniose bezeichnen.

2. Die Bauten des Dachses (Meles meles) und des Schakals (Canis aureus) sind Mikroherde des Zecken-Rückfallfiebers und des Zecken-Flecktyphus. Außerdem stellte Latyschew fest, daß die Höhlen des Schakals Mikroherde der viszeralen Leishmaniose sind.

3. Höhlen der gelben Zieselmaus (Cittelus fulvius) sind Mikroherde des Zecken-Rückfallfiebers.

4. Die Höhlen der Zieselmaus (Spermaphylopsis leptodactylus) sind Mikroherde für die Haut-Leishmaniose und das Zecken-Rückfallfieber usw.

Die angeführten Beispiele erschöpfen nicht unsere Materialien. Doch sind auch diese Tatsachen ein klarer Beweis für die praktische Bedeutung des tatsächlichen Zusammenhanges von Quellen der Krankheiten mit den Höhlen und Schlupfwinkeln wilder Tiere. Diese Feststellungen geben die Möglichkeit: a) sich leichter in der möglichen epidemiologischen Situation zurechtzufinden in jedem beliebigen neuen Raum; b) es wird möglich, die potentielle Gefahr nicht nur der Landschaft, sondern auch der Mikroherde zu bestimmen, indem in ihnen das Vorhandensein für den

Menschen schädlicher Wirbel- und wirbelloser Tiere aufgedeckt wird; c) diese Kenntnisse sind recht wichtig bei der Auswahl von Nachtlagern, Feldständen, weiter wichtig für die Wahl des Territoriums für die Stadtplanung, für die Planung von Siedlungen bei der wirtschaftlichen Erschließung neuer Gebiete; d) diese gleichen Materialien erlauben es mit größerem Erfolg, prophylaktische Maßnahmen einzuleiten in den verseuchten (gefährdetsten) Gebieten, von denen aus dem Menschen Gefahr droht, wodurch wesentliche Kosten verringert werden bei der Liquidierung von Mikroherden der Infektionen und Invasionen in der Natur.

Uns wurde jetzt klar, daß für die Mehrzahl von Infektionen mit natürlichen Herden selbst im Bereich eines Mikroherdes wir nicht nur mit einer Art von Zwischenträgern zusammenstoßen, sondern mit einer ganzen Gruppe von Arten blutsaugender Gliederfüßler, den spontanen Trägern pathogener Mikroorganismen.

Besonderes Interesse verdienen niedere Milben (Gamasiden und Trombidiiden), denen wir früher keine besondere Aufmerksamkeit widmeten. Jedoch sind diese Milben, besonders die Gamasiden, sowohl in Höhlen von Tieren als auch auf den Tieren selbst anzutreffen. Diese Milben finden sich zumeist in den Vogelnestern und auf Vögeln, weiter in Schlupfwinkeln und auf dem Körper anderer Tiere, mit deren Blut sie sich ernähren.

Viele Arten von Gamasiden werden sehr rasch zu synantropen Blutsaugern, wenn bei der Erschließung neuer Gebiete nicht prophylaktische Maßnahmen ergriffen werden. Diese Gruppen in unserem Lande neu entdeckter Träger von Krankheiten mit natürlichen Herden (Tularaemie, Zecken-Fieber u. a. m.) verdienen konzentrierte Aufmerksamkeit und Erforschung ihrer pathogenen Bedeutung mit dem Ziele weiterer Ausarbeitung wirksamer Maßnahmen der Prophylaxe.

Bei der Erforschung des Komplexes von Trägern in Herden des Zecken-Flecktyphus in einem Steppengebiet, das neu zu erschließen ist, wurden innerhalb kurzer Zeit durch unsere Mitarbeiter an neuen Trägern festgestellt: 7 Arten Flöhe, einige Arten von Gamasiden und Trombidiiden, weiter Ixodes Laguri (Autoren: Frau S. M. Shmajewa, J. G. Schluger, S. P. Piontkowskaja, O. S. Korschunowa). Alle festgestellten Blutsauger erwiesen sich als spontane Träger von für den Menschen pathogenen Rickettsiosen, und alle unterstützten auf gleiche Weise den natürlichen Herd. Diese Blutsauger verfügten über eine gewisse Stufe der Migration und trugen auf diese Weise zur intensiven Ausstreuung der Infektion in der Natur bei.

Das Vorkommen vieler Träger in natürlichen Herden der Zeckenrickettsiose erwies sich als eine Gesetzmäßigkeit. In einem vor kurzem erforschten Herde dieser Krankheit im Mittelstreifen der UdSSR zeigten sich neben Ixodes als Träger für den Menschen pathogener Rickettsien die Trombidiiden und Gamasiden, die imstande sind, in sich auf lange Zeit den Erreger zu erhalten und ihn transovariell weiterzugeben von Geschlecht zu Geschlecht. (Autoren: I. M. Grochowskaja, O. S. Korschunowa.)

In einer Reihe von Bezirken unseres Landes mit warmem Klima wurden zum ersten Male neue natürliche Herde des Zecken-Flecktyphus mit neuen Trägern der Familie Ixodes festgestellt, die zu den Arten Hyalomma und Rhipicephalus gehören.

Entsprechend den Angaben von Frau S. M. Shmajewa, A. A. Ptschelkina, des N. K. Mistschenko und B. J. Karulin für natürliche Herde des Q-Fiebers ist der Erreger der Krankheit (Rickettsia burneti) im Körper von Gamasiden aus der Familie der Dermanyssidae entdeckt worden, der Trombidiide Leeuwenhoekia major, und den Zecken Hyalomma anatolicum excavatum, Hyalomma detritum, Argus reflexus.

Unter Versuchsbedingungen wird Rickessia burneti leicht von Hyalomma asiaticus, Hyalomma plumbeum, Rhipicephalus turanicus bei ihrer Ernährung auf infizierten Meerschweinchen aufgenommen. Die Milben und Zecken übertragen R. burneti transovariell ihrer Nachkommenschaft, weiter werden Rickettsien übertragen aus einer Entwicklungsphase der Milben in die andere im Verlaufe der gesamten Metamorphose. Einige Arten von Milben übertragen durch den Biß den Erreger des Q-Fiebers an Kücken, die erkranken und eingehen.

Im Süden unseres Landes haben die gleichen Autoren mit Rickettsien des Q-Fiebers spontan infizierte Jungtiere des Feldsperlings (Passer montanus pallidus) und auf ihnen parasitierende Milben Dermanyssus passerinus, Steatonyssus viator und Argas reflexus aufgefunden. Die aufgeführten Arten von Gamasiden sind imstande, den Menschen anzufallen, was es unumgänglich notwendig macht, ihre epidemiologische Rolle zu erforschen.

Die von uns gesammelten Erkenntnisse erlauben uns die Schlußfolgerung, daß die Mitwirkung vieler Arten von Gliederfüßlern bei der Übertragung für den Menschen pathogener Viren und Rickettsien und in einigen Fällen auch pathogener Bakterien aller Wahrscheinlichkeit nach eine gesetzmäßige Erscheinung bei einer Reihe von Erkrankungen mit natürlichen Herden darstellt.

Das Problem der Liquidierung des natürlichen Herdes der Krankheit des Menschen

Die Grundlosung der Sowjetmedizin ist die Prophylaxe als Grundlage aller heilenden Arbeit. Um so mehr muß bei der Erschließung neuer Gebiete, unter den Bedingungen der Umgestaltung der Natur, die Hauptaufmerksamkeit der Mediziner gerichtet sein auf die Schaffung eines Komplexes solcher Bedingungen, die die Möglichkeit der Verbreitung von Quellen von Krankheiten mit natürlichem Herde in naher Umgebung des Menschen auf immer ausschließen können.

In dieser Beziehung stehen an erster Stelle komplexe Maßnahmen in bezug auf Veränderung der Landschaft. So schnell wie möglich durchgeführte Schaffung einer Kulturlandschaft im neuen Gebiet trägt zu einer Ausschaltung von Nagetieren aus den wirtschaftlichen Gebieten bei, weiter auch zu einer Vernichtung von blutsaugenden Insekten und Milben und Zecken als Träger pathogener Mikroorganismen und in vielen Fällen als deren beständigste Reservoire.

Das Problem der Verhütung von Erkrankungen und der vollständigen Liquidierung des natürlichen Herdes der Krankheit auf der Linie des Kampfes mit Trägern und Reservoiren von Erregern der Krankheit hat völlig reale Perspektiven. Die Erfolge der letzten Jahre auf dem Gebiete der Aufdeckung von Herden der Krankheiten in der Natur geben das Recht, zuverlässig völlig zweckmäßige Maßnahmen für die entschiedene und aktive Einwirkung auf die Grundglieder der epizootologischen und epidemiologischen Kette festzulegen, auf der in der Natur die Zirkulation des Krankheitserregers vor sich geht.

Unter unseren Bedingungen wurde bei der Erschließung neuer Gebiete schon häufig auf großen Territorien eine Liquidierung des Herdes der Haut-Leishmaniose, des Papataci-Fiebers, der Zecken-Rickettsiosen und anderer Erkrankungen durchgeführt. In jedem einzelnen Fall wird der Erfolg erreicht bei planmäßigem Ausnutzen des rationellen Systems heilender Maßnahmen, die in sich schließen gleichzeitig Maßnahmen persönlicher und gesellschaftlicher Prophylaxe und weiter in sich schließen die Umgestaltung der Landschaft.

Schlußfolgerung

Endziel unserer Forschungen in der geschilderten Richtung ist die Aufdeckung der Besonderheiten der regionalen und landschaftlichen Epidemiologie (die potenzielle epidemiologische Gefährlichkeit eines beliebigen Gebietes) und die Anwendung von erzielten Ergebnissen für die Errichtung eines rationellen wissenschaftlich begründeten Systems für die Liquidierung des Herdes und Übertragung dieser Ergebnisse auf die breite Praxis des sowjetischen Gesundheitswesens.

Eine besonders hohe Verantwortung bei der Lösung der weiteren Entwicklung der Medizin in enger Zusammenarbeit mit der Praxis tragen die sowjetischen Wissenschaftler in Verbindung mit den neuen Entschließungen der Partei und der Regierung über das weitere Wohlergehen des Sowjetvolkes. Die Schaffung von gesunden Lebens- und Arbeitsbedingungen für unsere Bevölkerung ist eine große patriotische Pflicht der sowjetischen Mediziner.

Das Erforschen der Existenzbedingungen, Erforschen von Methoden der Prophylaxe und die Liquidierung von natürlichen Herden von Krankheiten des Menschen ist besonders eng verknüpft mit der Verbesserung des Wohlergehens der Landbevölkerung, die entsprechend ihrer Tätigkeit in recht großem Maße Krankheiten mit natürlichen Herden ausgesetzt ist.

Die Stalinpreisträgerin Frau Prof. Dr. der Biologie Polina Andrejewna Petristschewa, Moskau, ist korrespondierendes Mitglied der Akademie der Medizinischen Wissenschaften der UdSSR, in der sie als Abteilungsleiterin im Institut für Epidemiologie und Mikrobiologie tätig ist.

PROF. DR. P. A. PETRISTSCHEWA
Moskau

Einführung zum Kara-Kum-Film

In unserem Lande wird die Biogenese in den verschiedenen landwirtschaftlichen Zonen, in denen natürliche Quellen von Krankheiten des Menschen vorkommen können, genau untersucht.

Diese sehr nützlichen Arbeiten werden unter Zusammenarbeit von Parasitologen, Zoologen, Mikrobiologen und Virusforschern durchgeführt. Das Ziel solcher Untersuchungen ist es, Reservoire, Überträger und Zirkulationswege von pathogenen Mikroorganismen in der Natur festzustellen, um entsprechende prophylaktische Maßnahmen und die Liquidation von natürlichen Herden der Krankheiten des Menschen wissenschaftlich begründen zu können.

Für die Dokumentation unserer entsprechenden Arbeiten benutzen wir als eines der Mittel den Film. Während der letzten 7 Jahre nahm an unseren Expeditionen die Photo-Filmabteilung der Akademie der Medizinischen Wissenschaften der UdSSR teil.

Ihnen wird ein Film über eine der Expeditionen gezeigt, die quer durch die Wüste Kara-Kum führte. Die Expedition arbeitete drei Sommer lang in der Wüste, Expeditionsleiter war die Stalinpreisträgerin Polina Petristschewa, korr. Mitglied der Akademie der Med. Wiss. d. UdSSR.

In der Wüstenlandschaft wurden folgende natürliche Herde von Krankheiten des Menschen festgestellt: Zecken-Rickettsiosen, Zecken-Rückfallfieber, Haut-Leishmaniose. Beim Aufeinandertreffen der Wüste mit der lehmigen Halbwüste wurden außer den erwähnten Herden auch das Papataci-Fieber und die viscerale Leishmaniose festgestellt.

Unsere Forschungen sind in Verbindung zu bringen mit der gewaltigen Umgestaltung der Wüste mit Hilfe von Riesenkanälen in bewässerte und zu bebauende Territorien.

Im Laufe der Sowjetzeit wurde bei uns an Wüstengebieten das Vielfache dessen erschlossen, was insgesamt vorher jemals durch Bewässerung in Mittelasien für Mensch und Tier bewohnbar gemacht worden war.

1. Teil des Filmes

Die Kara-Kum ist eine der größten Wüsten der Erde. Sie umfaßt über 350 000 qkm. Hart und eigenartig sind die Lebensbedingungen in der Wüste. Jährlich fallen nur

120 mm Niederschläge. 8–9 Monate des Sommers erhält die Wüste keinen Tropfen Regen. Im Sommer erreicht der Sand eine Temperatur bis zu 80° C. Und doch gibt die Wüste unter diesen Bedingungen Existenzmöglichkeiten für viele Pflanzen und Tiere. Lange und kraftvolle Wurzeln dringen tief in das Erdreich hinein und versorgen Pflanzen mit dem notwendigen Wasser, und eine reiche Tierwelt lebt in der Hauptsache in Höhlen bis zu drei Metern Tiefe. Die Wüste ist das Reich von Reptilien, von Schildkröten, Schlangen und Eidechsen.

Sehr häufig ist der Rhombomys opimus, hier haust auch die Zieselmaus.

Alle Tiere in der Wüste wurden daraufhin untersucht, inwieweit in ihrem Körper für den Menschen pathogene Mikroorganismen enthalten sein können.

2. *Teil*

Der in der Wüste sehr häufige Rhombomys opimus hat weitverzweigte Höhlen, die Zahl der Ein- und Ausgänge erreicht eine Zahl bis zu 3000 je Hektar. Seine Höhlen sind ein klassisches Beispiel für Mikroherde von Krankheiten des Menschen.

Alles Lebendige verschwindet tagsüber in den Höhlen, in denen es rund 100 Arten von Ektoparasiten gibt; viele davon erweisen sich als Krankheitsträger.

Wenn die Sonne sinkt, die Dämmerung beginnt, dann kriechen die Tiere aus den Höhlen und werden in Spezialfangvorrichtungen eingesammelt und genauen Untersuchungen unterworfen.

Doch einen vollständigen Begriff von der Biologie und Ökologie der Höhlenbewohner gab die Ausgrabung der Höhlen selbst. Diese schwierige und erschöpfende Arbeit in der Wüste lohnte sich durch Funde interessantester Materialien. Galerien bis zu 10, 20, 30 m Länge bei einer Tiefe bis zu 3 m mußten gegraben werden. Schon bei einer Tiefe von 1,5 m zeigen die Höhlen eine beständige Temperatur von 22°–24° C, d. h., eine um 56°–58° niedrigere als an der Erdoberfläche. In dieser Tiefe von 1,5 m herrschen für die Tiere optimale Lebensbedingungen.

In diesen Höhlen des Rhombomys op. vermehren sich außerordentlich schnell Phlebotomus-Überträger von Leishmaniosen und vom Papataci-Fieber. In einer Nestkammer solcher Höhle befinden sich manchmal bis zu 500 Larven des Phlebotomus, über 300 Ornithodorus-Zecken, Überträger des Zecken-Rückfallfiebers.

In den Brunnen der Kara-Kum finden sich in Tiefe von 10–12 m Larven von blutsaugenden Insekten – Culex und Theobaldia. An den Brunneneinschalungen nisten Vögel, hausen Fledermäuse und Eidechsen.

Im ausgetrockneten Tale des Flusses Isboi, der in alten Zeiten durch die Kara-Kum floß, haben sich Salzseen erhalten. Seltener kommen auch Süßwasserseen vor, in deren Nähe eigenartige Pfützen und Brunnen anzutreffen sind. Hier vermehren sich 14 Arten von blutsaugenden Mücken, darunter einige Arten Anopheles – vielleicht Überträger der Malaria.

In der Kara-Kum lebt die größte Eidechse, der Varanus griseus, von dessen Blut die blutsaugenden Insekten und Zecken leben.

3. Teil

Der größte Fluß Mittelasiens, der Amu darja, fließt an der Grenze zweier gewaltiger Massive von Sandwüsten dahin, der Kara-Kum und der Kysel-Kum. Hier gibt es an den Flußufern wundervolle Wälder, die ohne Beil nicht zu durchschreiten sind. Das sind Dschungel, voller Gebüsch und Lianen. Diese Landschaft steht in scharfem Kontrast zu der Wüste. Hier leben eine Unmenge von blutsaugenden Mücken, deren Ernährer Vögel, große Wildtiere wie Schakale, Wildschweine, Wölfe und Füchse sind.

Das sickernde Wasser des Amu darja läßt Grundwasser in der Wüste, bis auf 40–50 km von dem eigentlichen Flußlauf entfernt, ansteigen. Unter den zahlreichen Mücken in diesen menschenleeren Gebieten trifft man 4 Arten von Anopheles. Weiter findet man Insekten der Familie Heleidae der Art Culicoides.

Im Gebiet des Choresm, an der Stelle uralter Städte und dahingesunkener Kultur, befinden sich halb im Sande vergrabene Reste von Festungen, Palästen und Grabmalen. Dieses Gebiet mußte vom Menschen aufgegeben werden, als der Amu darja seinen Lauf änderte.

In den Spalten und Höhlen der Mauerreste dieser toten Städte wurden blutsaugende Insekten und Zecken – Träger von pathogenen Mikroorganismen gefunden. Hier findet man Phlebotomus mit Leptomona, den Erregern der Leishmaniosen, Zecken mit Spirochäten, den Erregern des Zecken-Rückfallfiebers, Zecken mit Rikketsien, Erregern von Zeckenfieber.

Wir zweifeln in keiner Weise, daß schon in den vergangenen Zeiten der Kultur von Choresm, zur Zeit des reichbewässerten alten Flußlaufes vom Amu darja, alle die genannten Krankheiten anzutreffen waren und daß die Überträger dieser Krankheiten, blutsaugende Insekten und Zecken, ständige Weggenossen des Menschen gewesen sind.

Wenn nun der Mensch bei der Eroberung der Wüste nicht weiß, welch gefahrvolle Faktoren diese Landschaft in sich birgt, kann er völlig unerwartet erkranken. So z. B.: 1. Die Skarabaeus-Käfer können Wasserreservoire verschmutzen, wodurch Darmerkrankungen möglich werden. 2. Beim Bau von Eisenbahnen in der Kara-Kum, als Gräben gezogen wurden und durch die Entnahme von Erdreich für den Bau der Dämme entstanden, bildeten sich kleine sumpfige Flächen durch das Versickern von Grundwasser. Das Aufkommen von Mücken war die Folge, die dem Menschen lästig wurden und ihn an störungsfreier Arbeit und ruhiger Freizeit behinderten.

Alle diese Kenntnisse geben der SU-Medizin die Möglichkeit, prophylaktische Maßnahmen ergreifen zu können, damit gefährliche Faktoren der Natur, die das Leben und Wohlergehen des Menschen bedrohen, ausgeschaltet werden können. Die richtige Befolgung von entsprechenden Maßnahmen schützt den Menschen zuverlässig vor Erkrankungen, die der heißen Sandwüste eigen sind.

DR. B. ROSICKÝ
Biologický ústav CSAV, Praha

Die Anwendung der Lehre des Akademikers E. N. Pavlovskij über das Prinzip natürlicher Herde menschlicher und tierischer Infektionskrankheiten auf die Verhältnisse in Mitteleuropa

Der Hauptgedanke der Lehre des Akademikers E. N. Pavlovskij über die natürlichen Herde menschlicher und tierischer Infektionskrankheiten ist, daß in der Natur Krankheiten wilder und freilebender Tiere längst entstanden sind und weiter bestehen. Diese können durch Kontakt des Menschen mit der Natur zu menschlichen Krankheiten werden. Über die Grundlagen dieser Lehre wurde durch Prof. Dr. P. A. Petristschewa ausführlich referiert. Die Einzelheiten sind in den Schriften des Gründers dieser Lehre zu finden.

Immer mehr und mehr zeigt sich, daß die Lehre über das Vorkommen der natürlichen Herde von Infektionskrankheiten weitere Geltung hat.

Seit 1952 wird in der Tschechoslowakei an der Erforschung natürlicher Herde von Infektionskrankheiten intensiv gearbeitet. Zur Durchforschung einzelner valenter Naturherde und zur Durchforschung von Gebieten, die für eine Besiedlung und Bebauung bestimmt sind, werden komplexe Arbeitsgruppen gebildet, die aus Zoologen, Parasitologen, Mikrobiologen, Klinikern, Epidemiologen und anderen Forschern bestehen und unter einheitlicher Führung arbeiten. Derzeit nehmen an dieser Forschung 30 Institutionen teil, und es wird gleichzeitig in verschiedenen Gegenden gearbeitet. Das Ziel der Forschung ist die Vorbeuge der Infektionen von Mensch und Tier aus natürlichen Herden.

Die Anfänge dieser Forschung waren nicht leicht, da das Vorurteil zu bekämpfen war, ob die Lehre des Akademikers Pavlovskij über das Vorkommen der natürlichen Herde von Infektionskrankheiten sich auf Mitteleuropa, ein Gebiet, das Tausende von Jahren vom Menschen bewohnt und kultiviert wird, bezogen werden kann, und ob in Mitteleuropa auch Naturherde von menschlichen und tierischen Krankheiten existieren können. Einige meinten, die Lehre des Akademikers Pavlovskij habe für Mitteleuropa keine besondere Bedeutung und eigne sich nur für die unbesiedelte Wüste und Taiga.

Die Parasitologen, die an der Erforschung der natürlichen Herde in der Tschechoslowakei teilnehmen, wie z. B. Rosický, Havlík, Heyberger, Mačička u. a., sind aber der Ansicht, daß die Lehre über das Vorkommen der Naturherde von Infektionskrankheiten auch für dicht bewohnte und von Menschen kultivierte Teile Mitteleuropas gilt, also für besiedelte und durch Landwirtschaft veränderte Gebiete.

Wir setzen besonders folgendes voraus:

1. An einigen Orten befinden sich noch Überreste der ursprünglichen Biotope mit ihren Biozönosen; die Zahl großer Tiere – des Wildes – wurde in diesen Gebieten noch durch planmäßige Tätigkeit der Menschen erhöht.

2. In Biotopen, die durch menschliche Tätigkeit verändert worden sind, wie z. B. viele Waldkomplexe, blieb ein genügend hoher Bestand an Säugetieren, Vögeln und andererseits an Ektoparasiten erhalten, die Reservoire und Überträger verschiedener Krankheitserreger sein können. In diesem Zusammenhang ist es nötig, auf den hohen Stand von Wild in Mitteleuropa hinzuweisen. Unsere Länder sind durch ihr Weidwerk berühmt. Es ist gewiß kein Zufall, daß einer der ersten Naturherde der Enzephalitis an einem Ort entdeckt wurde, der Hunderte von Jahren ein großes Schonungsgebiet für Hochwild war. Es ist auch bemerkenswert, daß ein Naturherd von Tularämie auch in einem Gebiete mit einem besonders hohen Wildstand liegt.

Die Zahl der in Mitteleuropa erlegten Tiere übersteigt beträchtlich den Stand, der in einer natürlichen Landschaft gewöhnlich vorkommt. So wird z. B. von Komárek (1945) angeführt, daß im Jahre 1935 in einigen Gebieten Böhmens auf einem Quadratkilometer durchschnittlich 20 Hasen erbeutet wurden.

Solch hoher Wildbestand hat natürlich auch auf die Zahl der Zecken, der wichtigsten Überträger ansteckender Erkrankungen, einen großen Einfluß.

3. Schon früher war das Vorkommen der Erreger einiger Erkrankungen bekannt, die jetzt auf natürliche Herde zurückgeführt werden können, was aber nicht vom Standpunkt der Lehre über die Naturherde wichtig bewertet wurde. Als Beispiele könnten folgende erwähnt werden: Die Isolierung von Pasteurella tularensis aus Hasen durch Křivinka im Jahre 1936, die Isolierung des Virus der tschechoslowakischen Enzephalitis aus der Zecke Ixodes ricinus L. durs Rampas und Gallia (1949), Rašinš Entdeckung von Toxoplasma bei Hasen.

Die von uns komplex durchgeführten Erforschungen in den Jahren 1952–1954 zeigten, daß in Mitteleuropa natürliche Herde menschlicher und tierischer Krankheiten existieren. Deren Naturherde wurden nicht nur dort gefunden, wo es zu menschlichen Erkankungen gekommen war, sondern auch an einigen Orten, wo dies noch nicht der Fall war oder wo Erkrankungsfälle durch ärztliche Feststellung nicht erfaßt werden konnten.

Die Virulogen entdeckten neue Naturherde von Enzephalitis, Enzephalomyelitis (WEE), lymphozytärer Choriomeningitis. Verschiedene Virusarten wurden aus Kleinsäugern und Ixodes ricinus isoliert. Die Bakteriologen isolierten in einem Naturherde der Tularämie Stämme von Pasteurella tularensis aus Ixodes ricinus und Dermacentor pictus, aus Clethrionomys glareolus, aus der Bisamratte und wiederholt aus Hasen. Nižnánsky wies eine Infektion von Brucella suis bei Hasen nach. Kmety insolierte 51 Stämme von Leptospiren aus Reservoirtieren. Diese gehören zu 7 Hauptarten und im Rahmen von 2 Arten zu 2 verschiedenen Typen und zu 2 Varianten. Aus der Spitzmaus Sorex araneus wurden 3 Stämme wahrscheinlich einer neuen Leptospirenart isoliert.

Unsere Mikrobiologen hätten solche Erfolge bei der Erforschung der Naturherde menschlicher und tierischer Krankheiten nicht erreichen können, wäre unsere ökologische Parasitologie und Zoologie nicht imstande gewesen, die ihr gestellten Aufgaben zu erfüllen.

Die Zusammensetzung der Fauna, die Verbreitung und die Bionomie einiger Gruppen der Überträger, und zwar besonders der Zecken, wurde gründlich geprüft. Es wurde festgestellt, daß in Mitteleuropa gerade die Zecken die wichtigsten Überträger von infektiösen Krankheiten in natürlichen Herden sind. Durch diese Forschungen gab die Parasitologie der Epidemiologie ein gutes Hilfsmittel zum Studium über den Einfluß des Menschen auf die Modifizierung der natürlichen Herde menschlicher und tierischer Krankheiten in einem von Menschen besiedelten Gebiet. Gerade die mitteleuropäischen Naturherde geben die günstigste Gelegenheit für die Erforschung des Einflusses des sozialen Faktors auf die Entwicklung und Erhaltung natürlicher Herde menschlicher und tierischer Krankheiten. Für diese Probleme bieten die Parasitologie und Zoologie auf Grund auch noch anderer Hilfsdisziplinen verläßliche Grundlagen für solche komplexen Forschungsarbeiten. Dieses wird an einem Beispiel klarer:

Im Anschluß an sowjetische Arbeiten aus der Schule des Akademikers Pavlovskij kennen wir bei uns drei Typen von verzeckten Gebieten. Wir unterscheiden sie je nach den Säugetieren, die von erwachsenen Zecken befallen sind. Sind es vorwiegend im Freien geweidete Haustiere, sprechen wir von Verzeckungsgebieten der Weiden; im Falle von großen wildlebenden Tieren wie Rehe, Hasen, Hirsche u. dgl. wird von Verzeckungsgebieten freier Natur gesprochen, und dort, wo die Zecken an beiden Gruppen, d. h. an Haus- und Wildtieren saugen, wird von gemischten Verzeckungsgebieten gesprochen.

Weiden können durch verschiedene Zeckenarten besetzt sein: Ixodes ricinus, Dermacentor marginatus, D. pictus, Haemaphysalis punktata, H. concinna, H. inermis. Es handelt sich bei uns um Weiden, die von Menschen im Naturzustand gelassen werden und wo das Vieh den größten Teil des Jahres verbringt. Diese Verzeckungsgebiete der Weiden werden durch den Menschen aufrecht erhalten, denn Jahr für Jahr führt er den erwachsenen Zecken auf der Weide neues Blut zu, das Vieh. Daraus folgt, daß gerade die Verzeckungsgebiete der Weiden sich am besten entzecken lassen.

Die Verzeckungsgebiete der freien Natur kommen bei uns am häufigsten in niedrigen Überseehöhen und in fast allen Wäldern und Gebüschen vor, wo nicht geweidet wird. Die zahlreichsten Zecken sind gerade dort zu finden, wo genügende Mengen von großen Wirtstieren wie Rehe, Hasen, Hirsche usw. vorkommen.

Die gemischten Verzeckungsgebiete entstehen überall dort, wo die Weiden in Wäldern liegen und wo auch Wild in großer Menge vorkommt.

Diese Verteilung ist nicht nur für die Parasitologie von Bedeutung, sie weist auch auf die wichtigen epidemiologischen Zusammenhänge hin, und zwar auf die verschiedene Entwicklung und den Charakter der Epidemien in einzelnen Naturherden. Diese beziehen sich für die Enzephalitis bei uns auf alle drei Typen der Verzeckungsgebiete. In Verzeckungsgebieten der freien Natur geht die Übertragung in der Weise vor sich, daß die Zecken unmittelbar den Menschen infizieren. In Böhmen kamen kleine Epidemien der Enzephalitis dieser Art vor, da sie auf Verzeckungsgebiete der freien Natur beschränkt waren. Demgegenüber bestehen bei uns Verzeckungsgebiete der Weiden, wo vorwiegend Epidemien durch virushaltige Milch verbreitet werden. In den Verzeckungsgebieten infizieren die Zecken zuerst die weidenden Tiere – vorläufig nur für Ziegen bewiesen durch Blaškovič, Libíková und Mačička –, und der Mensch infiziert sich erst durch das Trinken der ungekochten Milch der geweideten Tiere, der Ziegen. In diesen Naturherden adaptierte sich nach unserer Meinung das Virus auf die geweideten Tiere, die Jahrtausende lang mit den virophoren Zecken in Berührung waren. Diese Adaptierung weist auf einen weiteren Prozeß in der Entwicklung der Zeckenenzephalitis hin. Die erwähnte Entwicklung halten wir für eine neue Modifikation der Naturherde der Zeckenenzephalitis, die durch die landwirtschaftliche Tätigkeit des Menschen verursacht wird.

Zusammenfassend kann darauf hingewiesen werden, daß in Mitteleuropa Naturherde von Zeckenenzephalitis, Tularämie, Leptospirosen und von anderen Krankheiten im Sinne der Lehre des Akademikers Pavlovskij erwiesen wurden, und daß die Parasitologie, Zoologie und die Epidemiologie die Grundlagen für die Erforschung des Einflusses sozialer Faktoren auf das Vorkommen von natürlichen Herden dieser Krankheiten geben. Nicht nur für Halbwüsten und Taigen, sondern auch für Mitteleuropa gilt diese Lehre. Während in der Sowjetunion Naturherde auch im Entstehungsstadium durchforscht werden können, gibt uns hingegen Mitteleuropa die Möglichkeit, solche Naturherde unter dem Einfluß des Menschen zu verfolgen. Auf dem kleinen mitteleuropäischen Raum bieten mannigfaltige Landschaftstypen mit verschiedenen Biotopen gute Voraussetzungen für die Erforschung der Naturherde und des Einflusses des Menschen auf dieselben. Solche Forschungsarbeiten sind von großer Wichtigkeit für die Prognose der Entwicklung aus Naturherden ausstrahlender Erkrankungen. Sie erlauben dem Menschen, die Entwicklung solcher Erkrankungen in kultivierten Gebieten vorauszusehen. Das Ziel aller sich mit dem Problem der Naturherde befassenden Forschungsarbeiten ist eine Gesundung des Gebietes für den arbeitenden Menschen, die Prävention von Krankheiten, die in der Natur ihren Ursprung haben, und der Schutz des Menschen beim sozialistischen Aufbau seiner Heimat. Es darf nicht vergessen werden, daß auch in Jahrtausende hindurch besiedelten Kulturgebieten die Natur Natur bleibt, und daß auch da natürliche Herde von Infektionskrankheiten bestehen geblieben sind, die entdeckt werden müssen.

(Der Vortrag ist nicht gehalten worden.)

DR. B. RYSAVY und DR. B. ERHARDOVÁ

Biologisches Institut, parasitologische Abt. der Tschechoslowakischen Akademie der Wissenschaften in Prag

Reservoire der parasitären Krankheiten der Haustiere in der freien Natur

Beim Studium der parasitären Krankheiten der Haustiere müssen wir die Quellen solcher Krankheiten in der freien Natur suchen. Eine Reihe von Untersuchungen zeigt, daß die große Mehrheit dieser Krankheiten, die plötzlich auftreten, bei frei lebenden Tieren anfängt und diese dann die Krankheit unter den Haustieren verbreiten. Diese Erwägungen veranlaßten uns, die gegenseitigen Beziehungen der parasitären Krankheiten zwischen den Haustieren und den frei lebenden Tieren zu studieren.

„Das Leben des Parasiten ist tief mit den existenz-historischen Bedingungen, die eine gegebene geographische Region charakterisieren, verbunden", sagt Akademiker K. I. Skrjabin in einer seiner Arbeiten. Wenn wir diesen Satz weiter analysieren, finden wir in ihm sofort einen Leitfaden für das Studium der gegenseitigen Beziehungen zwischen den Haustieren und den frei lebenden Tieren und auch eine Erklärung für die gegenseitigen Beziehungen ihrer Parasitenfauna.

Die Entwicklung der Parasiten wird durch eine ganze Reihe verschiedener, gegenseitiger Faktoren beeinflußt. Es gibt aber nicht einen einziger Faktor, der unabhängig von der dialektischen Einheit des Wirtsorganismus und der Umgebung existiert. Wenn wir also die Beziehungen zwischen parasitären Krankheiten der Haus- und der frei lebenden Tiere studieren, müssen wir vor allem von dem Studium ihrer Lebensbedingungen ausgehen, denn gerade diese sind der Hauptschauplatz der gegenseitigen Beziehungen beider Tiergruppen und vielleicht der Platz, wo Parasiten gegenseitig ausgetauscht werden. Die Bedingungen der Umgebung beider Tiergruppen sind das Resultat längerer oder kürzerer historischer Entwicklung, besonders bei den frei lebenden Tieren. Bei den Haustieren hilft der Mensch in der Ausbildung ihrer Umgebung, und in manchen Fällen schafft er sie vollkommen.

Dabei können wir natürlich nicht vermeiden, daß sich das Lebensmilieu der frei lebenden Tiere mit dem der Haustiere vielleicht zeitweilig deckt oder sogar identisch wird. Die Umwelt eines Tieres, das Biotop, wird durch gewisse Beziehungen zu anderen Organismen charakterisiert. Diese Umwelt ist das Resultat historischer Entwicklung in einer gegebenen geographischen Region unter Mitwirkung von allen äußeren Faktoren wie Klima, geologische Komposition, Vegetation, geomorphologische Einflüsse usw. Zwischen den einzelnen Faktoren dieser Umweltgemeinschaft bestehen enge und komplizierte, gegenseitige Beziehungen, die auch das

Resultat einer langen historischen Entwicklung sind. In dieser Gemeinschaft existieren auch verschiedene parasitäre Krankheiten, die, bedingt durch ihren Charakter und Urheber, gegenseitig auf die einzelnen Mitglieder der Gemeinschaft übertragen werden. Es gibt auch Parasitenaustausch im Rahmen der ganzen Gemeinschaft. Dieser Austausch ist natürlich an die Kapazität des Parasiten, sich an verschiedene Organismen zu adaptieren, gebunden, so daß manche Parasiten nur im Rahmen einer Spezies übertragen und aufgenommen werden können; andere im Rahmen der Gattungen, Familien, Klassen usw.

Man darf annehmen, daß viele Parasiten im Rahmen von Klassen übertragen werden können, z. B. zwischen Insektivora, Rodentia, Raubtieren usw. Beim Studium der gegenseitigen Beziehungen der Parasitenkrankheiten muß man also immer die adaptive Fähigkeit der Parasiten für verschiedene Wirte in einer Gemeinschaft im Auge halten.

Wir haben schon am Anfang bemerkt, daß manchmal die Umwelt der Haustiere sich mit der der frei lebenden Tiere teilweise decken kann. Das geschieht z. B., wenn wir Schafe auf die Weide führen, die schon an sich ein Biotop für eine Reihe frei lebender Tiere vorstellt. Sobald das Haustier auf die Weide kommt, wird es in gewissem Maße, wenn auch nur zeitweilig, ein Mitglied der Biocönose, damit auch der ursprünglichen Gemeinschaft und tritt in kleinerem oder größerem Maße in gegenseitige Beziehungen zu den Mitgliedern der bisherigen Gemeinschaft. Gibt es nun in dieser Gemeinschaft ein Tier, das mit den Schafen einen gemeinsamen Parasiten hat oder haben könnte, dann kommt ein gegenseitiger Austausch von Parasiten entweder in der Richtung zu den Schafen oder zu den frei lebenden Tieren oder in beiden Richtungen zugleich zustande. Es hängt dann von einer Reihe von Faktoren ab, in welcher Richtung der Austausch intensiver ist, d. h. welches Tier hauptsächlich Empfänger und Überträger ist. Diese Faktoren sind z. B. der Charakter der Weide, d. h. Weiden in der Nähe eines Waldes, feuchte oder trockene Weiden, die Frequenz der Haus- und frei lebenden Tiere auf der Weide u. a. m. Ein gegenseitiger Austausch von Parasiten kann natürlich auch zwischen verschiedenen Haustierspezien, die auf der gleichen Weide sind, vorkommen.

Von besonderer Bedeutung für die Übertragung von Parasiten zwischen Haus- und frei lebenden Tieren sind Weiden, die in Wäldern oder am Rande von solchen liegen. Hier ist der Austausch sehr stark, denn im Walde an seinem Rande lebt eine große Reihe von Tieren, die, weil sie mit den Haustieren verwandt sind, Parasiten aufnehmen und weitergeben können. Die meisten Haustiere haben unter den Waldtieren Verwandte, die von den gleichen Parasiten wie die Haustiere aufgesucht werden. Es sind hauptsächlich die Wiederkäuer, die mit den Rehen, Hirschen und Muflons Parasiten austauschen können.

Um diese Frage zu studieren, wählten wir drei Typen von gegenseitigen Beziehungen zwischen frei lebenden Wiederkäuern und Schafen: 1. Ein Gebiet mit genügend Raum und Weideplatz, 2. ein Gebiet, das so beschränkt ist, daß die Schafe mit den wilden Tieren notwendig in gegenseitige Berührung kommen müssen, 3. ein Gebiet, auf dem vor längerer Zeit Schafe gezüchtet wurden, wo sich jetzt aber genügend wilde Tiere befinden. Im ersten Fall gab es keinen Austausch, weil die wilden

Tiere überhaupt nicht die Weidestellen aufsuchten, auf denen die Schafe weideten, ja, sie sogar mieden. Deshalb kam auch, wie die Untersuchungen ergaben, kein Parasitenaustausch zustande. Im zweiten Fall zeigten die parasitologischen Untersuchungen, daß die Parasitenfauna beider Gruppen identisch war, daß sogar die wilden Tiere von den Schafen solche Parasiten übernahmen, die normal bei ihnen nicht vorkommen wie die Coccidien Eimeria Ninae-Kohl-Yaki, Eimeria crandalis, Eimeria arloingi usw. Im dritten Fall fanden wir bei den wilden Tieren ebenfalls manche typischen Parasiten der Schafe wie z. B. die oben genannten Coccidien-Gattungen.

Unsere Untersuchungen zeigen, daß die Übertragung von Parasiten von wilden Tieren auf Schafe und umgekehrt nur dort zustande kommt, wo Schafe und wilde Tiere gezwungen sind, auf einem kleinen begrenzten Raum mit ungenügender Weide zu leben. Wo genug Weide vorhanden ist, kommt es zu keinem Austausch, denn die wilden Tiere vermeiden nach Möglichkeit die Schafweiden und können darum nicht mit den Parasiten der Schafe in Berührung gelangen.

Andere Beziehungen existieren aber zwischen dem Rind und wilden Tieren wie Rehe, Hirsche, Muflons usw. Die wilden Tiere meiden nicht die Weiden des Rindes und können darum eine Reihe von Parasiten, hauptsächlich Helminthen, übertragen. Bei uns fanden wir eine Reihe von Fällen, wo wilde Tiere auf die Viehweiden Keime von Diktyocaulose, Leberegelseuche und andere parasitäre Krankheiten übertrugen. Ein anderes Beispiel der Übertragung von Parasiten frei lebender Tiere auf Haustiere ist die Übertragung von Coccidien der Hasen auf Hauskaninchen. Durch Gras, das mit coccidienhaltigen Hasenexkrementen infiziert ist, kann leicht die Coccidiose auf die Hauskaninchen übertragen werden. Umgekehrt verbreitet sich die Coccidiose unter den Hasen durch die Exkremente der Hauskaninchen, die bei uns oft auf die Wiesen gelangen. Diese Tatsache wird auch dadurch unterstützt, daß die Hasen in der Umgebung einer Stadt viel öfter von Coccidien angegriffen sind als die Hasen auf dem Land. In der Peripherie der Stadt sind bei uns nämlich noch immer viele Kaninchenzüchter, die den Mist der Kaninchen auf die nahen Wiesen fahren, die von den Hasen besucht werden.

Für das Hausgeflügel können frei lebende Vögel, besonders der Hühnervogel, eine sehr ernste Quelle von parasitären Krankheiten sein. Wir fanden eine Reihe von schweren Coccidiosen bei Hühnern, die durch frei lebende Fasanen, Rebhühner und andere Vögel übertragen worden waren.

Eine ähnlich große Gefahr sind die Spatzen, die oft von der Coccidie Isospora lacazei angegriffen werden und diese, durch gemeinsames Fressen und Beschmutzen des Futters mit ihren Exkrementen, auf Hühner übertragen, wo sie große Verluste hervorruft.

An diesen wenigen Beispielen haben wir gezeigt, wo und wie wir die Quellen der parasitären Krankheiten der Haustiere in der freien Natur suchen müssen. Wir müssen, um die Quelle der Infektion zu finden, die Umgebung der Haus- und frei lebenden Tiere, ihre Lebensgewohnheiten sowie die ökologischen Faktoren beachten, die uns den Weg des Parasiten von dem frei lebenden Tier auf das Haustier zeigen können.

(Der Vortrag ist nicht gehalten worden.)

PROF. DR. W. FISCHER
Histopathologische Abteilung des Instituts für Mikrobiologie
und experimentelle Therapie, Jena

Einiges über die Gewebsreaktion des menschlichen Organismus bei Parasitenbefall

1. Es ist hier nur zu sprechen von den höher organisierten Parasiten im menschlichen Organismus. Bei einer echten Symbiose kann auch keinerlei „Abwehr"-Reaktion eintreten. Saprophytische lebende Parasiten, wie etwa Bandwürmer, verursachen nur dann Reaktionen des Organismus, wenn sie in das Gewebe eingedrungen sind.

Bei Blutparasiten verhält es sich wohl etwas anders, wofür mindesten die Änderung des Blutbildes (z. B. Mononucleose) spricht. Parasiten, die im Blute dauernd oder auch nur vorübergehend leben, sind diesem Milieu meist ausgezeichnet angepaßt, so daß keinerlei Thrombose in den Gefäßen entsteht. Nur bei Schistosomiasis sind Thrombenbildungen nicht ganz selten.

Durch die Resorption von Stoffwechselprodukten, insbesondere auch von Toxinen, durch Reaktion auf den Eiweißzerfall bei Absterben der Parasiten oder auch ihrer Eier sind wohl in der Regel Blutreaktionen zu erwarten.

Am besten bekannt ist hier die Eosinophilie und dann die Serumreaktion, wie sie besonders bei Echinococcen bekannt sind.

2. Reaktionen bei offenbar nicht völliger Anpassung der Parasiten an den Wirtsorganismus sind als krankhafte Prozesse des Organismus zu bezeichnen. Die „Empfänglichkeit" des Organismus entspricht einer mindestens momentanen Unfähigkeit der Anpassung. Die allgemeinste Reaktionsform des Organismus ist die Entzündung. Prinzipiell besteht kein Unterschied, ob es sich um ausgewachsene Parasiten oder deren Jugendformen handelt.

Form der Entzündung: oft rein serös, z. B. Frühödeme bei Trichinose, oder seröshämorrhagisch, z. B. bei Askaridenlarven in der Lunge, oder Hautreaktion beim Eindringen von Ankylostomenlarven.

Vereiterung meist durch sekundäre Infektion, besonders Staphylococcen, und andere Keime (z. B. Gallenwege bei Askaridenbefall, vereiterte Echinococcen in der Leber). Es gibt keine für Parasitenbefall spezifische Entzündung.

Wichtig immerhin die Gewebseosinophilie. Bei Rundwürmern, am meisten ausgesprochen bei Trichinose (Werte bis zu 50% und mehr). Bei Askariden und Ankylostomen ist sie nur geringfügig, bei Oxyuren nur bei Eindringen in das Gewebe. Eosinophilie ist wohl Ausdruck einer Allergie, offenbar Reaktion auf Resorption bestimmter Eiweißprodukte oder Lipoproteide. Die eigentliche allergische Reaktion müßte nach Dörr einer serologisch spezifischen Antigen-Antikörperreaktion entsprechen.

Mehr chronisch-produktive entzündliche Veränderungen am charakteristischsten in Form von Granulomen, vom Bautypus der Tuberkel. Typische Fremdkörpertuberkel häufig um Parasiteneier, z. B. von Schistosomen oder abgestorbene Oxyureneier, aber auch um Zerfallsprodukte (z. B. Chitinmembranen, aber auch abgestorbene Filarien und Mikrofilarien). Sehr typisch die Pseudotuberkel der Appendix bei Schistosomiasis. Bei weiterer Ausdifferenzierung der Fibroplasten des Granulationsgewebes schließlich typische Abkapselung, z. B. bei Trichinose. Besondere Verhältnisse bei Onchocerca volvulus: Bei Zerfall der Würmer Eosinophilie; um die Mikrofilarien an der Peripherie nur geringe Gewebsreaktion.

Konkrementbildung um Parasitenreste oder Parasiteneier als Kern des Konkrements: so z. B. Gallensteinbildung um Clonorchiseier. Abkapselung und Verkalkung der Kapsel und etwa der nekrotischen Parasiten typisch auch bei Cysticercen. Auch Echinococcen und vielleicht Pentastomen. Stärkere produktive Prozesse des Mesenchyms, im Sinne einer Narbenbildung im ganzen selten, am typischsten noch in der Leber bei Schistosomum japonicum.

Produktive Ephitelwucherungen können richtige polypöse des Darmes machen (Schistosomiasis). Ähnliche Wucherungen des Blasenepithels (Bilharziose). Auf die Bildung maligner epitheliarer wie mesenchymaler Geschwülste wird Herr Krahnert eingehen.

3. Rein mechanische Wirkung von Parasiten. Rein traumatisch: eventuell die Stacheln von Schistosomeneiern. Ganz vernachlässigt können werden die mechanischen Wirkungen auf Drüsenepithelien, z. B. der Darmschleimhaut bei Oxyuren.

Verstopfung von Gängen: typisch ist z. B. Eindringen von Askariden in Gallengänge. Gleiches sehr viel seltener bei Tänien. Verstopfung von Lymphgefäßen bei Filariose spielt eine sehr große Rolle. Endeffekt die Elefantiasis. Sekundäre Streptokokkeneffekte spielen dabei eine große Rolle. Verstopfung durch Mikrofilarien und schwere Folgen für die Darmschleimhaut habe ich nur einmal beobachtet.

4. Chemische Wirkung. Erstens durch Toxine? Vielleicht bei Ankylostomiasis durch Antikoagulationstoxine und hämolytische Toxine. Vergleiche auch die oft hochgradigen Entwicklungsstörungen! Zweitens histolytische Wirkungen, z. B. bei Amöben, ferner auch bei Paragonismus westermanni in der Lunge mit Cystenbildungen.

5. Blutungen: am wichtigsten bei Ankylostomiasis. Blutentziehung durch das Saugen der Würmer ist geringfügig, bei necator z. B. pro Tag nur etwa ½ ccm: Viel wichtiger die Nachblutung aus den Gewebswunden. Gefäßwandveränderungen, z. B. Endophlebitis bei Schistosomen; auch (selten) Arteritis, z. B. bei Echinococcen.

Verschleppung der Parasiten in Gewebsbezirke, die für das Leben der Parasiten offenbar ungeeignet sind, führt fast immer deren Untergang herbei (so z. B. bei Ankylostomen oder Oxyuren). Die Gewebsreaktion ist natürlich auch etwas abhängig von der Massigkeit der Infektion. Eine gewisse partielle Resistenz und Immunität bildet sich fast immer aus, und daher sind natürlich die Gewebsbefunde unter Umständen stark verschieden, je nach dem Zeitpunkt der Untersuchung nach erfolgter Infektion. Dies kann an dem Beispiel der Schistosomeninfektion in den verschiedenen Stadien der Infektion dargetan werden.

Diskussion

Herr Kotlan, Budapest: Untersuchen wir Gewebsreaktionen, die durch Parasiten ausgelöst sind, so sind sie doch etwas ausgesprochener als wir eben gehört haben, so z. B. bei Gefäßveränderungen durch Strongylus vulgaris, wobei mechanische und toxische Reaktionen ausgelöst werden. Dies ist auch bei der Trichinose der Fall, bei der Einkapselung, bei der erst eine Gewebsreaktion ausgelöst und dann das Bindegewebe hyalisiert wird. – Herr Matoff, Sofia, ergänzt die Ausführungen unter Hinweis auf die organischen Veränderungen (Granulome), die Leberegel, Habronema und Trichostrongyliden hervorrufen. Was die Blutungen anbetrifft, so treten sie, verursacht durch Parasiten, oft und sehr schwer auf wie z. B. bei den Ancylostomen und anderen Parasiten, die Anaemie zur Folge haben. – Herr Lehmensick, Bonn, charakterisiert die Blutungen bei Ancylostoma als dauernde Sickerblutungen, die schwerwiegender zu beurteilen sind als einmalige starke Blutungen. Auch bei Opisthorchis treten schwere, organische Veränderungen auf, die an maligne Tumoren erinnern. – Herr Fischer, Jena, ist derselben Ansicht wie die Diskussionsredner und betont, daß nach seiner Meinung eine Anzahl der Parasiten in der Veterinärmedizin eine größere Rolle spielt als beim Menschen; er warnt, aus der Art der Reaktion Diagnosen zu stellen, da sie nicht unbedingt durch Parasiten bedingt sein müssen. – Herr Boecker, Dortmund, weist auf die Wurmgänge hin, die durch Parasiten erzeugt werden und die den Bakterien Gelegenheit geben, in das Gewebe einzudringen und Entzündungen auszulösen.

DR. R. KRAHNERT
Vet.-Path. Institut der Karl-Marx-Universität Leipzig

Geschwulstentstehung durch Parasiten

Tier- und Pflanzenwelt liefern zahlreiche Beispiele vom Zusammenleben artverschiedener Lebewesen, sei es zu gegenseitigem Nutzen, sei es im Sinne echten Parasitismus. Dabei finden oft erhebliche physiologische und morphologische Umformungen statt, mindestens bei dem parasitierenden Partner. Diese Umformungen sind häufig und schon von jeher Gegenstand zoologischer Betrachtungen gewesen. Weniger Beachtung fanden jene Prozesse, welche das Wirtstier verzeichnet.

Der durch einen Parasitenbefall bedrohte Wirtskörper schützt sich durch ein System von Abwehrkräften teils humoraler Art, teils handelt es sich um frei bewegliche und ortsständige Zellen und Zellverbände. Die Abwehr ist ebenso eine spezifische – das Geschehen gehört also in das Gebiet der Immunbiologie –, wie es sich um Allgemeinreaktionen handelt. Die letzteren, Zellverbände als eine direkte Antwort auf den parasitären Reiz, imponieren in Form von m. o. w. auffällige Wucherungen. Es sind meist Hyperplasien, Neubildungen entzündlicher Art, Regenerate, die nach Bau und Größe zweckmäßig erscheinen. Entfällt der parasitäre Reiz, so stehen sie im Wachstum still bzw. sieht man gewisse Merkmale des Um- und Abbaues, der Rückbildung, ohne daß die Neubildung in anderen Teilen weiterwächst. Für derartige Gewebsreaktionen trifft die Bezeichnung „Geschwulst" im Sinne der Onkologie nicht zu. Sie dürfen jedoch als Praeblastomatosen, als Vorstadien einer Geschwulstbildung angesehen werden, aus denen sich jederzeit echte Geschwülste, also Neubildungen autonomen Charakters, d. h. Blastome, entwickeln können. Ein wesentliches Merkmal der echten Geschwulst ist, daß sie nach Wegfall des auslösenden Reizes weiterwächst und daß ihre bösartigen Formen gern Metastasen bilden. Von zweckdienlicher Zielsetzung, wie bei den obengenannten Hyperplasien und Regenerationen, kann dann keine Rede mehr sein.

Eine Krebserkrankung durch Parasiten ist also auf dem Wege über das Vorkrebsstadium möglich; wir werden dafür sogleich einige Beispiele sehen. Das besagt aber nichts für die sog. parasitäre Krebstheorie. Im Gegenteil: wenn, wie in vielen Fällen, die ursächlich maßgebliche Beteiligung der Parasiten an einem echten Krebs offensichtlich ist, so geben auch Parasiten – so paradox dies klingen mag – einen Beweis für die Unrichtigkeit der parasitären Theorie der Krebsentstehung. Denn wäre für das krebsige Wachstum die Anwesenheit der Parasiten notwendig, so müßten diese auch in den Metastasen nachweisbar sein; das ist jedoch im allgemeinen nicht der Fall. Gestatten Sie mir nur einige kurze Worte der historischen Rückschau zu dieser Theorie, die vor einem Gremium der hier versammelten Fachleute ein Interesse beanspruchen darf.

Ursache für die hartnäckige Verteidigung der parasitären Krebstheorie, also der Annahme, die Krebsgeschwülste würden durch einen bestimmten, obligaten Erreger hervorgerufen, ist zweifellos die scheinbare Infektiosität gewisser Blastome, die Virusbedingtheit einiger Geschwulstformen bei Tieren sowie die Tatsache, daß die Forschungen zusammenfallen mit der — wenn man so sagen darf — Hochkonjunktur der bakteriologischen Aera in der Medizin. Nach der ältesten Ansicht identifizierte man die typischen Krebszellen mit dem Erreger selbst. Um die Jahrhundertwende vermutete man einen Erreger aus der Gattung der Amöben, der seinen Sitz innerhalb der Krebszelle haben sollte. Dann wurden Filarien verdächtigt, weil diese in Krebsen bei Mäusen nachweisbar waren; das Zusammentreffen war aber nur ein zufälliges. Vor 20 Jahren dachte man an protozoenartige Parasiten, deren Schizonten mit atypischen Mitosen sich durch Kernumwandlung in typische Krebszellen verwandeln sollten. Dann wurden mit großer Zähigkeit nicht näher definierbare Gebilde von recht wechselnder Gestalt in und außerhalb der Krebszellen als Krebserreger verteidigt. Und schließlich ist es noch keine 15 Jahre her, daß behauptet wurde, alle bisher gefundenen Erreger seien Entwicklungsstadien eines einzigen Mikroben. — In der neuesten Literatur findet man nur noch die Gruppe der Viren beschuldigt. Vielleicht muß es, so folgert man, in der Tat noch offen bleiben, ob sich möglicherweise eine Vielzahl von Viren infolge der technischen Gegebenheiten der Forschungswerkzeuge nicht doch noch der Entdeckung entzieht.

Sie sehen, meine Damen und Herren, die infektiös-parasitäre Krebstheorie scheint noch nicht ad acta gelegt zu sein. — Indessen kann hier nicht die Virus-Theorie der Krebsentstehung abgesprochen werden. Übrigens spräche schon dagegen, daß die nachweislich virusbedingten Blastome eine Bildung von Antikörpern veranlassen; das ist aber bei den Krebsformen des Menschen nicht der Fall.

Wenn ich nur wenige Worte zur Karzinogenese verwenden darf, so hat man schon lange die Geschwülste als ein Problem des Wachstums aufgefaßt, bzw. sie verstehen wollen als die Folge eines Geschehens im Zellmechanismus. So könnte es sich handeln um eine einmalige, irreversible Änderung in der Kernstruktur im Sinne einer Mutation, die durch irgendeine der karzinogenen Noxen — ihre Zahl geht schon in die Hunderte — verursacht wird und die verschieden tiefgreifend sein kann. Letzteres würde die Mannigfaltigkeit blastomatöser Bildungen auch in den verschiedenen Graden der Bösartigkeit einleuchtend machen; wir hätten allerdings auch damit noch keine Erklärung dafür, daß Geschwülste nicht selten im Verlaufe ihres weiteren Wachstum allmählich bösartiger werden. — Doch können wir in der gegebenen Zeit nicht näher auf Probleme der Karzinogenese eingehen. Einige davon wollen wir an Hand der Lichtbilder wenigstens anschneiden. Bei der parasitär bedingten Krebsentstehung jedenfalls wäre der karzinogene Reiz in Stoffwechselprodukten zu sehen bzw. in spezifischen, giftig wirkenden Ausscheidungen der Parasiten; mechanische Verletzungen spielen dabei eine Rolle mit.

Welche Parasiten haben nun schon blastomatöse Gewebsreaktionen bedingt?

Solche wurden angeblich gefunden bei Befall durch Protozoen, durch Vermoide und sogar durch Arthropoden.

Von den Protozoen soll Klossiella muris Adenokarzinome in der Niere bei Ratten bedingt haben. Das wäre einigermaßen überraschend für Kokzidien, die sich doch nur eine begrenzte Zeit am selben Orte aufhalten, so daß die zur Geschwulstbildung notwendige längere Zeitspanne nicht vergehen kann. In den Gallengängen des Kaninchens kommt es zwar oft zu schönen Wucherungen, aber echte Geschwülste sind kaum beschrieben, trotz der Häufigkeit und weiten Verbreitung der Erreger.

Von den Arthropoden werden vor allem Milben beschuldigt. Sie sollen bei Singvögeln und Mäusen gewisse Wucherungen bedingt haben, deren Geschwulstnatur aber bestritten wird. Hautkrebs ist tatsächlich auch relativ selten anbetracht der Häufigkeit der Räude bei den Haustieren. Dasselbe gilt für Cnemidocoptes mutans, die Kalkbeinmilbe des Huhnes. Dieser Parasit ist wohl in jedem Geflügelbestand nachzuweisen; echte Geschwülste aber bedingt diese Milbe nicht. Die Verdickungen der Hornhaut an Lauf und Zehen sind vielmehr reaktiv-entzündliche Erscheinungen. Verstopfen wir die Tracheen der Milben mit irgendeinem unschädlichen Öl, so gibt es eine restitutio ad integrum, wie sie schöner nicht sein kann. – Die Arthropoden lassen uns als Krebserreger ebenfalls im Stich, wenn auch, ebenso wie bei den Protozoen, ein Einzelfall als seltene Ausnahme vorkommen mag. Immerhin erzeugen sie Veränderungen, die zu den Praeblastomatosen zu rechnen sind.

Um so eindrucksvoller sind nun die Geschwülste, welche durch Vertreter der Würmer erzeugt werden. Sie haben in der Geschichte der Krebsforschung eine besondere Bedeutung erlangt.

Fiebiger war es, der 1913 durch seine Experimente mit der Nematode Spiroptera neoplastica die neue Aera der experimentellen Krebsforschung wesentlich inspirierte, seit welcher Zeit man auf diesem Gebiete der medizinischen Forschung entscheidende und mehr Erkenntnisse erlangt hat als je zuvor. Indessen können wir darauf nicht näher eingehen. Spiroptera (Gongylonema) neoplastica verursacht im Magen der Ratte Epithelproliferationen, die Papillomcharakter annehmen und schließlich zum Kankroid entarten. Auffallend ist, daß man mit dem gleichen Parasiten bei anderen Rattenarten die Veränderungen nicht erzeugen konnte. Aber das weiß man ja auch vom Menschen: die krebsige Entartung ist eine Synkarzinogenese. Sowohl eine Mehrzahl von Reizen wie tierartliche und individuelle Disposition spielen dabei eine Rolle.

Ähnliche Plattenepithelkrebse wie die Spiroptera bedingt auch ein Trematode: das altbekannte Schistosomum haematobium, von Bilharz schon 1853 beschrieben. Seit Jahrtausenden führt uns hier die Natur die schönste parasitäre Krebsentstehung vor – wie ein bekannter Krebsforscher hocherfreut ausruft –, denn man hat die Eier von Bilharzia schon in den Nieren von ägyptischen Mumien nachgewiesen. Die Infektion erfolgt durch den Nilschlamm. Die Geschlechtstiere sitzen vor allem in Harnblase und Colon, wo sie 6,5% aller Karzinome der Nilbewohner verursachen. Das dritte klassisch zu nennende Beispiel für eine Krebsentstehung durch Parasiten gibt Cysticercus fasciolaris in der Ratte, die Finne von Taenia crassiocollis der Katze; die Amerikaner haben damit jahrelang experimentiert. Nachdem die Parasiten nur bei der Hälfte der über 52500 Ratten – übrigens vorzugsweise bei den jüngeren Tieren – angegangen waren, bildeten etwa ein Viertel der Überlebenden Sarkome in der Leber. Die bösartigen Geschwülste traten um so häufiger und um so zeitiger auf, je mehr Zysten sich entwickelt hatten.

Diese drei Beispiele parasitärer Krebsentstehung – durch Trematoden, Nematoden und Zestoden – haben mehreres gemeinsam. Einmal antwortet der Wirt keineswegs regelmäßig mit einem Blastom. Bei Bilharzia erkranken nur 5% der befallenen Menschen. Bei Spiroptera sind es auch nicht mehr, aber die Vorkrebsstadien sind häufiger. Bei Cysticercus fasciolaris entstehen die Sarkome je nach Stamm in 25–67% der befallenen Ratten. Zweitens entstehen die Geschwülste nicht auf den Wanderwegen der Parasiten, sondern am Ort des endgültigen Festsetzens; das heißt dort, wo ihre in der chemischen Zusammensetzung wohl noch unbekannten Giftstoffe am längsten und intensivsten einwirken können. Und schließlich verursachen nur gewisse Parasiten und nur bei bestimmten Wirtstieren die Veränderungen; jedoch können wir nicht näher darauf eingehen.

Wir hätten nun wenigstens noch Paragonimus westermani zu nennen. Dieser Trematode hat in der Lunge eines Tigers einmal ein metaplastisches Plattenephitelkarzinom verursacht, welcher Fall in unserem Institut bearbeitet wurde (Cohrs 1928). Die Infektion durch Krabben als Zwischenwirte mußte vor 16 Jahren stattgefunden haben, da der Tiger seitdem im Zoo nur Haustierfleisch erhalten hatte (Besprechung an Hand der Lichtbilder).

Es fällt auf, daß im Darmkanal frei schwimmende Parasiten wie die Spulwürmer trotz der Häufigkeit ihrer Verbreitung und des Massenbefalls keine Blastome bewirken. Die Erklärung ist darin zu sehen, daß deren Giftstoffe durch den fließenden Darminhalt verdünnt und weggeführt werden, und die Würmer nur eine begrenzte Zeit vorhanden sind. Zwei Bedingungen der Karzinogenese, nämlich Intensität und Dauer der Gifteinwirkung, sind eben nicht erfüllt. Deshalb ist es auch strittig, ob Gastrophilus equi tatsächlich die hauptsächliche Ursache des Magenkrebses beim Pferd darstellt. Auch bei diesem Parasiten steht seine weite Verbreitung in auffallendem Gegensatz zur Seltenheit der krebsigen Veränderung (Besprechung an Hand der Lichtbilder).

Sie sehen, meine Damen und Herren, echte Geschwülste im Sinne der Onkologie können tatsächlich durch Parasiten – und zwar vor allem von Würmern – bedingt sein; sie sind sogar in manchen Erdteilen ein regelmäßiges Ereignis. In der Geschichte der Krebsforschung haben sie eine nicht geringe Bedeutung erlangt. Im Experiment hat man die Bedingungen der Karzinogenese nach Intensitätsgrad, Dauer der Einwirkung und Vielzahl der Noxen bestimmt. Der Verlauf entspricht den Verhältnissen wie bei anderen karzinogenen Reizen. Allerdings ist die praktische Bedeutung selbstverständlich gering gegenüber der Zahl und der Verbreitung jener chemischen Krebsnoxen, welche die 16% Krebstoten der zivilisierten Menschheit bedingen.

Literatur

1. Bauer, K. H., Das Krebsproblem. Springer 1949.
2. Cohrs, P., Beitr. path. Anat. 81 (1928), 101—120.
3. Curtis, Dunning u. Bullock, Amer. J. Canc. 17 (1933), 894—923.
4. Fibiger, Z. Krebsforsch. 1913, 1914 u. 1920.
5. Krahnert, R., Monh. Vet. Med. 4 (1952), 71—75.
6. derselbe, Monh. Vet. Med. 20 (1952), 399—404.

Diskussion

Auf eine Frage von Herrn Boecker erklärt Herr Krahnert, daß es sich bei den Parasiten nicht um Larven, sondern um geschlechtsreife Tiere gehandelt habe. — Herr Sprehn, Celle: Blinddarmentzündungen treten auch bei Küken, Puten usw. auf; sie werden ausgelöst durch das Wandern der Heterakis-Larven, die sich einbohren müssen. Es ist bekannt, daß Heterakis Pilzen und Flagellaten Eintritt in die Darmwand gestattet. — Herr Kern, Eberswalde, möchte den Namen Carcinom für diese Geschwülste ablehnen, da eine Metastasenbildung fehlt.

DR. J. K. DITTRICH
Universitäts-Kinderklinik, Leipzig

Röntgenologischer Nachweis von Darmparasiten

In besonderem Maße haben die Kinderärzte Veranlassung, sich mit den tierischen Darmparasiten zu beschäftigen, da Kinder den größten Anteil der Wurmträger ausmachen. So ist es verständlich, daß in einem der ersten gedruckten Bücher, die sich mit Kinderkrankheiten befassen, dem „Opusculum Egritudinum Puerorum" von Roelans von Mecheln, die Würmer ausführlich behandelt und Maßnahmen zu ihrer Bekämpfung angegeben werden. Die im Mittelalter üblichen Methoden, die Würmer durch saure, bittre oder ölige Nahrung nach unten zu treiben und durch gleichzeitige süße Klistiere anzulocken, sind verlassen; an ihrer Stelle werden die in Mengen angepriesenen modernen Wurmmittel gebraucht, aber die große Verbreitung und klinische Bedeutung der Darmparasiten ist bis heute bestehen geblieben. So erschien 1947 in der „Deutschen medizinischen Wochenschrift" eine ganze Serie von Arbeiten, die sich mit der seuchenhaften Zunahme der Askaridiasis befaßte und Internisten, Chirurgen und Pathologen gleichermaßen beschäftigte. Daß nicht allein die verschlechterten hygienischen Verhältnisse der Kriegs- und Nachkriegszeit daran Schuld tragen, darf aus einer Untersuchungsreihe von Anders entnommen werden, die aus den Jahren 1951/52 stammt. Er fand durch Stuhluntersuchungen an über 13 000 Berliner Schulkindern in 2,9–14,3% Askaridenträger, wobei er eine deutliche Abhängigkeit der Häufigkeit von den Kanalisationsverhältnissen feststellen konnte.

Außer den Askariden sind Oxyuren und Taenien die häufigsten Darmparasiten im Kindesalter. Gewöhnlich werden die Kinder oder ihre Umgebung zuerst durch den Abgang von Würmern oder Wurmteilen auf das Leiden aufmerksam. Die Wirkung einer solchen Entdeckung auf die Eltern ist unterschiedlich. Ein Teil von ihnen versucht, durch die verschiedensten Hausmittel die Würmer zu bekämpfen, andere suchen den Arzt sofort oder erst dann auf, wenn gleichzeitig Beschwerden angegeben werden oder die Zahl der beobachteten Würmer groß ist. Der Arzt, dem ein Kind mit einer derartigen Vorgeschichte gebracht wird, hat sich zuerst darüber Klarheit zu verschaffen, ob überhaupt Würmer vorhanden sind, ehe er mit der Behandlung beginnt. Zu dieser vorherigen Klärung sollte sich der Arzt um so mehr verpflichtet fühlen, als die zu Kuren verwandten Mittel keineswegs harmlos und ungefährlich sind, so daß immer wieder schädigende Nebenwirkungen, vereinzelt sogar Todesfälle beschrieben werden.

Während der Abgang von Bandwurmgliedern oder das Auffinden von Madenwürmern für die Diagnose ausreichend ist und die Anordnung einer Wurmkur rechtfertigt, liegen die Verhältnisse für die Askariden anders. Hier kann aus dem Abgang eines Spulwurmes noch keine Indikation für eine Kur abgeleitet werden, sondern es ist zuvor der Nachweis von Wurmeiern aus dem Stuhl anzustreben. Dieser gelingt jedoch keineswegs immer, und zwar nicht nur beim Vorkommen männlicher Würmer. Die geringe Bedeutung der Bluteosinophilie für die Wurmdiagnose ist hinreichend bekannt. Sie wird durch die Ergebnisse von Anders unterstrichen, der bei 103 Spulwurmträgern in nur 6% eine Eosinophilie fand.

Es soll deshalb im Folgenden über den Nachweis mit Hilfe der Röntgenuntersuchung bei Kindern berichtet werden.

Auf die Möglichkeit, tierische Darmparasiten röntgenologisch darzustellen, hat als erster Fritz (1922) hingewiesen. Er beschreibt innerhalb der Kontrastfüllung des Verdauungskanals von Askariden herrührende Aussparungen. Zwei Jahre später berichtet Vietti über die röntgenologischen Erscheinungen der Taenie. Von kinderärztlicher Seite hat sich Garsche mit der Röntgendarstellung von Askariden beschäftigt und eine eigene Methode angegeben, auf die ich später eingehen werde.

Unser eigenes Vorgehen entspricht im wesentlichen der üblichen Röntgenuntersuchung des Verdauungskanals. Die Kinder bekommen morgens nüchtern je nach Alter 50—100 ccm dünnen Kontrastbrei auf einmal zu trinken. Die bei Erwachsenen übliche fraktionierte Füllung stößt besonders bei kleinen Kindern nicht selten auf Schwierigkeiten. Schon während des Trinkens oder unmittelbar danach werden Schluckakt, Oesophaguspassage, Magen und Duodenum beurteilt. Wenn auch in diesen obersten Abschnitten des Verdauungskanals das Vorkommen von Parasiten zu den Seltenheiten gehört, so ist mit dieser Möglichkeit doch zu rechnen. Gerade die ersten von Fritz veröffentlichten Befunde zeigen Askariden im Magen. Die nächste Untersuchung wird eine halbe bis eine Stunde später am besten im Liegen vorgenommen. Zu diesem Zeitpunkt ist gewöhnlich schon ein großer Teil des Dünndarms zusammenhängend gefüllt. Durch Auseinanderdrängen der Schlingen mit der Hand und durch leichte Kompression mit dem Tubus gelingt es dem geübten Untersucher, in kurzer Zeit den gefüllten Dünndarm nach Schattenaussparungen abzusuchen. Die schon bei der Durchleuchtung meist eindeutigen Befunde werden durch gezielte Röntgenaufnahmen festgehalten. Eine abschließende Kontrolle erfolgt etwa drei Stunden nach der Kontrastmittelgabe, wenn auch der untere Teil des Dünndarms gefüllt und das Zökum von der Breispitze erreicht ist.

Die von Garsche angegebene Methode ist einfacher und zeitsparender. Hierbei wird nach einer einmaligen Gabe einer dünnflüssigen Kontrastmittelaufschwemmung eine halbe bis längstens eine Stunde später eine Röntgen-Übersichtsaufnahme des Bauches im Liegen und bei leichter Kompression angefertigt. Auf diese Weise gelang es Garsche, bei Kindern im Alter von 2—14 Jahren in über 80% seiner Fälle die Askariden röntgenologisch nachzuweisen, von denen 20% der klinischen Diagnostik entgangen waren. Die bei seinem Vorgehen als überaus günstig zu bezeichnenden Ergebnisse beruhen aber wahrscheinlich auf der Voraussetzung stärkeren Wurmbefalls, der von Garsche für seine Fälle ausdrücklich betont wird. Wir haben bei

Nachprüfung seiner Methode feststellen müssen, daß ein einzelner Askaris oder wenige Exemplare dem röntgenologischen Nachweis entgehen können, da sich auf der Übersichtsaufnahme die Darmschlingen vielfach überlagern und Schattenaussparungen verdecken können. Dagegen gelingt es durch das von uns bevorzugte Absuchen während der Durchleuchtung auch vereinzelt vorhandene Parasiten aufzufinden.

Die Darstellung der Askariden im Röntgenbild kann auf verschiedene Weise erfolgen. Zunächst kommt es zur Negativ-Darstellung in Form der Schattenaussparung innerhalb der Kontrastfüllung. Diese Füllungsdefekte haben, der Größe und Form

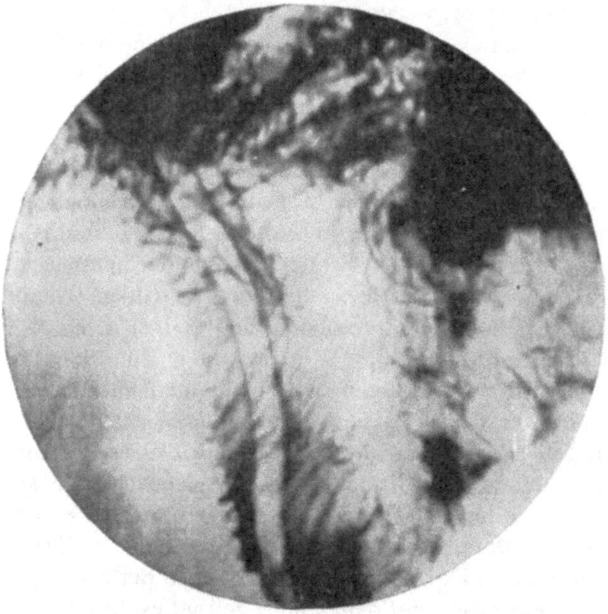

Abb. 1. Negativ-Darstellung eines Askaris auf der Zielaufnahme einer mittleren Dünndarmschlinge.

der Würmer entsprechend, eine Breite von 3–5 mm und eine Länge bis zu 30 cm. Die Aussparungen können gerade, leicht gewellt oder schleifenförmig verlaufen und zeigen an beiden Enden eine Verjüngung. Gelegentlich ist eines der Enden etwas eingerollt, jedoch glauben wir nicht, eine Geschlechtsbestimmung der Spulwürmer daraus ableiten zu dürfen (Abb. 1). Bei stärkerem Befall findet man zwischen den nebeneinander liegenden Würmern das Kontrastmittel als schmale, parallel verlaufende Schattenstreifen. Die Auffüllung des menschlichen Darmes und die Darstellung seines Reliefs können dadurch in einzelnen Dünndarmschlingen stark behindert sein oder völlig fehlen (Abb. 2).

Neben der Negativ-Darstellung in Form des Füllungsdefekts gibt es die Positiv-Darstellung des Spulwurmes in Form eines schmalen Strichschattens. Nach Ansicht der meisten Untersucher ist ein derartiger Strichschatten, der von Archer und Petersen erstmalig beschrieben wurde, auf die Kontrastfüllung des Wurmdarmes zurückzuführen. Dagegen vertrat Wigand die Ansicht, daß die strichförmigen Verschattungen auf Kutikulabeschlägen beruhen, da nach seiner Ansicht das Kontrastmittel nicht in das Darminnere des Askaris aufgenommen wird. Zur Klärung dieser Meinungsverschiedenheit hat Zylka lebende Askariden in ein körperwarmes Bad von physiologischer Kochsalzlösung gebracht, dem dünnflüssiger Bariumsulfatbrei zugesetzt war. Nach mehrstündigem Aufenthalt in diesem Bad wurden die Askariden gründlich gewaschen und anschließend Röntgenaufnahmen angefertigt. Es gelang ihm hierbei,

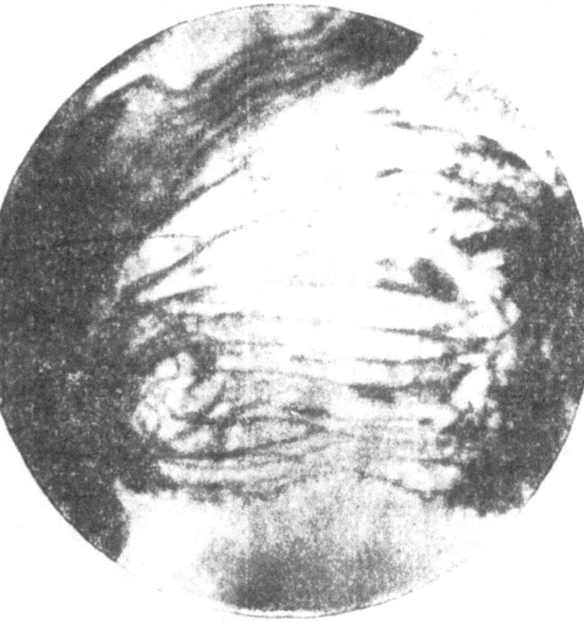

Abb. 2. Negativ-Darstellung zahlreicher nebeneinanderliegender Askariden im Dünndarm.

den Wurmdarm einwandfrei dazustellen und damit die orale Aufnahme des Kontrastmittels durch Askariden zu beweisen. Die Füllung des Wurmdarmes beginnt nach Garsche schon eine halbe Stunde nach der Kontrastmahlzeit. Zunächst bestehen zwischen den einzelnen Breiportionen noch Zwischenräume, so daß das Bild einer Perlenschnur ähnelt. Innerhalb weiterer 30 Minuten vereinigen sich die Breiportionen zu einem zusammenhängenden Strichschatten, der verschieden lange sichtbar bleiben kann (Abb. 3). Während Garsche die Entleerung des Askaridendarmes schon nach drei bis vier Stunden vollzogen fand, wird von anderer Seite (Schmitt, Sylka, Sigmund) ein Verweilen des Kontrastmittels über 48 Stunden beschrieben. Wir fanden in einem Falle sogar vier Tage nach der Röntgenuntersuchung im Darm eines abgegangenen Spulwurmes noch reichlich Kontrastmittel. Manchmal sind positive und negative Darstellungen gleichzeitig vorhanden, so daß innerhalb der wurmförmigen Schattenaussparung der schmale strichförmige Kontrastschatten des gefüllten Wurmdarmes erscheint (Abb. 4). Da die Negativ-Darstellung nur in der verhältnismäßig kurzen Zeit möglich ist, in der die den Wurm enthaltende Dünndarmpartie gefüllt ist, andererseits die Positiv-Darstellung über mehrere, fast immer die Negativ-Darstellung überdauernde Stunden anhält, erscheint letztere Darstellungs-

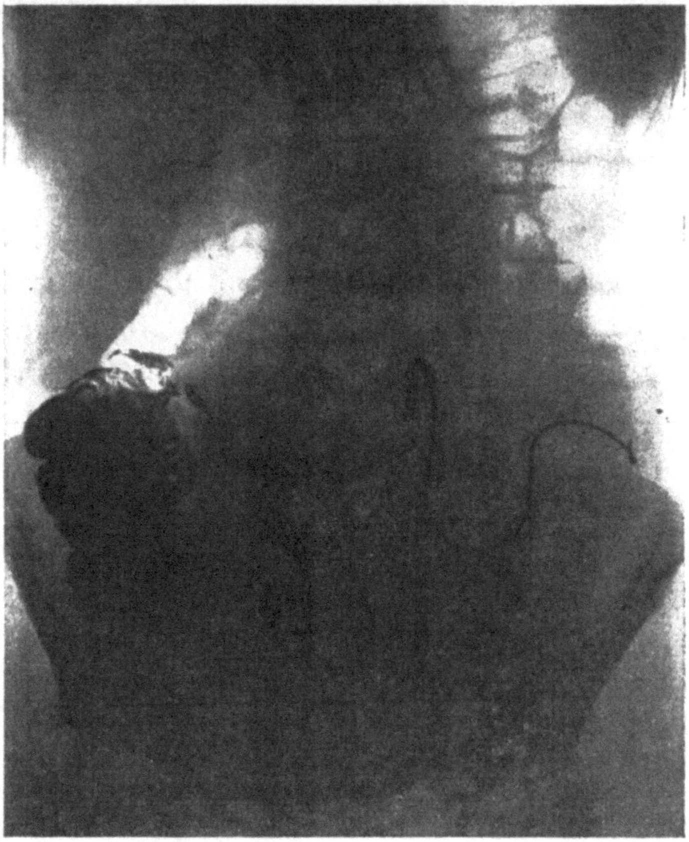

Abb. 3. Positiv-Darstellung durch Kontrastfüllung des Askaridendarmes.

art als die vorteilhaftere. Tatsächlich liegen die Verhältnisse aber umgekehrt. Die Erfahrung beweist, daß die Negativ-Darstellung sehr viel sicherer ist, während die Positiv-Darstellung vom Untersucher unabhängig und fast dem Zufall überlassen ist. Die Aufnahme des Kontrastmittels in den Wurmdarm erfolgt nämlich keineswegs in jedem Falle. Die Bedingungen, welche die Askariden zur Aufnahme des Kontrastmittels veranlassen, sind nicht bekannt. Wir wissen lediglich, durch die Beobachtungen von Archer und Peterson, daß eine der Röntgenuntersuchung unmittelbar vorausgeschickte Mahlzeit die Kontrastbreiaufnahme durch die Askariden verhindert. Die Röntgenuntersuchung wird deshalb stets beim nüchternen Patienten vorgenommen. Andererseits scheint ein längeres Nüchternlassen die Ausbeute an Positiv-Darstellungen nicht zu erhöhen.

Die geschilderten Röntgenbilder sind in der Regel so eindeutig, daß Schwierigkeiten in der Diagnosestellung nicht bestehen. Täuschungsmöglichkeiten sind bei flüchtiger Untersuchung vorstellbar durch strahlendurchlässige Partien zwischen

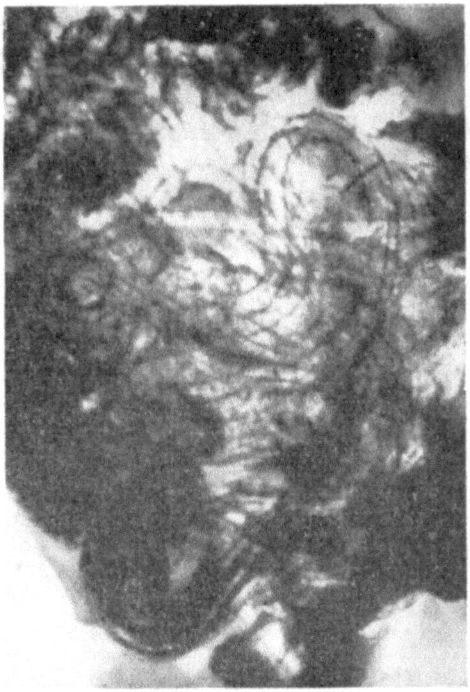

Abb. 4. Positiv- und Negativdarstellung zahlreicher Ascariden im Dünndarm.

zwei dicht nebeneinander liegenden, aber sich nicht berührenden Schlingen. Die Palpation und Verschiebung der Schlingen während der Durchleuchtung zeigt aber sofort, daß die scheinbare Aussparung gar nicht innerhalb des Darmes liegt. Als einzige, den durch Askariden bedingten Füllungsdefekten sehr ähnliche Veränderungen habe ich gelegentlich Aussparungen in der Zökumfüllung gesehen, die vom Wurmfortsatz herrührten, der, hinter dem Zökum liegend, bei der Kompression als Pelotte wirkte. Trotz der morphologischen Ähnlichkeit derartiger seltener Befunde mit denen bei Askaridiasis wird man sich vor einer Fehldeutung hüten, wenn man berücksichtigt, daß lebende Spulwürmer sich im Dickdarm nicht aufzuhalten pflegen, sondern den Dünndarm bevorzugen. Der Vollständigkeit halber sei hier noch das Röntgenbild des Bandwurms und seine Abgrenzung von dem des Spulwurms erwähnt. Trotz seiner Länge gibt sich der Bandwurm keineswegs so gut wie der

Spulwurm im Röntgenbild zu erkennen. Der Grund hierfür liegt in der platten Gestalt der Taenie, die in der Projektion der Schmalseite schwer oder überhaupt nicht sicher als wurmbedingter Füllungsdefekt anzusprechen ist. Deshalb erscheint auch der Bandwurm röntgenologisch nicht – wie man erwarten könnte – als ein über längere Strecken zu verfolgendes Aufhellungsband innerhalb des Kontrastschattens, sondern nur in einigen Schlingen. Im Gegensatz zum runden Spulwurm bereitet es

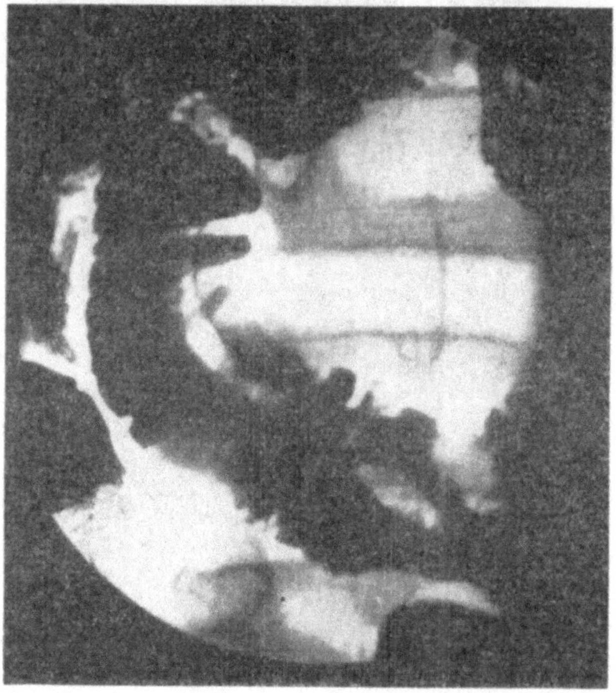

Abb. 5. Negativdarstellung eines Bandwurmes im Dünndarm.

nicht selten Schwierigkeiten, den Bandwurm in seiner Breitseite in den röntgenologischen Strahlengang zu bekommen. Am ehesten gelingt dies in den unteren Dünndarmabschnitten, wo die Bandwurmglieder breiter sind (Abb. 5). Als sicheres Unterscheidungsmerkmal gegenüber dem Spulwurm ist außer der erwähnten wechselnden, von der Projektion abhängigen Breite der Kontrastmittelaussparung noch die Einkerbung an den einzelnen Gliedern zu nennen, die auf Zielaufnahmen zur Darstellung kommen kann. Eine Aufnahme von Kontrastmittel in den Darm des Bandwurms ist zwar von Baumann behauptet, von anderen Untersuchern jedoch in keinem Falle bestätigt worden. Sie ist auch unwahrscheinlich, da der Bandwurm über einen Darmkanal gar nicht verfügt.

Die praktische Bedeutung der Röntgenuntersuchung bei Askaridiasis liegt aber nicht nur im Nachweis der Parasiten vor der durchzuführenden Wurmkur, sondern auch nach erfolgter Kur zur Beurteilung des Erfolges. Darüber hinaus leistet die Röntgenuntersuchung wertvolle Hilfe bei der Klärung von Beschwerden. Die verhältnismäßig seltenen schweren Komplikationen eines Obturationsileus durch zusammengeballte Askariden oder eines askaridenbedingten Invaginationsileus gestatten allerdings nur die Durchführung einer Abdomen-Leeraufnahme oder höchstens des Kontrasteinlaufes, wobei Askariden im allgemeinen nicht erkannt

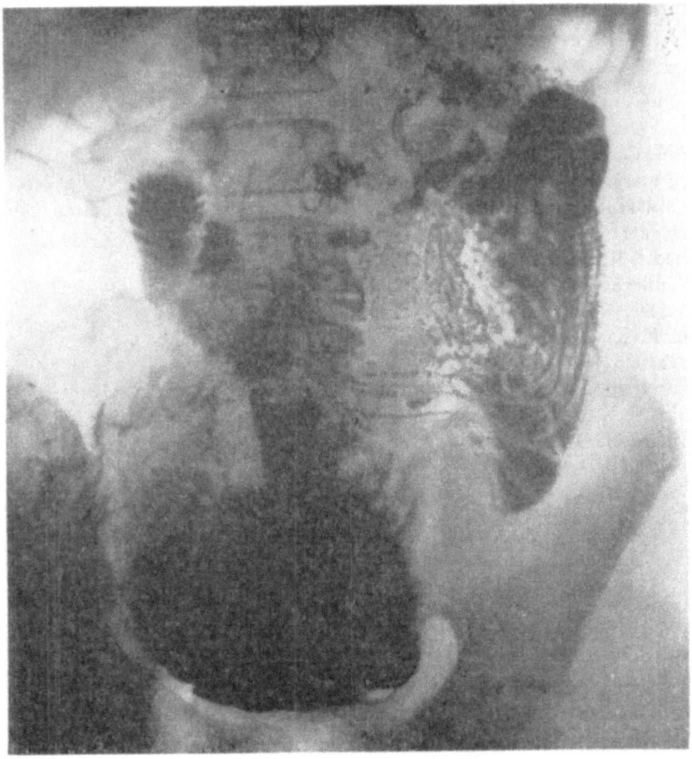

Abb. 6. Negativ- und Positivdarstellung von zahlreichen Ascariden im Dünndarm mit Zeichen enteraler Allergie.

werden, wenn auch Lenarduzzi ausnahmsweise der Nachweis auf der Leeraufnahme geglückt ist. Dagegen gelingt es, gleichzeitig mit dem Wurmnachweis bei der peroralen Kontrastmitteluntersuchung in manchen Fällen Dünndarmveränderungen aufzuzeigen, die für eine enterale Allergie typisch, wenn auch nicht beweisend sind. Heuck hat kürzlich bei Erwachsenen und Kindern auf derartige Dünndarmveränderungen aufmerksam gemacht. Es gelang ihm auch, nach Abgang der Parasiten durch Sondieren eines Askariden-Vollextraktes die entsprechenden Röntgenbilder wieder zu erzeugen (Abb. 6). Schließlich verdienen in diesem Zusammenhang noch röntgenologische Veränderungen an der untersten Ileumschlinge genannt zu werden, die unter der Bezeichnung Ileitis terminalis catarrhalis (Laßrich) oder nichtsklerosierende Ileitis geführt werden. Laßrich, der diese Veränderungen in einem Viertel der von ihm untersuchten 340 Kinder mit unklaren Leibschmerzen fand, nennt neben anderen Ursachen für das Zustandekommen dieser Ileitisform auch die Darmparasiten. Angesichts der Möglicheit, den sicheren Parasitennachweis zu erbringen und gleichzeitig verschiedene sekundäre Darmveränderungen sichtbar zu machen, erscheint uns die Röntgenuntersuchung bei Askaridiasis als eine nicht nur interessante, sondern klinisch wichtige Methode, die auch für das Kindesalter größere Bedeutung verdient.

Literatur

Anders, W., Öff. Gesundh. Dienst 14, 360 (1952).
Archer, V., u. Petersen, Ch., J. Amer. med. Assoc. 95, 1819 (1930).
Baumann, W., in Henning-Baumann, Lehrbuch der Verdauungskrankheiten, Georg-Thieme-Verlag, Stuttgart 1949.
Fritz, O., Fortschr. Röntgenstr. 29, 591 (1922).
Garsche, R., Kinderärztl. Prax. 16, 369 (1948).
Heuck, F., Fortschr. Röntgenstr. 79, 318 (1953).
Laßrich, M. A., Z. Kinderhk. 74, 50 (1953).
Lenarduzzi, Zit. n. Zylka.
Roelans von Mecheln, Zit. n. Peiper: Chronik der Kinderheilkunde, Georg-Thieme-Verlag. Leipzig 1951.
Schmitt, H., Zit. n. Garsche.
Sigmund, Zit. n. Zylka.
Vietti, VI. Congr. Ital. di Radiol. Med. Trieste 1925.
Wigand, R., Zit. n. Zylka: Fortschr. Röntgenstr. 54, 607 (1936).
Zylka, N., Med. Klinik 46, 1227 (1951).

Diskussion

In der Diskussion (Name unverständlich) wurde ausgeführt, daß in 20% der Fälle Ascariden und Cestoden röntgenologisch nicht zu diagnostizieren waren. Die Behandlung wurmtragender Kinder wäre erfolgreicher, wenn vor- und nachher gewissenhafte Untersuchungen vorgenommen werden würden.

PROF. DR. H. H. HENNEMANN
I. Medizinische Universitätsklinik der Charité Berlin

Darmparasiten des Menschen

(mit Vorführung eines Mikrofilms)

Die Anregung zur filmischen Darstellung von Darmparasiten boten uns zwei in unseren Breiten und hygienischen Verhältnissen beim Menschen selten vorkommende Darmparasiten, die wir 1950 und 1951 zu beobachten Gelegenheit hatten. Es han-

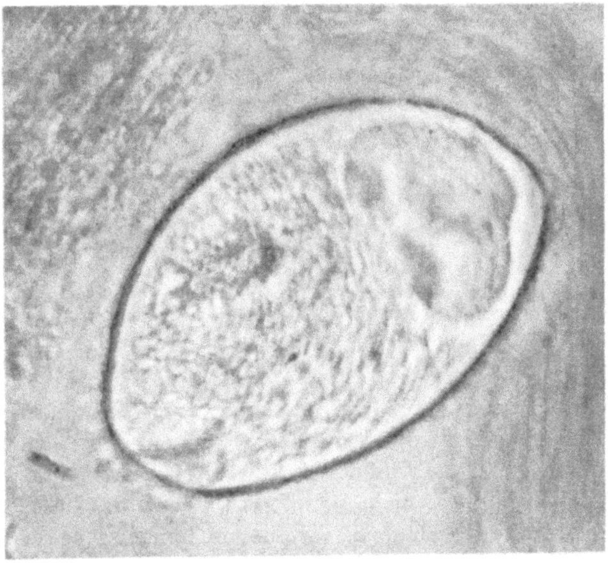

Abb. 1. Balantidium coli im Stuhl (1:1000) mit großer Vakuole am Körperende.

delte sich hierbei um Strongyloides stercoralis (1) und Balantidium coli (2). Beim Studium dieser Parasiten war uns aufgefallen, daß diese auch in modernen parasitologischen und klinischen Lehrbüchern zumeist nur nach mikroskopischen Beobachtungen skizziert wiedergegeben sind. Diese Art der Darstellung ist aber für den Unterricht unzureichend, da sie auch nicht annähernd einen Eindruck vom lebenden Objekt vermitteln kann und ferner auch nicht dazu angetan ist, Interesse für eine so lebendige Wissenschaft, wie es die Parasitologie ist, zu erwecken. Selbst die mikrophotographische Wiedergabe (Abb. 1—3) läßt zu wünschen übrig, da sie die Bewegungsabläufe nicht erfäßt. Aus dem Bemühen um eine möglichst objektgetreue Darstellung des Parasiten ist der folgende Filmstreifen entstanden. Hierbei haben wir uns vor allem der Beobachtung mit dem Phasenkontrastmikroskop bedient, um auch Einzelheiten der Innenstruktur besser zu erkennen und damit gleichzeitig die Leistungsfähigkeit dieses Verfahrens in der Parasitologie aufzuzeigen. Die filmische Darstellung der beiden ersten Parasiten habe ich bereits auf der Internistentagung

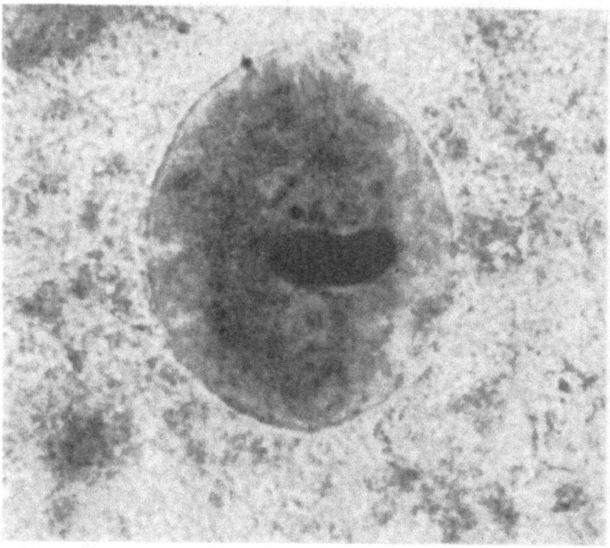

Abb. 2. Balantidium coli (1:1000). Die Färbung mit Eisenhämatoxylin (Weigert) läßt den Makronukleus deutlich erkennen.

1953 in Wiesbaden gezeigt (3). Wir sind danach aber dazu übergegangen, auch banale Darmparasiten zu filmen und konnten als dritten und vierten Parasiten die Entamoeba histolytica und die Lamblia intestinalis aufnehmen. Während ich bei der Demonstration des Filmes vor den Klinikern mehr parasitologische Fragen erörtert habe, möchte ich mir erlauben, vor diesem Gremium an Hand des Filmes stärker die Klinik zu betonen.

Die Strongyloidiasis stellten wir bei einem 50jährigen Schlosser in Berlin fest, der über Druck und Völlegefühl im Oberbauch nach dem Essen, verbunden mit einer Blähung der Oberbauches klagte. Er hatte 1921 4 Monate in Dortmund in einer Zeche als Hauer in 800 m Tiefe gearbeitet. 1941 hatte er erstmalig die geschilderten Beschwerden, die 1945 stärker wurden. Auch 1948 und 1950 traten sie wieder auf. Im November 1951 suchte er deshalb unsere Klinik auf.

Bei der klinischen Untersuchung wurden im Duodenalsaft und im Stuhl zahlreiche rhabditische Larven von Strongyloides stercoralis gefunden. Im Blutbild bestand eine Eosinophilie von 11%. Der Magensaft war normacide. Einen auffälligen Befund ergab die Röntgenuntersuchung des Magens: neben einem kleinen Ulcus im Pylorus mit erheblicher Reizung der Magen- und Darmschleimhaut stellten sich mehrere Jejunaldivertikel dar. Wir hatten vermutet, daß der Patient sich während seiner Tätigkeit im Bergbau mit dem Wurm infiziert hat, so daß die Infektion über 30 Jahre lang bestand. Die Divertikel des Jejunums erschienen uns im Zusammenhang mit dieser auffällig langen Dauer des Wurmbefalles nicht bedeutungslos, da denkbar war, daß der Wurm in ihnen besonders günstige Ansiedlungsmöglichkeiten

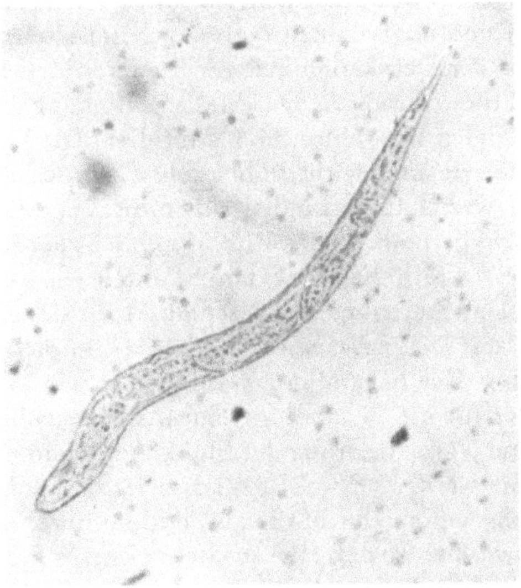

Abb. 3. Strongyloides stercoralis. Rhabditische Larve (etwa 1:230).

finden konnte, andererseits auch vorstellbar war, daß durch die Stagnation des Darminhalts in den Divertikeln die Entwicklung der Eier über die rhabditische zur filariformen Larve noch in den Divertikeln erfolgte, so daß aus diesen die filariformen Larven durch die Divertikelwand in die Blutbahn eindringen können. Die Divertikel würden dann einen nie versiegenden „Fokus" der Endo-Auto-Invasion darstellen, womit die so lange Befallsdauer im vorliegenden Fall erklärt werden könnte. Therapeutisch haben wir Gentianaviolett verabfolgt, womit es gelang, die Zahl der Larven im Stuhl zu vermindern, die z. T. tot ausgeschieden wurden. Entsprechend den Mitteilungen der Literatur war es jedoch nicht möglich, den Patienten völlig von seinen Parasiten zu befreien. Wir haben ihn auch jetzt noch damit in unserer laufenden ambulanten Beobachtung.

Film I:

Strongyloides stercoralis-rhabditische Larve im Duodenalsaft. Die Larve dreht sich spiralig auf, streckt sich schnellend und rollt sich wieder ein. Die Fortbewegung ist schlängelnd. Bei 180–210facher Vergrößerung erkennt man mit Schieflicht den hellen, sich scharf vom dunklen Darm absetzenden Ösophagus. Phasenoptisch ist bei 400facher Vergrößerung sogar die zwiebelförmige Auftreibung des hinteren Ösophagusabschnittes, das stumpfe Kopfende und die Analanlage deutlich zu erkennen.

Bei dem Fall von Balantidiasis handelte es sich um einen 48jährigen Landwirt aus Falkensee bei Berlin, der auf seinem Hof neben anderem Vieh auch Schweine hielt. Er kam im Juli 1950 erstmalig in unsere stationäre Behandlung, nachdem er 4 Monate unter heftigen Durchfällen gelitten hatte. Er hatte täglich 6–10 gelbe, wäßrige, von Schleim und unverdauten Nahrungsbestandteilen durchsetzte Stühle, wobei er jedesmal vor der Defäkation heftiges Rumoren und Schmerzen im ganzen Leib verspürte. Durch diese chronische Durchfallserkrankung war er sehr kachektisch geworden. Im Stuhl fanden sich zahlreiche Balantidien. Die Rektoskopie zeigte eine ödematöse, stark injizierte und leicht vulnerable Colonschleimhaut, die mit glasigem Schleim belegt war. Ulcera fanden sich nicht. Im Magensaft bestand eine histaminrefraktäre Achylie und, da das Blutbild eine hyperchrome Anämie erkennen ließ (Hb. 58 % bei 2,4 Mill. Erythrocyten), dachten wir an das Vorliegen einer perniciösen Anämie. Das Sternalmark bot jedoch keine sicheren Hinweise hierfür, so daß wir zunächst die Diagnose eines perniciosaähnlichen Syndroms bei einer Balantidienruhr stellten. Zur Behandlung verabfolgten wir Yatreneinläufe und gaben Emetin i. v. in der für die Behandlung einer Amöbenruhr üblichen Dosierung. Es konnte dadurch eine Normalisierung des Stuhlganges und eine völlige Besserung des Blutbildes erreicht werden. Etwa 10 Wochen nach Abschluß der Behandlung traten aber wieder sehr heftige Durchfälle auf, und im Stuhl waren erneut massenhaft Balantidien nachweisbar, so daß eine zweite stationäre Behandlung erforderlich wurde. Das Blutbild zeigte diesmal keine Veränderungen. Nach der kombinierten Yatren-Emetin-Kur normalisierte sich der Stuhlgang wieder. Nach weiteren 10 Wochen kam es aber zu einem erneuten Rezidiv, das wie bisher behandelt wurde. Eine Anämie bestand auch diesmal nicht. Nach einem ¾ Jahr bekam er wieder Durchfälle, die wir nun mit Spirocidtabletten ambulant behandelten. Danach fühlte der Patient sich wieder beschwerdefrei, und im Stuhl waren keine Parasiten mehr nachweisbar. Nachdem bisher im Krankheitsverlauf die Balantidiasis mit ihren colitischen Veränderungen ganz im Vordergrund gestanden hatte, war der Patient im August 1953 erneut eingewiesen worden, da er über ein sehr starkes Schwächegefühl und blasses Aussehen klagte. Stuhlgang jetzt regelmäßig und geformt, mikroskopisch sind nur ganz vereinzelte und z. T. tote Parasiten nachweisbar. Es bestand aber eine hochgradige Anämie von nur 27 % Hb. bei 775000 Erythrocyten, der Färbeindex betrug 1,8. Im Sternalmark sind diesmal reichlich Megaloblasten aller Reifestadien neben Riesenstabkernigen nachweisbar. Da nun alle Kriterien für eine Perniciosa vorlagen, wurde eine Pernaemyl-Behandlung eingeleitet, in deren Verlauf am 7. Tag die Reticulocyten mit 117 ‰ ihren höchsten Wert erreicht hatten. Das rote Blutbild war nach etwa dreiwöchentlicher Behandlung völlig normalisiert. Der Patient ist auch jetzt noch in unserer ambulanten Beobachtung und erhält laufend Leberinjektionen und Salzsäure peroral. Ein Rezidiv der Colitis ist nicht wieder aufgetreten.

Da auf dem Höhepunkt der Anämie keine Colitis bestand, möchten wir annehmen, daß es sich um eine echte Perniciosa gehandelt hat, deren Beginn durch die chronische Durchfallerkrankung zwei Jahre vorher „maskiert" worden war. Vermutlich war durch die Afermentie des Magensaftes für die Invasion der Parasiten eine besonders günstige Situation gegeben, wie dies ja auch in der Literatur hervorgehoben wird [Süffert (4), Rother (5)].

Nachdem wir festgestellt hatten, daß die Schweine auf dem Hofe des Patienten Balantidienausscheider waren, interessierten wir uns für die Epidemiologie der Balantidiasis und die dadurch gegebenen Übertragungsmöglichkeiten auf den Menschen. In verschiedenen landwirtschaftlichen Betrieben der Umgebung von Berlin wurde hierzu der Stuhl von insgesamt 495 Schweinen in je 3 Nativpräparaten untersucht. Die ausführliche Schilderung der Versuchsbedingungen findet sich bei I. Straßburger (6). In 92% der Schweine konnten Balantidien oder deren Cysten gefunden werden. Unsere Untersuchungen bestätigten also die Erfahrungen, daß das Balantidium coli als Symbiont im Dickdarm der Schweine vorkommt und mit dem Stuhl ausgeschieden wird. Die sich daraus ergebende Frage, inwieweit nämlich der Mensch sich mit Balantidien infizieren kann, versuchten wir durch die Untersuchung eines Personenkreises, der dauernden Kontakt mit Schweinen hat, zu beantworten. Es wurden hierzu Stuhlproben von 102 Beschäftigten des Berliner Schlacht- und Viehhofes (Schlächter, Schlachtgehilfen, Darmwäscher, Schweinetreiber) untersucht. In keinem der jeweils dreimal untersuchten Fälle fanden sich vegetative Formen von Balantidium coli oder deren Cysten. Infektionen mit Balantidium coli kommen daher selbst in Personenkreisen, die besonders infektionsgefährdet sind, kaum vor, es sei denn, daß besondere dispositionelle Faktoren (wie in unserem Falle die Achylia gastrica) der Infektion den Weg bahnen.

Film II:

Balantidium coli im Stuhl. Man sieht bei 340—380facher Vergrößerung im Schieflicht eine kontraktile Vakuole. Auch die durch das Schlagen der Cilien verursachte Strudelbewegung ist bereits zu erkennen. Die Cilien selbst kommen bei phasenkontrastmikroskopischer Betrachtung besonders am trichterförmigen Persistom — 400fach vergrößert — deutlich zur Darstellung. Hierbei erkennt man auch die pulsierende kontraktile Vakuole. Der Körperbau des Balantidiums erscheint vorn eiförmig zugespitzt, hinten breiter und dreiseitig abgeflacht. Die Bewegung ist schraubenförmig drehend und wälzend.

Der folgende Streifen zeigt die Entamoeba histolytica, die wir am Stuhl eines Patienten gefunden hatten, der an einer typischen Amöbenruhr mit blutig-schleimigen Durchfällen litt. Er hatte sich die Infektion in den Tropen erworben und war schon auf der Heimreise nach Europa behandelt worden. Kurz nach seiner Ankunft hatten aber wieder die heftigen Durchfälle eingesetzt, so daß eine klinische Behandlung erforderlich wurde.

Hierbei hat sich uns das Resotren (Bayer), eine Kombination von Resochin und Yatren, sehr gut bewährt. Es hat den Vorteil, daß es in Tablettenform appliziert werden kann.

Film III:

Stuhlaufschwemmung in Ringerlösung. Im scharf abgeblendeten Hellfeld (Vergrößerung etwa 1000fach) stellen sich die Konturen der Amöbe sehr gut dar. Das Protoplasma der Parasiten ist angefüllt mit Erythrocyten. Besonders eindrucksvoll kommt die charakteristische Bewegung der Amöbe zur Darstellung. Bei Schieflicht (Vergrößerung 1500fach und 2500fach) kommen die Konturen noch schärfer heraus. Bei der letzten Einstellung (Vergrößerung 1500 und 2500) sind die Bewegungsphasen auf die doppelte Beschleunigung gerafft.

Schließlich haben wir die Lamblia intestinalis gefilmt, ein banaler Parasit vorwiegend der Gallengänge und des oberen Dünndarms, der aber auch gelegentlich im Dickdarm gefunden wird und hier kolitische Veränderungen hervorrufen kann. Wir haben die Parasiten bei 980 Duodenalsonden in 50 (=5,1%) Fällen nachweisen können (7). Demgegenüber fand sie Kalk (8) nur in 1,05%, Butzengeiger (9) aber in 8,3%.

Film IV:

Es gelangen Lamblien aus der A- und B-Galle eines Patienten zur Darstellung, der über uncharakteristische Oberbauchbeschwerden klagte. Sämtliche Aufnahmen sind phasenkontrastoptisch gemacht worden. Die Übersicht (280- bis 800fach) zeigt die Parasiten in der Galle schwimmend. Zur Bewegungshemmung wurde in der dritten Einstellung der Galle etwas Agar zugesetzt. Bei stärkerer Vergrößerung (1350fach) erkennt man sehr gut die Geißeln, die am Saugnapf (Bauchseite) und am Hinterende entspringen und lebhaft in der Galle flottieren. In der Seitenansicht ist die eigentümliche halbmondförmige Gestalt des Parasiten erkennbar. Die Aufnahme im Hellfeld zeigt, wie gering die Kontraste im Vergleich zur phasenoptischen Betrachtung sind. Setzt man der Aufschwemmung Neutralrot zu, so wird der fetthaltige Inhalt der Parasiten gefärbt. Nach Zugabe von Methylenblau färben sich die Kokken im Leib der Lamblien an.

Dieser Film soll veranschaulichen, daß uns die Phasenkontrastkinematographie durch die kontrastreiche Darstellung der Innenstrukturen und durch die Wiedergabe von Bewegungsabläufen neue Gesichtspunkte beim Studium der Parasiten ermöglicht und gleichzeitig einen besonderen didaktischen Wert für den parasitologischen Unterricht besitzt.

Literatur

1. Hennemann, H. H., Strongyloides stercoralis-Infektion. Sammlung seltener klinischer Fälle, Heft VII, 12, 1953.
2. Hennemann, H. H., Balantidienkolitis. Sammlung seltener klinischer Fälle, Heft II, 40, 1951.

3. Hennemann, H. H., Seltene Darmparasiten des Menschen. Verhdlg. Dtsch. Ges. Inn. Med. 59, 234, 1953.
4. Süffert, Über Balantidienenteritis. Inaug.-Diss. Greifswald 1921.
5. Rother, Filmdemonstration von Balantidien eines Falles von Balantidienruhr. Berliner med. Gesellschaft v. 2. 7. 1924, Münch. med. Wschr. 1924, II, 965.
6. Straßburger, I., Studien zur Epidemiologie des Balantidium coli. Inaug.-Diss. Berlin 1955.
7. Scholz, V., Lambliasis, eine klinische Studie an 50 Fällen. Inaug.-Diss. Berlin 1954.
8. Kalk, H., u. E. Wildhirt, Über das Vorkommen von Amöben im Duodenalsaft und in der Galle. Med. Klin. 49, 1466, 1954.
9. Butzengeiger, K. H., Zur Klinik und Therapie der Lambliasis. Ärztl. Wschr. 9, 97, 1954.

DR. E. JACOB
Huchting bei Bremen

Parasitenbefunde und -entdeckungen bei heimischen Wirbeltieren in freier Natur

Als 1. Vorsitzender des Bremer Tierschutzvereins habe ich mit der Polizei unserer Freien Hansestadt ein Abkommen getroffen, daß alle verletzten, verölten oder sonstwie verunglückten Nicht-Haustiere über die 30 Polizeiwachen mir zur unentgeltlichen Behandlung mit nachfolgender Freilassung bzw. Tötung überbracht werden. Im Laufe der Jahre hat sich da ein überaus umfangreiches Tiermaterial vom Rehkitz bis zum Goldhähnchen zusammengefunden, welches von mir und meiner eifrig mitarbeitenden Frau wissenschaftlich ausgewertet wird. Jedem Wildvogel oder Säuger werden die Ektoparasiten abgesammelt, die wir in großen Mengen erbeuten, da die Wirtstiere meist lebend angeliefert werden. An erkalteten Wirten ist ein Auffinden nicht annähernd so ergiebig. Kann das betreffende nicht wieder freigelassen werden, so fahnden wir nach Innenschmarotzern, wobei sich manchmal noch interessante pathologische Befunde (Geschwülste, Tbc-Nachweis bei der Silbermöwe usw.) ergeben haben.

In erster Linie sind es an Ektoparasiten die Mallophagen; eine Reihe novae species wurden beim Iltis, bei der Amsel, der Heckenbraunelle u. a. m. gefunden. Weit bedeutungsvoller sind jedoch die Milben.

Von der seit 65 Jahren bereits bekannten Raubmilbe Cheyletiella pinguis Berlese vermochten wir nicht nur neue Wirte, sondern endlich auch das erste Männchen aufzustöbern, was Willmann zeichnete und veröffentlichte. Medizinisch interessieren neben den Räude-Erregern die Larven der zahlreichen Trombicula-Arten als Erreger des Herbsterythems (Trombidiose) in unseren Breiten, des Flußfiebers Tsutsugamushi in Japan, des scrub-typhus in Australien usw. Als Bezeichnung für diese Larven hat sich vielfach im medizinischen Schrifttum „Leptus autumnalis" eingebürgert, was aber nicht nur zoologisch falsch ist, denn die Milbengattung Leptus parasitiert im Larvenzustand an Insekten, sondern auch hinsichtlich der einzelnen Krankheitsbilder der Trombidiose. Diese wird nämlich von ganz verschiedenen Gattungen und Arten der Trombiculidae mit unterschiedlicher Lebensweise und Verbreitung hervorgerufen.

Im Jahre 1943 entdeckte Willmann an Mäusen im früheren schlesischen Schneeberggebiet eine neue Trombicula-Art, deren Larve statt 30 über 100 Rückenborsten aufweist und vom Chefarzt des Sanatoriums Wölfesgrund, Dr. med. Jaenisch, wohl nicht zu Unrecht als Erreger einiger dort aufgetauchter Trombidiosefälle verdächtigt wurde. Diese traten jedoch, wie die „Schlernbeiße" in den Dolomiten, zeitlich viel später auf, nämlich zu Beginn des Winters. Wegen der reichen Beborstung benannte der Entdecker die neue Trombicula-Art: multisetosa, eine treffende Bezeichnung, die jedoch bereits während des Krieges für eine beim nordamerikanischen Waschbären gefundene Species vergeben worden war. Wharton taufte daher die Larve um in Trombicula willmanni; es wurde angenommen, eine auf das Glatzer Schneeberggebiet beschränkte Art vor sich zu haben.

Am 28. August 1952 fing ich zufällig in einer Fischreuse meines Sees eine Wasserratte (Arvicola amphibius), die im Ohr eine lebende T. willmanni hatte. Die Wasserratte war bislang als Wirt hierfür noch nie festgestellt worden. Bei der Fülle von Nahrung an einem Seeufer ist es nun nicht so einfach, den zu den pflanzenfressenden Wühlmäusen gehörigen Kleinsäuger systematisch zu fangen. Ich vermutete daher, daß die im gleichen Biotop sich herumtreibenden Wanderratten (Epimys norvegicus) vielleicht auch die Trombicula-Larven in den Ohren haben könnten. Auf einem schwimmenden Futtertisch sind diese omnivoren Nager leicht elektiv zu fangen. Meine Vermutung, daß sie als bislang völlig unbekannte Wirte für Trombicula-Larven ebenfalls in Betracht kommen, bestätigte sich: An gleicher Stelle in meinem See gefangene 18 Wanderratten hatten 33 T. willmanni in den Ohren. an der Innenfläche der Ohrmuscheln, wo sich die manchmal leuchtend orangefarbenen Larven fest verankert hatten. Damit war nachgewiesen, daß diese Trombicula sich nicht nur auf das frühere Schlesien als Verbreitungsgebiet beschränkte. Biologisch interessant war ferner, daß sich das Vorkommen dieser Larvenart auf die kalten Monate erstreckte, bis Mitte April, wie es für das Schneeberggebiet schon festgestellt worden war und im Gegensatz stand zu dem auf die warmen August/September-Monate sich beschränkenden Vorkommen der volkstümlich deshalb „Herbstgrasmilbe" oder „Erntemilbe" genannten Tr. autumnalis-Larve. Inzwischen sind diese „Winterlarven" von anderer Seite noch bei Frankfurt a. M. und im Ohr einer Hausmaus auf Sizilien gefunden worden, haben also sicher eine sehr weite Verbreitung[1].

Natürlich habe ich auch die Fische meines See parasitologisch untersucht und etwa ab Monat April vergangenen Jahres bei Aalen von etwa 35—45 cm durchschnittlicher Größe stecknadelkopfgroße, weiße Knötchen auf der Schleimhaut des eröffneten Darmes festgestellt. Nur die Darmschleimhaut war befallen; Magenblindsack, Leibeshöhle, Kiemen, Nieren und andere Organe waren stets frei. Die befallenen Aale gaben in ihrem Benehmen den Anschein, als ob sie sichtlich krank wären und weniger lebhaft. Der Höhepunkt der Invasion, die sich als ein Befall mit unbekannten Myxosporidien erwies, fiel in den Monat Juni; Ende Juli bis Anfang August klang die Invasion stark ab. In einem besonders krassen Fall bei einem 40 cm langen Aal, gefangen im Juni 1952, war fast die ganze Darmschleimhaut mit den wie blumenkohlartige Wucherungen wirkenden Myxosporidien-Cysten bedeckt, die in ungeheuren Mengen nicht zu verkennende Sporen einhüllten. Sie erwiesen sich als zur Gattung Sphaerospora gehörig und wurden von mir Sph. reichenowi genannt.

[1] Redner hat eigene Aufnahmen zur Besichtigung ausgestellt.

Und so könnte ich noch eine ziemliche Anzahl interessanter Parasitenfunde von Nicht-Haustieren vorlegen wie z. B. den für selten gehaltenen Darmtrematoden Itygonimus lorum Dujardin, 1845, des Maulwurfes, den Iltishaarwurm Capillaria putorii als Todesursache niedersächsischer Hauskatzen usw. Aber das würde letzten Endes nur ermüden; es kommt mir heute hier mehr darauf an, zu zeigen, daß auch in der Heimat noch lange bei weitem nicht alles „erforscht“ ist. Nach verbreiteter Meinung steigt der wissenschaftliche Wert des Materials einer Forschungsexpedition, je entfernter in Einöden und Urwäldern gesammelt wurde. Wenn dann gar noch novae species aus dunklen Erdteilen dabei sind, so schmeichelt das gewaltig der Eitelkeit. Objektiv gesehen ist jedoch eine solche Entdeckung überall von der gleichen, gern überschätzten Bedeutung, besonders wenn, wie so oft, nur ein Exemplar der neuen Fundbeschreibung zugrunde lag. In der Heimat jedoch sind die Experten oft schneller erreichbar, und wenn methodisch-systematisch den zu untersuchenden Wirtstieren nachgespürt wird, dann lassen sich oftmals faunistisch, biologisch oder pathologisch viel bessere Ergebnisse erlangen. An Stelle von sog. Wirtstierlisten, die meist nichts anderes als reine Nomenklaturen sind, benötigten wir parasitologische und vergleichend-pathologische Wirtstier-Monographien zuerst einmal der häufigsten Wirbeltiere, um genauer zur Hand zu haben, was nicht nur bei dem betr. Wirte an Parasiten überhaupt vorkommt, sondern ob es sich um Einzelfunde, Gelegenheitsfunde, Importe von Zootieren usw. handelt, welche geographischen, ökologischen und zeitlichen Unterschiede bestehen, wie es nur durch systematische Reihenuntersuchungen erschlossen werden kann. Dabei ist nicht nur wichtig, was in begrenzter Landschaft gefunden wurde, sondern auch was nicht gefunden wurde, wenn ausdrücklich darauf geachtet worden ist. Hieraus ergeben sich manchmal wertvolle Hinweise auf andersartige Nahrungstiere, die als Zwischenwirte für den Lebenskreislauf eines Schmarotzers noch gesucht werden müssen. Bislang sind alle solche Angaben im Schrifttum derart weit verzettelt, daß man sich von überall her erst die Literatur beschaffen muß. An Stelle von Dissertationen wenig aufschlußreicher Natur wie z. B. „Die Darmschmarotzer im Landkreis Ziegenhain“ sollten wir die Doktoranden anhalten, wissenschaftliches Schrifttum durchzuackern, um zusammen mit eigenen Reihenuntersuchungen obgenannte Monographien der gewöhnlichsten Vertebraten der freien Natur zu erstellen. Daß es auch keineswegs immer notwendig ist, Expeditionen auf gefährliche Forschungsfahrt in die Tropen oder die Arktis zu schicken, beweisen erfolgreich Feststellungen am exotischen Tiermaterial großer Tierhandlungen, wo weit wertvollere Funde und Beobachtungen gemacht wurden als in der ureigenen Heimat dieser Exoten selbst. (Beispiel: Erste Bilharzien-Funde bei afrikanischen und indischen Elefanten ausgerechnet in – Hamburg!)

Seltene Irrgäste aus freier Natur können gleichfalls parasitologisch interessantes Material beherbergen. So erhielt ich vor wenigen Monaten eine vom Sturm verschlagene Krähenscharbe (Phalacrocorax aristotelis), Vorkommen: westl. Murmanküste, Norwegen bis 71°, Stand- und Strichvogel von Island bis stellenweise Spaniens Westküste. Wegen ungenauer, angezweifelter Nachrichten über Binnenlandsfunde habe ich diesen Bewohner der Felsküsten des Atlantik dem qualifiziert geleiteten Museum König in Bonn zugeleitet. An Parasiten fanden sich Milbenlarven (Michaelichus heteropus) zu mehreren Hundert als Deutonymphen im subkutanen Bindegewebe. Diese Federmilbe macht also genau so ein endoparasitisches Dasein durch wie Art caputmedusae vom weißen Tölpel.

Mit dieser kleinen Blütenlese glaube ich den Beweis erbracht zu haben, daß es auch in unserer engeren Heimat parasitologisch noch genug zu erforschen gibt, wenn man sich nur etwas umtut, was für mich als praktizierenden Tierarzt zusätzlich besondere Schwierigkeiten hat.

Diskussion

Frau Petristschewa, Moskau, teilt den Standpunkt des Redners, daß man in der engeren Heimat Gelegenheit hat, Forschungen und Entdeckungen nachzugehen. Was die Trombiculiden anbetrifft, so hat sie in jahrelanger Arbeit systematisch und zoogeographisch 10000 Tiere untersucht und dabei 60 neue Ektoparasiten der Gruppe gefunden. Vor allem lag der Diskussionsrednerin daran, die medizinische Bedeutung, insbesondere die der Zecken, hervorzuheben, weil sie Überträger und Erreger menschlicher Krankheiten, von Viruserkrankungen und Rickettsieosen sind. In der UdSSR bemüht man sich, vorbeugende Maßnahmen zu ergreifen, um Erkrankungen des Menschen bei Besiedlung eines von Parasiten befallenen Geländes zu verhindern.

Herr Matoff, Sofia, berichtet über die Trichinose der Füchse, die bis zu 52% trichinös sein können. Schweine, die Abfälle bekommen, können bis zu 5% trichinös sein, aber mit Körnern oder gekochtem Futter gefütterte Schweine bekommen nur bis zu 1% Trichinen. Die Rattentheorie hält er für überholt. In der Türkei, wo keine Schweine gezüchtet werden, müßte man feststellen, ob Wildtiere mit Trichinen befallen sind.

Herr Fischer, Jena, hebt hervor, daß Trichinenbefall in Deutschland noch nicht einmal in ‰ ausdrückbar ist, wohingegen in USA 6% und in den Südstaaten bis zu 20% der Schweine trichinös sind, weil eine Trichinenschau nicht in allen Staaten obligatorisch ist.

PROF. DR. W. EICHLER
Leipzig

Wirtsspezifität und Evolution

In meinem Vortrag auf der vorjährigen Parasitologentagung habe ich auf die Bedeutung der Wirtsspezifität der parasitologischen Systematik für die praktische Parasitenbekämpfung hingewiesen. Gewissermaßen das Pendant hierzu ist die Untersuchung der Zusammenhänge von Wirtsspezifität und Evolution. Diese Problematik hat in der gegenwärtigen parasitologischen Forschung zwei Schwerpunkts-Aspekte: I. die Entwicklung der Wirtsspezifität bei den Parasiten; II. die Rückschlüsse von der Wirtsspezifität der Parasiten auf die Entwicklungsgeschichte ihrer Wirte. Ich werde diese Schwerpunkte im folgenden getrennt behandeln.

I. Die Entwicklung der Wirtsspezifität bei den Parasiten

Die hier bestehende Problematik ist außerordentlich vielgestaltig. Das Schrifttum enthält zahlreiche Unklarheiten durch z. T. mangelhafte Klarheit der Terminologie. Es war aus diesem Grunde notwendig, daß ich gerade der Terminologie besondere Aufmerksamkeit zugewandt habe.

Es fehlt hier der Raum, das Thema in seiner ganzen Ausführlichkeit darzustellen. Ich greife deshalb einige Teilfragen heraus, die sich am besten an konkreten Beispielen veranschaulichen lassen.

a) Wirtsspezifität als Entwicklungsrichtung. Wir können an zahlreichen Beispielen verfolgen, wie mit fortschreitender Entwicklung die Wirtsspezifität steigt. Szidat hat als schönes Beispiel die Ausbreitung der Cypriniden und ihrer asymphylodoren Parasiten beschrieben.

Bei Mallophagen scheint es Beispiele zu geben, die ein anderes Gesicht zeigen. Bei altertümlichen Vogelgruppen ist die Wirtsspezifität meist groß. Bei Singvögeln vertritt die bisherige Lehrmeinung die Auffassung, als würden hier gleiche Arten bei verschiedenen Wirtsgattungen leben.

Die Verhältnisse in der Gattung Docophorulus sind bisher noch recht unklar. Gründliche Untersuchungen meines Schülers K.-H. Freund haben ergeben, daß auch hier eine deutliche Wirtsspezifität zu bestehen scheint. Wenn diese bisher noch nicht erkannt worden war, so scheint das wohl damit zusammenzuhängen, daß sich die männlichen Individuen – an ihren Genitalien – am sichersten trennen lassen, aber gerade männliche Individuen in dieser Gattung relativ selten gesammelt werden.

An größerem Material lassen aber auch die Weibchen spezifische Unterschiede erkennen, und zwar hinsichtlich Körper- und Kopf-Indices, Form des hyalinen Randes, der Clypealsignatur, der Praemarginal- sowie Ventral-Carina, sowie hinsichtlich der Lage einiger Kopfborsten.

b) Wirtsbeschränkung durch wirtliche Isolierung. Zahlreiche permanente Ektoparasiten sind gewiß nur deshalb auf ihre Wirte beschränkt, weil sie im Laufe der historischen Entwicklung Inselformen vergleichbar auf ihre Wirtstiere isoliert wurden und seither keine Gelegenheit zum Überwandern mehr hatten.

Das Eichlersche Beispiel vom Hundehaarling, der sich auf dem Fuchs vermehrt, ist ebenso wie das Claysche Beispiel von den Hühnerfederlingen, die sich bei künstlich erbrüteten Perlhühnern ansiedeln, beweisend für die Möglichkeit des Angehens künstlicher Infektionen mit fremden Mallophagen, die in natürlicher Weise auf diesen Wirten nie vorkommen. Die beiden Beispiele sind allerdings nicht beweisend für die Konkurrenzfähigkeit gegenüber dem „spezifischen" Parasiten, da in den genannten beiden Fällen der autochthone Parasit ja fehlte.

c) Wirtbeschränkung durch physiologische Wirtsbindung. Das Gegenstück zu den unter b genannten Fällen sind solche, wo an sich die gleichen Verhältnisse vorzuliegen scheinen, sich aber tatsächlich eine Nichtübertragungsfähigkeit auf den Nachbarwirt nachweisen läßt. Als Beispiel nenne ich den jüngst von Bouvier berichteten Fall der Hasenlaus, Haemodipsus lyriocephalus. Bouvier teilt mit, daß auch bei Aufsetzung großer Mengen von Hasenläusen auf das Kaninchen diese dort in einigen Tagen wieder vollständig verschwunden sind.

d) Wirtsspezifität der Räudemilben. Die Verhältnisse bei Grabmilben (Acarus-Arten) sind besonders kompliziert und wohl auch noch nicht sehr eingehend erforscht. Nach unserer bisherigen Kenntnis dürften folgende Tatsachen gelten:

1. Wir haben wirtsspezifische Formen, die sich morphologisch abtrennen lassen. Eine solche Art ist z. B. der Acarus canis des Hundes.

2. Wir haben wirtsspezifische Formen, die sich bisher nicht voneinander unterscheiden lassen. Als Artbeispiele hierfür mögen der Acarus siro des Menschen (= Sarcoptes scabiei) und der Acarus equi des Pferdes gelten. Bei derartigen Fällen ist folgendes zu beachten: (01) Morphologische Nichtunterscheidbarkeit ist kein Beweis für Artidentität; (02) bisher nicht unterscheidbare Arten mögen vielleicht bei gründlicher Untersuchung doch noch Unterscheidungsmerkmale enthüllen.

3. Infektion anderer Wirtsindividuen gelingt auch bei wirtsspezifischen Arten nicht immer, da das Angehen von der Konstitution des Wirtes abhängig ist.

4. Bei Infektionsbereitschaft eines Wirtstieres kann auch eine nicht für diesen Wirt spezifische Art angehen. Vor allem die Grabräuden aus Zoologischen Gärten dürften ihre Erklärung in diesem Umstand finden.

II. Die Aussagekraft der parasitären Wirtsspezifität für die Entwicklungsgeschichte der Wirtstiere

Gegenüber dem ersten Komplex der heute von mir behandelten Erscheinungen zeigt dieser zweite Komplex in verschiedener Hinsicht ein wesentlich anderes Gesicht. Die Entwicklung der Wirtsspezifität bei den Parasiten ist der unmittelbaren Beobachtung insofern zugänglich, als wir Tatsachen sammeln können, und die Fälle von Deutungszweifeln sich auf ungenügendes Material zurückführen lassen. Sie beugen sich daher ohne Schwierigkeiten der Nachprüfung durch vermehrte Materialsammlung in Einzelfällen oder auch durch das Experiment.

Im Gegensatz dazu ist die Aussagekraft der parasitären Wirtsspezifität für die Entwicklungsgeschichte nicht unmittelbar durch vermehrte Materialsammlung oder ein Experiment nachprüfbar. Vielmehr begnügen wir uns in dieser Hinsicht mit der mittelbaren Wahrscheinlichkeit, also der vergleichend-historischen Methode, wie sie auch den anderen Zweigen der Evolutionslehre eigen ist. Trotzdem können wir auch hier eine gut fundierte Aussagekraft erreichen. Sie geht weit über das vor Jahren Erwartete hinaus, sowohl was Menge, Richtung wie Vielfalt der Aussagemöglichkeiten anbelangt. Dies gibt mir den Anlaß, auch hier einige Teilfragen herauszugreifen, die vor allem einige neuere Gesichtspunkte dieser Arbeitsrichtung veranschaulichen.

a) Der phylogenetische Parallelismus der Fahrenholzschen Regel. Der Gegenstand der Fahrenholzschen Regel, also die systematische Parallelgliederung von Wirten und Parasiten, ist seit etwa einem Jahrhundert bekannt. Die wissenschaftliche Erforschung dieses Gegenstandes, also die Anwendung der Fahrenholzschen Regel zu Rückschlüssen auf die Stammesverwandtschaft der Wirtstiere, umfaßt noch nicht einmal die Hälfte dieses Zeitraumes. In den letzten Jahren haben sich eine Reihe von Autoren mit Fragen ihrer Kriterienkritik beschäftigt (vgl. dazu auch Eichler 1952 M). Ferner wurde umfangreiches Tatsachenmaterial analysiert.

Kennzeichen für die jüngste Entwicklung ist jedoch vor allem die Erweiterung des phylogenetischen Parallelismus in andere Richtungen. Die jüngeren Brüder der Fahrenholzschen Regel stehen daher auch deshalb zunächst etwas im Vordergrund des Interesses, weil sie a) mehr über evolutionistische Gedankengänge enthalten, b) ihre Prüfung eine sichere Abgrenzung der Anwendbarkeit und Abgrenzung eben der Fahrenholzschen Regel erlauben.

Die Aufzählung von Beispielen über die Fahrenholzsche Regel kann ich mir an dieser Stelle ersparen. Sie sind im einschlägigen Schrifttum in genügendem Umfange belegt.

b) Der phylogenetische Parallelismus der Szidatschen Regel. Die ersten Tatsachen über den phylogenetischen Parallelismus in der Organisationshöhe sind (von Szidat) an Trematoden erarbeitet worden. Zahlreiche weitere Beispiele sind in den letzten Jahren bekannt geworden. Insbesondere zeigte die Vertiefung der Mallophagenforschung, daß auch bei diesen Ektoparasiten die Szidatsche Regel anwendbar ist.

Bei diesen Untersuchungen ergaben sich neben allgemeinen Gesichtspunkten der Organisationshöhe bei kontinuierlicher Parasitenverbreitung eine Reihe von Sonderfällen des phylogenetischen Parallelismus, von denen ich mich in der jüngsten Zeit vor allem mit Beispielen des Gruppenausfalls, der Gruppenkonkurrenz und der Ausprägung einer Entwicklungstendenz in der postembryonalen Entwicklung befaßt habe.

Obwohl es sich hierbei lediglich um Spezialfälle der Szidatschen Regel handelt, weisen diese Beispiele zumindest in der Methodik hinreichende Eigenheiten auf, um sie jeweils gesondert zu behandeln. Die erstrangigen methodischen Eigenheiten sind bei „Gruppenausfall" sowie bei „Gruppenkonkurrenz" die diskontinuierliche Parasitenverbreitung, und bei „Ausprägung einer Entwicklungstendenz" die Heranziehung der postembryonalen Stadienentwicklung.

c) Der phylogenetische Parallelismus durch Gruppenausfall. Bei Entenvögeln sind die älteren Gruppen von Acidoproctiden befallen, während bei den phylogenetisch jüngeren Gruppen solche fehlen. Ähnliche Erscheinungen finden sich wohl auch in anderen Fällen bei Mallophagen. Ob die Vermutung, daß sich die Verbreitung der Menacanthinae nach dem gleichen Prinzip erklären lassen wird, zutrifft, vermag ich noch nicht abschließend zu beurteilen.

d) Der phylogenetische Parallelismus durch Gruppenkonkurrenz. Dieser Fall liegt in recht ausgeprägter Weise bei den Raubvögeln vor uns, wenn wir die Vikarianz von Falcolipeurus und Kélerinirmus betrachten, die sich als eine Faunenverschiedenheit der Parasiten der älteren und der jüngeren Raubvogelgruppen präsentiert. Näheres — auch über andere Deutungsmöglichkeiten — siehe bei v. Bötticher und Eichler 1954.

e) Der phylogenetische Parallelismus durch Ausprägung einer Entwicklungstendenz. Untersucht man von der unter d) gekennzeichneten Vikarianz Falcolipeurus—Kélerinirmus nur die Kélerinirmus-Arten, aber diese in Vergleich zu den Arten des Typs Degeeriella s.str., so liefert die Betrachtung der Ontogenese dieser Mallophagenarten recht beachtliche Ergebnisse. Es zeigt sich nämlich, daß zwar der Vergleich der adulten Parasiten eine Inkongruenz nach der Fahrenholzschen Regel darzubieten scheint, daß aber der Vergleich der Larvenentwicklung der Parasiten eine Entwicklungstendenz offenbart, die dem Evolutionsweg der Wirte ausgesprochen parallel verläuft (vgl. v. Bötticher und Eichler 1954).

f) Der phylogenetische Parallelismus nach der Eichlerschen Regel. Diese Beziehung liegt wieder auf einer anderen Seite der phylogenetischen Parallelismen. Sie scheint auch etwas versteckter zu sein als die Gesetzmäßigkeiten der Fahrenholzschen und Szidatschen Regel, und es sind erst wenige konkrete Anhaltspunkte für sie publiziert worden. Das dürfte damit zusammenhängen, daß wir zur Erkennung der Gesetzmäßigkeit der Eichlerschen Regel sehr viel mehr Material benötigen als bei Untersuchung der Verhältnisse der Fahrenholzschen und Szidatschen Regel. Ich möchte in diesem Zusammenhang jedoch erwähnen, daß ich mich kürzlich mit den Verhältnissen bei den Steißhühnern etwas näher beschäftigt habe. Deren Mallophagenspiegel ist ja verhältnismäßig gut bekannt und erwies einen deutlichen Parallelismus zum Isoliertheitsgrad der betreffenden Wirtsvogelgattungen.

Literatur

1. v. Bötticher, H., und Eichler, Wd., 1951 A: Parasitophyletische Studien zur Ornithosystematik. I. Die Acidoproctidae der Anseres. (D. Zoolog. Garten [N. F.] 19: 121—126).

2. v. Bötticher, H., und Eichler, Wd., 1954 Q: Parasitophyletische Studien zur Ornithosystematik. II. Die Verteilung der Degeeriellidae und Falcolipeuridae bei den Accipitres. (Biol. Zbl. 73: 212—221).

3. Bouvier, G., 1955: Ektoparasiten schweizerischer Wildsäugetiere. (Parasitol. SchrReihe; im Druck).
4. Eichler, Wd., 1948 t: Evolutionsfragen der Wirtsspezifität. (Biol. Zbl. 67: 373—406).
5. Eichler, Wd., 1952 B: Behandlungstechnik parasitärer Insekten. (Leipzig). — Auf den Seiten 223—241 ist die Terminologie wirtsspezifischer Verhältnisse erläutert.
6. Eichler, Wd., 1952 M: Die Bedeutung der Mallophagenforschung für die Ornithologie unter dem Gesichtspunkt einer Kriterienkritik der aviparasitologischen Phyletodiagnostik. (Wiss. Z. Univ. Leipzig 1951/52: 77—80).
7. Eichler, Wd., 1954 D: Die Bedeutung der Wirtsspezifität und parasitologischen Systematik für die praktische Parasitenbekämpfung. (Wiss. Z. Humboldt-Univ. Berlin, math.-nat., 3: 391.)
8. Eichler, Wd., 1955: Wirtsspezifität der Parasiten und Evolution der Wirte. (Verh. Intern. Kongr. Ornithol., Basel 1954; im Druck).
9. Freund, K.-H., 1954: Die Mallophagengattung Docophorulus. (Manuskript.)
10. Pecher, V., und Eichler, Wd., 1948 h: Räudemilbentabelle der wichtigsten Haussäugetiere. (Mh. Vet. 3: 86—88).
11. Vitzthum, H. Graf., 1943 ff.: Acarina. (Bronn, Kl. Ord.)

DR. K. FRENZEN
Parasitologische Abteilung des Zoologischen Instituts der Universität, Bonn

Histologische Besonderheiten als Merkmale zur Systematik parasitischer Nematoden

Die Nematoden zeichnen sich mit wenigen anderen Tiergruppen durch eine histologische Besonderheit aus: Sie sind zellkonstante Organismen. Dabei folgt man am besten der Definition von Martini 1909): „Unter Zellkonstanz histologischer Elemente verstehe ich die Tatsachen, daß sich bei manchen Species gewisse Zellindividuen bei jedem Exemplar genau an derselben Stelle im Körper wiederfinden, stets die gleichen Beziehungen zur Umgebung aufweisen und auch in ihren histologischen Merkmalen sich als homolog kennzeichnen." Das heißt also, daß z. B. die Körpermuskulatur von Oxyuris equi bei allen Exemplaren dieser Art immer aus 65 Zellen besteht (Martini 1908), daß das Nervensystem im Vorderende von Ascaris lumbricoides und Parascaris equorum bei allen Vertretern dieser beiden Arten immer aus 162 Ganglienzellen aufgebaut wird (Goldschmidt 1908). Dabei ist nicht nur die Anzahl, sondern auch die Lage und die Form der Ganglienzellen für alle Exemplare jeder Ascaris-Art arttypisch und konstant. Die Richtigkeit der Definition Martinis wurde durch zahlreiche Untersuchungen bis heute immer wieder bestätigt.

Die Konstanzerscheinung der Anzahl, der Lage und Form ist bei den einzelnen Tierarten ganz unterschiedlich ausgeprägt. Am stärksten scheint die Konstanz der Anzahl der Zellelemente beibehalten zu werden, während die Lage der histologischen Elemente zueinander, etwa der Kerne des Oesophagus, sich etwas verschieben kann. In der typischen Weise und bis zur letzten Konsequenz ist das Phänomen der Zellkonstanz im Nervensystem der Nematoden durchgeführt.

Es ist für die Definition des Konstanzbegriffes sehr wichtig, zwischen Zellkonstanz, Kernkonstanz und Nucleolenkonstanz zu unterscheiden. Kernkonstanz liegt im Ösophagus wahrscheinlich fast aller Nematodenarten, Zellkonstanz in der Körpermuskulatur und im Mitteldarm zumindest einiger Nematodenarten vor. –

Die eigenen Untersuchungen wurden an dem Hühnernematoden Ascaridia galli Schrank 1788 durchgeführt, wobei besonders die Konstanz der histologischen Elemente im Ösophagus von Interesse war.

Der Ösophagus der Ascariden ist zylinderförmig, im Querschnitt fast rund und besitzt ein dreistrahliges Lumen. Rein histologisch, bei sehr vielen Nematoden auch morphologisch (z. B. Oxyuren), kann man drei Abschnitte erkennen: 1. das Corpus mit Prä- und Postcorpus, 2. der Isthmus (morphologisch als Einschnürung), 3. der Bulbus mit Prä- und Postbulbus.

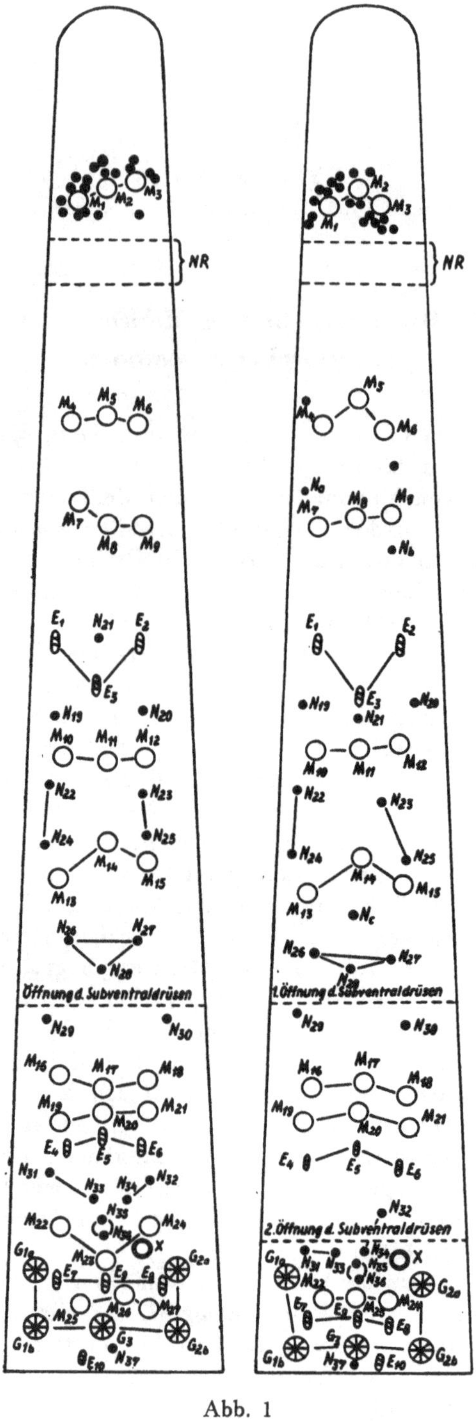

M1
M2
M3
NR
M4
M5
M6
M7
M8
M9
Na
Nb
E1
N21
E2
E3
N19
N20
M10
M11
M12
N22
N23
N24
N25
M13
M14
M15
Nc
N26
N27
N28
Öffnung d. Subventraldrüsen
1. Öffnung d. Subventraldrüsen
N29
N30
M16
M17
M18
M19
M20
M21
E4
E5
E6
N31
N32
N33
N34
N35
N36
M22
M23
M24
X
2. Öffnung d. Subventraldrüsen
G1a
G2a
E7
E8
E9
M25
M26
M27
G1b
G2b
G3
N37
E10

Abb. 1

Man unterscheidet im Ösophagus (auch Vorderdarm genannt) vier verschiedene Gewebstypen: Das Muskelgewebe über den Flächen des dreistrahligen Lumens, das Epithelgewebe über den Kanten des Lumens, das Nervengewebe und das Drüsengewebe. Demnach gibt es auch vier verschiedene Kerntypen: Muskel-, Epithel-, Nerven- und Drüsenkerne. Da jeder Gewebstypus ein syncytiales Gewebe darstellt, können wir nicht von Zell-, sondern nur von einer Kernkonstanz reden.

Bei der Untersuchung des Ösophagus von Ascaridia galli ergab sich folgendes Bild (Abb. 1a):

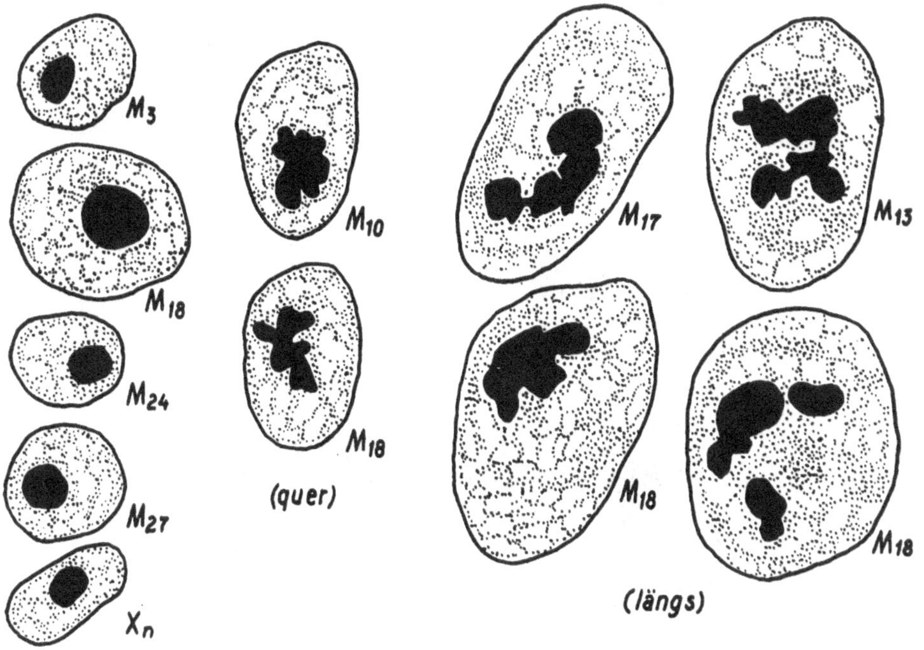

Abb. 2

Im Präcorpus liegen die ersten Kerne, 18 Nerven- und 3 Muskelkerne (N_{1-18} und M_{1-3}), vor dem Nervenring, die nächsten 6 Muskelkerne (M_{4-9}) hinter ihm. Das Postcorpus umfaßt 12 Nervenkerne, 6 Muskelkerne und 3 Epithelkerne. In der Höhe der Kerne N_{29} und N_{30} münden die Subventraldrüsen in das Ösophaguslumen. – Zum Präbulbus gehören 6 Muskel- und 3 Epithelkerne (M_{16-21} und E_{4-6}), zum Postbulbus 6 Muskel-, 4 Epithel-, 7 Nerven-, 5 Drüsenkerne (M_{22-27}, E_{7-10}, N_{31-37} und G_{1-3}) und ein asymmetrischer Kern mit noch unbekannter Funktion.

Der Ösophagus von Ascaridia galli enthält also bei adulten einheimischen Exemplaren 80 Kerne, nämlich: 27 Muskel-, 10 Epithel-, 37 Nerven-, 5 Drüsenkerne und einen X-Kern. Diese Anordnung und Verteilung der Kerne findet man bei allen Exemplaren dieser Art in genau derselben Weise. Die Anzahl der Kerne, ihre Lage zueinander sowie ihre Größe in den einzelnen Kerngruppen ist immer konstant. Daraus geht hervor, daß die Definition des Zellkonstanz-Begriffes nach Martini bestätigt wird: daß sich bei jedem Exemplar einer Species gewisse Zellindividuen, hier also die Kerne im Ösophagus, in derselben Anzahl, relativen Lage und Form wiederfinden.

Auch die Nucleolen sind konstant hinsichtlich der Anzahl, Form und Größe. Die Kernkörperchen sind annähernd rund und färben sich homogen und kompakt an.

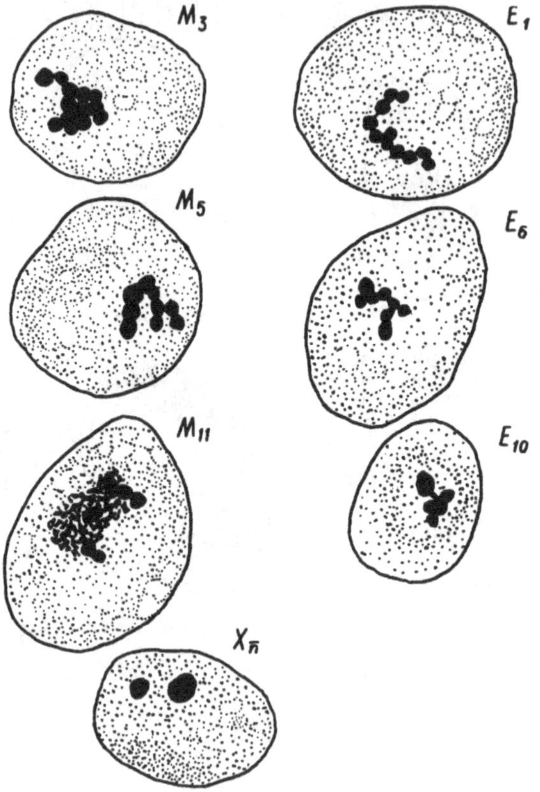

Abb. 3

Es besteht eine ausgesprochene Kern-Nucleolus-Relation. Während der postembryonalen, also larvalen Entwicklung vergrößert sich der Nucleolus in dem Maße wie der Kern wächst. Bei sehr alten Tieren beobachtet man nun in den Muskel- und Epithelkernen eine Oberflächenvergrößerung der Nucleolen durch Lappenbildung und schließlich einen Zerfall der Kernkörperchen in mehrere Teile (Abb. 2).

Nun wurden neben den einheimischen Würmern aus Deutschland auch Tiere aus Indonesien untersucht. Bei beiden Gruppen handelt es sich um dieselbe Art, nämlich

Ascaridia galli Schrank 1788. Dennoch treten in histologischer und karyologischer Hinsicht bedeutende Unterschiede auf, obwohl Asc. galli als ein Vertreter der Nematoden zu den zellkonstanten Tieren gehört. Es stellte sich heraus, daß die indonesischen Würmer im Ösophagus zwar ebenfalls 80 Kerne haben, jedoch nur 24 Muskel-, dafür aber 40 Nervenkerne (Abb. 1b). Den indonesischen Würmern fehlen die Muskelkerne M_{22-24} im Postbulbus. Statt dessen haben sie 3 Nervenkerne (N_{a-c}) mehr. N_a und N_b liegen hinter dem Nervenring N_c im Präcorpus in der Nähe der Muskelkerne M_{7-9}, der Nervenkern N_c am Ende des Postcorpus zwischen den Kernen M_{13-15} und N_{26-28}.

Die Gesamtanzahl der Ösophaguskerne ist also beibehalten, während die Verteilung der einzelnen Kernsorten verschieden ist, wie aus den Tabellen 1 und 2 hervorgeht.

Tabelle 1

Anzahl und Verteilung der Ösophaguskerne bei den einheimischen Würmern

	M	E	N	G	X			
Präcorpus	9	—	18	—	—	27	48	Corpus
Postcorpus	6	3	12	—	—	21		
Isthmus	—	—	—	—	—	—		
Präbulbus	6	3	—	—	—	9	32	Bulbus
Postbulbus	6	4	7	5	1	23		
	27	10	37	5	1	80		

Tabelle 2

Anzahl und Verteilung der Ösophaguskerne bei den indonesischen Würmern

	M	E	N	G	X			
Präcorpus	9	—	20	—	—	29	51	Corpus
Postcorpus	6	3	13	—	—	22		
Isthmus	—	—	—	—	—	—		
Präbulbus	6	3	—	—	—	9	29	Bulbus
Postbulbus	3	4	7	5	1	20		
	24	10	40	5	1	80		

Es bedeuten: M = Muskelkerne, E = Epithelkerne, N = Nervenkerne, G = Drüsenkerne, X = Kern unbekannter Funktion

Auch die Nucleoli der beiden Populationen aus Deutschland und Indonesien sind grundverschieden (Abb. 3). Der Nucleolus der Muskel-, Epithel- und Drüsenkerne ist hier bei den indonesischen Würmern nicht kompakt wie bei den einheimischen Exemplaren, sondern perlschnurförmig, wobei die Perlen offenbar durch feine Brükken miteinander verbunden sind. Gerade dieser Unterschied scheint von sehr großer Bedeutung zu sein. Ein Nucleoluszerfall konnte nur einmal andeutungsweise beobachtet werden (Abb. 3, Kern M_{11}).

Darüber hinaus bestehen zwischen den beiden geographischen Formen auch noch in mehreren anderen Punkten, sowohl in histologischer wie morphologischer Hinsicht, bedeutende Unterschiede. Vermutlich ist auch der Mitteldarm zellkonstant. Bei den einheimischen adulten Würmern besitzt der Mitteldarm etwa 33000 Zellen, bei den indonesischen Würmern nur etwa 17000 Zellen, also nur die Hälfte der entsprechenden Elemente. – Weiterhin besitzt jedes Drüsenelement im Ösophagus der deutschen Würmer je einen Ausführgang, bei den indonesischen Würmern die beiden subventralen Elemente aber zwei Ausführgänge (Abb. 1).

Während die Anzahl und Lage der Kaudalpapillen auf dem männlichen Hinterende für die Art Asc. galli etwa arttypisch und für die deutschen und indonesischen Formen gleich ist, treten in den Körperproportionen beider Geschlechter deutliche Unterschiede auf (Tab. 3 und 4).

Tabelle 3. Körperproportionen der Weibchen[1]

	Deutschland	Indonesien
α	65,0 (56,8—67,9)	70,4 (62,3—76,5)
β	23,2 (19,9—24,6)	23,5 (20,0—24,5)
γ	58,0 (50,2—62,8)	64,1 (54,6—69,9)

Tabelle 4. Körperproportionen der Männchen[1]

	Deutschland	Indonesien
α	66,6 (63,4—70,3)	60,1 (57,2—66,3)
β	18,8 (17,6—19,1)	24,3 (19,2—25,6)
γ	85,0 (76,2—100,1)	70,1 (62,8—77,7)

[1] Es bedeuten:

$$\alpha = \frac{\text{Körperlänge}}{\text{Körperbreite}}, \quad \beta = \frac{\text{Körperlänge}}{\text{Ösophaguslänge}}, \quad \gamma = \frac{\text{Körperlänge}}{\text{Schwanzlänge}}.$$

In einer früheren Arbeit konnte der Autor zeigen, daß die Körperproportionen während der postembryonalen, also larvalen Entwicklung graphisch eine fast gerade Linie darstellen. Die indonesischen Würmer liegen aber, wie Abb. 4 zeigt, deutlich außerhalb dieser Linie.

Ein morphologisch wichtiger und deutlicher Unterschied tritt in der Ausbildung des Spiculumendes der männlichen Würmer hervor (Abb. 5). Die Spicula enden bei den einheimischen Würmern tropfen- oder knopfförmig, bei den indonesischen Würmern aber stumpf-kegelförmig. Auch die Oberflächenstruktur der Spicula, eine „Maserung", die einem gerissenen Lack gleicht, ist unterschiedlich ausgebildet. Gerade die Form und Ausbildung der Spicula scheinen als morphologisch-systematisches Merkmal bedeutungsvoll.

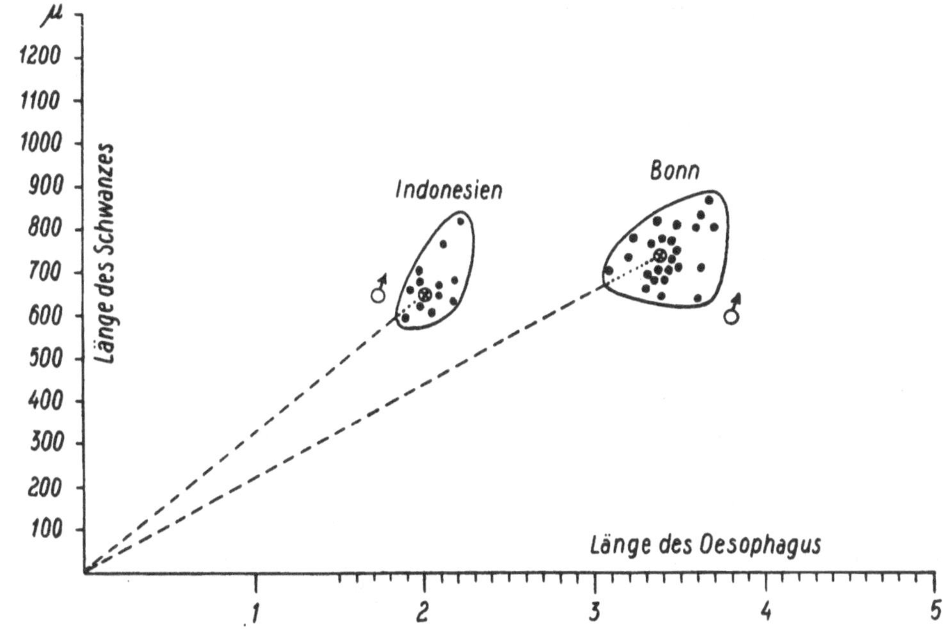

Abb. 4

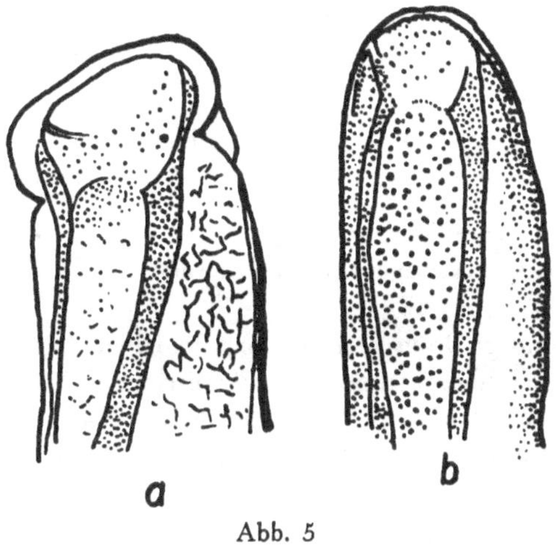

Abb. 5

Zusammenfassend seien nochmals kurz die Unterschiede zwischen den deutschen und indonesischen Würmern zusammengestellt:

Tabelle 5

Die cytologischen und karyologischen Unterschiede zwischen den einheimischen und indonesischen Würmern

Merkmale	Einheimische Würmer	Indonesische Würmer
Subventraldrüsen des Ösophagus	je eine Öffnung	je zwei Öffnungen
Muskelkerne	27	24
Nervenkerne	37	40
Nucleolen der M-, E- und G-Kerne . .	rund und kompakt	perlschnurförmig
Nucleoluszerfall	bei Tieren über 82 mm	nur andeutungsweise einmal beobachtet
Anzahl der Darmzellen bei adulten Tieren	etwa 3300	etwa 17000

Tabelle 6

Die morphologischen Unterschiede zwischen den einheimischen und indonesischen Würmern

Merkmale	Deutsche Würmer	Indonesische Würmer
Körperproportionen	Die einheimischen Würmer haben andere Körperproportionen als die indonesischen Exemplare	
Lippen	ungleich	annähernd gleich
Papillen an den Lippen	einfach	eingesenkt
Saugnapfpapille	rund und kompakt	klein, zapfenförmig
Spicula.	fein „gemasert"	nicht „gemasert" oder nur grob
Spiculumende	tropfen- oder knopfförmig	stumpf- bis spitz-kegelförmig
a	5,15	5,51
b	17,2	22,8

Es bedeuten:

$$a = \frac{\text{Gesamte Ösophaguslänge}}{\text{Abstand des Nervenringes vom Vorderende}}, \quad b = \frac{\text{Ösophaguslänge}}{\text{Nervenringdicke}}.$$

Die eingehenden morphologischen und histologischen Befunde legen den Schluß nahe, daß hier bei den einheimischen und indonesischen Würmern zwei verschiedene Lokalrassen oder Unterarten vorliegen. Daher möchte ich für die indonesische Form, die aus Java (Djakarta) stammt, den Namen einer neuen Unterart vorschlagen:

Ascaridia galli n. subsp. javanensis,

für die einheimische Form:

Ascaridia galli galli (Schrank 1788).

Literatur

Frenzen, K.: Zoolog. Jahrb., Abt. Anat., *73*, 395—424 (1954).
— — Zeit. wiss. Zool., i. Druck.
— — Zeit. f. Parasitenkd., i. Druck.

Diskussion

Herr Eichler, Leipzig, hält es für möglich, daß es sich bei den beiden Tiergruppen auf Grund der morphologischen Unterschiede um verschiedene Arten handelt. – Herr Lehmensick, Bonn, weist darauf hin, daß winzige morphologische Unterschiede große histologische Unterschiede ergeben. Bei diesen zellkonstanten Tieren ist es eine merkwürdige Erscheinung, daß die Verteilung der histologischen Elemente unterschiedlich ist. Dies beweist, daß in der Entwicklung der entsprechenden Organe bei der Differenzierung irgendwelche anderen Wege eingeschlagen wurden. Die Zellteilungszahl bleibt erhalten, aber die Differenzierungen geschehen woanders.

DR. W. KÜHN
Institut für Vet.-Pharmakologie und Toxikologie der Universität Leipzig

Pathologisch-physiologische Probleme bei Wurmbefall der Warmblüter

Bei einem Wurmbefall der Warmblüter steht für den Mediziner oder Vet.-Mediziner, im gewissen Gegensatz zu den Biologen, das befallene Individuum im Mittelpunkt des Interesses. Nicht umsonst sagen wir, daß der Mensch oder das Tier an Wurmbefall „erkrankt", d. h. die Würmer sind nicht nur Fremdkörper in dem betreffenden Wirt, sondern sie beeinflussen in hohem Maße den physiologischen Zustand desselben und können zu schweren Erkrankungen bzw. zum Tode führen.

Bekanntlich ist eine Erkrankung das Resultat aus schädigenden Einflüssen und der Abwehrreaktion des Organismus. Betr. bakterieller und Virenerkrankungen haben wir auf Grund umfassender Forschungen einen gewissen Einblick in dieses Geschehen erhalten. Anders sieht es dagegen bei den endoparasitischen Invasionen, im speziellen Falle der Wurminvasion, aus. Hier sind die schädigenden Ursachen und die Körperabwehrreaktionen nur wenig bekannt; das Ergebnis beider, das pathologisch-physiologische Geschehen, liegt noch völlig im Dunkel. Und gerade dies ist von besonderer Wichtigkeit, denn auf Grund einer genauen Kenntnis dieser Probleme dürfte erst eine exakte Therapie der Wurmerkrankungen möglich sein.

Betrachten wir uns die Schädigungen des Wirtes durch den Wurm, so erkennen wir, daß es sich auch hier, wie größtenteils bei biologischen Prozessen, um zusammengesetzte Vorgänge handelt. Und zwar sei an die mechanischen Schädigungen, wie Verstopfung des Darmes oder der Gallengänge durch die Parasiten, Entzündungen durch die Einwirkung der Anhaftungsorgane von Band- oder Saugwürmern, die Schäden durch Entzug von Nährstoffen oder Reizschäden, beispielsweise durch Wanderungen der Würmer, erinnert. Ich will verzichten, auf diese Dinge näher einzugehen, sie sind in der einschlägigen parasitologischen Literatur nachzulesen. Auch die Probleme des biologischen Gleichgewichtes zwischen Wirt und Parasit sollen an dieser Stelle nicht erörtert werden. Ich werde hier das Gebiet der Giftwirkungen der endoparasitisch lebenden Würmer einer näheren Betrachtung unterziehen.

Die Bildung sogenannter „echter" Gifte, d. h. solcher, die in besonderen Giftorganen, analog den Giftdrüsen verschiedener Arthropoden gebildet werden, ist bei den uns interessierenden Würmern im allgemeinen nicht bekannt. Die chemischen Agentien, die eine Giftwirkung gegenüber dem Wirt hervorrufen, sind 1. Stoffwechselprodukte, die die Würmer ausscheiden, 2. Stoffwechselprodukte, die durch Beschädigung aus den Würmern austreten und auf den Wirt einwirken und 3. Abbauprodukte, die durch den Tod der Endoparasiten entstehen.

Diese chemischen Produkte werden also in die Umgebung, d. h. in den Organismus des Wirtes, ausgeschieden. Selbstverständlich treten diese Agentien in einen engen Zusammenhang mit den Geweben des Wirtes, da sie sich auf Grund ihres Wohnortes (Darm, Muskeln usw.) in günstigen Bedingungen für die Resorption befinden.

Wenn ich jetzt im Folgenden auf die Wurmgifte näher eingehen will, so kann ich auf Grund der kurzen Zeit dies nur in großen Zügen tun, andererseits werde ich viele Probleme nur erörtern können, da diese selbst noch der Lösung harren.

Betrachten wir uns zu Anfang ein auffälliges pathognostisches Merkmal bei Wurmbefall, das gehäufte Auftreten von eosinophilen Leukozyten. Nach Angaben von Pflugfelder beträgt die Zahl derer bei Echinococcose bis 40,6%, bei Invasion mit Fasciola hepatica 32–58%, mit Trichinen 81% und Strongyloides bis 85%. Flury, der sich erstmalig ernsthaft mit dem Problem der Wurmintoxikationen befaßte, und dessen Arbeiten von 1912 noch heute zum großen Teil richtungsweisend für die toxikologische Bedeutung der Würmer sind, wies speziell in Ascariden, sowohl in deren Exkreten als auch in deren Leibessubstanz, viele chemische Agenzien nach, die toxisch auf ihre Umgebung wirken. So isolierte er flüchtige Aldehyde von Fettsäuren, freie flüchtige Fettsäuren, darunter hauptsächlich Baldriansäure, Buttersäure, Ameisensäure, Acrylsäure, Propionsäure. Außerdem fand er Alkohole und Ester der Äthyl-, Butyl- und Amylreihe. Durch diese Untersuchungen angeregt, vermutete Borchardt 1929, daß diese chemischen Körper, die alle stark reizend bzw. entzündungserregend wirken, u. U. die Ursache für die Eosinophilie sein könnten. Er probte deshalb die aliphatischen Aldehyde Formaldehyd, Propylaldehyd, Isobutyraldehyd, Isovalerylaldehyd, Crotonaldehyd und Acetaldehyd an Säugetieren aus und stellte fest, daß alle diese Chemikalien, mit Ausnahme von Acetaldehyd, eine Eosinophilie hervorrufen. Analog den Beobachtungen bei schweren Helminthosen fand dieser Autor, daß bei größeren Aldehyddosen keine Eosinophilie auftrat. Borchardt nimmt an, daß es sich bei der Wurmeosinophilie um eine chemische direkte oder indirekte Reizung des Knochenmarkapparates handelt. Die eosinophilen Leukozyten enthalten u. a. oxydierende und proteolytische Fermente. Vielleicht ist ihre Vermehrung bei parasitären Invasionen dahingehend zu deuten, daß sie die vom Wirtsorganismus resorbierten Stoffwechselprodukte neutralisieren.

An diesem kleinen Ausschnitt des komplizierten Geschehens einer Wurmerkrankung können wir uns jedoch eine gewisse Vorstellung von dem pathologisch-physiologischen Geschehen machen. Obwohl auch in diesem einen speziellen Falle unser Wissen noch sehr lückenhaft ist und zu einem großen Teil durch Hypothesen überbrückt wird, können wir doch deutlich die Beziehungen schädigender Einflüsse zur Reaktion des Gewebes und, sich daraus ergebend, das pathologisch-physiologische Geschehen erkennen.

Im Gesamten stellte Flury in erwachsenen Ascariden folgende Stoffwechselprodukte fest: Wasserstoff, Kohlendioxyd, H_2S, Merkaptane, flüchtige Aldehyde der Fettsäuren sowie flüchtige Fettsäuren, Buttersäure, Ameisensäure, Acryl- und Propionsäure. Diese Stoffe erwähnte ich bereits. Außerdem analysierte er Alkohole und Ester der Äthyl-, Butyl- und Amylsäure und freie Säuren, welche Stoffe lokal reizen. Weiterhin NH_3, Aminbasen, Biuretreaktion-gebende Peptone, Aminosäuren und

Leim, giftige Basen von atropin- und coniinartiger Wirkung. Wie wir aus dieser Zusammenstellung erkennen, handelt es sich um Chemikalien, die auf das Gewebe des Wirtes einen schädigenden Einfluß ausüben. Dies geschieht entweder durch lokale Reizungen, die schwere Entzündungen nach sich ziehen oder durch Allgemeinaffektion des gesamten Organismus. Diese Abbauprodukte werden zum größten Teil durch den Wirtsorganismus resorbiert, da die reifen Würmer sich hauptsächlich in den vorderen Darmpartien aufhalten.

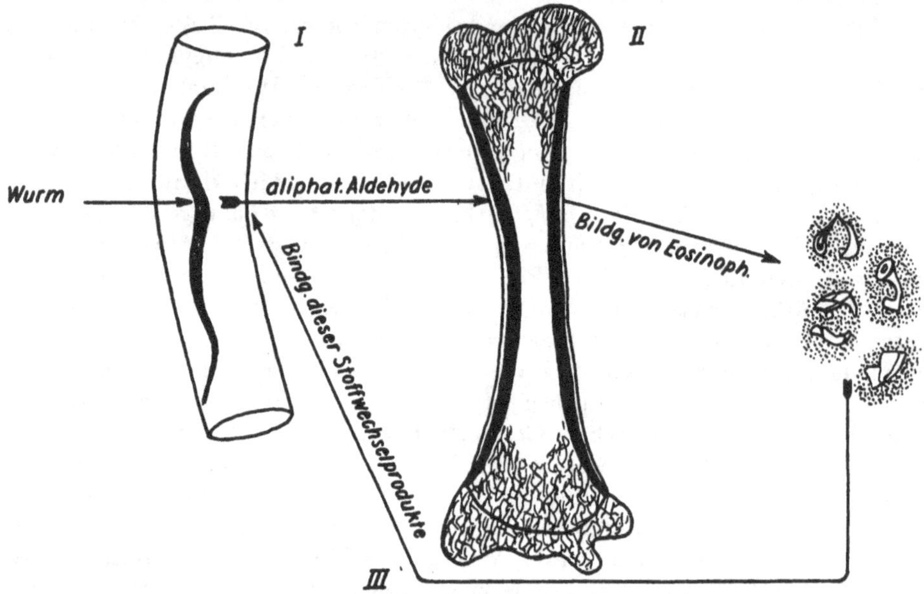

I. Schädigender Einfluß · II. Reaktion d. Gewebes · III. Path.-Phys. Geschehen

Abb. 1

Bei der Beschreibung der eben aufgezählten Stoffwechselprodukte heißt es in der betreffenden Literatur wörtlich: „Stoffwechselprodukte, welche für die anoxybiotische Lebensweise der Askariden charakteristisch sind.“

In diesem Zusammenhang darf die Frage nicht außer acht gelassen werden: Sind die endoparasitischen Würmer, speziell die Eingeweidewürmer, überhaupt Anoxybionten? Hier wird ein Problem erörtert, auf das noch keine allgemeingültige Antwort gegeben werden konnte.

Die parasitischen Würmer können nicht als obligate Anaerobier bezeichnet werden. Sie nehmen Sauerstoff auf, sobald welcher zur Verfügung steht, außerdem gehen sie in einem Milieu mit hoher Sauerstoffspannung nicht zugrunde. Allerdings ist die Sauerstoffzufuhr bei den reinen Eingeweidewürmern, d. h. solchen, die im Darm oder in den Gallengängen sich ansiedeln, äußerst beschränkt. Deshalb können auch große

Würmer wie Askariden und gewisse Bandwürmer relativ lange ohne Sauerstoff leben. Bei 2 Nematodenarten ist eine definitive Aufnahme von Sauerstoff zu beobachten. Und zwar handelt es sich nach Wells um den Hakenwurm (Ankylostomum caninum), der den Sauerstoff aus dem Oxyhämoglobin durch Blutsaugen aufnimmt. Diese Blutmenge ist so beträchtlich, daß dadurch eine Wurmanämie hervorgerufen werden kann. Weiterhin kann bei sehr kleinen Eingeweideparasiten der Sauerstoff aus dem umgebenden Gewebe in den Organismus des Wurmes diffundieren. Dies ist sogar bei niedrigen Sauerstoffspannungen der Fall. Einer derartigen Sauerstoffzufuhr sind allem Anschein nach die Nematoden Ostertagia circumcincta und Trichostrongylus spiralis, die im Abomasus von Schafen vorkommen, unterworfen. Diese Würmer sind wesentlich kleiner als Askariden und besitzen daher eine viel größere Körperoberfläche, wodurch die Respiration auch bei niedriger Sauerstoffspannung möglich ist. Allem Anschein nach ist der Sauerstoff-Stoffwechsel für Ancylostomum caninum. Ostertagia circumcincta und Trichostrongylus spiralis lebensnotwendig.

Interessant ist der Vergleich zwischen dem Hämoglobin der Wirbeltiere und dem der Eingeweidewürmer. Der auffallendste Unterschied besteht darin, daß das Hämoglobin der Eingeweidewürmer eine viel höhere Affinität zum Sauerstoff besitzt als das der Wirbeltiere. Dagegen ist die Affinität zu Kohlenmonoxyd viel geringer. Festgestellt wurde dies auf Grund von Hämoglobin-Untersuchungen an Askariden, Nippostrongylus muris, Nematodirus spathiger und Haemonchus contortus. Es ist ohne weiteres möglich, daß auf Grund der niedrigen Sauerstoffspannung im Darmtrakt die hohe Affinität ein physiologisches Merkmal dieser Parasiten ist, ein weiteres Zeichen dafür, daß diese Würmer keine obligaten Anaerobier sein können. Denn weiterhin kann, nach Davenport, bei Sauerstoffmangel das Oxyhämoglobin Sauerstoff an das Gewebe der Würmer abgeben, während unter hoher Sauerstoffspannung das Gewebe das Blut reoxydiert. Davenport beschreibt die gleiche Erscheinung bei Nematodirus muris. An Nematodirus muris, Nematodirus sp. und Haemonchus contortus machte Rogers dieselben Beobachtungen.

Es ist bekannt, daß auf Grund ihrer Umgebung den Gewebewürmern mehr Sauerstoff zur Verfügung steht als den Eingeweidewürmern. Es ist aber nicht gesagt, daß diese Gewebewürmer einen höheren Sauerstoffbedarf als die Eingeweidewürmer haben. Am eindrucksvollsten sehen wir dies an dem Verhalten von zwei Gewebewürmern, des Fadenwurmes, Litomosoides carinii, und der Trematode Schistosoma mansoni. Litomosoides carinii lebt in der Brusthöhle, Schistosoma mansoni im Blutplasma der Mesenterialvenen und der Pfortader. Die Sauerstoffspannung ist überall nahezu die gleiche. Da in außerordentlich niedrigen Konzentrationen Zyanfarbstoffe den Sauerstoffverbrauch von Litomosoides carinii und Schistosoma mansoni hemmen bzw. fast vollständig unterbinden, kann man bei Anwendung dieser Farben feststellen, in welchem Maße beide Würmer den Sauerstoff brauchen. Appliziert man z. B. diese Cyane den Säugetierwirten, so wird der respiratorische Stoffwechsel dieser Würmer gehemmt und man beobachtet, daß die Fadenwürmer sterben, dagegen die Trematoden weiter leben und sogar Eier ablegen. Wir sehen, daß die Trematoden bei weitem nicht die Sauerstoffmengen wie die

Fadenwürmer benötigen. Erst bei vollständiger Drosselung der Respiration gehen auch die Schistosomen zugrunde.

Wir erkennen also, daß bereits in bezug auf den Respirationsstoffwechsel die parasitischen Wurmarten untereinander außerordentlich verschieden sind. Es muß also das Sauerstoff-Stoffwechselgeschehen von Art zu Art gesondert analysiert werden. Bei einigen Arten ist der O_2-Bedarf sehr hoch, bei anderen ist gerade das Gegenteil der Fall. Bei einigen der letzteren Arten ist es möglich, daß der Respirationsstoffwechsel eine rudimentäre Funktion darstellt. Wenn wir also schon betr. der Respiration derartige Unterschiede bemerken, können wir uns bereits vorstellen, welchen großen Unterschiede sich z. B. im übrigen Stoffwechselgeschehen und der gesamten chemischen Zusammensetzung darbieten. Baldwin weist in seiner „Einführung zu einer vergleichenden Biochemie“ darauf hin und sagt, daß in Betrachtung dieser bezeichneten Unterschiede der Stoffwechsel dieser Würmer innerhalb ihrer Arten größere Unterschiede aufweist, als der Stoffwechsel unter den Wirbeltierarten.

An diesem Beispiel können wir sehen, wie schwierig es ist und was für eine große Arbeit nötig sein wird, in eben dieses pathologisch-physiologische Geschehen einzudringen. Andererseits erkennen wir aber jetzt bereits, daß auf Grund der chemischen und Stoffwechselverschiedenheiten der einzelnen Wurmarten in Zukunft nicht nur eine klassenspezifische Wurmbekämpfung, sondern eine artspezifische Wurmtherapie eingeschlagen werden muß. Macht man sich bei der Wurmabtreibung die physiologischen Besonderheiten der Würmer einerseits zunutze und unterstützt andererseits den Wirtsorganismus in seiner natürlichen Abwehr, so können wir mehr und mehr von den giftig wirkenden vermiciden Pharmaka abkommen und die Endoparasitenbekämpfung auf Grund biochemischer Prinzipien aufbauen. Dazu müssen jedoch erst intensiv die Stoffwechselaufbauprodukte der Würmer erforscht werden. Bis jetzt sind diese noch unbekannt; es sind lediglich die Stoffwechselendprodukte der Würmer z. T. analysiert worden.

Zum Abschluß möchte ich noch zu einem Gebiet kommen, das uns Mediziner bzw. Vet.-Mediziner besonders interessiert, zur Trichinose. Wie bereits bekannt, entzieht die junge Muskeltrichine der Muskulatur Glykogen, das sie aufspeichert. Die Trichine ihrerseits gibt freie Fettsäuren (Baldriansäure, Buttersäure) an ihre Umgebung ab. Die Muskelfasern verlieren Gesamtstickstoff, Kreatin, Purinbasen und vermehren ihren Gehalt an Wasser, Milchsäure, flüchtigen Säuren und Ammoniak. Das heißt, im Falle, daß das Endprodukt Milchsäure ist, haben wir einen Vorgang vor uns, der sich analog dem chemischen Abbauvorgange im Muskel während der Arbeit abspielt. Wir haben ja in diesem Falle einen Abbau des Glykogens über verschiedene Phosphorsäureverbindungen, Brenztraubensäure zur Milchsäure. Daß die chemischen Zwischenstufen bei der Trichinose allerdings andere sind, ist zu vermuten. Die freien Fettsäuren dürften vielleicht eine erhebliche Rolle dabei spielen. Wir kommen betr. der Fettsäure zu dem problematischen Kapitel des Fettstoffwechsels der Würmer. Cavier wies in der Körperflüssigkeit von Askariden und Bullock in der Subcuticula einiger Acanthocephalen Lipase nach. Auch in den Eingeweiden verschiedener anderer Würmer wurden Lipasen nachgewiesen. Nun kann der Fall so liegen, daß nur der alkoholische Teil der Fette (z. B. Glykerol) dem allgemeinen Fettstoffwechsel unterzogen ist, während die Fettsäuren unabgebaut ausgeschieden werden. Dieses ist die allgemein einleuchtende Art; man kann sich auf diese Weise die Schadwirkung der freien Fettsäuren gegenüber dem Wirtsorganismus vorstellen. Andererseits untersuchte v. Brand den Stoffwechsel bakterienfreier Trichinellalarven und beobachtete einen deutlichen Fettabbau durch diese Organismen unter aeroben Bedingungen. Interessant ist die Beobachtung, daß bei diesen Würmern sich die Fettoxydation gleichlaufend mit dem Glykogenverbrauch abspielt. Es ergeben sich nun hier die Fragen: Ist die Fettsäuresynthese der Trichinellalarven eine Folge verminderter Sauerstoffzufuhr, oder ist die Fettsäureausscheidung neben dem vollständigen Abbau der Fette zu CO_2 und Wasser eine physiologisch-chemische Eigentümlichkeit der Trichinen? Hängt die eigentümliche Zielstrebigkeit der Larven zum Muskel mit dessen hohem Sauerstoffgehalt während der aeroben Phase zusammen, oder ist das Glykogen des Muskels dasjenige Produkt, was die Trichinen anzieht?

Viele Fragen sind in dieser Hinsicht zu beantworten. Manche interessante Probleme habe ich nicht angeschnitten, so z. B. den Kohlehydratstoffwechsel, den Eiweißstoffwechsel, das Vorkommen von flüchtigen Säuren im Stoffwechselgeschehen.

Viel Arbeit wird auf diesem Gebiet noch zu leisten sein, und in absehbarer Zeit werden wir nur theoretische Ergebnisse zu erwarten haben. Trotzdem wird man eines Tages auf Grund des immer intensiveren Eindringens in die biochemischen Probleme sowohl der Würmer als der Wirtsorganismen die Grundlage einer wirtschaftlichen Chemotherapie der Wurminvasionen schaffen. Man wird dann evtl. die augenblicklich im Gebrauche stehenden empirischen Methoden durch moderne, physiologisch ausgearbeitete Methoden ergänzen oder u. U. ersetzen können.

Literatur

Baldwin, E., „Dynamic Aspects of Biochemistry" Cambridge, England, 1948.

Borchardt, W., Klin. Wschr. 13, 591 ff. (1929).

v. Brand, T., Weinstein, P. P., Mehlman, B., and Weinbach, E. C., Exptl. Parasitol. 1, 245 (1952).

Bullock, W. L., J. Morphol. 89, 185 (1949).

Bueding, E., Brit. J. Pharmacol., 7, 563 (1952).

Bueding, E., J. Biol. Chem., 202, 505 (1953).

Bueding, E., Peters, L., Koletsky, S., and Moore, D. V., Brit. J. Pharmacol., 8, 15 (1953)

Bueding, E., and Charms, B., J. Biol. Chem., 196, 615 (1952).

Cavier, R., and Savel, J., Compt. rend., 234, 2562 (1952).

Davenport, H. E., Proc. Royal. Soc. (London) 139, 271 (1950).

Davenport, H. E., Proc. Royal, Soc. (London) 136, 255 (1950).

Flury (zit. nach Pflugfelder, O., „Zooparasiten", Jena 1950).

Rogers, W. P., Australian J. Sci. Research, 2, 349 (1949).

Wells, H. S., J. Parasitol. 17, 167 (1931).

DR. H. BEHRENS
Medizinisch-forensische und Ambulatorische Klinik der Tierärztlichen Hochschule, Hannover

Praktische Bekämpfung des Magen-Darmwurmbefalls der Schafe

Der Magen-Darmwurmbefall stellte bei den in Niedersachsen gehaltenen Schafen bis vor einigen Jahren die verlustreichste Erkrankung dar. Die Verluste setzten sich nicht nur aus den direkten Abgängen durch Tod der Tiere zusammen, sondern dazu kamen die nicht abschätzbaren indirekten Verluste durch schlechte Entwicklung, Gewichtsabnahme, mangelhafte Fruchtbarkeit und schlechte Wolleistung. Aus diesem Grunde kam und kommt der Bekämpfung des Magen-Darmwurmbefalls eine große wirtschaftliche Bedeutung zu. In meinen Ausführungen will ich davon berichten, wie im Bereich des Landesschafzuchtverbandes Niedersachsen die Magen-Darmwurmbekämpfung praktisch durchgeführt wird und welche Erfahrungen im Laufe mehrerer Jahre dabei gesammelt werden konnten.

Zur Behandlung des Magen-Darmwurmbefalls benutzen wir ausschließlich suspendierbare Phenothiazinpräparate. Von den bislang benutzten Präparaten hat sich das in England hergestellte Präparat Coopazin am besten bewährt. Es enthält einen außergewöhnlich guten Emulgator, so daß durch Zusatz von 2 Teilen Wasser eine äußerst stabile, sehr dünnflüssige Suspension hergestellt werden kann. Die dem Phenothiazin zugesetzten Spurenelemente scheinen außer der thyreostatischen Wirkung des gereinigten Phenothiazins (Talmage, Trum, Monroe und Rust) den Stoffwechsel günstig zu beeinflussen. Weiterhin ist die Teilchengröße des Phenothiazins sehr klein, wodurch nach Gordon die Wirkung von Phenothiazin wesentlich erhöht wird.

Die Eingabe erfolgt ausschließlich durch Einspritzen der Suspension in den Pharynx mit Hilfe besonderer Spritzen bzw. Eingebeapparate. Gut bewährt haben sich die Dosierungsspritze von Cooper[1] (Abb. 1), die Suco-Spritze von Hauptner (Abb. 2) und der Dosierungsapparat von Cooper[1] (Abb. 3). Die Eingabe erfolgt am umgesetzten bzw. stehenden Tier (Abb. 4—6). Das Mundstück der Eingebeinstrumente wird über den Zungenrand bis in den Pharynx vorgeschoben und der Inhalt so eingespritzt, daß das Schaf die Flüssigkeit abschlucken kann. Der Kopf darf nicht zu stark nackenwärts abgebogen werden, da sonst das Schaf nicht abschlucken kann. Bei widersetzlichen Tieren muß das Mundstück vorsichtig eingeführt werden, damit es nicht zu einer Verletzung der Maulhöhle oder des Pharynx kommt. Bei der Eingabe ist darauf zu

[1] Vertrieb durch Fa. M. Kanold, Hamburg 33, Hufnerstraße 120.

achten, daß das Vlies nicht unnötig mit Phenothiazin beschmutzt wird, da die durch das Präparat bedingte Verfärbung der Wolle zu einer Wertminderung führt. Eine Verschmutzung der Wolle durch nicht abgeschluckte, aus der Maulhöhle herausgelaufene Phenothiazinmengen läßt sich nach Whitlock dadurch vermeiden, daß das etwa 45 cm lange Mundstück des Eingebeinstrumentes direkt in den Ösophagus eingeführt wird. Diese Methode ist von uns bislang noch nicht geprüft worden. Die Eingabe erfolgt nach Möglichkeit nüchtern vor dem täglichen Austrieb. Eine besondere diätetische Vor- und Nachbehandlung der Tiere ist nie verlangt worden.

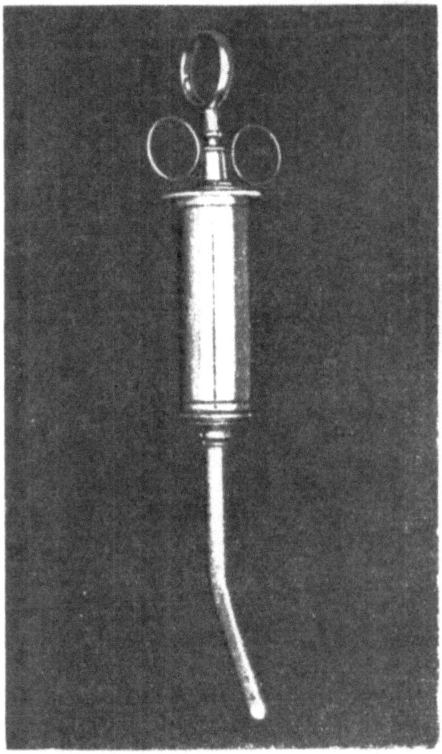

Abb. 1. Dosierungsspritze von Cooper.

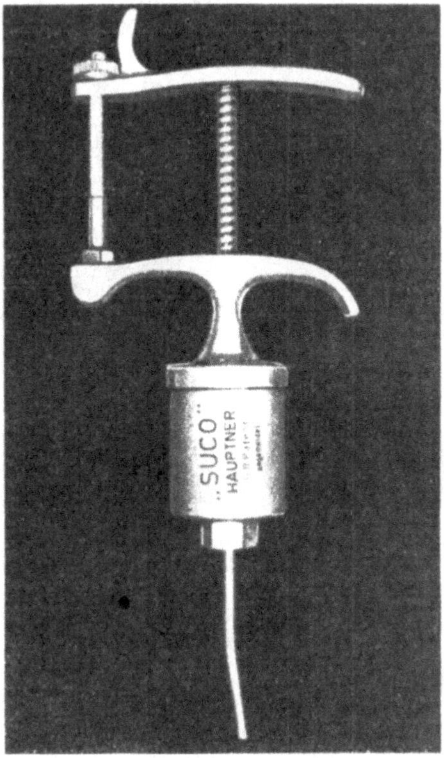

Abb. 2. Suco-Spritze der Firma Hauptner, Solingen.

Wir führen die Behandlung mit folgenden Dosen durch:

Lämmer:	5–15 g
Jährlinge:	15–20 g
ältere Schafe:	20–30 g.

Bei Heidschnucken kann die Dosis um ein Viertel reduziert werden. Von einer Behandlung hochträchtiger Schafe sowie während der Lammzeit sehen wir ab, da wir in einem Fall Verlammung beobachtet haben. Desgleichen führen wir eine Behandlung während der Bockzeit nicht durch.

Im Sommer setzen wir die Tiere in den ersten 24 Stunden nach der Behandlung nach Möglichkeit der direkten Sonnenbestrahlung nicht aus, da wir bei einigen Tieren ödematöse Schwellungen der Nase und der Ohren gesehen haben, die auf der fotodynamischen Wirkung resorbierter Spaltprodukte des Phenothiazins beruhen.

Die Bekämpfung wird nach folgenden Gesichtspunkten vorgenommen:

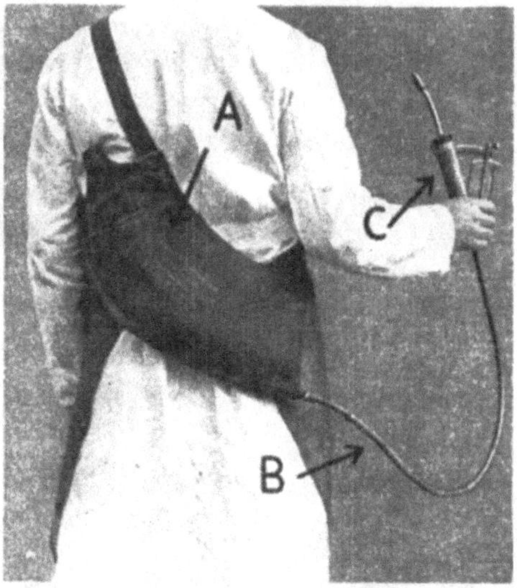

Abb. 3. Dosierungsapparat von Cooper.
A = Füllbeutel, B = Verbindungsschlauch, C = Eingebevorrichtung.

1. Therapie des akuten Magen- und Darmwurmbefalles:

Bei einer durch das Krankheitsbild, die Kotuntersuchung oder die Zerlegung eines gefallenen bzw. geschlachteten Schafes gestellten Diagnose wird sofort die gesamte Herde ausnahmslos behandelt. Bei der Kotuntersuchung haben wir auf eine genaue Bestimmung der einzelnen Strongylidenarten bislang bewußt verzichtet. In Zukunft werden wir eine genaue Artbestimmung durchführen, da die mehrjährige Anwendung von Phenothiazin zweifellos zu einer Verschiebung der Arten geführt hat. Eine vornehmlich durch Nematodirus verursachte parasitäre Gastroenteritis haben wir bislang noch nicht gesehen. Eine Nachbehandlung erfolgt frühestens 4 Wochen nach der Erstbehandung und wird vom Erfolg der Erstbehandlung abhängig gemacht. Eine Verbesserung der Fütterung wird nach Möglichkeit angestrebt, da sie von wesentlicher Bedeutung für den Erfolg der Behandlung ist. Ein Weidewechsel wird gewünscht, läßt sich jedoch vor Beginn der Ernte infolge der knappen Vorsommerweide kaum ermöglichen.

2. Prophylaxe des Magen- und Darmwurmbefalles:

Durch aufklärende Vorträge und Publikationen haben wir es erreicht, daß Herden einsichtiger Schafhalter kaum noch an einer akuten parasitären Gastroenteritis erkranken, so daß wir in hohem Maße die Bekämpfung ausschließlich durch vorbeugende Maßnahmen durchführen können. Diese bestehen darin, daß im Frühjahr die Herde bis auf die Lämmer etwa 10–14 Tage vor dem geplanten Weideaustrieb

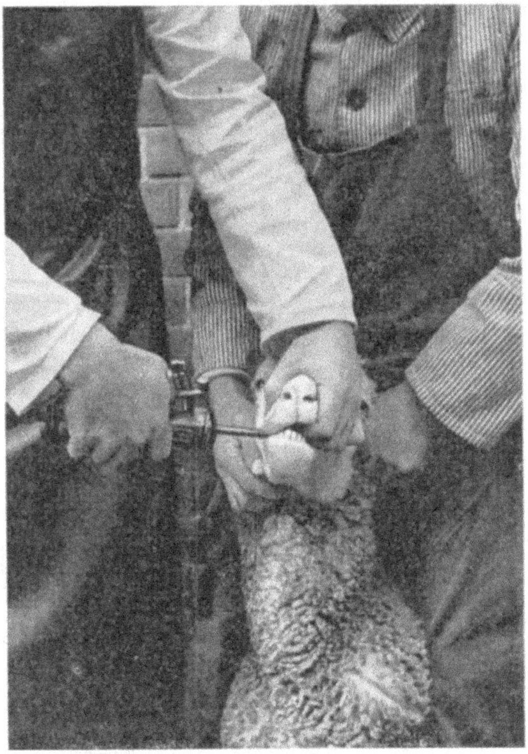

Abb. 4. Eingabe mit Dosierungsapparat beim umgesetzten Schaf.

behandelt wird. Dadurch wird erreicht, daß die über Winter praktisch wurmfrei gewordenen Weiden durch Wurmträger nur in einem ganz geringen Maße neu verseucht werden. Da wir in unseren Herden kaum eine Frühjahrslammung haben, stößt die Durchführung der Behandlung auf keine Schwierigkeiten. Da wir trotzdem mit einer gewissen Ansteckung der Lämmer auf der Weide rechnen müssen, die vornehmlich durch die schlechte Vorsommerweide begünstigt wird, muß auf die Lämmer, insbesondere durch wiederholte Kotuntersuchungen, geachtet werden. Stellen sich Erscheinungen des Magen-Darmwurmbefalles ein, die besonders im Monat Juni zu erwarten sind, dann werden die Lämmer sofort behandelt. Ob die übrige

Herde, insbesondere die Jährlinge mitbehandelt werden müssen, muß von Fall zu Fall entschieden werden. Da die Behandlung der Lämmer kurz vor Beginn der Ernte angezeigt ist, wird der Behandlungserfolg durch die nunmehr einsetzende Stoppelhütung und den damit verbundenen Weidewechsel wesentlich unterstützt.

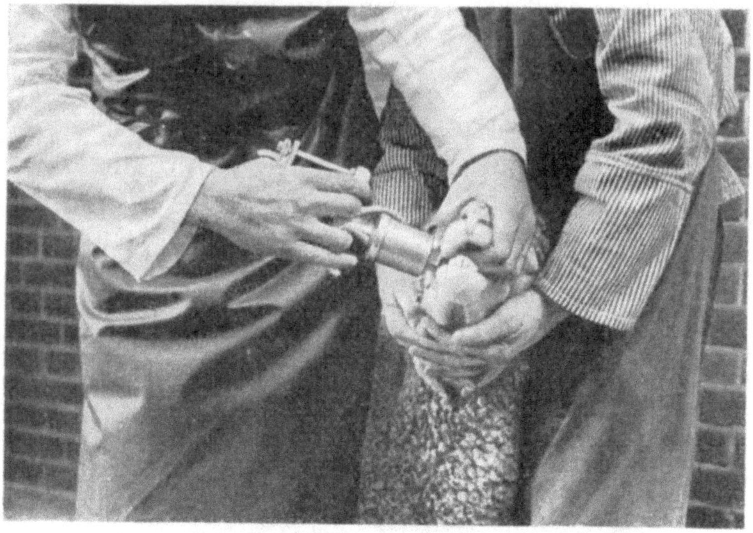

Abb. 5. Eingabe mit Suco-Spritze beim stehenden Schaf.

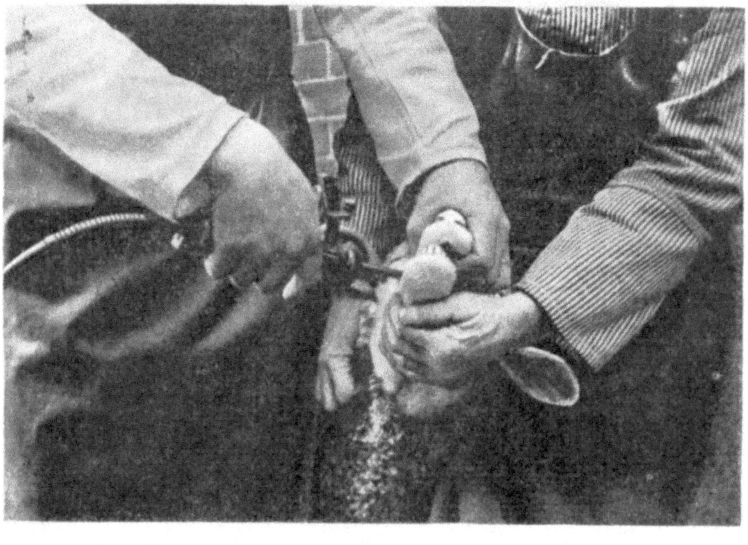

Abb. 6. Eingabe mit Dosierungsapparat beim stehenden Schaf.

Standweiden verlangen eine gesonderte Betrachtung. Auf ihnen ist die Ansteckungsgefahr besonders groß, häufig begünstigt durch einen zu starken Besatz der Flächen. Man kommt im allgemeinen nicht umhin, die gesamte Herde im Laufe der Weideperiode wiederholt in Abständen von 6 Wochen zu behandeln.

Trotz der guten therapeutischen Erfolge mit Phenothiazin weisen wir die Schafhalter immer wieder darauf hin, daß der volle Erfolg erst dann zu erwarten ist, wenn zu der medikamentösen Behandlung noch eine gute Fütterung kommt und daß weiterhin eine gute Fütterung eine ausgezeichnete Prophylaxe darstellt.

Die besten Erfolge haben wir bei der Aufstellung von Lämmerherden gesehen. Durch die Zuteilung eigener, anderweitig nicht genützter Weiden werden die Lämmer der direkten Ansteckungsgefahr, die ihnen von den älteren Schafen droht, entzogen. Wenn die Lämmer im nächsten Jahr als Jährlinge zu der übrigen Herde kommen, sind sie bereits wesentlich resistenter. Die Aufstellung von Lämmerherden ist, da sie eine gewisse Herdengröße und Sommer- bzw. Herbstlammung voraussetzt, leider nicht überall möglich.

Durch die von mir aufgezeigten Maßnahmen haben wir in Niedersachsen den Magen-Darmwurmbefall wirksam bekämpfen können, so daß er heute keine Gefahr mehr darstellt. Diesen Erfolg führen wir in erster Linie auf die prophylaktischen Maßnahmen zurück, die die Grundlage jeder erfolgreichen Bekämpfung seuchenartig auftretender Krankheiten sind.

Literatur

Gordon, H. McL., Austral. Vet. J. 30, 38—40 (1954).

Talmage, R. V., B. F. Trum, R. A. Monroe u. J. H. Rust, J. Amer. Vet. Med. Ass. 123, 328—329 (1953).

Whitlock, H. V., Austral. Vet. J. 30, 100—1004 (1954).

PROF. DR. C. SPREHN
Vet.-med. Abteilung der Bundesforschungsanstalt für Kleintierzucht in Celle (Hannover)

Beitrag zur Morphologie und Systematik der Trichostrongyliden

(13 Abbildungen)

Untersuchungen an einem größeren Trichostrongylidenmaterial aus mehreren Sektionen von Ziegen, einem Reh, mehreren Kaninchen und Hasen haben die Möglichkeit gegeben, einige morphologische und systematische Klarstellungen herbeizuführen. Bei allen Sektionen wurde besonders darauf geachtet, die im Magen- und Darmkanal vorhandenen Trichostrongyliden möglichst vollständig der Untersuchung zugänglich zu machen. Dies geschah in der Weise, daß der Magen- und Darmkanal vorsichtig ausgeschwemmt und die Inhaltsmassen durchgesiebt wurden.

1. Das Verhältnis der einzelnen bei Ziegen vorkommenden Trichostrongylus-Arten zueinander scheint ihrer Zahl nach stark zu variieren. Es scheint davon abhängig zu sein, aus welchem Gebiet die Tiere stammen, und scheint aber auch individuell bei Tieren aus ein und derselben Herde erheblich zu schwanken. Während wir in früheren Jahren bei Sektionen von Tieren, die auf der Weide gehalten wurden, aus dem Gebiet Nordrhein-Westfalen als hauptsächlichste Art Trichostrongylus axei (Cobbold, 1879) festgestellt hatten (Sprehn, 1953/54), stellten wir bei unseren in Celle zu Versuchszwecken im Stall gehaltenen Ziegen als zahlenmäßig am stärksten vertretene Arten Trichostrongylus colubriformis (Giles, 1892) und Trichostrongylus vitrinus (Looss, 1905) fest. Trichostrongylus axei wurde bei diesen Ziegen immer nur in verhältnismäßig geringer Zahl gefunden. Neben diesen 3 Arten wurde regelmäßig auch Trichostrongylus capricola (Ransom, 1907) in geringer Anzahl festgestellt, sowohl bei den Ziegen aus dem Raum Nordrhein-Westfalen als auch bei denen aus Celle.

Bei einem solchen Sektionsbefund einer Ziege aus den Celler Versuchstieren wurde folgende prozentuale Zusammensetzung der Trichostrongylus-Fauna im Dünndarm gefunden:

Trichostrongylus colubriformis	69%
Trichostrongylus vitrinus	25%
Trichostrongylus axei	4%
Trichostrongylus capricola	2%

Zwei weitere Sektionen Celler Ziegen zeigten ebenfalls ein starkes Überwiegen der Arten Trichostrongylus colubriformis und T. vitrinus gegenüber den nur in geringer Zahl vorhandenen Arten T. axei und T. capricola. Aber auch die beiden Hauptarten T. colubriformis und T. vitrinus im Dünndarm der Celler Ziegen wiesen bei den 3 Sektionen in ihrer zahlenmäßigen Zusammensetzung starke Unterschiede untereinander auf. Wenn man nur die beiden Hauptformen berücksichtigt, waren diese zahlenmäßig wie folgt in den Sektionen vertreten:

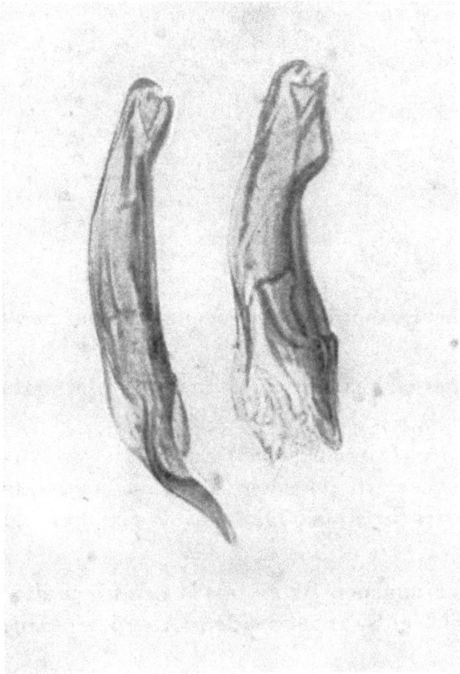

Abb. 1. Trichostrongylus axei (Cobbold, 1879). Männchen, Spicula isoliert.

Bei Sektion I –	Trichostrongylus colubriformis zu	73%
	Trichostrongylus vitrinus zu	27%
Bei Sektion II –	Trichostrongylus colubriformis zu	60%
	Trichostrongylus vitrinus zu	40%
Bei Sektion III –	Trichostrongylus colubriformis zu	93%
	Trichostrongylus vitrinus zu	7%

In unserem Material aus allen Ziegensektionen vom 15. Mai 1951 bis zum 1. Juli 1954 haben wir nur die 4 erwähnten Trichostrongylus-Arten im Dünndarm von Ziegen gefunden. Nicht festgestellt wurden:

Trichostrongylus falculatus (Ransom, 1911) aus Ziegen Afrikas bekannt.

Trichostrongylus probolurus (Railliet, 1896) aus Schaf, Kamel, Mensch und verschiedenen freilebenden Wiederkäuern in Europa, Afrika und Amerika bekannt.

Trichostrongylus rugatus (Mönnig, 1925) aus Ziegen und Schafen Südafrikas bekannt.

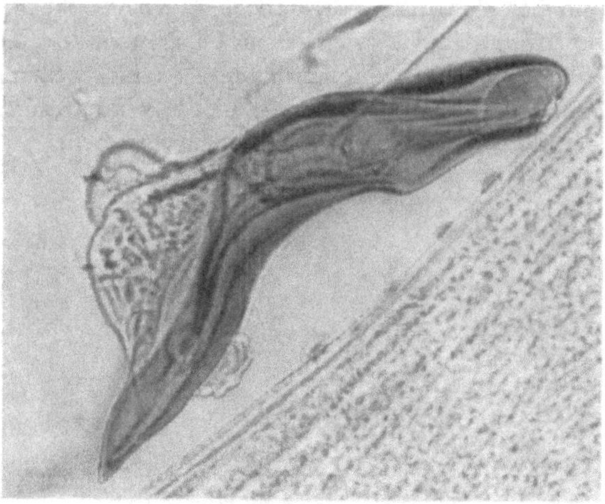

Abb. 2. Trichostrongylus capricola (Ransom, 1907). Männchen, Spiculum isoliert.

Ebenfalls nicht festgestellt haben wir in unserem Material die wenig bekannten Arten:

Trichostrongylus hamatus (Daubney, 1933) aus Schafen in Afrika bekannt.
Trichostrongylus longispicularis (Gordon, 1933) aus Schafen in Australien bekannt.
Trichostrongylus pietersei (Le Roux, 1932) aus Ziegen und Schafen in Zentralafrika bekannt.

Die Männchen der gefundenen Arten lassen sich schon allein nach dem Bau und der Größe ihrer Spicula leicht unterscheiden (Abb. 1—4). Eine Unterscheidung der

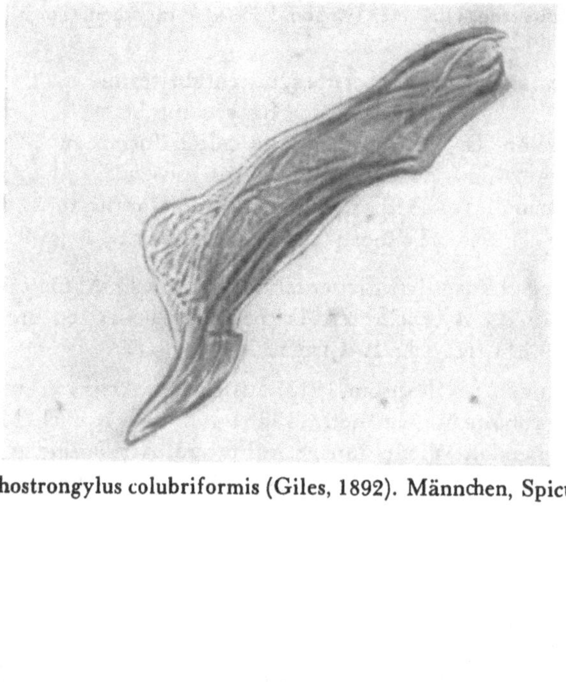

Abb. 3. Trichostrongylus colubriformis (Giles, 1892). Männchen, Spiculum isoliert.

Weibchen ist dagegen nach den in der Literatur vorliegenden Beschreibungen nicht möglich. (Sprehn, 1932; Neveu-Lemaire, 1936; Fiebiger, 1947; Mönnig, 1950; Borchert, 1954, um nur die zusammenfassende Literatur anzugeben, die weitere Literaturangaben enthält.) Bezüglich der Weibchen der Arten Trichostrongylus colubriformis und T. vitrinus konnte die eingehende Untersuchung und Vermessung des vorliegenden Materials in dieser Beziehung Klarheit verschaffen. (Haakh,

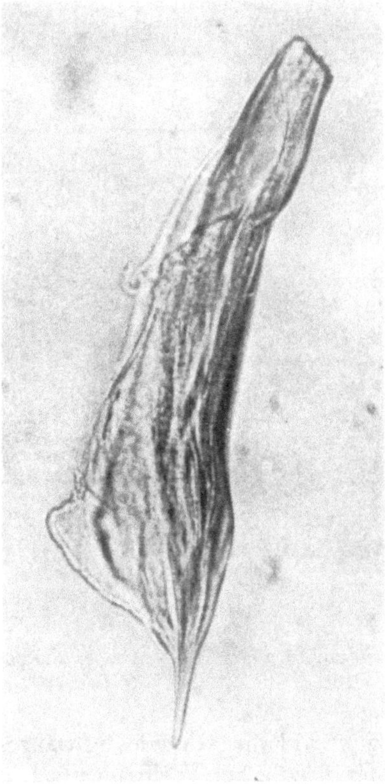

Abb. 4. Trichostrongylus vitrinus (Looss, 1905). Männchen, Spiculum isoliert.

im Druck.) Zur Hilfe kam hierbei der Umstand, daß in dem Material der Sektion III fast ausnahmslos nur die Trichostrongylus-Art T. colubriformis vorlag, neben wenigen Exemplaren von T. vitrinus. Es zeigte sich, daß die Schwanzlänge der Weibchen von T. colubriformis durchschnittlich 77 μ (Minimum 60,0 und Maximum 103,3 μ), die von T. vitrinus dagegen durchschnittlich 105 μ (Minimum 83,3 und Maximum 133,3 μ) beträgt (Abb. 5–8).

Außerdem zeigt es sich, daß die Form des Hinterendes der Weibchen dieser beiden Arten sehr unterschiedlich ausgebildet ist. Bei T. colubriformis verjüngt sich das Hinterende gleich hinter dem Anus stark und rasch (Abb. 5 und 6), um dann in eine verhältnismäßig schmale Endspitze auszulaufen. Bei T. vitrinus dagegen läuft das Hinterende vom Anus ab sich langsam konisch verjüngend in die Schwanzspitze aus (Abb. 7 u. 8). Der Anus zeigt bei T. colubriformis entweder gar keinen Vorsprung an seiner Ausmündungsstelle (Abb. 6) oder doch nur eine leicht angedeutete Lippenbildung (Abb. 5), während er bei T. vitrinus meist einen sehr deutlichen und oft stark vorspringenden Wulst bildet (Abb. 7 u. 8).

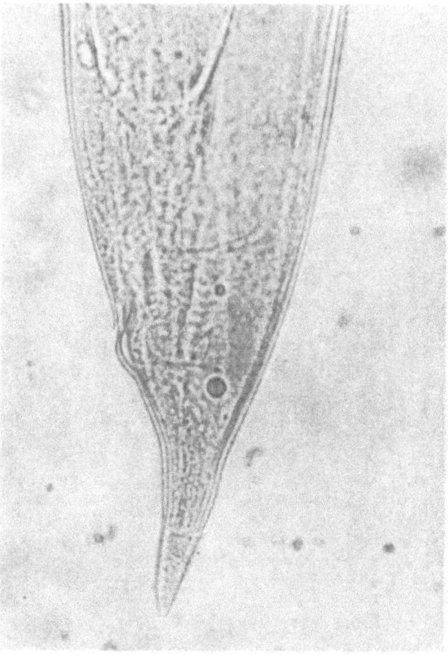

Abb. 5. Trichostrongylus colubriformis (Giles, 1892). Weibchen, Hinterende.

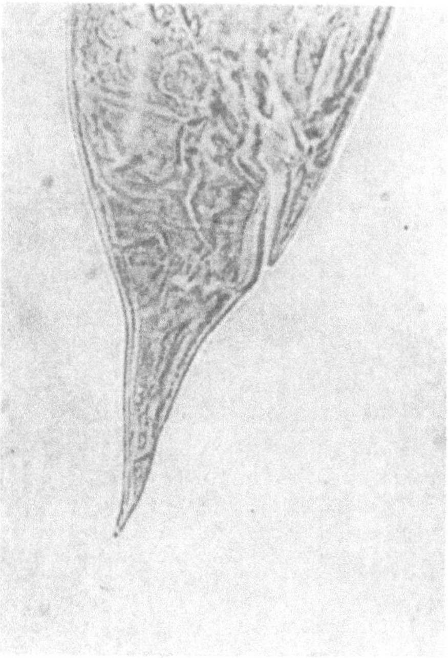

Abb. 6. Trichostrongylus colubriformis (Giles, 1892). Weibchen, Hinterende.

Bei T. colubriformis liegt endlich die Achse des Schwanzes immer in der Verlängerung der Körperachse (Abb. 5 u. 6), bei T. vitrinus dagegen ist sie gegenüber der Körperachse abgeknickt, meist dorsal (Abb. 7 u. 8).

Auch die Größe und die Form der Eier im Uterus reifer Weibchen kann als Hilfsunterscheidungsmerkmal herangezogen werden. Die Eier von T. colubriformis messen im Durchschnitt 84,5:43,6 μ, die von T. vitrinus dagegen 94,5:48,2 μ.

2. Im Labmagen eines Rehes (Capreolus capreolus L.) wurden neben anderen Trichostrongyliden-Arten Exemplare von Ostertagia böhmi (Gebauer, 1932) gefunden. Das Material gab Gelegenheit, die Beschreibung des Weibchens dieses Wurmes in einigen wesentlichen Punkten zu ergänzen (Haakh, im Druck).

Der Ösophagus der Weibchen dieser Ostertagia-Art ist im Gegensatz zu dem anderer Arten verhältnismäßig kurz und kräftig. Er ist im Durchschnitt 607,1 μ (562,4 bis 666,0 μ) lang. Die Cervicalpapillen liegen 328,2 μ (313,3–343,3 μ), der Excretionsporus 293,4 μ (276,6–313,3 μ) hinter dem Vorderende. Die Dicke des Wurmes am Ösophagusende beträgt 90,4 μ (76,6–110,0 μ). Die Eier im Uterus reifer Würmer messen 83,4:44,3 μ (80,0–86,6:40,0–46,6 μ). Die Vulva liegt 1362,9 μ (1158,0 bis 1539,0 μ) und der Anus 177,7 μ (163,3–190,0 μ) vor dem Hinterende.

Die Maße der Männchen in unserem Material aus dem Reh weichen von denen, die Gebauer angibt (Gebauer, 1932), dessen Material aus Gemsen stammt, etwas ab.

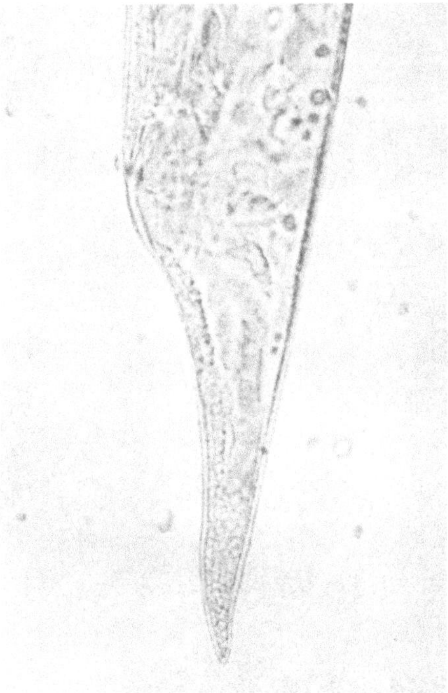

Abb. 7. Trichostrongylus vitrinus (Looss, 1905). Weibchen, Hinterende.

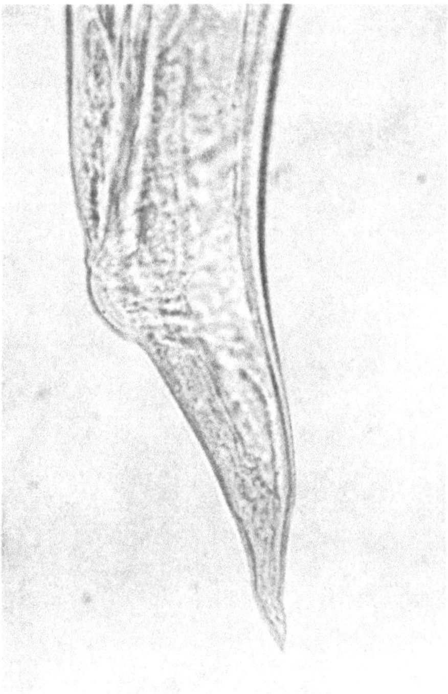

Abb. 8. Trichostrongylus vitrinus (Looss, 1905). Weibchen, Hinterende.

Es betrug:

Die Ösophaguslänge in unserem Material 580,9 μ (547,6–621,0 μ), bei Gebauer 520,0 μ.

Die Entfernung der Cervicalpapillen vom Vorderende in unserem Material 319,4 μ (276,6–343,3 μ), bei Gebauer 320,0 μ.

Die Entfernung des Exkretionsporus vom Vorderende betrug in unserem Material 284,9 μ (250,0–310,0 μ), die Dicke des Wurmes am Ösophagusende 85,5 μ (70,0 bis 100,0 μ), die Länge des linken Spiculums 163,9 μ (156,6–170,0 μ), die des rechten 165,9 μ (150,6–173,3 μ). Gebauer gibt die Länge der Spicula mit 160,0–170,0 μ an. Die Gesamtlänge der Männchen betrug in unserem Material 5982,9 μ (5460,0 bis 6594,0 μ) bei Gebauer 6000,0–7000,0 μ.

Die etwas asymmetrischen Spicula dieses Wurmes sind sehr charakteristisch gebaut (Abb. 9). Sie enden in je 3 geweihartige distale Spitzen, von denen die eine erheblich kürzer als die beiden anderen ist. Ein Gubernaculum fehlt. Die Form der Spicula und das Fehlen des Gubernaculums gibt dem Wurm eine gewisse Ähnlichkeit mit der aus Schafen bekannten Ostertagia marshalli (Ransom, 1907). Von dieser Art unterscheidet er sich aber deutlich durch seine geringere Größe. Er ist nur 5,4

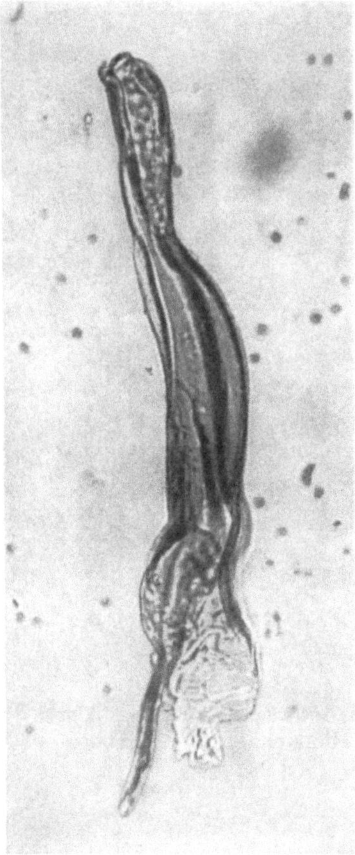

Abb. 9. Ostertagia (Marshallagia) böhmi (Gebauer, 1932). Männchen, Spiculum isoliert.

bis 7 mm lang gegenüber der 10—13 mm langen O. marshalli. Entsprechend der geringeren Länge ist auch der Ösophagus bei O. böhmi kürzer, nämlich nur 520—621 μ lang, während er bei O. marshalli 725—850 μ lang ist. Die Cervicalpapillen liegen bei O. böhmi 276,6—342,3 μ, bei O. marshalli 340,0—415,0 μ hinter dem Vorderende. Vor allem aber ist die Dorsalrippe der Bursa bei O. böhmi auffallend kurz, nämlich nur 43,3 μ lang, wovon 20,0 μ auf den gemeinsamen dorsalen Rippenstamm und 23,3 μ auf die im Winkel von 40° zu einander verlaufenden Äste entfallen (Abb. 10).

Bei O. marshalli ist dagegen die Dorsalrippe auffallend lang und schlank, nämlich 280,0–400,0 μ lang, wovon 200,0–280,0 μ auf den gemeinsamen dorsalen Rippenstamm entfallen (Abb. 11).

Das charakteristischste Merkmal der Untergattung Marshallagia (Orlov, 1933) mit ihrem Typ Ostertagia (Marshallagia) marshalli (Ransom, 1907) ist das Fehlen des Gubernaculums. Dieses Merkmal unterscheidet diese Untergattung zusammen mit

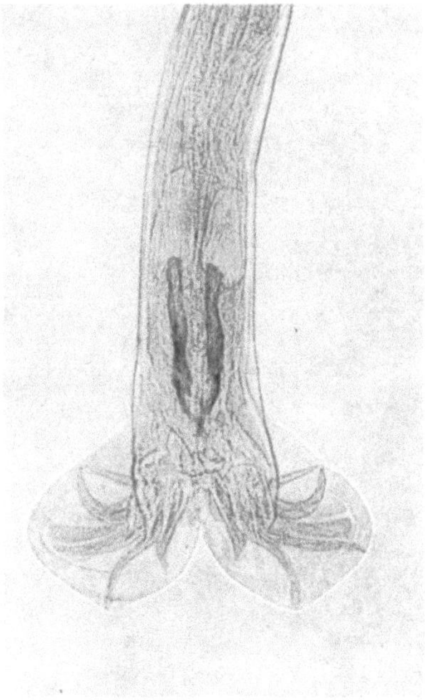

Abb. 10. Ostertagia (Marshallagia) böhmi (Gebauer, 1932). Männchen, Hinterende.

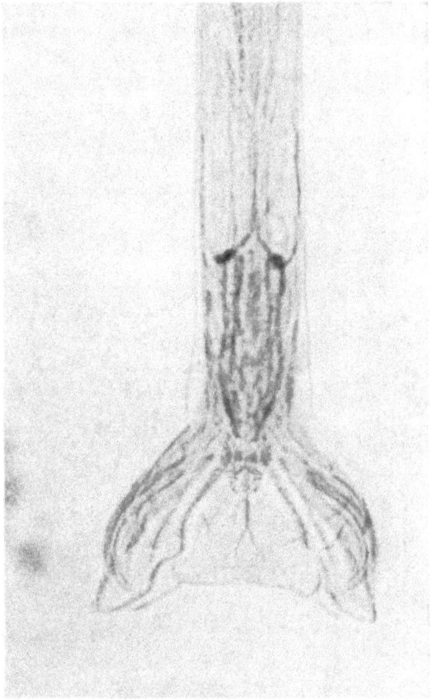

Abb. 11. Ostertagia (Marshallagia) marshalli (Ransom, 1907). Männchen, Hinterende.

der Untergattung Spiculopteragia (Orlov, 1933) von allen anderen Untergattungen der Gattung Ostertagia (Ransom, 1907). Auf Grund des Fehlens des Gubernaculums und der charakteristischen Struktur der Spicula gehört die Art O. böhmi in die Untergattung Marshallagia. Die Angabe von Orlov, daß die Untergattung Marshallagia Arten umfaßt, die eine lange und dünne Dorsalrippe haben, muß allerdings in der Untergattungsdiagnose abgeändert werden. Die Diagnose für diese Untergattung müßte also heißen: Ostertagia, ohne Gubernaculum, mit Spicula, die keine fächerartige Membran an ihrem distalen Ende tragen und sich distal in drei verschieden lange Zweige aufspalten, die spitz zulaufen. Laterale Lappen der Bursa gut entwickelt, leicht asymmetrisch. Ein Dorsallappen ist nur undeutlich abgegrenzt. Die Dorsalrippe ist lang oder kurz. Der gemeinsame dorsale Rippenstamm ist fast ebenso lang oder auch wesentlich länger als die Zweige der Dorsalrippe. Typ der Untergattung: Ostertagia (Marshallagia) marshalli (Ransom, 1907) aus dem Schaf.

Weitere Art: Ostertagia (Marshallagia) böhmi (Gebauer, 1932) aus dem Reh und der Gemse.

3. Material von Trichostrongylus retortaeformis (Zeder, 1800) aus dem Kaninchen (Oryctolagus cuniculus L.) und dem Hasen (Lepus europaeus Pall.) zeigte, daß die bei diesen Tieren im Dünndarm gefundenen Trichostrongylus-Arten konstant nicht unerhebliche morphologische Unterschiede aufwiesen.

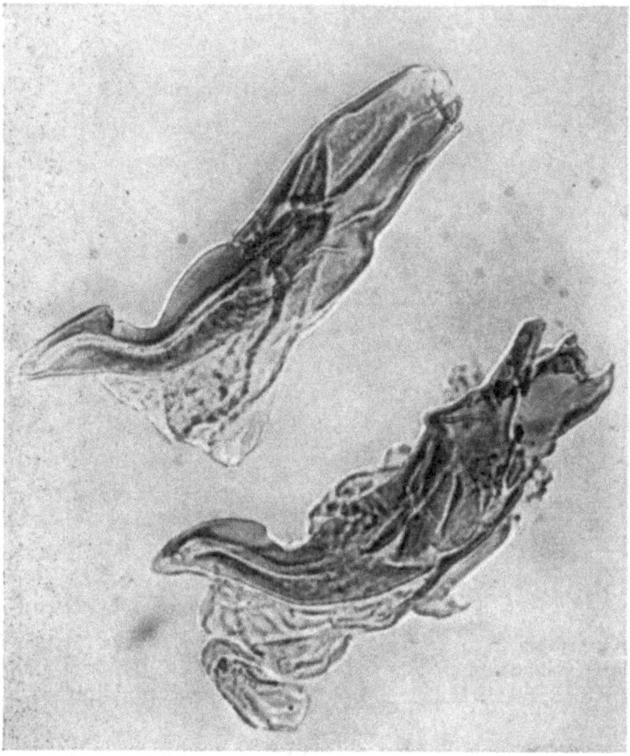

Abb. 12. Trichostrongylus retortaeformis cuniculi (Zeder, 1800) n. subsp. Männchen, Spicula isoliert.

Beim Männchen dieser Würmer ist das auffallendste Unterscheidungsmerkmal der Formen aus dem Kaninchen und dem Hasen die Gestaltung der Spicula.

Das rechte Spiculum bei der Kaninchenform (Abb. 12) ist 119,1 μ (106,6–120,0 μ), das linke 125,2 μ (113,3–136,6 μ) lang. Die Widerhaken an der Spitze der Spicula sind 25,8 μ (23,3–30,0 μ) vom distalen Ende entfernt. Die Abknickung der Spicula liegt im Halsteil, d. h. etwa am Übergang zum letzten distalen Viertel der Spiculalänge. Der Halsteil ist an der Abknickungsstelle deutlich eingeschnürt und schlank. Bei beiden Spicula ist an dieser Stelle eine sehr deutliche Kehlbildung ausgeprägt. Unmittelbar hinter dieser Kehlung ragt der Widerhaken der Spitze scharf hervor.

Das rechte Spiculum der Hasenform (Abb. 13) ist 116,3 μ (86,6–133,3 μ), das linke 128,3 μ (106,6–134,3 μ) lang. Die Widerhaken an der Spitze der Spicula sind 27,4 μ (20,0–30,0 μ) von der Spitze entfernt. Die Abknickung der Spicula liegt hier deutlich in der Mitte der Spicula, nicht erst am Übergang zum letzten Viertel. Der Halsteil ist dicker und nicht stark eingeschnürt. Er erscheint daher plumper und breiter als bei der Kaninchenform. Die Kehlbildung ist im Halsteil nur angedeutet,

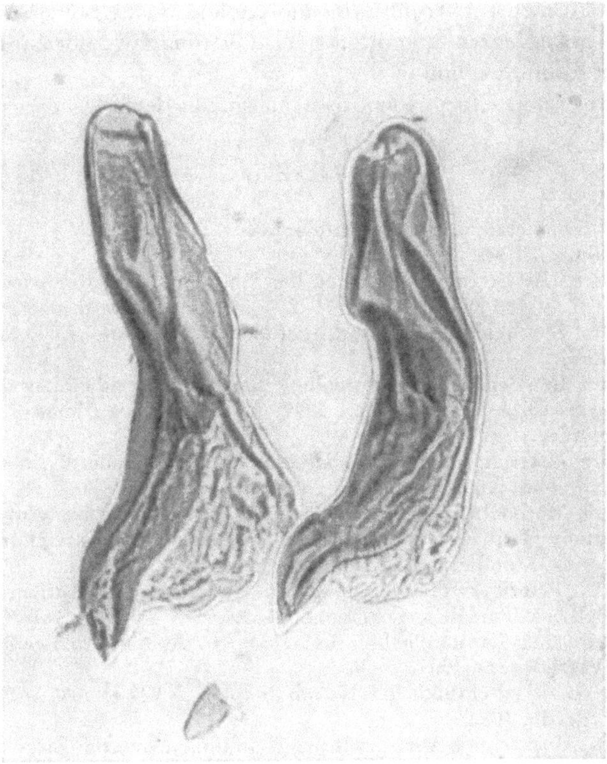

Abb. 13. Trichostrongylus retortaeformis leporis (Zeder, 1800) n. subsp. Männchen, Spicula isoliert.

deshalb sind die Widerhaken an den Endspitzen auch nicht so deutlich ausgeprägt wie bei der Kaninchenform.

Auffallende Unterschiede zeigt auch die Länge der Dorsalrippe der Bursa. Sie beträgt bei der Kaninchenform 51,1 μ (50,0–53,3 μ), bei der Hasenform dagegen nur 43,3 μ. Auch die Dicke der Männchen in Höhe des Ösophagusendes und vor der Bursa ist bei beiden Formen recht unterschiedlich. Bei der Kaninchenform ist sie am Ösophagusende nur 35,1 μ (33,3–40,0 μ), kurz vor der Bursa 93,0 μ (80,0–103,0 μ), bei der Hasenform dagegen am Ösophagusende 44,9 μ (36,6:53,3 μ), kurz vor der Bursa 113,3 μ (90,0–130,0 μ).

Beim Weibchen sind die Unterschiede weniger in die Augen fallend. Die Dicke der Weibchen in Höhe des Ösophagusendes zeigt aber deutliche Unterschiede. Sie beträgt bei der Kaninchenform 36,7 μ (30,0–43,3 μ), bei der Hasenform dagegen 47,3 μ (40,0–60,0 μ). Die Wurmbreite in Höhe der Vulva mißt bei der Kaninchenform 99,9 μ (83,3–126,6 μ), bei der Hasenform dagegen 107,8 μ (86,6–130,0 μ) (Haakh, im Druck, mit weiteren Einzelheiten).

Diese Untersuchungsergebnisse legen es nahe, die beiden aus verschiedenen Wirten erhaltenen Formen auf Grund ihrer morphologischen Unterscheidungsmerkmale als Unterarten abzugrenzen, nämlich als: Trichostrongylus retorteaformis cuniculi n. subsp. aus dem Kaninchen und
Trichostrongylus retortaeformis leporis n. subsp. aus dem Hasen.

Literatur

1. Borchert, Alfred, Lehrbuch der Parasitologie für Tierärzte. XV + 448 S., 246 Abb. – S. Hirzel, Leipzig. 1954.
2. Fiebiger, Josef, Die tierischen Parasiten der Haus- und Nutztiere sowie des Menschen. 4. Auflage. XII + 436 S., 401 Abb., 1 Taf. — Urban & Schwarzenberg, Wien. 1947.
3. Gebauer, Otto, Zur Kenntnis der Parasitenfauna der Gänse. — Z. Parasitenkde. 41, 147 bis 219, 70 Abb.
4. Haakh, Ulrich, Ein Beitrag zur Morphologie und zur Unterscheidung der Weibchen von Trichostrongylus colubriformis (Giles, 1892) und T. vitrinus (Looss, 1905). [Nematoda, Trichostrongylidae.] Im Druck.
5. Haakh, Ulrich, Ostertagia böhmi (Gebauer, 1932) [Nematoda, Trichostrongylidae] aus dem Reh (Capreolus capreolus L.). Im Druck.
6. Haakh, Ulrich, Morphologische Unterschiede bei Trichostrongylus retorteaformis (Zeder, 1800) [Nematoda, Trichostrongylidae] aus verschiedenen Wirtstieren (Kaninchen, Oryctolagus cuniculus L. und Hase, Lepus europaeus Pall.). Im Druck.
7. Mönnig, H. O., Veterinary Helminthology and Entomology. 3. Auflage. XVII + 427 S., 275 Fig. — Ballière, Tindall & Cox, London. 1950.
8. Neveu-Lemaire, M., Traité d'helminthologie médicale et vétérinaire. XXIII + 1514 S., 787 Fig. — Vigot Frères, Paris. 1936.
9. Sprehn, Curt E. W., Lehrbuch der Helminthologie. XVI + 998 S., 374 Abb. — Gebr. Borntraeger, Berlin. 1932.
10. Sprehn, Curt, Über einige wirtschaftliche Helminthen unserer Ziegen, Kaninchen und Meerschweinchen unter besonderer Berücksichtigung ihrer praktischen Bekämpfung. — Wissenschaftl. Z. Humboldt-Universität Berlin. Math.-naturw., Reihe Nr. 1. Jg. 3, S. 85 bis 88, 1 Abb.

DIPL.-BIOL. E. SEIDEL
Vet.-Parasitologisches Institut der Karl-Marx-Universität, Leipzig

Parasitologische Befunde beim Sumpfbiber

Der Sumpfbiber, Myocastor coypus Mol., auch Biberratte oder Nutria genannt, wird seit ungefähr 30 Jahren in europäischen Farmen gehalten und gezüchtet. Obwohl er sich den europäischen Umweltbedingungen gut angepaßt hat, brachte er denen Enttäuschung, die bei seiner Einführung in Europa einer weitverbreiteten, voreingenommenen Idealmeinung huldigten. Diese Idealmeinung bestand unter anderem darin, daß man annahm, der Sumpfbiber kenne keine Krankheiten, weder solche parasitären noch bakteriellen oder anderweitigen Ursprungs.

Es hat sich jedoch während der letzten drei Jahrzehnte erwiesen, daß auch diesem Pelztiere eine ganze Anzahl Krankheitserreger auflauern, und daß die Anfälligkeit gegen diese im allgemeinen nicht geringer ist als bei anderen Farmtieren.

Ein nicht unbedeutender Prozentsatz dieser Krankheitserreger muß in das Reich der tierischen Schmarotzer eingereiht werden.

Schon aus den Anfangsjahren der Sumpfbiberzucht liegen zahlreiche Berichte über Endoparasitenfunde vor. Ein großer Teil dieser Funde wurde nur bei Importtieren gemacht. Es handelte sich hierbei also um Schmarotzer, die aus der südamerikanischen Heimat mit dem Wirtstier nach Europa gebracht worden waren, im Verlauf der Weiterzucht aber ausstarben.

1932 behauptete man, daß – wenn die Einführung aus Übersee aufhörte – bald kein parasitär erkrankter Sumpfbiber in Deutschland mehr zu finden sei. Dies erwies sich jedoch als Trugschluß, denn durchaus nicht alle eingeschleppten Parasiten gingen in der neuen Umwelt zugrunde.

Es ist interessant, zu verfolgen, welche der ursprünglichen Sumpfbiberparasiten sich in Europa halten konnten, welche ausstarben (infolge veränderter Milieubedingungen oder Fehlens von Zwischenwirten) und welche Parasiten sich dieses Pelztier neu zuzog.

Im Folgenden soll ein kleiner Beitrag zur Vervollständigung unserer Kenntnisse über die Parasitenfauna bei Myocastor coypus, die noch recht unvollständig und mangelhaft erforscht ist, gebracht werden.

Im Falle des Protozoenfundes scheint es sich um einen alten Nutria-Parasiten zu handeln, der Sprehn bereits im Jahre 1932 auffiel. Im Falle der Finnenfunde handelt es sich um erstmalig beim Sumpfbiber beobachtete und bestimmte Parasiten, deren Auftreten an die Haltung in Freigehegen geknüpft ist.

I.

Drei Kokzidienarten der Gattung Eimeria sind bisher als Darmschmarotzer des Sumpfbibers beschrieben worden. Zwei Arten wurden 1933 von Yakimoff als Eimeria myopotami und Eimeria pellucida beschrieben. Eimeria myopotami hat eiförmig-ovale Oozysten von einer durchschnittlichen Größe von 21,7–24,8 :18,6 μ. Größere und kleinere Variationen von 32,5:27,5 μ bis 15,5:12,4 μ treten hier auf.

Die Oozysten von Eimeria pellucida sind zylindrisch oder oval-zylindrisch und messen durchschnittlich 27,9–31,0 :15,5–18,6 μ.

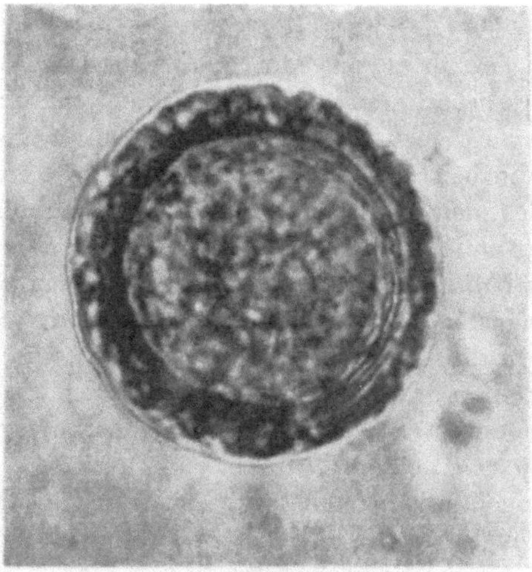

Abb. 1. Unreife Oozyste von Eimeria (Globidium) fulva n. sp.
Vergr. etwa 900.

Die dritte Kokzidienart bei der Nutria beschrieben Obitz u. Wadowski 1937 als Eimeria coypi. Die Oozysten dieser Art sind klein, rund und zartwandig und 12,5:12,5 μ bis 17,5:17,5 μ groß.

Im Jahre 1953 fielen Verfasser im Kot von Sumpfbibern einer Pelztierfarm bei Leipzig kugelige, braune, sehr dickschalige Gebilde mit welliger oder besser gesagt gekörnter Oberfläche auf (Abb. 1). Ihre Ähnlichkeit mit Spulwurmeiern (vor allem Eiern von Parascaris equorum) ist – abgesehen von den Größenverhältnissen – so verblüffend, daß man zunächst bei ihrem Auftreten im Rektalkot an einen Spulwurmbefall – vielleicht eine neue, eigene Art – der betreffenden Sumpfbiber dachte. Erst als sich trotz intensiven Suchens weder bei jungen noch bei älteren Tieren Spulwürmer oder Spulwurmlarven fanden, kam man von dem Gedanken, die im Kot auftretenden Gebilde für Spulwurmeier zu halten, ab.

Infolge Untersuchungen, in deren Verlaufe auch die pflanzliche Natur dieser fraglichen Gebilde – es war hier vor allem an Pollen zu denken – ausgeschaltet wurde, mußte man zu dem Schluß kommen, daß es sich nur noch um Sporozoen, Kokzidien, handeln konnte. Es wurde nun versucht, diese Parasiten zur Sporenbildung zu veranlassen. Aus diesem Grunde hielt ich einen Teil des frischen, aufgelockerten Kotes mit den unreifen Oozysten in 0,5%iger Kaliumbichromatlösung bei Zimmertemperatur, einen anderen Teil fein ausgebreitet in dünner Lage in feuchten Kammern bei 25° C. Die Oozysten in Kaliumbichromatlösung begannen tatsächlich nach 37 Tagen zu sporulieren (Abb. 2). Bei den Oozysten in feuchten Kammern konnte ich allerdings keine Sporulation wahrnehmen. Hier lagen offenbar nicht optimale Milieu-Bedingungen vor.

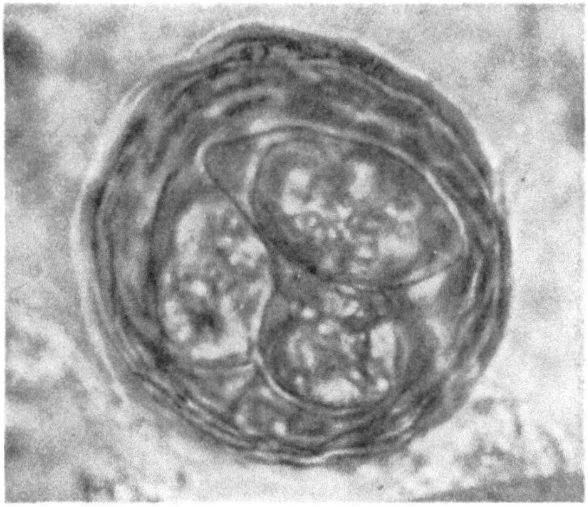

Abb. 2. Gesprengte Oozystenhülle mit reifen Sporen.
Vergr. etwa 2000.

Durch die Ausbildung von Sporen erwiesen also diese eigenartigen Gebilde ihre Kokzidiennatur. Da vier Sporen mit je zwei Sporozoiten ohne äußeren Restkörper gebildet werden, muß diese Art in die Gattung Eimeria – bei weitem die artenreichste in der ganzen Ordnung der Coccidia – eingereiht werden.

Die Oozysten sind im Durchmesser 38,4–44,8 μ groß. Subsphärische Formen haben die Größe von 41,6:48,0 μ (Formindex 1:0,86) und 38,4:44,8 μ (Formindex 1:0,85).

Die Oozysten besitzen zwei Hüllen: Die äußere ist hell- bis dunkelbraun gefärbt, sehr dick, kaum durchsichtig, gekörnt, die innere ist farblos und dünn. Über der äußeren Hülle konnte ich bei jungen Oozysten zuweilen noch eine feine, weiße, dritte Hülle bemerken (Abb. 3 u. 4).

Diese Oozysten nehmen also durch ihre ungewöhnliche Größe und durch ihre eigenartige morphologische Gestalt gegenüber den Oozysten der meisten Kokzidienarten eine Sonderstellung ein.

Die Eimeria-Arten, deren Oozysten sich durch besondere Größe und durch zwei Hüllen, von denen die äußere sehr dick, von granulierter Struktur und runzeliger

Oberfläche ist, auszeichnen, werden zur Untergattung Globidium zusammengefaßt. Da die neue, vierte Kokzidienart von Myocastor coypus Oozysten dieses Typs besitzt, stellt sie also einen neuen, weiteren Vertreter dieser Untergattung dar. Bisher waren 6 Arten des Subgenus Globidium bekannt:

1. Eimeria (Globidium) leuckarti Flesch 1883, gefunden bei Pferd und Esel. (Schizonten noch nicht sicher nachgewiesen).
2. Eimeria (Globidium) cameli Henry & Masson 1932 bei Dromedar und Trampeltier. (Stadien der Agamogonie noch nicht gefunden.)

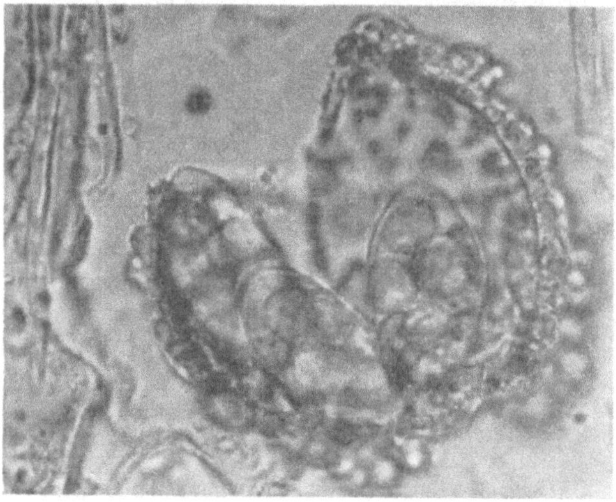

Abb. 3. Gesprengte Oozystenhülle mit reifen Sporen.
Vergr. etwa 1100.

3. Eimeria (Globidium) gilruthi Chatton 1910 bei Schaf und Ziege. (Gamogonie noch nicht beobachtet.)
4. Eimeria (Globidium) travassosi Da Cunha & Muniz beim Gürteltier Dasypus sexcinctus.
5. Eimeria (Globidium) bovis Züblin 1908 beim Rind.
6. Eimeria (Globidium) navillei Harant & Cazal 1934 bei Nattern Tropidonotus natrix und Tropidonotus viperinus. (Gamogonie-Stadien und Oozysten nicht bekannt.)

Ich habe die neue Art Eimeria (Globidium) fulva n. sp. benannt.

Die vier Sporen haben birnen- bis eiförmige Gestalt. Sie messen 25,6–28,8 :12,8 μ und enthalten zwei bohnenförmige Sporozoiten von 9,6 μ und einen umfangreichen Restkörper und zwei kugelförmige Gebilde. Man könnte bei letzteren an Reservestoffe (Fettkügelchen) denken. Eine Anfärbung mit Sudan III (Fettfärbung) ist allerdings bis jetzt nicht gelungen. Ob es sich um andere Speicherstoffe handelt, müssen erst noch weitere Untersuchungen erweisen (Abb. 5).

Um die Sporen deutlich sehen zu können, muß die dicke, undurchsichtige Oozystenhülle gesprengt werden.

Untersuchungen über die endogene Entwicklung dieses Parasiten (Agamogonie, Gamogonie) wurden bis jetzt vom Verfasser noch nicht durchgeführt. Im Dickdarm waren Stadien zu beobachten, bei denen die Hüllbildung im Gange war und die infolgedessen den ausgebildeten Oozysten ähnelten.

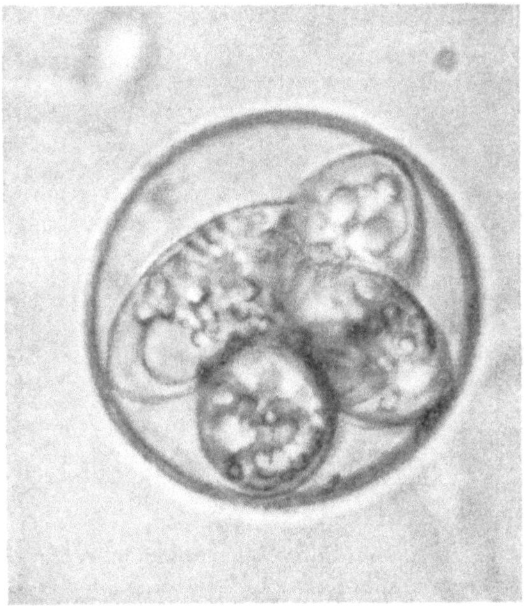

Abb. 4. Oozyste von Eimeria (Globidium) fulva nur mit innerer, farbloser Hülle und reifen Sporen. Vergr. etwa 1300.

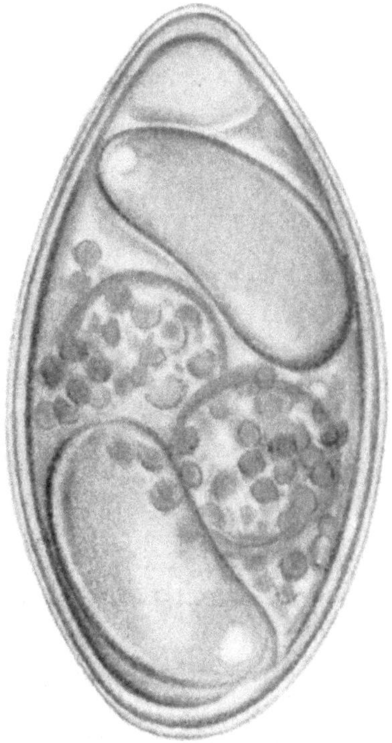

Abb. 5. Spore von Eimeria (Globidium) fulva mit Sporozoiten, kugelförmigen Körperchen und Restkörper. Vergr. etwa 3540.

Die exogene Entwicklung vollzieht sich in derselben Weise wie bei den anderen Kokzidienarten des Sumpfbibers. Ein Unterschied ist nur in der längeren Reifezeit der Oozysten zu finden. Es sei hier noch erwähnt, daß sich die Oozysten infolge ihrer dicken, zweifachen Hülle durch außerordentlich große Widerstandsfähigkeit, vor allem gegen Austrocknung, auszeichnen.

Im Zeitraum eines Vierteljahres konnte ich in einer Pelztierfarm bei Leipzig bei 15 von 73 verendeten Sumpfbibern diese neue Eimeria-Art diagnostizieren. Es handelte sich um Tiere im Alter von 4–5 Monaten, die aus Einzel- und Familiengehegen der Farm stammten und ungeheure Massen der Oozysten im Enddarm beherbergten.

Bei der Sektion von Tieren, die nur von diesem Kokzid befallen waren, konnten entzündliche Veränderungen am Darmtraktus und Lymphknotenschwellungen festgestellt werden.

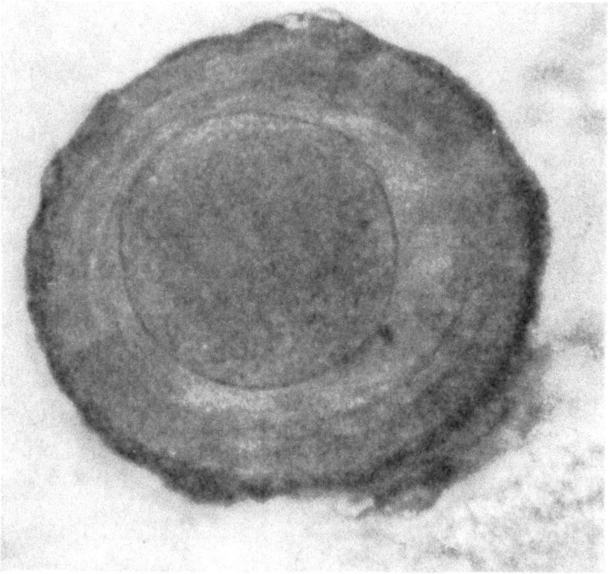

Abb. 6. Ei von Parascaris equorum. Vergr. etwa 700.

Selten konnte ich das Kokzid bei völlig gesunden Sumpfbibern finden. Wenn es vorkam, fanden sich nur relativ wenige Oozysten im Kot.

Zur Kotuntersuchung noch eine Bemerkung:

Die sonst bei Kokzidien übliche Anreicherungsmethode versagt, da die dickwandigen Oozysten ein so hohes spezifisches Gewicht haben, daß sie in konz. Kochsalzlösung nicht zur Oberfläche emporsteigen.

Auf die Verwechslungsmöglichkeiten dieser Gebilde mit Spulwurmeiern (Ascaris lumbricoides, Parascaris equorum, Toxocara canis) möchte ich nochmals hinweisen. Sie haben außer bei Kotdiagnosen Bedeutung bei Abwasseruntersuchungen. Es muß jedoch sofort auffallen, daß die Oozysten nur etwa halb so groß sind wie Spulwurmeier.

Eventuell würde – wie schon erwähnt – auch eine Verwechslung mit Pflanzenpollen im Bereich des Möglichen liegen (Abb. 6 u. 7).

II.

Seit dem Jahre 1950 beobachtete man in der schon erwähnten Pelztierfarm bei Leipzig das Auftreten von Bandwurmfinnen in Sumpfbiberlebern. Hohner konnte von März bis Oktober 1953 ungefähr 60 Bandwurmfinnen in dieser Farm feststellen. In jeder befallenen Leber fand sich nur eine, selten zwei Finnen.

Die Finne sitzt in einer 0,4 :0,4 cm großen, farblosen Zyste direkt unter der Serosa. Sie ist ein mit Flüssigkeit gefülltes Bläschen, in das ein einziger Scolex ein-

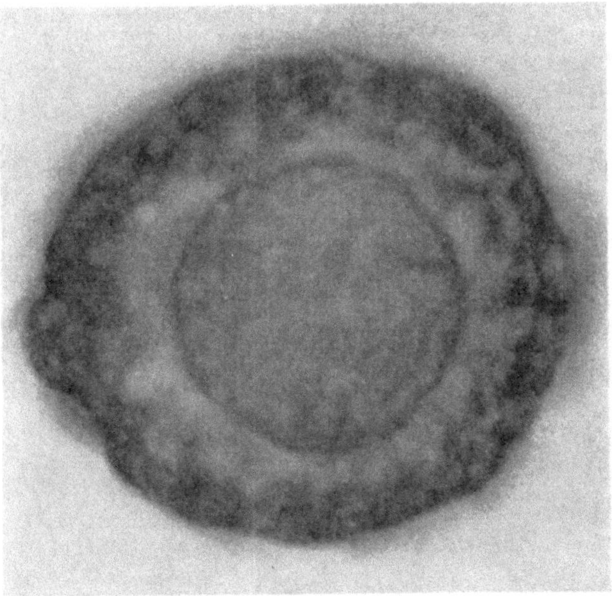

Abb. 7. Oozyste von Eimeria (Globidium) fulva mit abgekugeltem Plasma. Vergr. etwa 1600.

gestülpt ist. Es handelt sich also um einen Cysticercus (Abb. 8). Hohner maß die Länge desselben mit 1,9–3,1 mm und die Breite mit 1,4–2,8 mm. Der Finnenhals und der Scolex stülpen sich bei Behandlung mit handwarmer physiologischer Gallelösung aus.

Die Finnenlänge bei ausgestülptem Hals und Scolex beträgt 1,6–3,4 mm, die Breite 1,1–2,5 mm. Der Scolex ist durchschnittlich 308 μ breit und 330 μ lang. Er besitzt 4 Saugnäpfe, die Hohner mit 56–133 :100–185 μ maß.

Die Bewaffnung des Rostellum besteht aus zwei Hakenreihen. Hohner konnte insgesamt 48–74 Haken zählen. Die Größe der Haken der distalen Reihe beträgt 17,5 bis 19,8 μ, die Größe der Haken der proximalen Reihe 15–16,5 μ (Abb. 9).

Nach den eben angegebenen Merkmalen (bes. Größe und Anzahl der Haken) bestimmte Hohner diese Finne als Cysticercus talpae Rud. 1819, die Finne der Taenia tenuicollis Rud. 1819.

Cysticercus talpae findet sich noch bei Cricetus cricetus (Hamster), Talpae europaea (Maulwurf), Microtus agrestis (Erdmaus), Apodemus silvaticus (Waldmaus), Clethrionomys glareolus (Rötelmaus) und Clethrionomys rufocampus, außerdem bei zwei Ondatraarten (Bisamratten).

Der reife Bandwurm schmarotzt in Musteliden, und zwar in Mustela erminea und Mustela nivalis (großes und kleines Wiesel), in Mustela vison (Nerz) und in Mustela putorius (Iltis).

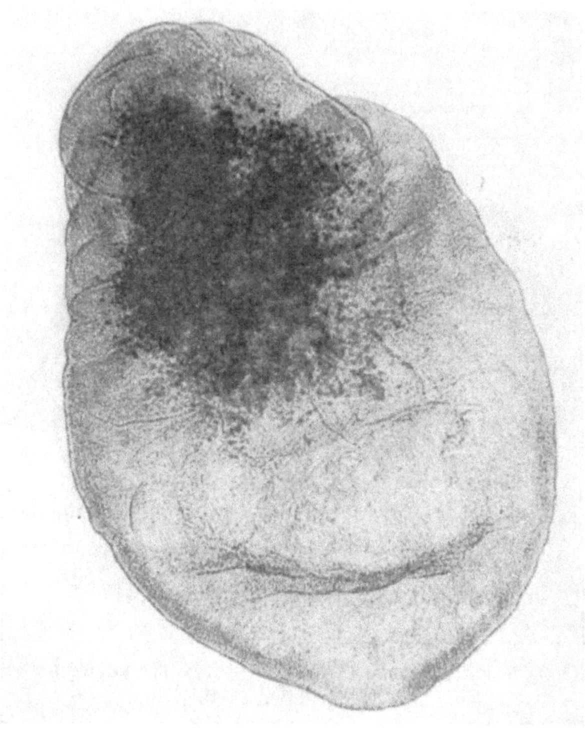

Abb. 8. Cysticercus talpae Rud. 1819 aus dem Sumpfbiber.
Vergr. etwa 30.

Die Tatsache, daß in der Pelztierfarm bei Leipzig die Freigehege, in denen der größte Teil der Sumpfbiber gehalten wird, öfters von Musteliden der freien Wildbahn (vor allem vom großen und kleinen Wiesel, Iltis, Stein- und Baummarder) aufgesucht werden, ist von epidemiologischer Bedeutung. Dadurch ist die beste Möglichkeit dafür geschaffen, daß die Sumpfbiber zu Zwischenwirten der Taenia tenuicollis werden.

Von farmhygienischer Bedeutung ist die Tatsache, daß Nerze Endwirte dieses Bandwurms sind. Es ist in diesem Falle darauf zu achten, daß keine ungekochten, finnigen Sumpfbiberlebern an Nerze verfüttert werden und andererseits kein Nerzkot in Sumpfbibergehege gelangt oder eingeschleppt wird.

Es sei zum Schluß noch erwähnt, daß Hohner bei fünf Sumpfbibern Exemplare von Cysticercus taeniaeformis (Cysticercus fasciolaris), der Finne des dickhalsigen Katzenbandwurmes Taenia taeniaeformis, fand (mündliche Mitteilung).

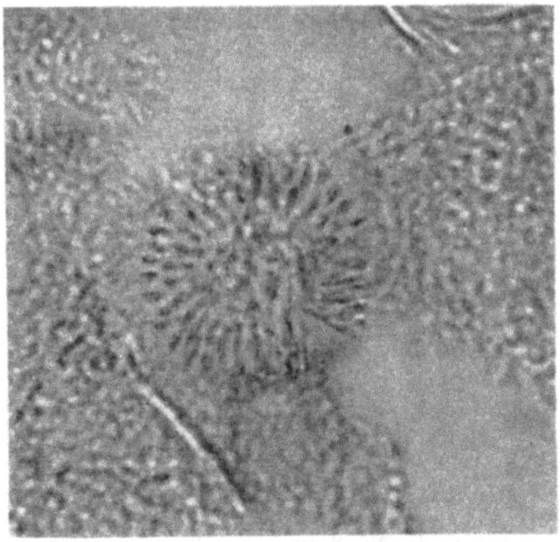

Abb. 9. Cysticercus talpae aus dem Sumpfbiber, Hakenkranz.
Vergr. etwa 320.

Literatur

Doflein, F., u. Reichenow, E., Lehrbuch der Protozoenkunde II., Jena (Fischer), 1953.
Hohner, L., Cysticercus talpae und Cysticercus taeniaeformis beim Sumpfbiber. Arch. Experiment. Vet. Med. VIII, 4, 512—516.
Jacob, E., Parasitische Protozoen in Mensch und Tier. Berlin (Schoetz), 1941, 127.
Seidel, E., Ein eigenartiger Parasit des Sumpfbibers: Eimeria (Globidium) fulva n. sp. Arch. Experiment. Vet. Med. VIII, 6.
Yakimoff, W. L., Die Kokzidiose der Nutrien. Landwirtsch. Pelztierzucht *12* (1933), 184.

Diskussion

Herr Sprehn, Celle: Den von Herrn Seidel gefundenen Parasiten kenne ich seit 1927 als sehr schwer pathogen bei Nutztieren; er gehört in die Untergattung Globidium Flesch, 1883 (Syn.: Gastrocystis Chatton, 1910) der Gattung Eimeria Schneider, 1875 (Syn.: Coccidium Leuckart, 1879). Diese Eimeria-Art hat ihren Sitz im subepithelialen Gewebe des Dünndarms der Nutria; ihre Entwicklungsstadien, d. h. Schizonten und Oozysten, erreichen eine ungewöhnliche Größe: die Oozysten sind im Durchschnitt 45—53:40—45 μ groß, mit zwei Hüllen versehen, von denen die äußere sehr dick und granuliert ist und eine runzlige Oberfläche trägt. Die Agamogonie bildet nur eine einzige Generation. Aus dem Sporozoiten entsteht nach Eindringen in eine

Wirtszelle ein Gamont mit vielen Gametocyten; es entstehen ähnliche Bilder, wie sie von Eimeria (Globidium) travassosi (da Cunha und Muniz, 1928) bekannt geworden sind. Leider ist es mir noch nicht gelungen, die Entwicklung zu Mikro- und Makrogameten und die Caryogamie zu verfolgen, die offenbar in einem weiter hinten gelegenen Darmabschnitt erfolgt. Die Versporung findet unter günstigen Umständen in 7—10 Tagen statt (hierzu 5 Abbildungen).

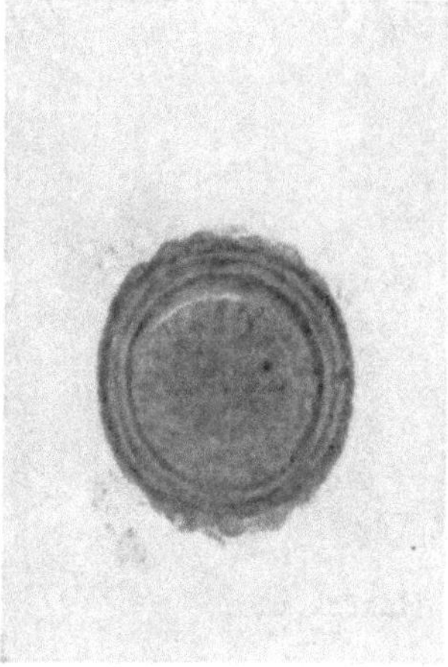

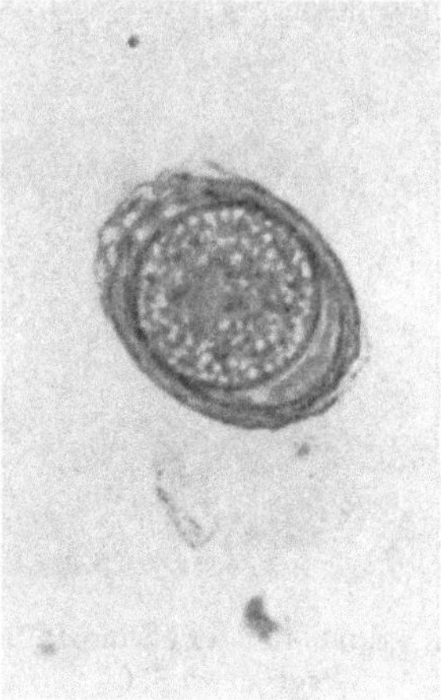

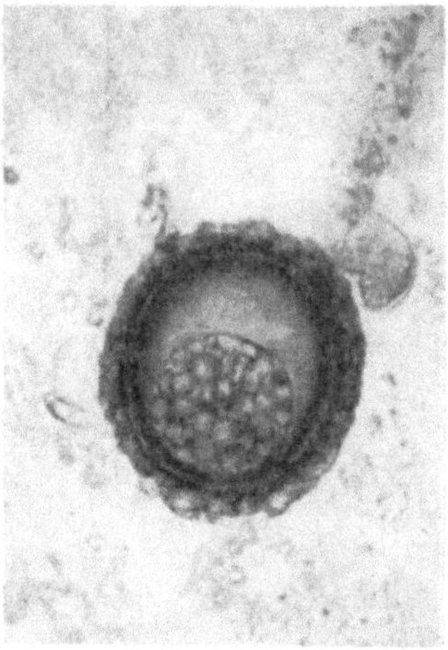

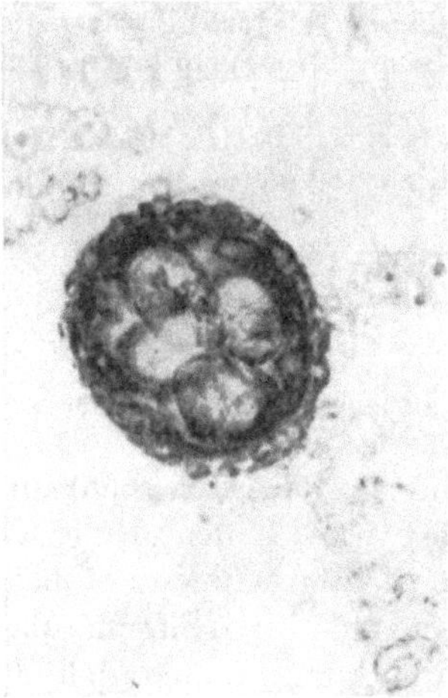

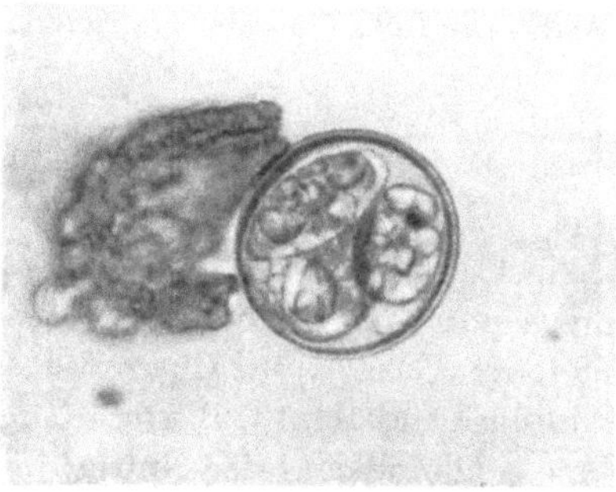

DR. E. ENDREJAT
Nürnberg

Elektrophoretische Untersuchungen am Blutserum stark wurmbefallener Schaflämmer

Die im Magendarmtraktus der Schafe parasitierenden Rundwürmer greifen unter besonderen Umständen stark in die Lebensvorgänge ihres Wirtes ein, so daß Störungen der Organfunktionen auftreten können, die seinen Tod herbeiführen.

Für das Zustandekommen solcher Krankheiten sind bestimmte Voraussetzungen notwendig. Es ist bekannt, daß Lämmer für einen Wurmbefall am empfänglichsten sind. Aber auch unter diesen und selbst unter Lämmern derselben Herde bestehen ganz erhebliche Unterschiede für die Anfälligkeit. Es kann immer wieder beobachtet werden, daß Lämmer einer Herde, die unter den gleichen Umgebungsverhältnissen aufwachsen, niemals gleichmäßig erkranken, sondern daß neben kachektischen, schlecht aussehenden und heruntergekommenen Tieren ein gewisser Prozentsatz gut oder sogar sehr gut ist. Dabei sind die Infektionsmöglichkeiten für alle Tiere dieselben. Versucht man, sich in einer Herde über die Unterschiedlichkeit der Morbidität ein Bild zu machen, dann stellt man gewöhnlich fest, daß am meisten Zwillingslämmer und Lämmer von Erstlingsmuttern betroffen werden. Es besteht hier also ein Zusammenhang zwischen Ernährung und Erkrankung durch Wurmbefall. Über die Beziehungen der Milchergiebigkeit der Muttern zur Entstehung der Trichostrongylidose der Lämmer hat Whitlock ausführlich berichtet.

Die Entstehung eines verlustreichen Nematodenbefalls in einer Lämmerherde setzt die Möglichkeit einer Masseninfektion auf verlarvten Weiden voraus. Diese hängt ab von der Besatzstärke der Weide, ihrer Lage, dem Boden, klimatischen Verhältnissen und nicht zuletzt von der Hütetechnik des Schäfers, der den Abweideplan so gestalten kann, daß eine starke Aufnahme von Wurmlarven erfolgen muß. Es müssen ferner Tiere vorhanden sein, die, um es vielleicht so auszudrücken, durch den Stressor der Parasiten die Trias des Adaptionssyndroms bis zur Erschöpfungsphase durchlaufen. Dies sind in der Regel Schafe in den kritischen Zeiten ihres Lebens, nämlich Lämmer mit nicht ausreichender Muttermilch, hochträchtige oder laktierende Muttern im Stadium der schlechten Futterangebote und Böcke zur Zeit der Überanstrengung in der Deckperiode.

Die beim Nematodenbefall als klinisches Merkmal auftretende Anämie ist sehr eingehend bearbeitet worden. Bei einem Befall mit Haemonchus und Bunostomum wird sie als Blutungsanämie aufgefaßt durch das Blutsaugen der Parasiten und durch Nachblutungen der Schleimhaut an den Anheftungsstellen. Jedoch wird auch bei den kleinen Trichostrongyliden eine Anämie gesehen, die sich in der Blässe der Haut, weniger der Schleimhäute, dokumentiert, ohne daß man Zählkammer oder Hämoglobinometer zu Hilfe zu nehmen braucht. Whitlock möchte sie auf ein Fehlen von Mineralstoffen zurückführen. Er empfiehlt zur Verhinderung des Progressivwerdens solcher Anämien, den Tieren Mineralien und insbesondere Eisen zuzuführen. Wir haben dies an schwer heruntergekommenen Tieren versucht, und zwar nicht nur peroral, sondern auch durch intravenöse Eisengaben, ohne daß uns ein überzeugender Erfolg beschieden war, wahrscheinlich weil der geschwächte Körper nicht mehr in der Lage war, die angebotenen Stoffe zu assimilieren.

Bei der Obduktion durch Wurmbefall kachektisch gewordener gestorbener Schafe fällt immer eine Ansammlung seröser Flüssigkeit in der Bauch- und Brusthöhle sowie ein Hydroperikard auf. Diese Körperhöhlenergüsse und während des Lebens beobachtete Erscheinungen der Diarrhoe und Anämie ließen daran denken, die Bluteiweißkörper einer näheren Untersuchung zu unterziehen, um zu prüfen, ob hier Abweichungen vorhanden sind, auf deren Konto die gestörte Wasserregulation im Körper zurückgeführt werden könnte. Wir benutzten dazu die neuerdings in die klinische Untersuchung gut eingeführte Papierelektrophorese.

Unser Krankenmaterial wurde nach primitiven Gesichtspunkten gesammelt. Wir nahmen aus Schafherden mit schwerem Wurmbefall, den wir aus Kotuntersuchungen und Obduktionen diagnostiziert hatten, jeweils das schlechteste Lamm mit, von dem der Schäfer von sich aus schon den Eindruck hatte, daß es in den nächsten Tagen sterben würde. Von ihnen führten wir neben koprologischer und Blutuntersuchung die Elektrophorese des Blutserums in wöchentlichen Abständen durch. Ein Teil dieser Lämmer starb nach einer wenige Tage dauernden Beobachtungszeit, so daß nur ein oder zwei Elektrophoresen gemacht werden konnten. Einige Lämmer blieben am Leben und gestatteten uns, die Eiweißfraktionen vom Stadium der Erschöpfung bis zur Genesung zu verfolgen. Wir haben bei unseren Versuchstieren keine Behandlungen gegen die Würmer durchgeführt. Abgesehen davon, daß die heruntergekommenen Lämmer die Behandlung wahrscheinlich nicht vertragen hätten, kam es uns in der Hauptsache darauf an, den natürlichen Ablauf der Krankheit zu verfolgen, ohne durch artifizielle Eingriffe die Serumeiweißzusammensetzung zu stören.

Unser Tiermaterial war vom parasitologischen Standpunkt aus gesehen nicht exakt. Bei den Kotuntersuchungen zählten wir zwischen 800—1500 Eier pro Gramm Kot, die sich zusammensetzten vorwiegend aus denen der Ostertagia- und Trichostrongylusarten unter Mitbeteiligung von Haemonchus und Nematodirus und in einem Fall auch von Bunostomum. Daneben fanden wir bei allen Tieren Larven von Dictyocaulus filaria und in einigen Fällen Eier von Moniezia, Dicrocoelium und Trichuris. Es handelte sich also um einen gemischten Wurmbefall, wie wir ihn in der Regel bei einer natürlichen Infektion finden. Der Wert unserer Untersuchungsergebnisse ist begrenzt für die Deutung der Stoffwechselvorgänge als Folgeerscheinung eines Wurmbefalls, da nicht beurteilt werden kann, welche der verschiedenen Parasitenarten am einflußreichsten auf das Zustandekommen der Verschiebung der Eiweißfraktionen ist. Auch wird berücksichtigt werden müssen, daß durch die Dictyocaulose eine Bronchitis oder Bronchiolitis mit partieller Pneumonie sich auf das

Bluteiweißbild auswirkt und durch die Anwesenheit von Dicrocoelium Leberschäden eintreten, wodurch die reinen parasitären Auswirkungen durch die sekundär auftretenden Organschädigungen verschleiert werden. Trotz allem aber überrascht die Monotonie der gefundenen Werte in den meisten unserer Fälle.

Zusammenstellung und Abb. 1 der letal verlaufenen Fälle

Lamm	Gesamt-serumeiweiß	Albumine	Globuline			Quotient Albumin: Globulin
			α	β	γ	
Coburg	5,15	20,9	16,5	14,8	47,8	0,26
Emmersheim	4,10	25,0	8,6	9,5	56,8	0,33
Pelchenhofen	7,75	18,9	7,1	13,3	60,7	0,23
Freihaslach	8,55	37,0	5,8	11,0	46,2	0,59
Büchenbach	5,30	33,6	8,8	12,8	44,8	0,51
Ø Normalwerte		55,0	8—10	12—15	20—25	1,0

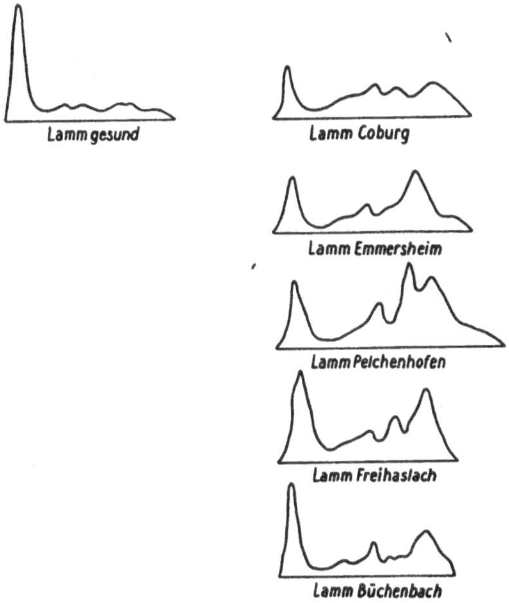

Abb. 1

Überblicken wir die Werte der Eiweißfraktionen der kachektischen Lämmer, die starben, im Vergleich zu den von uns gefundenen Normalwerten gesunder Tiere derselben Altersklasse, dann fällt die ausgesprochene Hypalbuminämie auf, die mit Albuminprozenten von 18,9—20,9—25,0—33,6—37,0 weit unter den Normalwerten von etwa 55% liegt. Dagegen ist der Gammaglobulinanteil mehr als verdoppelt und erreicht Werte von selbst 66%. Der Anteil der Betaglobuline bleibt in allen Fällen ohne größere Abweichungen. Fast ebenso verhält es sich mit den Alfaglobulinen, die nur in einem Fall (Coburg) verhältnismäßig hoch sind. Dies Tier hatte einen überwiegenden Befall mit Bunostomum. Die Gesamteiweißwerte liegen in drei Fällen tief, während sie in zwei Fällen die Normalwerte übersteigen (Pelchenhofen, Freihaslach). Bei diesen beiden Lämmern hatten wir zusätzlich eine Besiedlung mit Dicrocoelium dendriticum gefunden.

Zusammenstellung und Abb. 2 und 3 der am Leben gebliebenen Lämmer

Lamm	Gesamt-serumeiweiß	Albumine	Globuline			Quotient Albumin: Globulin
			α	β	γ	
Westheim am						
18. 8. 53	7,25	51,6	8,2	15,5	2[illegible],7	1,07
4. 9. 53	6,80	45,2	3,8	18,9	32,1	0,83
23. 9. 53	7,15	41,3	9,0	14,5	3[illegible],2	0,71
15. 10. 53	6,0	35,9	13,6	16,8	33,7	0,[illegible]6
20. 11. 53	5,75	44,2	6,4	15,7	3[illegible],7	0, 9
17. 2. 54	6,15	43,6	9,8	14,3	32,3	0,78
7. 10. 54	7,35	54,2	8,6	11,6	25,6	1,18
Großweingarten am						
20. 8. 54	5,9	30,1	9,2	15,3	35,2	0,43
30. 8. 54	5,05	34,4	7,2	16,0	42,4	0,52
6. 9. 54	5,05	33,0	12,0	12,0	43,0	0,49
13. 9. 54	4,95	38,2	7,8	16,5	37,5	0,62
20. 9. 54	5,70	38,8	8,7	16,9	35,6	0,63
27. 9. 54	6,95	34,5	8,6	19,2	37,2	0,53
4. 10. 54	5,35	41,2	8,4	16,8	33,6	0,70
20. 10. 54	6,60	43,8	10,6	13,5	26,3	0,78

Bei den am Leben gebliebenen Lämmern verhalten sich die Werte der Eiweißfraktionen ähnlich. Wir sehen herabgesetzte Albumin- und erhöhte Gammaglobulinwerte. Jedoch sind die Abweichungen nicht so kraß, da die Albumine nicht unter 30% absinken und die Gammaglobuline nur beim Lamm Großweingarten einmal die 40%-Grenze übersteigen. Mit zunehmender Besserung des Körperzustandes normalisieren sich auch die Werte der Fraktionen. Eigenartig ist, daß wir in beiden Fällen vier bzw. acht Wochen nach Beginn der Beobachtungszeit eine ungünstige Unterbrechung in der Entwicklung des Elektrophoresebildes wahrnehmen, indem die Alfaglobuline vorübergehend ansteigen, während die Albumine im selben Maße absacken. Wir möchten hieraus noch keine Schlußfolgerungen ziehen, da uns die Zahl der untersuchten Fälle zu klein ist.

Versuchen wir es, das Ergebnis der Untersuchungen zu deuten, so müssen wir vorerst Anhaltspunkte in der Humanmedizin benutzen, da in der Veterinärmedizin noch wenig Arbeiten aus diesem Gebiet vorliegen. Die gefundene Reaktionskonstellation kann in den Typus der Lebercirrhose (nach Wuhrmann/Wunderly) eingeordnet werden. Dies Bild ist besonders deutlich ausgeprägt in den Fällen mit zusätzlichem Befall durch kleine Leberegel (Pelchenhofen, Freihaslach). Wir haben noch nicht näher untersuchen können, ob auch bei einem reinen Nematodenbefall ohne Mitbeteiligung von Leberegeln ein Schaden des Leberparenchyms vorliegt, der nach den oben genannten Autoren durchaus nicht immer pathologisch-anatomisch faßbar sein muß und dies um so weniger, wenn die Krankheit nicht so weit fortgeschritten ist,

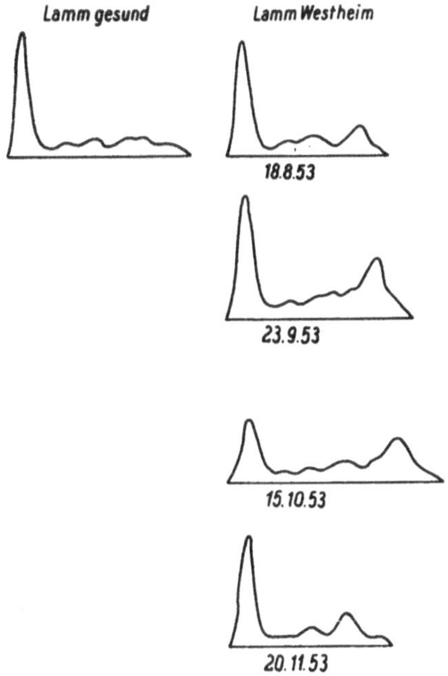

Abb. 2

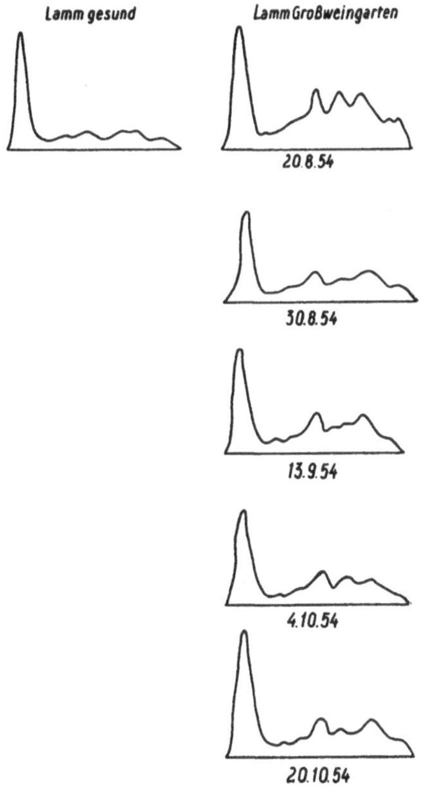

Abb. 3

daß irreversible Prozesse vorliegen. Jedenfalls läßt auch die Heterogenität der Gammaglobuline in unseren Fällen daran denken, daß mit der Leber irgend etwas nicht in Ordnung ist.

Wenn wir mit unserem Untersuchungsmaterial für den Parasitologen nicht Resultate bringen konnten, die exakt genug sind, um ihm Zusammenhänge zwischen Parasit und durch ihn beeinflußte Reaktionen im Stoffwechsel seines Wirtes vor Augen zu führen – das wird Untersuchungen nach künstlicher Infektion mit einer Wurmspezies vorbehalten bleiben müssen –, so hoffen wir doch wenigstens dem Kliniker Anregungen gegeben zu haben, damit nach Wegen gesucht werden kann, auch die stark zusammengefallenen und mit Wurmmitteln nicht mehr angehbaren Patienten auf andere Weise vielleicht noch zu retten. Die Erreichung normaler Albuminwerte im Blutserum scheint für die Wiederherstellung der kranken Tiere von ausschlaggebender Bedeutung zu sein.

Die elektrophoretischen Untersuchungen wurden durch das große Entgegenkommen des Oberchemierates Herrn Dr. Linhardt, Nürnberg, ermöglicht, wofür ihm sehr herzlich gedankt wird.

PROF. DR. K. MATOFF
Leiter des Lehrstuhls über Parasitologie „Akademiker K. J. Skrjabin" an der Veterinärmedizinischen Hochschule in Sofia

Über den Mechanismus und die Lokalisation der erworbenen Immunität gegen Trichinella spiralis

Das Vorkommen von Immunitätserscheinungen bei den Helminthosen ist erst in den letzten drei Dezennien Gegenstand von experimentellen Forschungen geworden. In dieser Zeitspanne sind zahlreiche Publikationen veröffentlicht worden, die das Vorkommen von Erscheinungen der natürlichen Immunität, einschließlich der Altersimmunität, beweisen. Ebenfalls ist eine Resistenz nach durchgemachter oder nach noch bestehender Helmintheninvasion, d. h. eine natürlich oder künstlich aktiv erworbene Immunität, festgestellt worden. Schließlich ist die Möglichkeit von passiver Immunisierung gegen Helminthosen nachgewiesen worden.

Die Immunitätserscheinungen sind bei keiner anderen Helminthose so ausführlich und grundsätzlich erforscht wie bei der Trichinellose.

Bevor ich die Frage nach dem Mechanismus und der Lokalisation betrachte, möchte ich eine Übersicht der bisherigen Kenntnisse über die Lokalisation und den Mechanismus der natürlichen Immunität mancher Tierarten gegen Trichinella spiralis geben.

Welche eigentlich die natürlichen Faktoren sind, die die Resistenz der einzelnen Tierarten gegen die Trichinella spiralis bedingen, bleibt noch zu erforschen. Ebenfalls bleibt noch zu beleuchten, ob der Mechanismus der natürlich oder künstlich aktiv erworbenen Immunität mit jenem der natürlichen Immunität identisch ist, und ob in beiden Fällen die Lokalisation der Immunreaktion ein und dieselbe ist.

Die Trichinella spiralis ist ein typischer Vertreter der breit angepaßten Helminthen. Eine große Reihe von Säugetieren sind als sich natürlich oder als sich künstlich infizierende Wirte der Trichinella spiralis bekannt.

Es ist aber schon längst festgestellt worden, daß nicht alle Säugetiere in gleichem Grade für die beiden Entwicklungsstadien der Trichinella empfänglich sind. Deshalb wurde zwischen der Empfänglichkeit für Darm- und dieser für Muskeltrichinellen ein Unterschied gemacht.

Zu den Trichinellenwirten, denen man bis vor kurzem keine feste und endgültige Stellung bezüglich ihrer Empfänglichkeit für Darm- und Muskeltrichinellen zuweisen konnte, zählten das Geflügel, der Hund, die Wiederkäuer und die Kaltblüter. Diese Sachlage hat seinerseits schon Leuckart (1867) entsprechend hervorgehoben: „So ist es z. B. noch niemals gelungen, bei den Vögeln Muskeltrichinellen zu erzielen, und ebenso bleibt in der Regel auch der Schöps und das Kalb und sogar der Hund trotz der Fruchtbarkeit seiner Darmtrichinen unfähig, deren Nachkommen zur Entwicklung zu bringen."

Mit Hilfe der intramuskulären Injektion von graviden weiblichen Darmtrichinellen bei Hühnern ist es Doerr und Schmidt (1930) [1] als erste gelungen, auf parenteralem Wege eingerollte und eingekapselte Muskeltrichinellen zu erzeugen und somit den Beweis zu erbringen, daß die „natürliche Immunität der Hühner nicht auf der Unmöglichkeit der Ansiedlung und Entwicklung der Trichinellen im Vogelmuskel beruht, wie man früher annahm.

Einige Jahre später konnten D. L. Augustine (1933) [2] und K. Matoff (1936) [3] unabhängig voneinander über erfolgreiche Versuche zur Trichinellisierung von Kücken und Täubchen auf enteralem Wege berichten. Hiermit ist die bis unlängst bestehende irrige Auffassung von der arteigenen „absoluten" natürlichen Immunität des Geflügels gegen die Muskeltrichinellose endgültig widerlegt und durch die richtige Auffassung von einer Altersimmunität ersetzt.

Später (1938) [4] hat Matoff durch direkte mikroskopische Untersuchungen festgestellt, daß an den in die Muskulatur eingedrungenen Trichinellen Degenerations-, Absterbe- und Resorptionsprozesse, die zur Liquidation der Muskelinvasion spätestens bis zum 40. Tage nach der Infektion führen, auftreten.

Das von Augustine vermutete und von mir mikroskopisch nachgewiesene Absterben der Trichinellen in der Geflügelmuskulatur stellt die Muskelphase der relativen natürlichen bzw. der Altersimmunität des Geflügels gegen Trichinella spiralis vor. Die Darmphase dieser Immunität äußert sich in der Abnahme der Zahl, in der Einschränkung der Lebensdauer und der Zeugungstätigkeit der Darmtrichinellen im Geflügeldarm.

Nach den alten namhaften Forschern sind beim Hunde experimentell keine oder nur sehr schwer Muskeltrichinellen, sondern in der Regel Darmtrichinellen erzielt worden.

Meine experimentellen Untersuchungen (1936) [5 u. 6] über die Empfänglichkeit des Hundes für Muskeltrichinellen erwiesen, daß der Hund im jugendlichen Alter sehr leicht und sicher zu trichinellisieren ist und daß es sich bei ihm lediglich um eine relative Altersimmunität gegen die Muskeltrichinellose handelt.

Später (1937) [7] wies ich nach, daß der Mechanismus der Altersimmunität durch folgende Momente bedingt ist: Das vorzeitige massenhafte Auswerfen der verfütterten Trichinellen aus dem Darm schon während der ersten Woche, das kurze Leben der geschlechtsreifen Darmtrichinellen im Darme (höchstens bis zum 10. Tage nach der Infektion) und die kleine Anzahl der Embryonen in dem Uterus der kleinwüchsigen Darmtrichinellen.

Bei meinen im Jahre 1936 [6] und später im Jahre 1943 [8] ausgeführten Versuchen zur Trichinellisierung von erwachsenen, alten Hunden durch intravenöse, intraperitoneale und intramasseterale Einspritzung von graviden weiblichen Darmtrichinellen gelang es mir, normal entwickelte, lebensfähige und invasionsfähige Muskeltrichinellen zu erzeugen.

Somit wurde erwiesen, daß die Altersimmunität des Hundes gegen die Muskeltrichinellose bei peroraler Infektionsweise nur durch Momente, Abwehrkräfte, die im Darm lokalisiert sind, bedingt ist, und daß seine Muskulatur der Entwicklung der Muskeltrichinellen kein Hindernis entgegensetzt, also daß deshalb eine Muskelphase der Altersimmunität nicht besteht.

Auf Grund der in der Regel negativ ausgefallenen Trichinellisierungsversuche gilt auch das Schaf praktisch als sehr schwer empfänglich oder als unempfänglich für Muskeltrichinellen.

Im 13. Internationalen Tierärztekongreß in Zürich (1938) [9] machte Prof. Dr. A. Kotlán die äußerst interessante Mitteilung, daß es entgegen früherer Ansicht (Stäubli, 1909) bei Wiederkäuern zur Entwicklung von Muskeltrichinellen kommt, diese aber infolge Fehlens von entsprechender Adaptation bald absterben. Letztere Erscheinung führt letzten Endes zur natürlichen Resistenz dieser Wirte gegenüber von Muskeltrichinellen".

Bei meinen späteren (1942) [10] diesbezüglichen Untersuchungen erwiesen sich sowohl Lämmer als auch Schafe sehr empfänglich für Darm- und Muskeltrichinellose, indem die Erzeugung von Muskeltrichinellen im Gegensatz zu der allgemeinen verbreiteten Ansicht leicht, sicher und massiv gelang (bis zu 30,870 Muskeltrichinellen in 1 g Masseter-Muskulatur).

Während ich bei zwei Lämmern wie bei dem Geflügel frühzeitige Absterbeprozesse an den Muskeltrichinellen beobachtet habe, fand ich bei zwei Schafen am 6. und 7. Monat nach der Infektion derartige Prozesse nur an vereinzelten Muskeltrichinellen. Bei einem dritten Schafe fand ich 2½ Jahre nach der Infektion noch lebende Muskeltrichinellen vor.

Somit besteht bei dieser Tierart eine Altersimmunität gegen die Muskeltrichinellose, die aber im jugendlichen Alter scharf ausgesprochen ist. Da bei den Lämmern die Darmtrichinellose sehr wohl gelingt und erst später die Muskeltrichinellen absterben, äußert sich ihre Immunität nur durch eine Muskelphase.

Beim gegenwärtigen Stande unserer Kenntnisse über die Biologie der Trichinella spiralis werden nur noch die Kaltblüter als Beispiel von natürlich „absolut" für Trichinella unempfängliche Tiere erwähnt.

Meine im Jahre 1944 [11] und 1953 [12] publizierten Versuche zur enteralen und parenteralen Trichinellisierung von Schildkröten ergaben, daß die sogenannte „absolute" natürliche Immunität der Kaltblüter gebrochen werden kann. Es gelang mir bei den Schildkröten, die bei konstanter Temperatur von 37° C gehalten wurden, sowohl Darm- als auch Muskeltrichinellen, die normal entwickelt und invasionsfähig waren, zu erzeugen.

Bei einer am 35. Tage nach der Invasion untersuchten Schildkröte entdeckte ich massenhaft Darm- und auch Muskeltrichinellen in verschiedenen Entwicklungsstadien, um welche, wie bei den Tauben, Matoff (1938), und Lämmern, Matoff (1942), Reaktionsherde vorhanden waren. In manchen dieser Herde konnten nur bereits abgestorbene Muskeltrichinellen ermittelt werden. Bei einer anderen, am 50. Tage nach der Injektion mit Trichinellose sezierten wurden an Stelle der vermutlich resorbierten Muskeltrichinellen nur Reaktionsherde gefunden

Der Befund obiger Vorgänge beweist, daß im Organismus der Schildkröte bei der Abwehr gegen die Trichinelleninvasion, im Gegensatz zu dem Geflügel und dem Hunde und analog den Lämmern keine intestinale, sondern nur eine muskuläre Phase besteht.

Die Frage nach dem Mechanismus und der Lokalisation der erworbenen Immunität gegen Trichinella spiralis hat während der letzten 30 Jahre eine größere Anzahl von Forschern als die Frage nach dem Mechanismus und der Lokalisation der natürlichen, einschließlich der Altersimmunität, beschäftigt.

Ducas (1921) [13] hat im Gegensatz zu den alten Autoren (Ruprecht [1864], Askanazy [1895], Stäubli [1909], Schwartz [1917], Hall und Wigdor [1918] als erster festgestellt, daß Ratten, die eine Trichinelleninvasion durchgemacht haben, Widerstand gegen wiederholte Invasionen zeigten, indem sie Dosen, welche die Letaldosis bedeutend überragen, überwinden konnten. Ducas hat die erworbene Resistenz durch die Tatsache erklärt, daß die peroral bei der wiederholten Invasion eingegebenen Muskeltrichinellen vorzeitig, bevor sie geschlechtsreif sind und ihre Jungen gebären, aus dem Darm der Immunratten eliminiert werden.

Später wurden die Feststellungen von Ducas von einer Reihe von Forschern bestätigt.

McCoy (1931) [14] hat die Ducasschen Versuche mit vervollkommneter Technik wiederholt, indem er die Versuchsratten mit genau bestimmter Anzahl von Muskeltrichinellen infiziert hat, und dabei festgestellt, daß Ratten, die vorläufig mit Trichinella spiralis infiziert sind, die doppelte Letaldosis überstehen können. Gleich Ducas behauptet auch McCoy, daß die Immunitätsreaktion sich während der intestinalen Phase der Reinvasion abspielt und sich durch rasche Ausscheidung der verschluckten Muskeltrichinellen aus dem Darme äußert.

Bachmann und Rodriguez-Molina (1933) [15] denken, da sie bei der wiederholten Infizierung ihrer Versuchsschweine keine bemerkbare Zunahme der Muskeltrichinellen festgestellt haben, daß die weiblichen Darmtrichinellen ihre Geschlechtsreife nicht erreichen, oder in die Lymphspalten, wo sie ihre Jungen gebären, nicht eindringen, oder die geborenen Jungen in den Blutkreislauf nicht eindringen. Sie nehmen an, daß die Resistenz gegen Superinvasion mit Trichinella spiralis in der Darmwand lokalisiert ist und von einer Darmbarriere bedingt ist.

Schtschupakoff (1935) [16] hat McCoy's Ergebnisse bestätigt, indem er bei Ratten Resistenz gegen Reinvasion festgestellt hat. Es war nur eine kleine Anzahl von erwachsenen Darmtrichinellen im Darm der Immunratten vorhanden. Trotzdem einige von ihnen bis zu 22 Tagen gelebt und ihre Jungen geboren haben, gab es nur in einem Falle Reinfektion der Muskel. Aus dieser Tatsache schließt Schtschupakoff, daß als Zusatz zu dem Abwehrmechanismus des Darmes auch eine Immunität der Muskulatur besteht, die nicht zuläßt, daß die wenigen Larven, die in sie gelangen, sich hier ansiedeln und entwickeln.

Später (1938) [17] hat Hans Roth durch Versuche an Meerschweinchen gezeigt, daß Immunität gegen Reinvasion auch durch eine verhältnismäßig kleine Dosis von Muskeltrichinellen (von 25–50) erzeugt werden kann. Er meint ebenfalls wie Ducas, McCoy, Bachmann und Molina, daß die erworbene Immunität gegen Trichinella spiralis gegen die intestinale Phase der Trichinellen-Infektion gerichtet ist und daß diese sich durch die Minderzahl und Kurzlebigkeit der Darmtrichinellen von der wiederholten Invasion äußert.

Zu analogen Schlüssen wie Schtschupakoff sind ebenfalls die späteren sowjetischen Forscher Malewitsch (1941), Lemischko und Schichobalowa gekommen.

Lemischko (1951) [18] schreibt, daß die Anwesenheit von erwachsenen Trichinellen im Darme noch nicht dafür spricht, daß es in den Muskeln Trichinellenlarven geben wird.

Schichobalowa (1952) [19] hat ebenfalls festgestellt, daß bei den wiederholt infizierten Mäusen die Lebensfrist der Darmtrichinellen kürzer ist, daß sie sich in Minderzahl entwickeln, kleinwüchsig sind und daß bei Mäusen eine Immunität sogar mit 50 Muskeltrichinellen erzeugt werden kann.

Schichobalowa hat aber bei ihren Versuchsmäusen diese frühere Ausscheidung der Darmtrichinellen, worüber McCoy, Culbertson und Malewitsch u. a. schreiben, nicht beobachtet, sondern wie Rappofort und Wels festgestellt, daß die Parasiten im Darm der Immuntiere sich längere Zeit erhalten können. Nach ihrer Meinung spricht dies aber noch nicht dafür, daß die Trichinellen in den Muskeln in größerer Anzahl sein werden. Bei ziemlich großer Anzahl von Darmtrichinellen im Darm der wiederholt infizierten Tiere hat es in der Muskulatur eine verhältnismäßig weniger große Zahl von Larven gegeben.

Auf Grund ihrer eigenen Untersuchungen meint Schichobalowa, daß sie sich nicht der Meinung dieser Autoren anschließen kann, die behaupten, daß die Immunität bei der Trichinellose nur eine „intestinale" ist, oder daß sie nur gegen die Parasiten gerichtet ist, welche im Darm lokalisiert sind.

Sie meint, daß die Immunität, die sich bei der Trichinellose als eine Reaktion des ganzen Wirtsorganismus bildet, ihre Einwirkung auf die Parasiten in allen ihren Entwicklungsstadien und nicht nur im Wirtsdarm äußert. Nach ihr ist die Behauptung vollkommen gerecht, daß die Darmtrichinellen im immunen Wirt eine kleinere Anzahl von Larven gebären und daß letztere in kleiner Anzahl in den Blutstrom gelangen. Aber sie stellt sich ebenfalls auf den Standpunkt jener Forscher, die zeigen, daß ein Teil der Larven in den Muskeln zugrunde geht.

Nach Schichobalowa erweist sich, dank solcher komplexen Einwirkung, die Intensität der Muskelinvasion bei den Immuntieren bedeutend kleiner als bei den Kontrolltieren.

Da Schichobalowa keine histologischen Untersuchungen über das Schicksal der Muskeltrichinellen, die in die Muskulatur der Immuntiere bei der Superinvasion eindringen, anführt, kann schwer festgestellt werden, ob die kleinere Anzahl der von der Reinvasion herrührenden Musueltrichinellen von der abtötenden Reaktion der Muskulatur oder von der verhältnismäßig kleineren Anzahl der sich im Immunorganismus entwickelnden Darmtrichinellen, die kurzlebig, kleinwüchsig sind und weniger Junge gebären, herrührt.

Hans Roth (1939) [17] schreibt im Zusammenhang mit der Betrachtung der Frage des Mechanismus und der Lokalisation der erworbenen Immunität gegen Trichinella spiralis, daß bis heute kein Beweis erbracht ist, daß außer dem Darmmechanismus noch ein Muskelmechanismus im Kampfe gegen die neue Invasion (wie dies Schtschupakoff [1935] andeutet), teilnimmt. Hans Roth hebt aber hervor, daß theoretisch denkbar ist, daß diese Immunität entweder gegen die erwachsenen Trichinellen während der Darmphase der Invasion oder gegen die Jungtrichinellen während der Migration oder endlich gegen die Ansiedlung und Entwicklung der Larven in den Muskeln wirken kann.

„Die Möglichkeit", setzt Hans Roth fort, „daß ein Teil der verhältnismäßig wenigen Larven, die aus den ‚immunen' Därmen in die Muskeln gelangen, hier früh oder spät zerstört werden kann, kann nicht vollkommen verneint werden, jedenfalls hypothetisch, besonders weil Matoff (1938) unlängst fand, daß die relative natürliche Immunität der Tauben gegen Trichinellose gleichzeitig in einem intestinalen und in einem muskulären Abwehrmechanismus besteht."

Folglich läßt Hans Roth, indem er Matoffs Befunde in Betracht zieht, zu, daß die erworbene Immunität sich auch seitens der Sklettmuskulatur äußern kann, indem ein gewisser Teil der in sie bei der Reinvasion eingedrungenen und sich entwickelnden Muskeltrichinellen zugrunde geht und resorbiert wird.

Wie ich schon an anderer Stelle hervorhob, hat Matoff Vorgänge von Absterben an Muskeltrichinellen als Massenerscheinung nicht nur in der Muskulatur des Geflügels, sondern auch der Lämmer und der Schildkröten, Kotlan bei Lämmern und Nevinny [20] beim Menschen und Roth bei Ratten und besonders bei Kaninchen beobachtet.

Eine Reihe sowjetischer Forscher (Aljakritzkyj u. Wakaz, Selenskyj, Kalüss) haben ebenfalls Absterbeprozesse an Muskeltrichinellen in der Muskulatur von Wirten festgestellt, die sich sonst mit voller Empfänglichkeit für Trichinelleninvasion auszeichnen, die weder absolute, noch relative natürliche Immunität gegen Trichinella spiralis besitzen, wie Ratten, Mäuse und Menschen.

Um die Frage zu beantworten, ob an der Abwehr des immunen Organismus bei der wiederholten Invasion auch die Skelettmuskulatur teilnimmt, habe ich folgende Untersuchungen, deren Publikation bevorsteht, vorgenommen.

Für diesen Zweck nahm ich an vorläufig per os mit Trichinella spiralis invadierten Hunden, Meerschweinchen und Kaninchen intramuskuläre Injektionen von graviden weiblichen Darmtrichinellen vor, und nach Ablauf von 40 Tagen habe ich durch Biopsie total die fraglichen Muskeln extirpiert und in bezug auf Anwesenheit von Muskeltrichinellen, aus der zweiten parenteralen Invasion stammend, untersucht.

Bei diesen Untersuchungen stellte ich fest, daß in dem mit weiblichen Darmtrichinellen injizierten Masseter der Hunde und im Gastrocnemius der Meerschweinchen sich spiral gewundene und kapsulierte Muskeltrichinellen entwickelt haben, die zum Unterschied von den Muskeltrichinellen, die von der ersten peroralen Invasion stammen, dicht, nestartig lagen. Das Ergebnis bei den Kaninchen war negativ.

Um noch mehr Licht auf die Frage zu werfen, ob das Durchmachen einer wahren peroralen Invasion eine allgemeine Immunität überträgt, die sich nicht nur in Abwehr des Darmes gegen die intestinale Phase der Reinvasion, sondern auch in Abwehr seitens anderer Organe und Gewebe des Körpers außerhalb der Muskulatur äußert, nahm ich intratracheale Injektionen mit freien Muskeltrichinellen an vorläufig peroral trichinellisierten Hunden, Meerschweinchen und Kaninchen vor. Nach Ablauf von 5–8 Tagen untersuchte ich die Tracheaschleimhaut bezüglich erwachsener Darmtrichinellen.

Meinen früheren Untersuchungen gemäß (1940/41) [21] können sich bei diesen Tieren aus den in die Trachea und in die Nasenhöhle injizierten Muskeltrichinellen Darmtrichinellen entwickeln. Mit Ausnahme der Hunde wurden in der Trachea von allen reinvadierten Meerschweinchen und Kaninchen einige vollkommen entwickelte Darmtrichinellen gefunden, von denen die Weibchen mit Embryonen voll gefüllte Uteri zeigten.

Die Ergebnisse meiner parenteralen Versuche zeigen, erstens, daß sowohl die Muskulatur wie auch die Trachea, je nach der Tierart, sich verschieden verhalten, zweitens, beim Hunde, sowohl die Altersimmunität als auch die erworbene Immunität nicht durch eine Abwehr seitens der Muskulatur, die für eine parenterale Invasion wohl empfänglich ist, bedingt ist, und schließlich, daß bei der nach einer peroralen Invasion erworbenen Immunität nicht bei allen Tierarten eine Muskelphase beobachtet wird.

Daraus folgt, daß die erworbene Immunität, wenn sie auch einen allgemeinen Ursprung hat und an ihrer Bildung bei peroraler Invasion der ganze Organismus teilnimmt, sich allem Anschein nach vorwiegend lonal – seitens des Darmes, wo sich vorwiegend die Immunitätserscheinungen abspielen, äußert.

Was die intestinale Phase der erworbenen Immunität gegen Trichinella spiralis anbelangt, ist ihr grober Mechanismus, die Art und Weise, wie sie sich äußert, identisch mit diesem, welchen Matoff (1936, 1937, 1938) schon bei der ursprünglichen peroralen Invasion von Tauben, Kücken und Hunden beobachtet und beschrieben hat: Massenhafter, schneller Abgang der per os eingegebenen Trichinellen, Kurzlebigkeit, Kleinwüchsigkeit der Darmtrichinellen und Verminderung der Anzahl der geborenen Jungen (speziell beim Hunde).

Da ich die von mir beim Geflügel, Lämmern und bei Schildkröten bei ursprünglicher peroraler Trichinellisierung festgestellte Muskelphase der Resistenz bei der erworbenen Immunität beim Hunde, Meerschweinchen und Mäusen, ausgenommen die Kaninchen, nicht beobachtet habe, ziehe ich die Schlußfolgerung, daß diese Phase keine wesentliche Rolle spielt und daß sie folglich eher ein Ausdruck der natürlichen, angeborenen, arteigenen Immunität (einschließlich der Altersimmunität), als der erworbenen Immunität ist.

Eng verbunden mit der Frage der Lokalisation und der Frage des Mechanismus der Wirkung der erworbenen Immunität gegen Trichinella spiralis ist die Frage, ob sie vom Typus der Postinvasionen, sterilen oder vom Typus der Invasionen nicht sterilen Immunität, die noch „Prämunition" genannt wird, ist. Die verschiedenen Forscher beantworten diese Frage verschieden.

Cameron (1934) [22] hat die infolge durchgemachter Trichinelleninvasion erworbene Immunität als „Prämunition" bezeichnet, d. h., daß sie durch das ständige Vorhandensein im Laufe vieler Jahre einer enormen Anzahl von Muskeltrichinellen aus der voraufgegangenen Invasion bedingt wird.

Hans Roth (1943) [23] hat wiederum hervorgehoben, daß es notwendig ist, festzustellen, durch welche Phase des arenten Stadiums der Trichinelleninvasion die erworbene Immunität gebildet wird: Durch die Darminvasion, die Migration der Larven, ihre Ansiedlung und Weiterentwicklung in der Muskulatur oder endlich vielleicht durch die Ganzheit des arenten Stadiums, das alle hier erwähnten Phasen einschließt.

Um dies Problem zu erklären, war es notwendig, die Isolierung einer Phase der Trichinelleninvasion zu versuchen, d. h. eine Trichinelleninvasion entweder nur des Darmes oder nur des Blutes oder nur der Muskulatur zu erzeugen, um festzustellen, ob auf diese Weise irgendwelche Immunität gegen eine folgende normale Infektion erreicht werden kann.

Hans Roth konnte Meerschweinchen mit Larven nur von einem Geschlecht, d. h. nur mit Männchen oder nur mit Weibchen infizieren, so daß im Wirte nur eine intestinale Trichinelleninfektion ohne nachfolgende Muskelinvasion erfolgte.

Auf diese Weise, durch Erzeugung einer reinen Darminfektion mit erwachsenen Trichinellen nur von einem Geschlecht, ist es Hans Roth gelungen, eine gewisse Immunität gegen Reinvasion schon mit normalem Trichinellenmaterial, das zusammen Männchen und Weibchen enthält, zu erzeugen.

Damit meint er, auf unanfechtbare Weise erwiesen zu haben, daß die, nach durchgemachter primärer peroraler Trichinelleninvasion erworbene Immunität nicht durch die Anwesenheit von Muskeltrichinellen von der voraufgegangenen Invasion in der Muskulatur bedingt wird, sondern wesentlich durch die intestinale Phase der primären Infektion, während welcher die Darmtrichinellen in intimem Kontakt mit der Darmmukosa des Wirtsorganismus gelangen.

Identische Resultate berichten auch Anderson und Leonard (1940) [24], die Ratten mit nur männlichen und nur weiblichen erwachsenen Trichinellen, isoliert vom Darme anderer Tiere, durch duodenale Transplantation infiziert haben, wodurch sich ein hoher Grad von Immunität gegen folgende normale Infektion entwickelt hat.

Hier zählen auch die Versuche von Levin und Evans (1942) [25] zur Bestimmung der Lokalisation und des Ursprungs der erworbenen Immunität gegen Trichinella spiralis. Nach diesen Autoren ist es möglich, durch mit R-Strahlen behandelte sterilisierte Muskeltrichinellen eine Darminvasion ohne nachfolgende Muskelinvasion zu erzielen, wodurch eine starke Resistenz gegen eine normale Reinfektion entsteht.

Alles dies schließt aber nicht die Teilnahme des haemomuskulären Zyklus der primären Trichinelleninvasion und insbesondere der Muskulatur in der Ausbildung der erworbenen Immunität aus.

Hans Roth selbst schreibt: „Eine primäre Infektion sogar mit einer ziemlich kleinen Dosis Trichinellenlarven beider Geschlechter ist öfters mehr fähig, die Meerschweinchen gegen die Letalwirkung der Prüfungsdosis von 1000 Larven zu protektieren als eine primäre Infektion mit mehreren Hunderten nur männlichen oder nur weiblichen Larven."

Es ist leicht zu verstehen, schreibt Hans Roth, daß eine normale primäre Infektion, die die Phasen der Dissemination durch das Blut einer tausendmal größeren

Anzahl von Jungtrichinellen sowie ihrer Ansiedlung und Wachstum in der Muskulatur einschließt, in Anbetracht des vermehrten Eintragens von Antigen einen noch höheren Grad von erworbener Immunität erzeugen wird.

Daß an der Ausbildung der erworbenen Immunität gegen Trichinella spiralis außer dem Darm auch der übrige Teil des Wirtsorganismus teilnimmt, zeigen die Untersuchungen, wonach es möglich ist, eine Immunität gegen Trichinella spiralis durch parenterale Vakzination mit Trichinellenantigen zu erzeugen.

Chandler (1939) meint, daß Trichinella spiralis im Wirte zwei verschiedene Immunitätsphasen hervorruft: 1. Eine relativ schwache allgemeine parenterale Immunität, die durch die parenterale Migration des Wurmes oder durch seine Invasion in die Muskulatur bedingt ist und 2. eine relative lokale Darmimmunität.

McCoy (1935) [26] ist es gelungen, Ratten durch intraperitonale Injektionen von lebendigem oder totem Trichinellenmaterial zu immuisieren. Dabei hat er festgestellt, daß die Resistenz von peroral invadierten Ratten ausgeprägter als die von den durch parenterale Injektionen immunisierten ist und daß beide Zustände scheinbar von ein und derselben Natur sind, d. h. daß die erhöhte Resistenz der Ratten in beiden Fällen eher gegen das Darmstadium der Trichinellen als gegen die Muskeltrichinellen gerichtet ist und daß sie sich nur graduell unterscheiden.

Diese Versuche von McCoy zur künstlichen Immunisation von Ratten bringen einen zu dem Gedanken, daß das Humoralsystem vielleicht eine unmittelbare Rolle in der Immunität spielt oder vielleicht nur in der Übertragung der sensibilisierten Substanzen auf die Darmmucosa engagiert ist, der Ort, wo sich die Immunität manifestiert.

Auf Grund seiner Versuche zur enteralen und parenteralen Immunisierung von Ratten beantwortet nun McCoy die Frage, ob die erworbene Immunität eine lokale oder allgemeine ist, d. h. ob die Abwehr des Darmes gegen Superinvasion rein lokal ist oder der Darm nur der Ort, wo sich die vorhandene allgemeine Immunität äußert, zugunsten der zweiten Absicht.

Wenn das Humoralsystem eine antike Rolle in der erworbenen Immunität gegen Trichinella spiralis spielt, muß erwartet werden, daß solche Immunität passiv übertragen werden kann.

Das Ermitteln von spezifischem Antikörper im Serum von vakzinierten Tieren (Bachmann, Trawinski u. a.) in vitro spricht zu Gunsten des Standpunktes, daß sich gegen diesen Parasiten eine allgemeine Immunität bildet.

Schtschupakoff (1935) sowie Culbertson und Caplan (1937, 1938) [27] haben nachgewiesen, daß Mäuse, denen spezifisches Immunserum injiziert wurde, in niedrigerem Prozent sterben und daß in ihre Muskulatur in kleinerer Anzahl als bei den Kontrollierten Muskeltrichinellen eindringen. Culbertson hat noch gezeigt, daß die Mutterratten ihre nach Infizierung mit Trichinella spiralis erworbene Immunität ihrer Nachkommenschaft durch die Milch übertragen können. Daraus schließt Culbertson, daß die Immunitätsreaktion gegen die Trichinellose eine generalisierte Reaktion darstellt, weil die Antikörper im Blute geboren werden, aber daß diese Körper ihre Wirkung lokal im Darm ausüben und gegen die Darmtrichinellen gerichtet ist.

Da eine starke Resistenz gegen Trichinella spiralis nicht übertragen werden kann, scheint es McCoy unwahrscheinlich, daß die humoralen Antikörper eine bedeutende Rolle im Mechanismus der Immunität spielen. Im Einklang damit stehen auch die Beobachtungen von Bachmann und Molina, daß beim Schweine die Immunität gegen Superinvasion mit Trichinella spiralis mit einer hohen Eosinophilie oder hohem Präzipitintiter nicht verbunden ist. Eine hohe Eosinophilie und ein hoher Titer von Präzipitinen garantiert keine Protektion gegen nachfolgende Invasion und Tod.

Hendricks (1949) [28] hat festgestellt, daß sich ein quantitatives Verhältnis zwischen der Anzahl der Darmtrichinellen, die sich bei Mäusen, welche 1, 2 und 3mal reinvadiert sind, und dem Titer der Antikörper entwickelt im Sinne, daß, während parallel mit der Zunahme der Reinvasion und der Resistenz die Anzahl der Darmtrichinellen abnimmt, der Titer der Präzipitine zunimmt.

Campbell (1938) [29] aber hat bei der Immunisation von Ratten mit der polisachariden Fraktion der Trichinella spiralis keine Entwicklung von Immunität beobachtet, trotzdem im Serum dieser Tiere spezifische Antikörper entdeckt worden sind. Daraus zieht der Autor den Schluß, daß nicht alle Antikörper die gleiche Rolle in der Abwehr des Wirtes spielen.

Schimamura und Fugii haben nach mehrmaligen Injektionen von Ascaris Präzipitine und komplementbindende Körper festgestellt, aber keine Immunität erreicht.

Winitzkij (1945) [30] aber hat bei Meerschweinchen durch intraperitoneale Transplantation von lebenden Askariden Immunität erzielt. Die tödliche Dosis von Zölomflüssigkeit, gemischt mit Serum von Immuntieren, hat bei der Injizierung keinen letalen Effekt ausgeübt. Durch Injizierung von einigen Tropfen Immunserum konnte dem Tod von Meerschweinchen infolge intraperitonealer Einführung von toten Askariden vorgebeugt werden.

Oliver-Gonzalez (1941) [31] hat beim Studium der Bildung der Immunität festgestellt, daß bei mit Trichinella spiralis injizierten Tieren sich zwei Typen von Antikörpern bilden: „Antilarvole“ und „Antimoginale“ und daß nicht alle Antikörper, die im Blut ermittelt werden, antiparasitäre Eigenschaften besitzen.

Die Art und Weise, auf welche der intestinale Mechanismus der erworbenen Immunität in der Tat über die Parasiten wirkt, ist bis heute Gegenstand von kontraversen Auffassungen und Erklärungen.

Worin der intimere Mechanismus der Wirkung der Darmabwehr bei den Immuntieren besteht, und welche Faktoren die Bedingungen im Darme ungünstig für die Entwicklung der Darmtrichinellen machen, ist noch nicht eingehend festgestellt.

Es wird vorausgesetzt, daß die Darmwand, bzw. die Darmmucosa durch Bildung von Antikörpern, durch Sekretion von ausgiebiger Schleimsubstanz und durch entzündliche Reaktion reagiert – Momente, die das Aufleben der Darmtrichinellen im Darme, ihre Ernährung und Entwicklung hindern, wodurch sie schnell ausgeschieden werden.

Bachmann und Molina (1933) meinen, daß die Abwehrreaktion gegen Superinvasion durch eine lokale Anhäufung von Antikörpern, d. h. von einer Antigen-Antikörper Reaktion und von der lokalen Mobilisierung von Leukozyten und Retikuloendothel-Zellen in der Darmwand, die eine Barriere gegen die Trichinelleninvasion bildet, wirkt, obwohl direkte histologische Beweise über die Natur dieser lokalen Abwehrreaktion nicht erbracht werden können.

Nach McCoy ist im Darme eine bemerkbare Zellreaktion weder in den resistenten noch in den Kontrollratten zu beobachten.

Die Auffassung von Schmid (1936) [32], daß die Ansiedlung der bei der wiederholten Infizierung eingegebenen Muskeltrichinellen im Darm durch die mechanischen Schädigungen der Darmmucosa infolge der voraufgegangenen Infektion vereitelt wird, ist nicht wahrscheinlich, da die erworbene Immunität sogar nach einer vollkommen schwachen primären Invasion zustande kommt. Außerdem können die kleine Zahl und Körpergröße der Darmtrichinellen, die bei der primären Invasion gebraucht wurden, die im Vergleich zu ihnen enorme Darmfläche nicht schädigen.

Nach Chandler (1939) [33] wird der Mißerfolg der Trichinella spiralis, sich im Darm der Immunratten aufzuhalten, durch die Verhinderung ihrer Ernährung bedingt, eine Hypothese, die er als Mechanismus der Darmimmunität, die von Ratten gegen Nippostrongylus muris gezeigt wird, bezeichnet.

Taliaferro (1940) [34] meint indessen, daß die Unfähigkeit der Parasiten in den immunen Geweben, die auch von Chandler vermerkt wurde, offenbar durch die Wirkung von Antikörpern hervorgerufen wird. Diese Ansicht wird von McCoy abgesprochen, da keine Beweise erbracht sind, daß Antikörper eine Rolle in der Resistenz der Ratten gegen Trichinella spiralis durch Schädigung der Larven spielen, sondern die von den Immunratten eliminierten Larven lebendig sind und sich normal entwickeln, wenn sie an empfängliche Tiere verfüttert werden.

Sarles und Taliaferro meinen, daß speziell Präzipitine eine besondere Rolle bei der Immunität spielen, welche Ratten gegen Nippostrongylus muris zeigen. Sie fanden Präzipitate um das Vorderende und im Darme der Larven, die in der Haut und in den Lungen der Immunratten behalten werden. Sarles (1938) [35] teilt mit, daß derartige Präzipitate sich bilden, wenn Larven von Nippostrongylus muris der Wirkung von Immunserum in vitro ausgesetzt werden. Außerdem sind Aktivität und Entwicklung solcher Larven im Vergleich zu den Larven, die im Normalserum gehalten sind, betroffen.

Es wurden Prüfungen vorgenommen, um zu bestimmen, ob die Larven, welche dem Immunserum ausgesetzt wurden, in vitro beeinflußt werden. Dabei wurden keine Unterschiede in der Aktivität oder im Aussehen der Larven, die der Einwirkung des Immunserums bei 37° C während 24 Stunden ausgesetzt wurden, im Vergleich mit den Larven, die in Normalserum gehalten wurden, verzeichnet. Ebenfalls wurde die Entwicklungsfähigkeit solcher Larven, wenn sie an normale Ratten verfüttert wurden, nicht merklich beeinflußt.

Später (1938) [36] hebt McCoy die Beobachtung hervor, daß innerhalb einiger Stunden nach der Reinvasion bei den vorher infizierten Ratten eine Diarrhoe infolge einer vermehrten Sekretion von Schleim und gesteigerter Peristaltik eintritt, wodurch die Trichinellen aus dem Darm ausgetrieben werden. Wenn dieser Gesichtspunkt richtig ist, schreibt McCoy, scheint die Erklärung logisch, daß die Auswirkung der Resistenz hauptsächlich mechanisch und von der vorläufigen, voraufgegangenen Sensibilisation der Darmmucosa abhängig ist.

Hans Roth (1943) [37] vermerkt, daß von 14 reinfizierten Tieren, die nach dem Einnehmen der Prüfungsdosis gestorben sind, fünf ungewöhnlich früh von einer wahrscheinlich allergischen Enteritis befallen waren. Dabei hat er festgestellt, daß die Trichinellen aus den „immunen" Därmen eher herausgeworfen als getötet wurden.

Matoff hat ebenfalls festgestellt, daß bei der primären Trichinelleninvasion von Tauben und Hunden (junge und erwachsene), bei denen die Darmtrichinellose in der Regel kurzfristig ist, eine Diarrhoe eintritt, wodurch die herangewachsenen Darmtrichinellen besonders bei massiver Invasion in großer Zahl herausgeworfen werden, und zwar lebendig und unversehrt. Dieselbe Tatsache wurde bei jungen Katzen von Bugge (1934) [38] und bei Hunden von Kotlán beobachtet, der sie der Empfindlichkeit des Hundedarms gegen die Trichinelleninvasion zuschreibt.

Zusammenfassung

Beim gegenwärtigen Stande unserer Kenntnisse müssen wir prinzipiell annehmen, daß sowohl bei der angeborenen als auch bei der erworbenen Immunität gegen Trichinella spiralis eine Darm- und eine Muskelphase tätig sein können.

Bei der angeborenen Immunität, einschließlich Altersimmunität der verschiedenen Tierarten lassen sich aber nicht immer beide Phasen beobachten: während beim Geflügel beide Phasen vorkommen, ist beim Hunde nur die Darmphase und bei den Lämmern und den Kaltblütern (Schildkröte) nur die Muskelphase beobachtet worden.

Die erworbene Immunität gegen Trichinella spiralis wirkt, obwohl sie ihrem Ursprung gemäß eine allgemeine Immunität ist, hauptsächlich durch die Darmphase, die als lokaler Ausdruck der allgemeinen Immunität aufzufassen ist. Eine Muskelphase, wie sie von manchen Autoren angenommen wird, und die bei primärer peroraler Invasion bei Geflügel, Lämmern und Schildkröten festgestellt ist, habe ich, mit Ausnahme der Kaninchen, bei Hunden und Meerschweinchen, die durch intramuskuläre Injektion von graviden weiblichen Darmtrichinellen reinvadiert wurden, nicht ermittelt. Es gelang mir, mit Ausnahme der Hunde, bei Meerschweinchen und Kaninchen durch intratracheale Injektionen von freien Muskeltrichinellen Darmtrichinellen in der Trachea zu erzeugen.

Der grobe Mechanismus der Wirkung der Darm- und der Muskelphase bei der natürlichen und bei der erworbenen Immunität gegen Trichinella spiralis ist im Prinzip ein und derselbe, da er in rascher, massenhafter Ausscheidung der per os eingegebenen Trichinellen und in Kurzlebigkeit der sich entwickelnden Darmtrichinellen, die kleinwüchsig sind und eine verminderte Anzahl von Jungen gebären, besteht.

Der grobe Mechanismus der Wirkung der Muskelphase bei der angeborenen und erworbenen Immunität besteht in einer entzündlichen Gewebsreaktion um die eingedrungenen Muskeltrichinellen, wodurch letztere degenerieren, absterben und resorbiert werden.

Der feinere Mechanismus der Darmphase der erworbenen Immunität wird entweder als eine Antigen-Antikörper Reaktion, bzw. als Bildung von Präzipitaten um den Mund und im Darm der Trichinellen, wodurch letztere sich nicht ernähren und entwickeln können, oder als eine lokale Anhäufung von Antikörpern und Mobilisierung von Leukozyten und Retikuloendothel-Zellen in der Darmwand, die eine Barriere gegen die Trichinelleninvasion bilden oder als eine allergische Reaktion der durch die primäre Invasion sensibilisierten Darmmucosa in Form einer Diarrhoe gedeutet. Die Diarrhoe ist ebenfalls bei primär invadierten Hunden, Katzen und anderen Tieren beobachtet worden.

Literatur

1. Dörr, R., und Schmidt, G. W., Studien über den Mechanismus der Trichinelleninfektion. VII Mitteilung: Experimentelle Beeinflussung der Trichinenwanderung. — Die natürliche Immunität des Huhnes. Zentralblatt für Bakteriologie usw., Orig. Bd. 115, S. 427 bis 436. 1930.
2. Augustine, D. L., Experimental Trichinosis in Chicks. Science, Vol. 78, Nr. 2035. 1933.
3. Matoff, K., Bei Tauben auf enteralem Wege erzeugte Muskeltrichinellose. Tierärztliche Rundschau, Nr. 23 u. 24. 1936.
4. Matoff, K., Zur Frage der Muskeltrichinellose beim Geflügel. Zeitschrift für Infektions- und parasitäre Krankheiten und Hygiene der Haustiere. Bd. 54, H. 1 u. 2. 1938.
5. Matoff, K., Versuche zur Feststellung der Mindestzahl von Muskeltrichinellen, welche zur Invadierung von Mäusen, Ratten, Meerschweinchen, Kaninchen und Hunden erforderlich ist. Tierärztliche Rundschau, Nr. 29. 1935.
6. Matoff, K., Die experimentelle Trichinellose beim Hunde und bei der Katze. Tierärztliche Rundschau, Nr. 5 und 6. 1936.
7. Matoff, K., Der Mechanismus der Altersimmunität des Hundes gegen die Trichinelleninvasion. Tierärztliche Rundschau, Nr. 21 u. 22. 1937.
8. Matoff, K., Altersimmunität und parenteral erzeugte Muskeltrichinellose beim Hunde. Zentralblatt für Bakteriol. usw., Orig. 150. 1943.
9. Kotlán, A., Der heutige Stand unserer Kenntnisse über Immunbiologische Fragen bei der Trichinellose. Kongreßbericht d. XIII. Internationalen Tierärztlichen Kongresses in Zürich — Interlaken. 1938.
10. Matoff, K., Über die Empfänglichkeit des Schafes für Muskeltrichinellose. Zeitschr. f. Infektions- und parasitäre Krankheiten u. Hyg. d. Haustiere, Bd. 59, H. 3. 1943.
11. Matoff, K., Über die Möglichkeit der Entwicklung von Trichinella spiralis bei Kaltblütern. Zeitschr. f. Parasitenkunde, Bd. 13, H. 2, S. 156—176. 1944.
12. Matoff, K., Zur Frage der Muskeltrichinellose der Kaltblüter. Acta Veterinaria Ac. Sc. Hungaricae. T. III, Fas. 4. 1953.
13. Ducas, R., L'immunité dans la Trichinose. Thèse, Paris, Jouve et Cie, P. 47. 1921.
14. McCoy, O. R., Immunity of Rats to Infestation with Trichinella Spiralis, Vol. 14: 484 to 494. 1931.
15. Bachmann, G. W., and Rodriguez-Molina, Resistance to Infection with Trichinella Spiralis in Pigs / The Eosinophilic and Precipitine Response. Americ. Journ. of Hyg. 18: 266—294. 1933.
16. Schtschupakoff, J., Über die Möglichkeit von wiederholter Invasion der Muskeln mit Trichinen / Zur Frage der Immunität bei der Trichinellose. / Berichte des Leningrader Pasteur-Instituts für Epidemiologie und Bakteriologie. Bd. II, S. 153—163. 1953 (russ.).
17. Roth, Hans, Experimental Studies on the Course of Trichina Infection in Guinea Pigs. III. Immunity of Guinea Pigs to Re-Infection with Trichinella Spiralis. Americ. Journ. of Hygiene. Vol. 30, Nr. 2. 1939.
18. Lemischko, P. M., Immunität bei der Trichinellose. Wissenschaftliche Notizen des Landwirtschaftlichen Instituts von Belozerkow, Bd. II, H. II, S. 73—87. 1951 (russisch).

19. Schichobalowa, N. P., Experimentelle Untersuchungen über Immunität bei der Trichinellose. II. Immunität, die als Resultat von durchgemachter Krankheit erworben ist. Werke des Helminthologischen Laboratoriums der Akademie der Wissenschaften der UdSSR, Bd. VI. 1952 (russisch).
20. Nevinny, Hans, Über die Veränderungen der Skelettmuskulatur bei Trichinose. Virchows Archiv usw., Bd. 266, H. 1. 1927.
21. Matoff, K., Experimentelle Trichinelleninjektion der Trachea und Nasenhöhle. Archiv f. Wiss. u. Prakt. Tierheilkunde, Bd. 75. 1941.
22. Cameron, Th., Immunity Against Animal Parasites. Proc. 12th International Veterinary Congress, Vol. 3: 44—65. 1934.
23. Roth, Hans, The Roll of the Intestinal Phase of Trichin Infection in the Establishment of Immunity to Reinfection. The Americ. Journ. of Hygiene, Vol. 38, Nr. 1. 1943.
24. Anderson,C. V., and Leonhard, A. B., Immunity Produced in Rats by the Intestial Phase of Trichinella Infection. Journal of Parasitology, Vol. 26 (Suppl.) 42—43. 1940.
25. Levin, A. J., and Evans, T. C., The Use of Roentgen Radiation in Locating and Origin of Host Resistance to Trichinella Spiralis Infection. The Journal of Parasitology, Vol. 28, Nr. 6. 1942.
26. McCoy, O. R., Artificial Immunisation of Rats. Americ. Journal of Hygiene, Vol. 21, Nr. 1. 1935.
27a. Culbertson, J. T., and Kaplan, S. S., Passive Immunity in Experimental Trichinosis. Journal of Parasitol., Vol. 23: 560. 1937.
27b. Culbertson, J. T., and Kaplan, S. S., A Study Upon Passive Immunity in Experimental Trichinosis. Parasitology, Vol. 30: 156—166. 1938.
27c. Culbertson, J. T., Passive Transfer of Immunity to Trichinella Spiralis in the Rat. The Journal of Parasit., Vol. 28, Nr. 3. 1942.
27d. Culbertson, J. T., Natural Transmission of Immunity Against Trichinella Spiralis from Mother Rats to their Offspring. The Journal of Parasitology, Vol. 29, Nr. 2. 1943.
28. Hendricks, R. G., The Relationship Between Numbers of Adult Trichinella Spiralis in the Small Intestine and the Precipitine Titer of Mice Given Various Test Infections. Journal of Parasitology. 1949.
29. Campbell, O. H., The Immunological Specificity of a Polisacharide Fraction from Some Common Parasitic Helminths. Journal Parasitology, Vol. 23: 348—353. 1937.
30. Winizky, J. M., Askaridenintoxikation und Antitoxische Askaridenimmunität. Berichte der Akad. d. Wiss. d. USSR, Biologische Serie, H. 4, S. 439—451. 1945 (russisch).
31. Oliver-Gonzalez, J., The Dual Antibody Basis of Acquired Immunity in Trichinosis. Journal of Infect. Diseases, Vol. 63, Nr. 3, P. 254—271. 1941.
32. Schmid, F., Zur Frage der Immunität bei parasitären Krankheiten und ihre Bedeutung für die Bekämpfung. Zeitschr. f. Infekt.- und parasit. Krankheiten u. Hyg. d. Haustiere, Bd. 49. 1936.
33. Chandler, Assa, The Nature of Mechanism of Immunity in Various Intestinal Nematode Infections. Americ. Journ. of Tropic. Med., Vol. 19: 12—15. 1939.
34. Taliaferro, W. H., The Mechanism of Acquired Immunity in Infection with Parasites Worms. Physiol. Rev., Vol. 20: 469—472. 1940.
35. Sarles, M. P., and Taliaferro, W. H., The Local Points of Defence and the Passive Transfer of Acquired Immunity in Experimental Trichiniasis. Journ. Infect, Diseases, Vol. 59: 207—220. 1936.
36. Sarles, M. P., The in Vitro Action of Immune Serum on the Nematode Nippostrongylus Muris. Journ. of Infect. Diseases, Vol. 62: 337—348. 1938.
37. McCoy, O. R., Rapid Loss of Trichinella Larvae Fed to Immune Rats and its Bearing on the Mechanism of Immunity. The Journ. of Parasitol., Vol. 24 (Suppl. 35). 1940.
38. Bugge, G., Trichinen im Darm. Archiv f. Wiss. u. Prakt. Tierheilkunde, Bd. 68, H. 1. 1934.

Diskussion

Herr Lehmensick, Bonn: Darmtrichinen entwickeln sich gut bei Kröten und Fröschen. Eine nicht eintretende Invasion muß nicht damit zusammenhängen, daß eine Immunität vorhanden ist. Der Herzmuskel wird ebenfalls von Trichinen befallen, aber es entwickeln sich niemals die Trichinen darin. Dieser Muskel muß eine ganz bestimmte Abwehrfähigkeit haben, er gestattet zwar das Einkriechen der Trichinen aber keine Entwicklung. Wenn etwas über die Abwehrfähigkeit des Muskels bekannt wäre, könnte sie für andere Muskeln ausgenutzt werden.

Die Temperatur kann die Entwicklung der Trichinen verzögern, zumindest kann sie sie beeinflussen. Erhöhung der Temperatur ermöglicht die Bildung von Darmtrichinen.

Herr Matoff, Sofia: Leuckart, Zenker und Virchow ist es nicht gelungen, bei Geflügel und Kaltblütern Trichinen zu erzeugen. Da sie meinten, daß dabei die nicht günstigen Körpertemperaturen eine Rolle spielen, wurde bei Hühnern die Temperatur künstlich herabgesetzt. Diese Versuche sind ebenfalls nicht erfolgreich gewesen. Diese hohen Körpertemperaturen des Geflügels sind für die Entwicklung der Trichinen nicht schädlich. Man kann beim Geflügel Trichinen erzeugen. Bei Schildkröten, die keine konstante Körpertemperatur haben, kann man keine vollständige Entwicklung erreichen, wenn die Körpertemperatur nicht auf 37° C konstant gehalten wird. Alle anderen Faktoren sind günstig. Sind die Trichinen im Herzmuskel angelangt, wandern sie darin umher, es tritt aber keine Vollentwicklung ein. Amerikaner haben darüber berichtet, daß auch im Herzen – im Bindegewebe – sich Trichinen entwickeln. Muskeltrichinen entwickeln sich nur in der quergestreiften Muskulatur, die Darmtrichinen auch in der Rachen- und Nasenschleimhaut.

PROF. DR. R. LEHMENSICK
Zoologisches Institut der Universität, Bonn

Zur Anatomie und Epidemiologie von Trichinella spiralis

(mit Lichtbildern)

Der erste Teil meines Vortrags befaßt sich mit der mikroskopischen Anatomie der Trichinellen. Ich teile in ihm einige Ergebnisse aus einer im Druck befindlichen Dissertation von Frau Dr. I. Richels mit, die an meiner Abteilung in den letzten Jahren durchgeführt wurde.

Die Kutikula ist bei den Bluttrichinen ein zartes Häutchen von etwa 0,43 μ Dicke, in dem eine Schichtung nicht nachweisbar ist. Später (bei 200 μ langen Trichinen, d. s. etwa 13 Tage p. i.) ist sie 0,6 μ dick und besteht deutlich aus drei Lagen, zwei dunklen Begrenzungsschichten und einer hellen Zwischenlage. – Die Muskeltrichinelle hat die dickste Kutikula (117 μ in der Körpermitte). Kalwaryski hat in drei Arbeiten (1928, 1936, 1938) mit Hilfe der von ihn angegebenen Jod-Silbermethode die Rippen (Ringelstrukturen) diesen Nematoden darstellen können, die sich zusammensetzen aus einer schwarzen Kopfkappe, einigen engen, rings um den Körper laufenden Ringeln und schließlich vielen nur an der Konkavseite der Muskeltrichine verlaufenden Querringeln. Der Autor nimmt an, daß Jod an das Glycogen gebunden und festgehalten wird. – Frau Dr. R. hat festgestellt: je länger die Jodbeize dauert, um so breiter und plumper werden die Strukturen. Ob aber Glycogen eine Rolle als „Jodbindung" spielt, ist sehr fraglich, da die verschiedenen Glycogennachweise eine diffuse Anfärbung der ganzen Trichine ergaben. Es hat sich nun herausgestellt, daß auch ohne vorherige Jodierung, nur nach Silbernitrat-Behandlung, die Strukturen deutlich in Erscheinung treten und bei Lichtzutritt sich verstärken. So ruft auch die „Argentaffin-Reaktion" nach Lison (1936), die nur ammoniakalisches Silbernitrat verwendet, die gleichen Bilder hervor.

Da vorherige Benzolbehandlung das Auftreten der Strukturen verhindert, handelt es sich wohl um Lipoide.

Aber auch ohne Silbernitrat, nur mit Jod, können entsprechende Strukturen zum Erscheinen gebracht werden, z. B. mit dem „Plasmanachweis nach Meyer" (mit J, KJ und Methylviolett, 1907). Hierbei sind die Strukturen besonders fein.

Von der Autorin wurden auch andere Nematoden vergleichweise untersucht, immer mit dem Ergebnis, daß bei ihnen entsprechende Gebilde zu finden sind. Meist wird ihnen eine Bedeutung für die Festigkeit der Kutikula und die Fortbewegung der Tiere zugeschrieben (Rauther 1909, Wülker 1924). Sicher stehen sie mit der Aufrollung der Nematoden in einem engen Zusammenhang.

Bei einer vergleichenden Auszählung an 15 Tage alten Wander- und 13 Monate alten Muskeltrichinen wurden bei beiden Gruppen 96 Ringel (mit einer mittleren Abweichung von −8,8 bzw. 6,6) ermittelt (an je 10 Tieren: 81—111 bzw. 87—117). — Dieses Ergebnis läßt mit ziemlicher Sicherheit darauf schließen, daß trotz des Fehlens einer arteigenen Anzahl-Konstanz die sämtlichen Ringel der Jugendstadien viel dichter liegen als die der älteren, um ein vielfaches längeren Tiere.

Bei diesen Imprägnationen traten neben den beschriebenen Rippen oft auch andere Strukturen in Erscheinung, die ich nur kurz erwähnen möchte: eigentümliche runde, sektpfropfenähnliche Gebilde von untereinander gleicher Gestalt, aber verschiedener Größe und in sehr unregelmäßiger Verteilung. Vielleicht sind sie mit den sehr ähnlichen Strukturen zu vergleichen, die Becker (1951—1953) bei Passalurus ambiguus fand und die von Vogel und Dinnik näher beschrieben wurde. — Wir halten sie für Poren, die Cobb (1924) und Chitwood (1930) aufgefunden, aber nicht näher beschrieben haben. (Poren in der Kutikula anderer Nematoden: Bastian 1865, Schneider 1866, Chitwood 1935, Schönberg 1943.) Bei den Darmtrichinellen finden sich ähnliche Gebilde. Sie liegen aber ganz regelmäßig über den Seitenlinien. Vielleicht stehen sie hier mit dem Exkretionsorgan im Zusammenhang, etwa wie dies Schönberg (1943) bei Rhabditis longicauda beschreibt.

Im übrigen lassen sich bei den Darmtrichinen die Ringel und Leisten mit den angeführten Methoden nicht darstellen. Die Embryonen im Uterus so behandelter Darmtrichinen zeigen aber bereits deutlich die Ringelstruktur.

Darmkanal. Der Ösophagus hat das bekannte dreistrahlige Lumen mit der dicken muskulösen Wandung. Seine Muskelfasern laufen radial. Es gibt Marginal- und Flächenfasern. Ein echter Bulbus ist nicht vorhanden, wohl aber ein „Pseudobulbus" vor dem Zellenkörper. — Die Kerne des Ösophagus sind symmetrisch zum Lumen in Dreier- bzw. Sechsergruppen angeordnet. Sie besitzen keine Nucleoli. Im Bereich des Zellenkörpers wird der Ösophagus ein dünnes Rohr, das teils dem Zellenkörper eng anliegt, teils dessen Zellen eindellt und an manchen Stellen von den Leibern der dicken Zellenkörperzellen umschlossen scheint. Trotz seiner Zartheit ist überall seine Wandung nachzuweisen. Frau Dr. R. hat nunmehr auch in dieser Region die Ösophaguskerne aufgefunden. Dabei hat sich gezeigt, daß trotz einer starken Auseinanderziehung der Kernreihen ihre Dreieranordnung beibehalten ist. Am Übergang vom Ösophagus zum Mitteldarm liegen regelmäßig zwei einzellige Drüsen (s. a. Graham 1897). Der Mitteldarm beginnt mit einer ampullenartigen Erweiterung, in die der Ösophagus ein wenig hineinragt. Er besteht aus Zellreihen, die im Querschnitt 6—8 Zellelemente aufweisen. Der Enddarm hat beim Männchen die zusätzliche Funktion der Spermaausleitung (Kloake), so daß wir auch bei der Trichinelle im Bau dieses Darmabschnittes deutlich sexuelle Unterschiede vorfinden. In der zitierten Arbeit ist nachgewiesen, daß diese Unterschiede schon im Larvenstadium deutlich erkennbar sind. Der Enddarm der Weibchen besteht aus 12 + 2 = 14 Zellen und ist 20 μ lang, während dieser Darmabschnitt beim Männchen 36 Zellen aufweist und eine Länge von 45 μ besitzt.

Der Zellkörper. Ich habe diesen, das Stichosoma, schon mehrfach erwähnt. Es ist das neben dem Ösophagus liegende, dickzellige Gebilde, der Trichotracheliden, dessen Funktion umstritten ist. Auch sein Bau, seine Herkunft und seine Beziehungen zu den Nachbarorganen werden noch sehr unterschiedlich beurteilt. Es lag mir daher sehr viel daran, daß die Ontogenie dieses Organs besonders eingehend verfolgt wurde. Frau Dr. R. hat dies, soweit das bei der Kleinheit der ersten Larvenformen möglich war, auch mit großer Ausdauer und viel Erfolg getan.

Die Bluttrichinellen (82 μ) sehen mit ihren Kernen bei den besten Färbungen aus wie ein Sack voller Nüsse. Eine Unterscheidung der Zelltypen auf ihre prospektive Bedeutung war in diesem Stadium nicht möglich. – Bei den nun folgenden Differenzierungsprozessen im Körperinnern verdicken sich die Larven mehr, als daß sie in die Länge wachsen. Erstmalig bei 107 μ langen Wandertrichinellen (Streckformen) konnte eine Zwölfergruppe von auffallend großen Zellen nachgewiesen werden, die zweifellos die erste sichtbare Anlage des späteren Zellenkörpers darstellt. Diese Zellen liegen ziemlich lose nebeneinander, verbunden durch das sich bildende Ösophagusrohr, mit dem jede dieser Zellen unmittelbare Berührung hat. Es macht alles den Eindruck, als seien diese Zellen aus den Wandzellen der Ösophagusanlage hervorgegangen. Diese Ansicht wird noch unterstützt durch die Tatsache, daß die fraglichen Zellen deutlich – wie die Ösophaguszellen – in Dreiergruppen angeordnet erscheinen. Außerdem haben aber auch ihre Kerne in diesem Stadium noch eine unverkennbare Ähnlichkeit mit denen der Ösophaguszellen. – Im weiteren Verlauf der Entwicklung entstehen (zunächst immer noch in gleicher Dreieranordnung) neue Zellenkörperzellen. – Nun wächst dieses Organ immer rascher, wobei die Zellen ihre Anzahl und Größe laufend vermehren. Dabei geht allmählich ihre typische Anordnung verloren. Sie gewinnen Kontakt untereinander. Ihr Zellenleib wird immer umfangreicher, und bald bilden sich in ihrem Zellinnern halbmondförmige Vakuolen. Ihr Kern entwickelt einen deutlichen chromatischen Nucleolus, der sich Feulgen-positiv verhält. Der Ösophagus wird mehr oder minder stark zur Seite gedrängt. Er liegt der Zelle stets da an, wo das Plasma keine Vakuolisierung zeigt; also am Gegenpol der Vakuolen. – Bei Tieren im Alter von zwei Wochen p. i. sind die Vakuolen groß und deutlich abgegrenzt. Dann wird ihre Abgrenzung unscharf und nach Verlauf eines Jahres lösen sie sich allmählich ganz auf. Dabei wächst das ganze Tier noch schneller als der Zellenkörper, so daß dessen relative Länge zur Körperlänge immer kleiner wird.

Ihre größte Ausdehnung erreichen die Zellenkörperzellen in den Muskeltrichinen. Hier ist dieses Organ zweifellos auf der Höhe seiner Entwicklung angelangt. – Nun treten deutliche Unterschiede in der Schattierung der Zelle auf: es wechseln dunkle mit hellen Zellen ab, so daß das lebende Organ gebändert erscheint. Dazwischen können auch Zellmischtypen liegen. Durch geeignete Färbung (Azan z. B.) läßt sich diese „Bänderung" noch klarer herausheben, da sich jetzt die verschieden dichten Zellen verschieden anfärben: die dunklen = blau (basophil) und die hellen = rot (acidophil).

In den Darmtrichinen fangen die Zellen an zu schrumpfen. Es treten jetzt große interzelluläre Lücken auf, die die einzelnen Zellen wieder deutlich voneinander abtrennen. Die Zellkern-Membranen werden undeutlich. Im Bereich der Vagina wird der erschlaffte Zellenkörper eingedellt. Es entsteht im Ganzen das Bild einer allmählichen Degeneration. Auszählungen haben ergeben, daß die Anzahl der Zellen zwar ziemlich schwankt, aber doch recht übereinstimmende Durchschnittswerte herauskommen.

Je 20 Tiere	Muskeltrichinellen	45—77 (Ø 56)
	Darmtrichinellen	38—89 (Ø 55)

Die nahe beieinander liegenden Durchschnittswerte (—9,5) der beiden Entwicklungsstadien bekunden, daß auch hier (wie bei den Kutikula-Ringen) schon die Bildung der Zellen offenbar in frühen Entwicklungsstadien des Tieres beendet ist. — Auch die relative Größe des Organs zum ganzen Körper ist großen Schwankungen unterworfen. Selbst die Verteilung der hellen, dunklen und Mischzellen ist bei verschiedenen Tieren sehr unterschiedlich, sowohl in der Anordnung als auch hinsichtlich der Zahlenverhältnisse. Es handelt sich vermutlich dabei lediglich um verschiedene Funktionszustände gleichartiger Zellen (Drüsen).

Nachdem Rauther bei Trichuris und Chitwood bei Agamermis decaudata Ausführungsgänge aus den Zellenkörperzellen in den Ösophagus nachgewiesen haben, kann kein Zweifel bestehen, daß auch der Zellenkörper der Trichinen als eine Reihe einzelliger Ösophagusdrüsen aufgefaßt werden muß. Es ist aber sehr schwierig, bei der Trichine die Ausführungsgänge zu finden. Ich selbst habe stundenlang an ausgezeichnet gefärbten dünnen und dicken Schnitten vergeblich danach gesucht. Gänge, die in Richtung des Ösophagus durch das Plasma laufen, sind überall zu finden. Aber die wirkliche Verbindung bis in das winzige Lumen des Ösophagus hinein ist so schwierig darzustellen, daß wir nur einen einzigen einwandfreien Gang fanden!

Auf die verschiedenen Ansichten über die Bedeutung dieses Organs möchte ich nicht eingehen, da die meisten alten Anschauungen überwunden sind. Es stellt einen Strang von einzelligen Drüsen dar, die einzeln aus der Ösophagusanlage herausdifferenziert sind. Da das Organ seine höchste Entwicklungsstufe bei der Muskeltrichine hat und später sichtlich degeneriert, hat die Ansicht, daß der Zellenkörper als Drüse mit dem Einbohren in die Muskelfaser und deren Auflösung bei der Kapselbildung etwas zu tun hat, die allergrößte Wahrscheinlichkeit für sich.

Damit beende ich den mikromorphologischen Teil meines Referates und gehe zum 2. Teil über, zur Epidemiologie.

Bei der Trichinose ist die Frage des Seuchenreservoirs in unseren mitteldeutschen Gebieten noch nicht restlos geklärt. Nach Zenker (1866) sollen die Schweine die Trichinen beherbergen, von denen aus die Ratten infiziert werden. Leuckart (1886) meint dagegen, daß die Ratten das Reservoir darstellen, von denen aus die Trichinen dann im Kulturkreis des Menschen verbreitet oder auch aus der freien Wildbahn in die Siedlungen getragen werden. Nach Schoop und Schade (1939) soll der Mensch selbst durch sein unzweckmäßiges Verhalten der Hauptverbreiter sein, indem er das Fleisch der infizierten Dächse und Füchse, die er erlegt hat, nicht sorgfältig genug vernichtet. Tatsache ist, daß mit dem Einsetzen der Trichinenschau in Deutschland die Infektionsquote der geschlachteten Schweine sofort enorm gefallen ist und sich auch seitdem weiterhin ganz niedrig gehalten hat. Aber ein winziger Rest von trichinösen Schweinen wird immer noch jährlich gefunden, wobei man jedoch die

Befunde an den Importschweinen unberücksichtigt lassen muß. Die brennend wichtige Frage – Woher beziehen unsere einheimischen Schweine ihre Trichinen? – ist noch ungeklärt. Ich bin ihr immer wieder, wo ich konnte, nachgegangen. Fast stets ist ein einzelnes Schwein aus einem großen Bestand allein infiziert. In diesem Falle ist eine Verfütterung von infiziertem Dachs- oder Fuchsfleisch als Ursache der Infektion ganz unwahrscheinlich, denn dann müßten mehrere oder fast alle Tiere eines Gutes infiziert sein. – Andererseits habe ich nie in der Umgebung eines infizierten Schweines trichinöse Ratten gefunden. Leider hat man aber nur sehr selten Gelegenheit, in dieser Richtung Erhebungen anstellen zu können.

Wenn die freie Wildbahn das Parasiten-Reservoir bildet, muß man deren Infektionsquote erfassen. Ich habe solche Erhebungen vor fast 15 Jahren für das Rheinland und einen Teil Polens angestellt. Danach gab es im Rheinland in der freien Wildbahn 1941/42 3–4% infizierte Füchse. In dem damals von uns erfaßbaren Teil Polens waren es zur gleichen Zeit 21%. Obgleich die Anzahl der eingesandten Proben nicht sehr groß war (Rheinland: 137, Polen: 66), so ist der ermittelte Unterschied doch groß genug, daß er zur Feststellung einer unterschiedlichen Durchseuchung beider Gebiete ausreicht, denn bei einem mittleren Fehler von $4 \pm 2{,}5$ bzw. $21 \pm 4{,}5$ überschneiden sich die Bereiche nicht! Es sind natürlich die verschiedensten Ursachen denkbar, aus denen sich der Unterschied im Grade der Verseuchung der freien Wildbahn erklären lassen könnte. Die beiden Biotope sind zwar nicht sehr verschieden, bezüglich ihrer Besiedlungsdichte und Jagdorganisation weichen sie aber erheblich voneinander ab. Es läßt sich daher nicht ohne weiteres sagen, ob die Tatsache der obligatorischen Trichinenschau in Deutschland an der Herausbildung dieser Differenz maßgeblich beteiligt war. Um hier etwas klarer zu sehen, müßte man mindestens einmal Vergleichszahlen der Durchseuchung der freien Wildbahn vor und nach Einführung der Trichinenschau aus solchen Gebieten haben, deren Besiedlung und Forstwirtschaft sich in der fraglichen Zeit nicht wesentlich änderte. Das ist für Mitteleuropa aber kaum mehr durchführbar.

Es wäre in diesem Zusammenhang aber auch erforderlich, die gegenseitigen Infektionsmöglichkeiten zwischen Ratte-Ratte, Fuchs-Fuchs und Fusch-Ratte zu wissen.

Schmidt, H. W. (1951), und Schoop und Schade (1939) haben die Vorstellung entwickelt, daß infizierte Fuchskadaver direkt oder auf dem Umweg über den Luderplatz die Unterhaltung der Infektion in der freien Wildbahn ermöglichen. Für die Ratten gilt vice versa dasselbe wie für Fuchs und Dachs. In 2 Punkten unterscheidet sich aber die Rolle der Ratten grundlegend gegenüber Fuchs und Dachs: Für die Ratten fällt einmal der „Luderplatz“ für die gegenseitige Infektion weg; zum anderen vertragen sie erfahrungsgemäß die Darmtrichinose nur sehr schlecht und gehen bei stärkerer Infektion an dieser zugrunde. Es werden demnach oft solche verendeten Artgenossen verspeist. Ich habe zu dieser Frage 1940 einmal in einer Doktorarbeit untersuchen lassen (Senadisaya, P., 1942), wieviel Tage p. i. eine Ratte, wenn sie gefressen wird, durch ihre Darmtrichinose als Infektionsquelle für andere Ratten dienen kann und wie lange sie – bis zum Auftreten infektionstüchtiger Muskeltrichinen – nicht infektiös ist. Senadisaya, in dessen Händen damals der experimentelle Teil lag, fand als äußerste Grenze der „Darm-Phase“

den 5.–6. Tag und den 12.–13. Tag als Ende des infektionsfreien Intervalls. – Ich hatte zunächst, auf seine Ergebnisse vertrauend, diesen Termin für mich übernommen (Lehmensick-Senadisaya, 1942). Bei meinen weiteren Versuchen kamen mir aber schon bald Bedenken wegen der Gültigkeit des 2. Termins, den ich nicht reproduzieren konnte. Ich habe daher bereits in der Arbeit über die Trichinose in der freien Wildbahn (1942) für diesen Termin wieder den 17. Tag angenommen, denn ich selbst hatte vor diesem Zeitpunkt nie eine Infektiösität der Muskeln infizierter

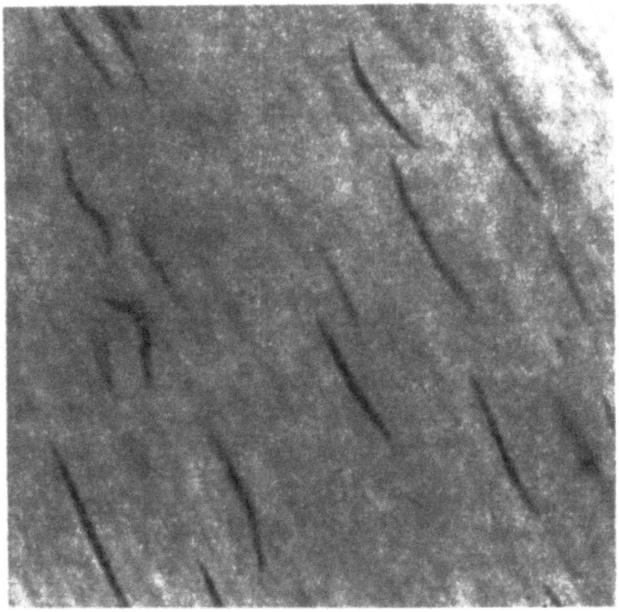

Abb. 1. Nach dem Kontrastverfahren dargestellte Streckform im Zwerchfell (10 Tage p. i.).

Ratten gefunden. Während der Kriegszeit ließen sich aber umfangreiche Kontrollversuche nicht mehr durchführen. In einer Fußnote stellte ich eine Nachuntersuchung dieses Termins bei gelegener Zeit in Aussicht. Jetzt habe ich zusammen mit Herrn Dr. Olbert diese Versuche nochmals ausführlich wiederholen können. Dabei wurde – in Übereinstimmung mit den Ergebnissen von Hemmert-Halswick (1938) – der Übergang zur Muskelinfektionsphase für den 17.–18. Tag p. i. gefunden. Die Trichinen sind in dieser Zeit im Begriff, sich einzurollen. Dieser Termin gilt gleichermaßen für Ratten und Mäuse. Er wurde in 5 Passagen mit je 10 Ausgangs- und 10 Kontrolltieren ermittelt.

Diesmal ging es mir aber bei diesen Versuchen auch darum, eine einfache Methode zu entwickeln, mit deren Hilfe der erste Beginn der Einwanderung der Trichinenlarven in die Muskulatur mikroskopisch erfaßt werden kann. Wir versuchten eine direkte und eine indirekte Darstellung.

A. Direkter Nachweis der Wander-Trichinellen

Die jungen Trichinen lassen sich mit Hilfe des Phasenkontrast-Verfahrens sehr gut darstellen. Trotzdem ist diese Methode bei der anfangs noch vorhandenen geringen Individuenzahl zu unsicher und für größere Untersuchungen unbrauchbar. – Sehr viel besser ist die Darstellung der winzigen Larven durch die Kontrastwirkung, die nach raschem Flüssigkeitsentzug in eingedickten Harzen durch Lichtabsorption der ausgetrockneten Objekte entsteht. Diese Objekte werden zum Ärger des Herstellers schwarz und undurchsichtig. Ich versuchte, bei den Trichinellen diesen Effekt künstlich zu unterstützen. Kleine Stückchen von infiziertem Muskelfleisch wurden nach Fixierung in Formol von 10% bei 60° mit Hilfe des Gefriermikrotoms 15–25 μ dick geschnitten und in rascher Folge durch die Alkoholreihe entwässert. Sie wurden dann kurz mit Xylol, Kreosot u. ä. durchtränkt und schnell in vorher eingedickten Canadabalsam, Caedax oder Eukitt gebracht. In diesem Medium werden sie dann zweckmäßig noch 1–2mal bis eben zur Blasenbildung erhitzt und dann mit einem Deckglas versehen. – Der Erfolg ist nicht immer ganz einheitlich. Aber in den meisten Fällen erscheinen alsbald die Trichinen als scharf umgrenzte schwarze Gebilde im aufgehellten Muskel (Kontrastverfahren) (Abb. 1).

Selbstverständlich läßt sich dieses Verfahren auch bei den eingekapselten Trichinen mit Erfolg anwenden. Inzwischen habe ich die Methode durch Zwischenschaltung einer Ätherpassage noch wesentlich verbessert. Ausführliche Mitteilung erfolgt in einer gesonderten Arbeit.

B. Indirekter Nachweis

Wir haben dann noch versucht, durch Anfärbung der durch Trichinellen-Einwanderung histologisch veränderten Muskelfaser den Beginn der Invasion indirekt zu erfassen: also nicht die Trichinellen selbst, sondern ihre pathologischen Spuren! Nachdem Herr Dr. Olbert, der diesen Teil der Untersuchungen übernommen hatte, die meisten gängigen Färbemethoden, die Aussicht auf einen Erfolg boten, durchgeführt hatte, fand er im Toluidinblau die geeignetste Farbe. – Auch hier wurden wieder formolfixierte Gefrierschnitte verwendet. Die Toluidinblau-Lösung wird aus einer Stammlösung so stark verdünnt, daß sie in einer Schichtdicke von 3–4 cm (Petrischale) gerade noch durchsichtig ist. Die Färbung der auf dem Objektträger mit Eiweiß festgeklebten Schnitte dauert bei 20° C etwa 6 Minuten; dann 3–4 Minuten Methanol (zum Entfärben und Entwässern), dann Glycerin (zum Aufhellen). Erfolg: die angegriffenen Muskelfasern sind blau-grünlich gefärbt und viel heller (Abb. 2 und 3). Mit Hilfe dieser Färbung läßt sich eine beginnende Infektion nach dem 7. Tag p. i. gut nachweisen.

Leider entstehen hierbei – im Gegensatz zum vorigen Verfahren – keine Dauerpräparate, denn die Toluidinblaufärbung hält sich nur etwa ½ Tag. Die Methode ist aber so einfach in der Durchführung, daß sie sich für rasche Diagnosen sehr gut eignet.

Dieses Verfahren ist vielleicht auch geeignet, der von verschiedener Seite in jüngster Zeit geforderten Intensivierung der Trichinenschau gerade im Hinblick auf die Erfassung der ganz jungen „Streckformen“ (18 Tage p. i.) zu dienen (Bartels, A. 1952). Damit sind wir beim praktischen Teil der Trichinose angekommen: der Trichinenschau. Die Trichinenschau ist eine ziemlich kostspielige Vorsichtsmaßnahme, daher ist sie auch in fast keinem Lande (außer in Deutschland) restlos durchorganisiert. Die erfreuliche Tatsache, daß nur ein geringer Promille-Satz unserer Schlachttiere infiziert ist, hat für die Praxis den Nachteil, daß die meisten Fleischbeschauer

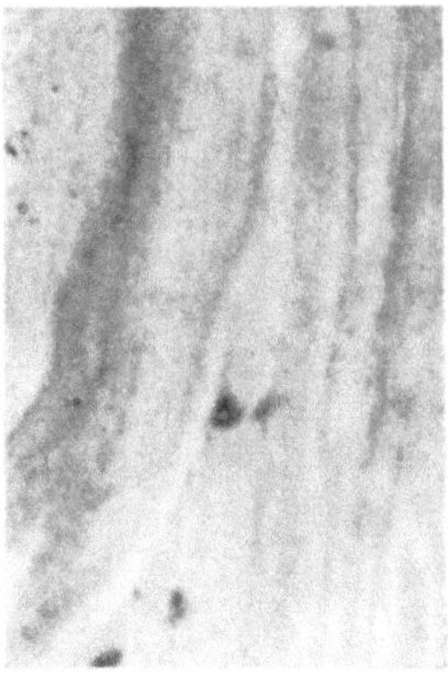

Abb. 2. Toluidinblau-Färbung eines Muskels mit eben einwandernden Trichinellen (11 Tage p. i.) Längsschnitt. Die infizierten Muskelfasern dunkel (Trichinellen nicht angeschnitten).

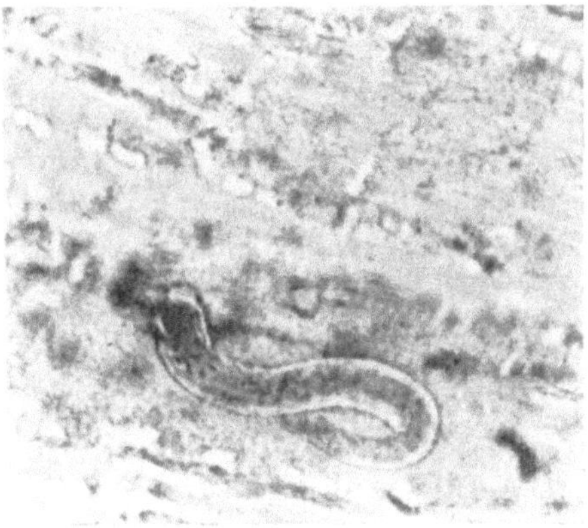

Abb. 3
Junge Trichinelle (Streckform) mit Toluidinblau gefärbt. (10 Tage p. i.).

in ihrem ganzen Leben nach erfolgter Ausbildung keine Trichinen mehr zu Gesicht bekommen. Wer aber Jahr für Jahr vergeblich sucht, dessen Aufmerksamkeit erlahmt und dessen Blick verliert die Schulung für die spezielle Aufgabe. Manche unglückliche Epidemie ist dadurch trotz bestehender Trichinenschau entstanden. Ich glaube, daß es notwendig wäre, bevor an eine weitere Verbesserung der Methode gegangen wird (Erfassung der Streckformen durch bessere Mikroskope), erst einmal dringend die vorhandenen Organisationen so zu gestalten, daß solche, wenn auch noch so seltene Zwischenfälle, unmöglich werden. Man könnte z. B. durch gelegentlich zwischen die Tagesproben eingeschobene infizierte Fleischstückchen Sorge tragen, daß jeder Fleischbeschauer in jedem Jahr einige Male trichinöses Fleisch findet! Bei einiger Vorsicht ließe sich das sicherlich durchführen (s. hierzu auch Barthels, H., 1952).

Zum Schluß möchte ich an die Kollegen der östlichen Länder die freundliche Bitte richten, in der Diskussion auch über die Trichinenverseuchung ihrer Länder zu berichten, von deren diesbezüglichen Verhältnissen wir leider keine Kenntnis besitzen.

Literatur

1. Bartels, H., Die Fleischwirtschaft, 1952.
2. Bastian, Philosophical Transactions, London, 156, 1866.
3. Chitwood, B. G., J. Parasitol., Bd. 17, 1930.
4. Chitwood, B. G., J. Parasitol., Bd. 21, 1935.
5. Graham. Arch. mikr. Anat., Bd. 50, 1897.
6. Hemmert-Halswick, Arch. Tierheilk., B. 68, 1934.
7. Kalwaryjski, B. E., Zbl. Bakt. Parasitenk., Orig. Bd. 108, 1928.
8. Kalwaryjski, B. E., Zbl. Bakt. Parasitenk., Orig. Bd. 137, 1936.
9. Kalwaryjski, B. E., Zbl. Bakt. Parasitenk., Orig. Bd. 141, 1938.
10. Lehmensick, R.-Senadisaya, P., Z. Paras.-K., Bd. 12, 1941.
11. Lehmensick, R., Zbl. Bakt. Parasitenk. I. Orig. Bd. 149, 1942.
12. Leuckart, R., Untersuchungen über Trichina spiralis, 2. Aufl. C. F. Winter, Leipzig und Heidelberg, 1860.
13. Lison, Histochemie animale, Paris, 1936.
14. Rauther, M., Ergebn. Fortschr. Zool., Bd. 1, 1909.
15. Richels, I., Dissertation, Bonn, erscheint im: Zbl. Bakt. Parasitenk., Bd. 162, 1955.
16. Schmidt, H. W., Münch. med. Wschr., 1941.
17. Schneider, K. C., Histolog. Praktik. der Tiere, Jena, 1908.
18. Schönberg, M., Biologica generalis, Bd. 17, 1943.
19. Schoop, G.-Schade, M., Dtsch. Tierärztl. Wschr., 1939.
20. Senadisaya, P., Dissertation, Bonn, 1941.
21. Wülker G., Biol. Tiere Deutschl. Nematodes, Berlin, 1924.
22. Zenker, Dtsch. Arch. kl. Med., Bd. 1, 1866.

Diskussion

Herr Matoff, Sofia: Es werden vornehmlich die Gedanken gebracht, die dem später vom Diskussionsredner ausführlich behandelten Vortrag zugrunde liegen.

DR. H. REICHARDT
Biologisches Laboratorium des VEB Fettchemie- und Fewa-Werk, Karl-Marx-Stadt

Erfahrungen in der Bekämpfung von ektoparasitischen Arthropoden in der Veterinärmedizin

Bereits am gestrigen Tage sind vielfach Fragen der Anwendung von Kontaktinsektiziden angeschnitten worden. Ich darf daher in meinen Ausführungen gleich zu diesen Diskussionsbeiträgen mit Stellung nehmen.

Bei der Ektoparasitenbekämpfung, wie in der Schädlingsbekämpfung überhaupt, kommen reine Wirkstoffe nur selten zur Anwendung. Meist sind es technische Wirkstoffe, die zur Herstellung von Präparaten benutzt werden. Bei der Abstimmung eines Präparates auf seinen Anwendungszweck spielen Beistoffe (Emulgator, Trägersubstanz) eine wichtige Rolle. Wenn Herr Prof. Kotlán z. B. ankündigte, daß in Ungarn die Bekämpfung der Psoroptes-Räude mit einer HCC-Suspension geplant sei, möchte ich dazu bemerken, daß nach unseren Erfahrungen mit Emulsionen bessere Ergebnisse zu erzielen sind. Bei Suspensionen ist gegebenenfalls die Auswaschung des Wirkstoffes aus dem Vlies möglich, wenn die gebadete Herde nachher in einen starken Regen kommt. Bei Verwendung von Emulsionen ist dies nicht der Fall.

Die von Herrn Dr. Endrejat mitgeteilte Beobachtung des Auftretens von Spätschäden durch Otitiden nach der Badung haben wir ebenfalls gemacht. Deshalb ist unseren Mitteln bereits seit mehreren Jahren ein Desinfektionsmittel zugesetzt, das die übermäßige Anreicherung von Bakterien, die eine Otitis hervorrufen können, in der Badeflüssigkeit verhindert.

In Ergänzung der Ausführungen meiner Vorrednerin möchte ich hier nur kurz darauf verweisen, daß es in der Deutschen Demokratischen Republik noch eine Anzahl anderer Werke gibt, die Mittel zur Ungezieferbekämpfung am Tier herstellen – nicht nur den VEB Fahlberg-List. – Was gegebenenfalls auftretende Schäden an Tieren mit größeren Wunden anlangt, so empfehlen wir, solche Tiere von der Massenbadung auszuschließen und sie gesondert zu behandeln.

Der im Vergleich zum Flüssigkeitsverlust größere Wirkstoffschwund ist uns eine ebenfalls bekannte Tatsache. Wir halten diese Filterwirkung des Vlieses zur Erhöhung der Dauerwirkung für vorteilhaft und schreiben deshalb für die Nachfüllung des Badetroges entsprechend höhere Konzentrationen vor.

Herr Dr. Gebauer nannte die Anwendung einer 5%igen HCC-Lösung in Öl. Wir halten die Anwendung öliger Lösungen am Tier, noch dazu relativ so hoch konzentrierter, für bedenklich. Das Öl kann als Gleitschiene zur perkutanen Aufnahme des Giftes in den Warmblüterkörper dienen.

Die Kontaktinsektizide sind bei Ungezieferbekämpfung nicht mehr wegzudenken. Große wirtschaftliche Schäden lassen sich bei richtiger Anwendung verhüten. Und doch ist noch viel zu tun. Heute sind noch 60% (oder gar 90%) der Schweinshäute durch Läuse z. T. stark geschädigt. Dabei ist die Bekämpfung der Schweinelaus recht einfach durchzuführen.

Die Beseitigung der Schafräude durch Massenbadung und die Vernichtung sonstigen Fellungeziefers bringt besseren Woll- und Fleischertrag.

Auch bei Edelpelztieren sichert die regelmäßig durchgeführte Badung gegen Schäden und Verluste durch Ungeziefer, speziell durch starken Flohbefall bei den Blaufüchsen. Ich kenne eine Erzgebirgische Edelpelztierfarm, wo seit Jahren bei regelmäßig erfolgter Badung keine Räude und keine Verluste durch andere Ektoparasiten auftreten.

Die vielfach befürchtete Gefahr einer Erkältung nach der Badung besteht bei Beachtung der Vorschrift nicht.

Auch bei uns kann durch Aufklärung über vorhandene Mittel noch mehr erreicht werden. Es wird noch oft genug der Bauer zu finden sein, der behauptet, seine Schweine müßten Läuse haben, da seien sie gesund. Diese Aufklärung können die Herstellerwerke allein nicht durchführen. Hier ist die Zusammenarbeit mit den Tierärzten und mit staatlichen Stellen erforderlich. Auch die Herbeiführung gesunder hygienischer Verhältnisse und Ernährungsbedingungen wird die Notwendigkeit der Parasitenbekämpfung durch chemische Mittel auf ein geringeres Maß herabdrücken können. Wir wollen keine Forcierung der chemischen Mittel um jeden Preis, wissen aber, daß ihre Anwendung an vielen Stellen unumgänglich ist, um große Schäden zu verhüten. Wir brauchen dazu noch mehr als bisher die Hilfe der Parasitologen und praktischen Tierärzte, die uns aus ihren reichen Erfahrungen Anregungen geben können.

In diesem Zusammenhang gestatten Sie mir noch ein paar Worte zur Frage der Toxizität der Kontaktinsektizide. Wir sind uns völlig darüber klar, daß diese an sich Gifte sind. Und wenn Herr Prof. Sprehn gestern davon sprach, daß auf Packungen von der völligen Gefahrlosigkeit für Warmblüter die Rede sei, so halten wir dies ebenso für unverantwortlich wie er. Meines Wissens gibt es in der Deutschen Demokratischen Republik derartige Formulierungen nicht. Es wird in den Prospekten und Packzetteln auf die Bestimmungen des Giftgesetzes hingewiesen und gesagt, daß die in der richtigen Verdünnung nach Vorschrift angewandten Mittel für Warmblüter ungefährlich seien, daß aber mit aller Vorsicht und Gewissenhaftigkeit damit umzugehen sei. Die für die Arthropoden toxischen Dosen liegen bekanntlich bei DDT und HCC weit unter denen, die für Warmblüter toxisch sein können. Richtige Dosierung und richtige Applikationsform machen die Anwendung von Kontaktinsektiziden zur Bekämpfung von Hautungeziefer an Tieren für diese praktisch ungefährlich.

Ich darf wohl hier einmal ein Wort der Besinnung an eine Anzahl von praktischen Tierärzten richten, die die Arbeit mit modernen Schädlingsbekämpfungsmitteln erschweren, statt mit uns zusammen zu arbeiten. Es wäre vorteilhaft, wenn diese sich über das Wesen, die Toxizität und die Anwendung der Kontaktinsektizide etwas

gründlichere Kenntnisse verschafften. Ich will hier nicht anklagen, sondern möchte nur erreichen, daß Tierärzte und Herstellerwerke der Bekämpfungsmittel zusammen arbeiten, denn wir wollen ja beide dasselbe:
Durch geeignete Maßnahmen die Erzielung eines gesunden Bestandes an Nutztieren mit hohen wirtschaftlichen Erträgen.

Diskussion

Herr Kiesewalter, Berlin-Buch, teilt mit, daß sie in Meerschweinchen- und Mäuseställen Mux versprüht hatten; innerhalb von zwei Tagen starben viele Tiere, bei den überlebenden bildeten sich Tumoren in den Ohren aus. – Herr Matoff, Sofia, regt an, die Bekämpfung der Dasselfliege mit DDT-Präparaten durchzuführen, zumal in der Sowjetunion gute Erfahrungen damit gemacht und mit einem Extrakt von Veratrum album im Großen gute Ergebnisse erzielt wurden. – Herr Lührs, Oldenburg, teilt mit, daß er im Winter 14tägig verdasselte Tiere z. T. mit Jakutin beräuchert, z. T. mit Hexa-Präparaten eingerieben hat, womit ein Erfolgt nicht verbunden war, da alle Larven reiften und schlüpften. Die Verfahren sind zur Fliegenabtötung zwar brauchbar aber praktisch schwer durchführbar und teuer. Es konnte ein Aufhalten der Dassellarven erzielt werden, wenn die Tiere im Stall alle acht Tage mit Derris-Präparaten eingerieben wurden. – Herr Gebauer, Leoben, weist darauf hin, daß die wirtschaftlichen Schäden der Dasselfliege weniger auf die Haut zu beziehen sind als vielmehr auf allgemeine Schäden, insbesondere auf die Minderung des Milchertrages und das Gedeihen des Nachwuchses. Diese Schäden zu verhindern ist Hauptaufgabe des Tierarztes. – Herr Lührs, Oldenburg, schließt sich dieser Meinung an; auf Grund seiner Berechnungen ist der Lederschaden auf 5% aller Schäden zu beziffern. Unbedingt wichtig ist eine Sommerabdasselung. Er hat beobachtet, daß in Dasseljahren ein niedriger Leberegelbefall zu bemerken ist und umgekehrt. – Herr Zunker, Berlin-Dahlem, weist auf die guten Erfolge der Stallbehandlung auf Grund des Gesetzes zur Bekämpfung der Dasselfliege hin, die mit Rotenon-Präparaten durchgeführt wurde. Bei Fortsetzung der Stallbehandlung muß mit einer Selektion bei spätschlüpfenden Larven gerechnet werden. Die Präparate sind nur wirksam, wenn das Atemloch eine bestimmte Größe hat. Es hat sich folgendes gezeigt: während im Anfang lediglich eine Nachkontrolle auf der Weide genügte, um die Spätdasseln mit dem Häkchen zu behandeln, wurde diese Methode später schwierig, da der Anteil dieser Spätlarven immer größer wurde. Durch die Stallbehandlung wurde eine Saisonverschiebung erreicht, wozu Herr Gebauer bemerkt, daß eine solche nur bei der großen aber nicht bei der kleinen Dasselfliege möglich ist. – Herr Reichardt bemerkt zu den Muxversuchen, daß die Todesfälle wahrscheinlich nicht auf die Mittel selbst zurückzuführen sind, sondern durch die Lösemittel hervorgerufen wurden. Hinsichtlich einer Bekämpfung der Dasselfliege mit DDT- und Hexa-Präparaten sind zwar Teilerfolge erzielt worden, aber für die Großpraxis reichen die bisherigen Erfahrungen nicht aus; vor allem aber ist es erforderlich, daß die Staatsorgane mit den Parasitologen zusammenarbeiten.

DR. J. WEISER
Parasitologisches Laboratorium des Biologischen Instituts der ČS Akademie der Wissenschaften in Prag

Krankheiten der Insekten und ihre Benutzung zum Kampfe gegen Schädlinge

Vor mehr als 84 Jahren begann Pasteur seinen Kampf um die französische Seidenspinnerzucht, und etwa 20 Jahre später finden wir in Odessa ein Laboratorium für biologische Schädlingsbekämpfung mit dem Schüler von Metschnikov und Cienkowski, J. Krasilistschik, an der Spitze. Dies können wir als den Beginn der praktischen Entomopathologie betrachten. Und von diesem Zeitpunkte an befaßte sich eine Reihe von Forschern mit der Idee, biologische Mittel zum Kampfe gegen Schädlinge zu benutzen. Von den Forschern, die besondere Erfolge hatten, können wir die Namen wie Mattes, Paillot, Métalnikov, Chorine, d'Herelle, White, Glaser, Howard und in den letzten Jahren Steinhaus, Toumanoff, Bird und andere nennen.

Die Krankheitserreger, die im Kampfe gegen Insekten benutzt wurden, gehörten zu fünf Gruppen, nämlich zu Bakterien, Pilzen, Viren, Protozoen und Würmern. Trotz allem Bestreben, das der Erforschung der Krankheiten der Insekten gewidmet wurde, ist die Liste der heute benutzten Infektionen ziemlich gering: Von den Bakterien: Bacillus thuringiensis gegen Schmetterlinge, Bacillus popilliae gegen japanische Maikäfer, Coccobacillus acridiorum gegen Heuschrecken. Außer diesen kennen wir die schädlich wirkenden Bac. alvei und Bac. larvae u. a. m. bei Bienen. Von den Pilzen erreichte Beauveria bassiana und B. globulifera größere Anwendung gegen den Koloradokäfer, Metarrhizium anisopliae gegen Käfer in Zuckerrüben. Allerdings sind hier die Resultate nicht so überzeugend. Von Viren kennen wir die erfolgreiche Benutzung einer Granulose bei Steinhaus, eine andere Polyedrie applizierte Bird erfolgreich an Neodiprion sertifer. Über Verwendung von Protozoen haben wir nur wenige Angaben. Seinerzeit arbeitete Zwölfer mit Plistophora schubergi und in der letzten Zeit Steinhaus und Mitarbeiter mit einer Mikrosporidie an Kartoffelschädlingen. Von den Nematoden endlich kennen wir die erfolgreiche Einführung des Nematoden Neoaplectana glaseri in dem Kampf gegen Popillia japonica in den Vereinigten Staaten.

Unser Parasitologisches Laboratorium des Biologischen Instituts der ČS Akademie der Wissenschaften konnte sich dank großem Verständnis des Direktors des Instituts, Akademiker Ivan Málek, mit einer Forschergruppe der Erforschung der Krankheiten der Insekten widmen, und ich möchte Ihnen in Kürze einige unserer Resultate wiedergeben.

Unsere Arbeit verläuft in drei Phasen. Die erste ist die Erforschung aller erreichbaren Erkrankungen vom systematischen Standpunkt. Dabei lernen wir das Material kennen, mit dem wir zunächst arbeiten werden. In der zweiten Etappe verwerten wir statische Daten und Erfahrungen: den Anteil der Krankheit an der weiteren Entwicklung der Biocönose und Unterlagen für die Prognostik im Pflanzenschutz. In der dritten Etappe tragen wir das Dynamische in die Erforschung der Krankheit; wir suchen die Infektion künstlich in neue Biocönosen zu tragen, den Verlauf der Infektion zu ändern, bzw. neue Wirte für bekannte Erkrankungen zu finden.

Im Laufe unserer Arbeit zeigte es sich immer wieder, daß sich Insekten je nach ihrem Standorte in der Natur in organische Gruppen teilen, die zwar systematisch heterogen sind, jedoch vom Standpunkt der Epizootologie der Krankheiten der Insekten geschlossene Ketten und Systeme bilden, in denen die Infektionen von Glied zu Glied laufen und so indirekt auch solche Teilnehmer erreichen, die in direkter Weise unangreifbar zu sein scheinen. Das, was solche Gruppen meistens verbindet, ist die gemeinsame Nahrung, mit der die meisten peroral verabfolgten Infektionen verbreitet werden.

Eine typische Gruppe hierfür ist die der Obstschädlinge. Auf unserem Gebiet vereinen sich da Hyphantria cunea, Malacosoma neustrium, Euproctis chrysorrhoea, Aporia crategi, Hyponomeuta malinellus und Carpocapsa pomonella. Im Vordergrund unseres Interesses stand Hyphantria cunea als ein neu eindringender und gefährlicher Schädling. Es zeigte sich, daß er fast gar keine Krankheiten und nur spärliche Parasiten hat. Allerdings gelang es uns nach längerer Massenzucht, bei ihm eine Mikrosporidie aufzufinden, die vor kurzem als Thelohania hyphantriae beschrieben worden ist. Wir isolierten die Infektion und züchteten sie im Großen. Es zeigte sich, daß bei jungen Raupen die Infektion mit dieser Mikrosporidie in einigen Tagen tödlich endet und bei älteren Raupen eine chronische Erkrankung mit starker, ständiger Mortalität und mit dem Übergang der Erkrankung bis in die Puppe entwickelt wird. Die meisten Puppen werden nicht völlig ausgebildet und sterben ab, in einigen Fällen geht die Infektion bis in den Falter, doch endet sie dort, ohne in die Eier einzudringen, und bleibt in dem Fettkörper. Wir benutzten die gezüchteten, kranken Raupen zur Bespritzung der Nester von Hyphantria cunea an ein paar Stellen und versuchten so, neue Herde der Infektion in der Natur zu bilden. Wir hatten in einer Reihe von Experimenten Erfolg: es kam zur Infektion und zum Absterben der Raupen; doch zeigte sich, daß eine Sättigung der Biocönose mit der Infektion nicht ganz einfach vor sich ging, da sich der toten Raupen sehr viele räuberische Insekten bemächtigten und diese Infektion ständig davonschleppten. Ferner zeigte sich, daß die Infektion im Fettkörper nicht von den toten Raupen frei wird und daß die Infektiosität der bespritzten Bäume ständig abnimmt. Wir suchten deswegen nach Mitteln, die die gebildeten Herde stärken könnten und die auch nicht gegen die Gesetze über die Vertilgung von Hyphantria verstießen, denn es muß ein jeder Baum mit Insektiziden bespritzt werden, wo Hyphantria gefunden wird, und die Raupen sind so meistens früher liquidiert als sie eine Infektion auslösen. Es gelang uns, die Mikrosporidie in Experimenten auch auf die alten Glieder unserer Biocönose, Malacosoma neustrium und Euproctis chrysorrhoea zu übertragen, und so fanden wir Wirte, auf die wir die Erkrankung auch in solchen Gebieten verbreiten konnten, wo Hyphantria noch nicht eingedrungen war. Nachträglich zeigte sich, daß die Infektion auch die Apfelbaumgespinstmotte, Hyponomeuta malinellus, angreift. Das war in diesem Jahr, und in der nächsten Zeit sind wir daran, die Infektion womöglich an vielen Stellen zu verbreiten und die gebildeten Herde bis zu ihrem festen Bestehen zu sättigen. Der Verlauf der Infektionen in allen Wirten ist jedesmal ein anderer; z. B. kommt es in Euproctis zu einer Infektion, bei der die Raupen vor der Einpuppung auch mehr als 14 Tage daliegen, keine Nahrung aufnehmen und nur auf Berühren mit schwachen Konvulsionen reagieren. Bei Malacosoma verläuft dagegen die Infektion mehr akut, und meist bildet sich die Polyedrie aus, an der dann die Tiere sterben. Doch hat die Polyedrie für die Verbreitung der Infektion den Vorzug, daß der Körper der Raupe verflüssigt wird und so die Blätter des Baumes auch mit Mikrosporidien besudelt. Wenn wir noch kurz die Wichtigkeit des biologischen Kampfes gegen Hyphantria betonen, so können wir erwähnen, daß dieser Schädling 130 Pflanzen befällt, an denen er sich ernähren kann, und auf 70 Pflanzen Eier legt. Diese alle mit der chemischen Kontrolle zu erfassen, ist auf lange Jahre ganz unmöglich, und deswegen ist eine jede biologische Methode sehr wichtig.

Von anderen Methoden, die wir im Kampf gegen Hyphantria studieren, möchte ich nur noch kurz von einem Bakterium sprechen. Es wurden schon früher in Ungarn Versuche durchgeführt, Hyphantria cunea durch Bac. thuringiensis zu bekämpfen. Nach ersten positiven Erfolgen gab es Mißerfolge bei Verlust der Virulenz des Mikroorganismus. Wir hatten den Stamm auch von Dr. Klement erhalten und mit demselben Erfolg ausprobiert. Im Jahre 1951 im Winter isolierten wir von einem Massensterben von Plodia interpunctella einen Bazillus der Cereus-Gruppe, höchstwahrscheinlich Bac. thuringiensis; die Identifikation und Bearbeitung ist im Gange. Dieser Mikroorganismus zeigte sich im Laboratorium wie in der Natur für Hyphantria gut pathogen und liquidierte Raupen des 2. Stadiums in zwei bis drei Tagen. Eine Massenzucht, die fast das ganze Jahr lang durchgeführt wurde, brachte keine Änderung der Virulenz, und wir hoffen, nach kleineren Versuchen in diesem Jahr, mit dem Mikroorganismus im nächsten Jahr auch zur Massenbehandlung übergehen zu können. Allerdings ist Bac. thuringiensis kein echtes dauerhaftes biologisches Mittel gegen Insekten, doch wirkt er bei einmaliger Bespritzung sehr gut, denn auch später eingesandte ungarische Stämme von Bac. thuringiensis zeigten sich gegen Hyphantria virulent.

Carpocapsa pomonella gehört zwar auch zu der Gruppe der Obstschädlinge, unterscheidet sich jedoch von den vorhergenannten Schädlingen durch seine Lebensweise und durch die Überwinterung. Wir nahmen ihn in den Versuch, das Ergebnis unserer Arbeiten im ersten Jahr war ein biologisches Bekämpfungsmittel, der Wurm Neoaplectana carpocapsae, der im Herbst die Larven in der Borke angreift und vernichtet. Die Infektion endet mit dem Tod der Raupe durch die Histolyse des Fettkörpers, denn die erwachsenen Würmer und Larven im Innern der Raupe ertrinken in dem zusammengeflossenen Fettkörper. Die Zugehörigkeit zur Gattung Neoaplectana läßt erwarten, daß eine spätere Anwendung des Wurmes gegen Carpocapsae möglich sein wird.

Die Biocönose der Obstbäume hat mit dem Auwalde, besonders mit seinen Eichen- und Ahornbeständen, manche gemeinsamen Schädlinge. Zu ihnen gehört z. T. auch Hyphantria, und wir finden da auch Lymantria dispar, Malacosoma und Euproctis. Allerdings herrscht da eine ganz andere Gruppe von Krankheiten, wie wir später noch zeigen werden. Von den Virosen können wir die Polyedrie bei Stilpnotia salicis anführen, die durch rundliche, unregelmäßige Polyeder mittlerer Größe gekennzeichnet ist. Sie befällt die Raupen vom ersten bis zum fünften Stadium und verursacht große Ausfälle. Stilpnotia salicis ist ein Feind schnell wachsender Laubhölzer und verursacht Kahlfraße an der Weide und Pappel. Bei elektronoptischem Studium der Virusteilchen zeigte dieser Unterschiede von Polyedrien des Schwammspinners. Bei Infektion des Seidenspinners mit dem Stilpnotia-Virus blieben die Polyeder, die sich entwickelt hatten, in der Form dem ursprünglichen Wirte treu und hatten nicht die sechs Facetten der Grasserie. Von den übrigen Insekten des Eichenwaldes wandten wir uns Tortrix viridana und der Biocönose der Eiche zu. Wir fanden dabei, daß hier zwei Mikrosporidien, zwei Polyedrien, eine Empusa (aulicae) und Mermitiden die Population zu verringern vermögen.

Vor einigen Jahren befaßten wir uns mit der Untersuchung des Rüsselkäfers Otiorrhynchus ligustici auf Parasiten. Wir fanden damals, in der Zeit der großen Kalamität (1951), eine starke Invasion mit einer Mikrosporidie. Diese Infektion dezimierte den Stand der Käfer auf Rübenfeldern und erhöhte auch die Giftigkeit der Insektizide für kranke Käfer fast auf das Zehnfache. Nach 1951, in dem Käfer in größter Menge durch Mikrosporidien vernichtet wurden, verringerte sich der Stand der Käfer ständig, höchstwahrscheinlich durch die Infektion. In weiteren Untersuchungen der Biocönose der Zuckerrübe fanden wir bei Erdflöhen eine Mikrosporidie, die den Fettkörper des Käfers befiel. An dem wichtigen Schädling der Zuckerrübe, der Rübenmotte Phorimaea ocellatellum, probierten wir die Methoden des Kampfes mit Pilzen aus, dem Genus Beauveria und Spicaria. Die ersten Erfolge weisen auf Möglichkeiten hin, hier die Pilze zu verwenden, denn die feuchte Atmosphäre, in der die Raupen leben, macht das Keimen der Sporen und das Durchdringen der chitinösen Haut der Raupen durch die Mycelen besonders günstig. Von weiteren untersuchten Rübenschädlingen erwähnen wir noch Plusia gamma, die in großem Umfange mit Entomophthora virescens befallen war.

In der Gruppe der Vorratsschädlinge fanden wir eine Reihe von Protozoen und Bakterien, die oft sehr große Sterben in den Populationen der Vorratsschädlinge verursachten. Wir verfolgten einen Massenbefall gelagerter Burrnüsse mit Plodia interpunctella, die einige Meter hohe Haufen der Nüsse mit einer pilzartigen Schicht bedeckten. Die Situation war schon katastrophal, doch plötzlich griff ein von Mattesia dispora verursachtes Sterben in die Population ein, und die ganze Kalamität war in kaum einer Woche liquidiert. Da wurde der Wert der Kenntnis der Insektenkrankheiten in der Prognose bewiesen. Von einem anderen Lagerhause stammte die Isolation des Bac. thuringiensis, der eine gute Virulenz für Hyphantria aufweist.

Die letzte Gruppe, über die ich referiere, sind die Schädlinge des Borkenkäfers. In einigen Tausenden von Käfern, die wir an verschiedenen Stellen sammelten, fanden wir die von Fuchs beschriebenen Würmer, Parasitalphelenchulus contortus und dispar, ihre zahlreichen Larven und auch Larven des Diplogaster bütschlii. Es zeigte sich, daß diese Infektion, sei sie noch so massenhaft, nicht direkt zum Tode der Käfer führt, im Gegenteil, oft finden wir nach langem Transport mehr infizierte Käfer am Leben als nicht infizierte. Wir fanden auch das von Fuchs beschriebene Telosporidium, das jedoch den Mikrosporidien angehört. Außerhalb aller bisherigen Beschreibungen fanden wir jedoch bei Marienbad bei Borkenkäfern ein Haplosporidium, H. typographi, das im Darmtrakt des Käfers tiefe runde Ulzerationen hervorruft. Dieses Endstadium der Infektion führt zur Perforation der Darmwand und zum Tode des Wirtes. Die Infektion ist also ziemlich wirksam, allerdings liegen die Möglichkeiten ihrer Benutzung im Kampfe gegen Ips typographus noch in der Zukunft. Ebenso fern liegt die Anwendung der Infektion mit Schizogregarinen, die bei Chalcographus vorkommen. Doch selbst die Kenntnis dieser Krankheiten gibt uns Anhaltspunkte für Vorhersage der Entwicklung bestimmter Populationen. Von anderen Waldschädlingen sei nur Acantholyda nemoralis erwähnt, um deren Vernichtung wir uns nun bei der Erforschung des Parasiten Neoaplectana janickii aus Polnisch-Schlesien bemühen.

Dies war in Kürze eine Übersicht über unsere Funde der letzten zwei bis drei Jahre. Wir können in den meisten Fällen kaum von einem Gebrauch der gefundenen Schädlinge im Kampf gegen Insekten sprechen, allerdings ist ihre Erforschung in der Weise, wie wir sie darstellten, für eine spätere Applikation unentbehrlich.

Diskussion

Herr Kotlan, Budapest, der sich auf dem Gebiete der biologischen Bekämpfung von Parasiten mit dem Maiszünßler beschäftigt hat, hat beobachtet, daß die biologische Bekämpfung, jahresmäßig gesehen, zu verschiedenen Ergebnissen führt.

Herr Lehmensick, Bonn, hält es für zweifelhaft, daß die biologische Bekämpfung wirklich einen nachhaltigen Erfolg bringt. Es müßte das biologische Gleichgewicht, das gestört wird, weiter künstlich aufrecht erhalten werden, was aber in der Praxis Schwierigkeiten bereitet. Sollte eine Bekämpfung Erfolg haben, so sinkt das Nahrungsgebiet des Bekämpfers, und es würde sich ein neues, biologisches Gleichgewicht einstellen, wenn dieses Überwiegen nicht aufrecht erhalten wird. Herr Lehmensick verwandte Schlupfwespen als biologische Bekämpfer von Schädlingen in einer Schokoladenfabrik, die in Packungen eingedrungen waren und den Inhalt ungenießbar machten. Die Schlupfwespen führten wohl eine Reduktion unter den Schädlingen hervor, griffen ihrerseits aber dann die Schokoladenerzeugnisse an.

DR. E. CH. SCHÜTZE
Biologisches Institut des VEB Fahlberg-List, Magdeburg

Kontaktinsektizide in der Veterinärmedizin

Als Chemikerin und Mitarbeiterin des Biologischen Institutes des VEB Fahlberg-List, Magdeburg, erlauben Sie mir zu dem Thema „Kontaktinsektizide in der Veterinärmedizin" folgende Ausführungen:

Nach Beginn der Forschungsarbeiten zur technischen Herstellung des Hexachlorcyclohexan in unserem Werk wurde dem Biologischen Institut die Aufgabe gestellt, Schädlingsbekämpfungsmittel für den Pflanzenschutz auf der Basis dieses neuzeitlichen Kontaktinsektizides auszuarbeiten. Fast zur gleichen Zeit erreichten uns dringende Hilferufe aus der landwirtschaftlichen Praxis nach einem wirksamen Mittel gegen die in den Kriegs- und Nachkriegsjahren so weit verbreiteten Räuden.

So waren wir die Ersten in der Deutschen Demokratischen Republik, die versuchten, das Hexachlorcyclohexan auch den Zwecken der Veterinärmedizin dienstbar zu machen.

Als allgemein bekannt darf ich voraussetzen, daß man schon seit langem bemüht war, durch schwefel-, arsen- oder auch phenolhaltige Wasch- und Bademittel die verschiedenen Milbenarten — Saug-, Freß- und Grabmilben —, die das bekannte Räudebild verursachen, zu bekämpfen. Gerade in der Schafhaltung hatte man fühlbare Ausfälle durch die hohe Sterblichkeit räudekranker Tiere und den verminderten Wert oder völligen Verlust der Wolle. Der Erfolg aller damaligen Maßnahmen war aber stets nur ein vorübergehender, da selbst durch mehrmalige Behandlung die Räude nicht ausgeheilt wurde. Als weiterer ungünstiger Faktor kam dazu noch die z. T. erhebliche Toxizität einiger Bademittel, die Tierverluste und bei dem Pflegepersonal unangenehme Hautschäden verursachten.

Erst mit der Entdeckung der Kontaktinsektizide und der Erkenntnis ihres umfassenden Wirkungsbereiches trat hier eine grundlegende Wandlung ein; denn nun wurde es möglich, auch der Veterinärmedizin gegen die durch Milben und andere Ektoparasiten hervorgerufenen Schäden an Haus- und Nutztieren zuverlässig wirkende Mittel in die Hand zu geben.

Bei den Kontaktinsektiziden handelt es sich, wie Sie, meine Damen und Herren, ja wissen, im allgemeinen um synthetisch hergestellte, chlorhaltige organische Verbindungen. Verwendung in der Tierhygiene haben bisher gefunden: das zuerst bekanntgewordene DDT (Dichlor-diphenyl-trichlormethyl-methan), ein Kondensationsprodukt von Chloral und Chlorbenzol, ferner das HCH (Hexachlorcyclohexan), ein Chlorierungsprodukt von Benzol, neuerdings versuchsweise auch das Toxaphen, das durch Chlorierung von Camphen oder Pinen gewonnen wird. Diese Kontaktinsektizide wurden anfänglich ausschließlich gegen Pflanzenschädlinge eingesetzt; die hierbei erzielten Erfolge ließen ihre Anwendung auch gegen Hygiene-Schädlinge, wie beispielsweise die lästigen Fliegen aus der Gruppe der Musciden, als brauchbar vermuten. Umfangreiche Versuche an den nunmehr zur Testierung herangezogenen Stuben- und Taufliegen klärten erstmalig sowohl den Wirkungsmechanismus als auch den Wirkungseffekt der genannten Stoffe auf den Insekten-Organismus. Im Gegensatz zu den früher üblichen Fraßgiften wirken die Kontaktinsektizide schon bei bloßer Berührung: sie gelangen zunächst in die in der Haut gelegenen Sinnesorgane, die vornehmlich in den besonders empfindlichen Tarsen liegen, und dringen infolge ihrer Lipoidlöslichkeit nach Passieren der oberen Hautschichten bis zum Zentralnervensystem vor, um hier als ausgesprochenes Nervengift die typischen Funktionsstörungen, wie Unruhe, Bewegungsunfähigkeit mit Lähmung und schließlich tödliche Krämpfe auszulösen. Die Kontaktinsektizide DDT und HCH oder, wie es auch genannt wird, HCC, von denen hier hauptsächlich die Rede sein wird, unterscheiden sich jedoch wirkungsmäßig insofern, als der Vorzug des DDT in seiner großen Dauerwirkung als überwiegendes Nervengift liegt, der des HCH in seiner hohen Initialtoxizität, bedingt durch den dreifachen Wirkungseffekt als Berührungs-, Fraß- und Atemgift. Im Gegensatz zu DDT tritt bei HCH die Atemgiftwirkung in den Vordergrund und führt dadurch zu einer erheblichen Tiefenreaktion. Von den bisher bekannten Isomeren des HCH ist besonders die Gamma-Isomere, Gammexan oder Lindan genannt, in hohem Maße insektizid und akarizid; eine anfangs angenommene ovizide Wirkung der Substanz ist noch umstritten.

Unter Verwendung von Gamma-HCH war es uns nun möglich, Tierarzneimittel auszuarbeiten, die die verschiedenen Formen der Räude-Erkrankungen zuverlässig heilen, und zwar im Gegensatz zu früheren Mitteln und Methoden schon durch eine einmalige Behandlung. Bei der Herstellung unserer Präparate, die wir als Bademittel, als Einreibemittel und in Puderform ausgearbeitet haben, kam es in erster Linie darauf an, die jeweilige Dosierung des wirksamen Gamma-HCH so einzustellen, daß unter Vermeidung einer möglichen Schädigung der Wirtstiere eine zuverlässige Abtötung der Parasiten und ihrer Entwicklungsstadien gesichert war. Neben umfangreichen praktischen Versuchen wurden wir in dankenswerter Weise vom Institut für vet.-med. Parasitologie der Humboldt-Universität unterstützt, und es ist mir eine ganz besonders angenehme Pflicht, hier an dieser Stelle Herrn Prof. Dr. Borchert für seine Hilfsbereitschaft und Unterstützung, die er unseren wissenschaftlichen Arbeiten zuteil werden ließ, ganz verbindlich zu danken, nicht zu vergessen alle die Herren Tierärzte, die sich bereitwillig und mit großem Interesse in den Dienst der Sache stellten.

Aus den vorliegenden Gutachten und aus den Erfahrungen der praktischen Anwendung heraus möchte ich nun zusammenfassen, gegen welche Parasiten und parasitären Hauterkrankungen unsere Tierarzneimittel angewandt werden: zunächst gegen Räuden an Schafen, Rindern, Schweinen, Pferden, Hunden, auch Silber- und Blaufüchsen, hervorgerufen durch die Gruppe der Sarcoptinae mit ihren Unterfamilien der Psoroptes, Chorioptes, Notoedres, Otodectes und schließlich auch Cnemidocoptes, die bekanntlich die sogenannten Kalkbeine der Hühner und anderen Federviehes verursacht.. Nach Martini sind morphologisch bei mehreren dieser Milben die Parasiten verschiedener Tiere nicht zu unterscheiden, und doch gelingen Übertragungsversuche oft nicht. Eine wirksame Bekämpfung von Demodex-Erkrankungen bei Hunden durch HCH konnte bisher noch nicht bestätigt werden.

Als besonderer Fortschritt wird es angesehen, das früher in der Praxis geübte so langwierige und nicht unbedingt sichere Verfahren der Räude-Bekämpfung an Pferden mittels Schwefeldioxydbegasung nun durch einfache und dabei sicher wirkende Einreibungen mit einem Lindan-Mittel, z. B. unserem Räudol-Einreibemittel, ersetzen zu können. Über einen Versuch, in Spray-Verfahren etwa 1300 an Sarcoptes-Räude erkrankte Schweine mit verschiedenen organischen Insektiziden zu behandeln, berichtet ein Referat im Amerikan. Journ. f. Veterinärmedizin: von den angewandten Präparaten mit Lindan, Chlordan und Toxaphen wurden befriedigende Ergebnisse nur mit Lindan erzielt.

Aus dem bisher Gesagten ist also ersichtlich, daß bei der Bekämpfung fast aller Räude-Arten das Gamma-Hexachlorcyclohexan das Mittel der Wahl ist. Statistiken zeigen, daß die Ausfälle durch Räude besonders in der Schafhaltung immer hoch waren; es ist daher um so erfreulicher, feststellen zu können, daß nach den Berichten unserer großen Zuchtgemeinschaften bei Schafen die alljährlichen Badungen mit unseren HCH-Mitteln zu den erwarteten Erfolgen führten, und gesunde, kräftige Tierbestände sowie reiche Wollerträge bester Qualität und ein erhöhter Prozentsatz brauchbarer Felle das Ergebnis dieser hygienisch wichtigen Maßnahme sind. In keinem Falle konnten bei sachgemäßer Anwendung der Präparate Schäden, weder bei den behandelten Tieren noch bei dem Pflegepersonal, beobachtet werden.

Aus der Literatur sind auch Versuche bekanntgeworden, durch perorale HCH-Verabreichung Läusebefall an Schweinen zu bekämpfen. Dabei wurde gefunden, daß nach ein- bis zweimaliger peroraler Applikation von 30 mg eines HCH-Isomeren-Gemisches pro kg Körpergewicht alle Läuse abgetötet wurden, ohne daß eine toxische Wirkung auf das Wirtstier beobachtet werden konnte. Die behandelten Tiere zeigten lediglich ein erhöhtes Ruhe- und Wasserbedürfnis. An Hand durchgeführter Wiegungen wurde festgestellt, daß die Tiere nach der Behandlung eine um etwa 10% höhere tägliche Gewichtszunahme zeigten. So interessant dieser Versuch auch sein mag – die Puderung bzw. Einreibung dürfte bei Läusebefall die einfachere und auch praktischere Methode sein.

Neben DDT werden unsere Hexa-Mittel mit großem Erfolg auch gegen Haarlinge, Schaflausfliegen, Läuse, Zecken, Wanzen in Hühnerställen, gegen Flöhe an Hunden und Katzen und schießlich gegen Fliegenplagen in den Viehställen verwendet.

Es lag nahe, das Anwendungsgebiet der Kontaktinsektizide noch auf weitere Parasiten auszudehnen. So wurden Versuche auch zur Bekämpfung der Rinder-Dasselfliegen unternommen, einem Problem von großer wirtschaftlicher Bedeutung, das indessen trotz umfassender Bemühungen weder in bekämpfungstechnischer noch in wirtschaftlicher Hinsicht als gelöst betrachtet werden kann. Aus einem Übersichtsreferat von Prof. Borchert unter Berücksichtigung der neuesten Literatur auf diesem Gebiet möchte ich abschließend noch einige Forschungsergebnisse anführen: Bei der Anwendung der DDT- bzw. HCH-Kontaktinsektizide ist grundsätzlich mit dem Übergang der Wirkstoffe auf das Butterfett zu rechnen. Weiterhin besteht die Gefahr, daß ähnlich wie bei der inzwischen erkannten DDT- und HCH-Resistenz mancher Fliegenstämme sich eine solche auch bei den Dasselfliegen herausselektieren könnte, so daß erhöhte Konzentrationen erforderlich werden, die die Wirtschaftlichkeit von Besprühungen noch stärker beeinflussen müßten. Obwohl die Beuleneinzelbehandlung auch mit HCH-Präparaten noch die sicherste Methode ist, kann sie bei ausgedehntem Befall kaum durchgeführt werden, doch ist es wünschenswert, sie möglichst als Hilfsmethode anzuwenden. Die umfangreichen Versuche, durch Waschungen oder durch Besprühungen der Rinder mit Kontaktinsektiziden die Dasselfliegen an der Ei-Ablage zu hindern oder zumindest die schlüpfenden Larven abzutöten, haben bisher zu keinem absolut befriedigenden Erfolge geführt; diese Arbeiten sind bisher aber noch nicht abgeschlossen. Mehrfach werden jedoch nach Borchert und Kühl günstige Wirkungen auf den allgemeinen Entwicklungs- und Fleischzustand der mit DDT- und Hexa-Präparaten behandelten Tiere angegeben auf Grund einer Abwehr der Fliegenplage durch Musciden, Tabaniden u. a., die Götze auch auf die Kriebelmücke beobachtet hat. Als Ergebnis zahlreicher Versuche läßt sich zusammenfassend sagen, daß durch eine prophylaktische Behandlung mit Kontaktinsektiziden zwar eine mehr oder weniger hohe Befallsminderung erreicht werden kann, daß eine restlose Bekämpfung der Dasselfliege und ihrer Larven mit diesen Mitteln bisher aber noch nicht möglich war.

Ich komme nun zum Schluß meiner Ausführungen: Auch wir Chemiker sehen mit einigem Stolz auf die Erfolge, die mit der Einführung der Kontaktinsektizide in die Veterinärmedizin bisher erzielt werden konnten, und wir hoffen, in weiterer guter Zusammenarbeit mit den Fachkollegen der Parasitologie zu neuen Erfolgen kommen zu können.

Diskussion

Herr Kotlan, Budapest, teilt mit, daß in seinem Institut das Hexachlorzyclohexan β, in Alkohol gelöst, bei der Räudebekämpfung nicht den gewünschten Erfolg hatte. Des weiteren hebt er einen Übelstand hervor, der dem Hexachlorzyclohexan anhaftet, indem der Badeflüssigkeit wesentliche Teile des Präparates an die Wandung des Badegefäßes sowie an Schmutzpartikelchen gebunden werden, wodurch die Konzentration des Mittels stark gemindert wird.

Herr Endrejat, Nürnberg, bestätigt auf Grund seiner Erfahrungen diesen Nachteil und berichtet über weitere ungünstige Faktoren. So wäscht z. B. starker Regen den Wirkstoff im Wollfließ aus, so daß die schlüpfenden Larven nicht angegriffen werden und sich eine zweite Badung erforderlich macht. Die Konzentration der Badeflüssigkeit muß durch Nachfüllen aufrecht erhalten werden, aber bei Überdosierung, d. h. bei über 0,02% treten u. U. tödlich verlaufende nervale Störungen auf. Als solche Schäden äußern sich unter anderem auch nach 8—14 Tagen auftretende Otitiden, die die Neigung haben, zum Kleinhirn durchzubrechen. Da H. nicht baktericid wirkt, werden die in die Badeflüssigkeit immer stärker hineingebrachten Bakterien nicht abgetötet und können so besonders am Fuß und am Ohr an verletzten Stellen zu Eiterbildungen führen. Wenngleich solche Schäden auch verhältnismäßig selten sind, so können sie aber zuweilen gehäuft auftreten. Von baktericid wirkenden Desinfektionsmitteln, den H-Lösungen zugefügt, hat sich anscheinend Cresolseifenlösung am besten bewährt.

DR. H. BENTZ
Klinik und Poliklinik für kleine Haustiere, Leipzig

Über die Toxikologie der E-Mittel unter besonderer Berücksichtigung des Wofatox

In zunehmendem Maße sind in der Schädlingsbekämpfung die sog. E-Mittel verwendet worden und werden in Zukunft auch weiterhin eine bedeutende Rolle spielen. Fast alle diese Schädlingsbekämpfungsmittel besitzen aber auch eine Giftwirkung auf unsere landwirtschaftlichen Nutztiere bzw. den Menschen. Es sei mir aus diesem Grunde gestattet, in Kürze etwas über die Toxikologie dieser E-Stoffe zu berichten.

Angeregt durch den Gesichtspunkt, daß viele der bis dahin gebräuchlichen Insektizide, wie beispielsweise Derris- und Nikotin-Präparate, ausländischen Ursprungs sind und eingeführt werden mußten, suchte Schrader seit 1934 nach synthetisch herstellbaren Pflanzenschutzmitteln mit einer entsprechenden insektiziden Wirkung. Er begann mit der Bearbeitung organischer Säurefluoride. Es konnten auch bald Substanzen gefunden werden, die kontaktinsektizide Eigenschaften besaßen. Aber entweder war die Toxizität für Warmblüter sehr hoch oder es zeigten sich Schwierigkeiten im technischen Herstellungsprozeß, die einer allgemeinen Anwendung dieser Stoffe entgegenstanden. Präparate dieser Art wurden als Rodentizide mit gutem Erfolge verwendet. Ein praktisch brauchbares Insektizid konnte aus den mannigfachen Fluorverbindungen also nicht gefunden werden.

Wenige Jahre später (1936) arbeitete Schrader zusammen mit Stöcklin über Weichmacher für Kunststoffe. Es waren zu dieser Zeit bereits einige Phosphorsäureester als Weichmacher im Handel. Durch eine systematische Untersuchung des Gebietes sollten weitere und bessere derartige Verbindungen gefunden werden. Neben der genannten Ausrichtung des Untersuchungszieles wurden durch Kückenthal die hergestellten Stoffe gleichzeitig auf insektizide Eigenschaften geprüft.

Im Laufe dieser Untersuchungen wurden organische Phosphorsäureverbindungen synthetisiert, die sich durch eine starke kontaktinsektizide Wirkung auszeichneten. In der weiteren Entwicklung entstanden dann die heute bekannten und weitgehend angewendeten Mittel, wie Bladan = Hexaaethyltetraphosphat, E 600 = Mintacol = Diäthylphosphorsäurenitrophenylester, E 605 = Thiophos = Parathion = Bladan Neu = Diäthyl- bzw. Methylthiophosphorsäurenitrophenylester, E 838 = Potasan = Thiophosphorsäureester des 4-Methyl-7-oxycumarins und E 1059 = Systox = der Diäthylthionophosphorsäureester des β-Oxäthylthioäthyläthers. Das bei uns zur Verwendung gelangende Wofatox stellt ebenfalls einen Stoff dar, der die Nitrophenolgruppe enthält.

Von den genannten Präparaten gehört das E 600 = Mintacol nicht zu den Schädlingsbekämpfungsmitteln, denn es besitzt eine sehr erhebliche Giftigkeit gegen Warmblüter, auf die später noch eingegangen werden soll. Da aber, bedingt durch den Angriffspunkt der E-Mittel im Körper, eine starke Pupillenverengung und Herabsetzung des Augeninnendruckes eintritt, wie wir sie vom Eserin her kennen, so ist E 600 als Mintacol-Augentropfen in die Therapie eingeführt worden. Die erwähnte starke toxische Wirkung des Präparates spielt in diesem Falle eine untergeordnete Rolle, da Verdünnung und Menge der Einzel-Original-Packung Mintacol so gewählt ist, daß keine Schäden eintreten können.

Erwähnt soll hier auch noch werden, daß von Bayer-Leverkusen bereits ein Ektoparasitenmittel zur Behandlung von Tieren, welches einen Thiophosphorsäureester enthält, das Microtox, im Handel ist.

Es soll nun der bereits erwähnte Wirkungsmechanismus dieser Mittel einer näheren Betrachtung unterzogen werden.

Die E-Mittel, insbesondere das E 605, haben in der letzten Zeit verschiedentlich in der Tagespresse von sich sprechen machen, da insbesondere Selbstmord- als auch Mordfälle in nicht allzu geringer Zahl durch diese Stoffe vorgekommen sind. Dies mag damit zusammenhängen, daß jede Zeit erfahrungsgemäß, ich möchte sagen, für die erwähnten Zwecke besonders bevorzugte Mittel, man könnte fast sagen Modemittel, besitzt. Ich möchte hier beispielsweise an die Bedeutung des Arsens im ausgehenden Mittelalter erinnern. Für die E-Mittel ist hierzu festzustellen, daß sie im Grunde genommen recht wenig für derartige Zwecke taugen, denn in fast allen Vergiftungsberichten wird hervorgehoben, daß der Tod zwar verhältnismäßig rasch, aber unter nicht geringen Schmerzen eintritt. Ebenso gibt es bereits Nachweismethoden für die erwähnten Mittel.

Eine Resorption der E-Mittel kann sowohl nach peroraler Aufnahme als auch über den Atmungsweg und perkutan stattfinden. Die Schädigung durch E-Mittel im Warmblüterorganismus besteht im wesentlichen darin, daß eine Hemmung der Cholinesterase, eines Fermentes, eintritt. Im Warmblüterorganismus ist unter normalen Stoffwechselbedingungen ständig ein sehr stark wirkender Stoff, das Acetylcholin, vorhanden und wird ebenso laufend neu produziert. Nach dem Stande der heutigen Forschung nimmt man an, daß dieses Acetylcholin eine erhebliche Rolle in der Funktion des autonomen Nervensystems einnimmt. Das bereits erwähnte Ferment Cholinesterase ist nun imstande, Acetylcholin sehr schnell zu spalten und dadurch unwirksam zu machen. Hierdurch wird eine Überkonzentration des Acetylcholins im Körper vermieden. Tritt eine Hemmung des Spaltungsfermentes ein, so kommt es zur Anhäufung von Acetylcholin und hierdurch zu Vergiftungserscheinungen. Den Mechanismus dieser Hemmwirkung durch organische Phosphoresterpräparate hat besonders Wilson untersucht. Er kommt auf Grund seiner Versuche zu dem Schluß, daß eine basische Gruppe des Fermentes phosphoreliert wird und hierdurch nur noch eine Reaktionsfähigkeit mit nukleophilen Gruppen (Cholin) vorhanden ist. Er schließt auch auf eine evtl. mögliche Reaktivierung der Cholinesterase, ein Vorgang, welcher in Zukunft unter Umständen für die Behandlung von Vergiftungsfällen durch E-Mittel Bedeutung erlangen könnte.

Die klinischen Erscheinungen bei derartigen Vergiftungen äußern sich in Nausea, Erbrechen, Krämpfen, Schweißausbruch, Speicheln, vermehrter Absonderung von Bronchialsekret, diarrhoischen Erscheinungen, Muskelzittern, Ataxie, Tremor, Verwirrungszuständen, Atemlähmung und Lungenödem u. a. Der Tod erfolgt im Coma. Bei der Sektion findet man Hyperämie und Kongestion der Lungen, Schaumbildung in den Bronchien, Kontraktion der Verdauungs- und Harnwege, Hämorrhagien in den verschiedensten Organen u. a. m.

Im Folgenden wollen wir uns nun kurz die tödlichen Dosen für die in Frage kommenden E-Mittel betrachten und anschließend einige Vergiftungsfälle aus der Praxis erörtern.

Bei subkutaner Verabreichung an weiße Mäuse liegen für die erwähnten Präparate etwa folgende mittlere letale Dosen fest (die Dosen für Wofatox Spritzmittel wurden in eigenen Versuchen ermittelt):

LD 50 Maus bei subkutaner Applikation

0,6 — 0,8 mg/kg	E 600 Mintacol
2 — 3,5 mg/kg	Bladan
18 — 20 mg/kg	E 605 Wirkstoff
15 — 20 mg/kg	Systox
etwa 500 mg/kg	Wofatox-Spritzmittel (Handelspräparat).

Die hohe Dosis für Wofatox erklärt sich daraus, daß sich die anderen Werte auf reinen Wirkstoff, die Wofatox-Dosis dagegen auf das Handelspräparat beziehen. Für alle diese Stoffe ist Atropin als Gegenmittel zu verabreichen; so ertrugen die meisten mit Wofatox behandelten Mäuse bei Verabreichung von 30 mg/kg Körpergewicht Atropin die sonst tödliche Dosis von 1000 mg/kg Wofatox, ohne zu sterben.

Für die Ratte konnten folgende mittlere tödliche Dosen aus der Literatur bzw. nach eigenen Versuchen ermittelt werden:

LD 50 Ratte

	oral mg/kg	Inhalation mg/kg	perkutan mg/kg	intraperitoneal mg/kg
Bladan Wirkstoff (HETP) . . .	7,5			
Systox	7,5	etwa 250	25—50	
Parathion-Wirkstoff	5—15			4—7
E 605-Wirkstoff	7,5—15	250	100	
E 605 forte (Handelspräparat). .	30			
E 605 Folidol (Handelspräparat)	200			
Wofatox Spritzmittel (Handelspräparat)	etwa 100			etwa 100

Die Werte für E 605 und Parathion werden in der Literatur recht unterschiedlich angegeben; dies liegt wohl in der Hauptsache daran, daß es sich häufig um verschiedenartige chemische Verbindungen handelt, die verschieden große Giftwirkung besitzen. So bestanden die amerikanischen Parathion-Präparate im wesentlichen aus dem giftigeren Diäthyl-p-nitrophenylthiophosphat, während die deutschen E 605-Mittel das weniger giftige Dimethyl-p-nitrophenylthiophosphat enthalten.

Aus den gezeigten Werten geht hervor, daß Wofatox bezüglich seiner Giftigkeit etwa in die Reihe der Handelspräparate des E 605 mit einzureihen ist. Es ist nun, das möchte ich besonders betonen, nicht möglich, die bekannten tödlichen Dosen der Laboratoriumstiere auf andere Tiere oder den Menschen zu übertragen; welche Schwankungen vorkommen können, zeigt Ihnen schon, daß die sbc. tödliche Dosis für die Maus um 500 mg/kg liegt, während die intraperitoneale tödliche Menge für Ratten um etwa 100 mg/kg liegt.

Die tödlichen Dosen für Katzen liegen für E 600 = Mintacol bei 0,7–0,8 mg/kg, für Parathion Wirkstoff bei 3–5 mg/kg intraperitoneal. Für Hunde ist die LD 50 für Parathion 12–20 mg/kg bei intraperitonealer Verabreichung. Für Meerschweinchen (Parathion) wird 10–25 mg/kg für verschiedene Applikationsarten angegeben.

Vergleichen wir diese Dosen mit der Giftigkeit des Nikotin, die für Hunde und Katzen beispielsweise mit ½–2 Tropfen = 0,02–0,1 g angegeben wird. Setzen wir den Hund mit etwa 10 kg Körpergewicht in Rechnung, so ergeben sich Dosen von 2–10 mg/kg. Setzen wir die Katze mit durchschnittlich 2,5 kg Gewicht ein, läge hier die tödliche Dosis bei 8–40 mg/kg. Der Vergleich mit den E-Mitteln fällt bezüglich toxischer Eigenschaften für die letzteren also durchaus günstig aus. Berücksichtigt man ferner, daß Nikotin meist 0,1%ig, E 605 dagegen 0,01% und Wofatox 0,02 bis 0,03%ig gebraucht wird, so spricht dies wiederum für die E-Mittel. Völlig falsch jedoch wäre es, sich durch diese Feststellungen in Sicherheit zu wiegen, wird doch von Bidstrup nach den in der Praxis vorgekommenen Vergiftungsfällen mit Parathion beim Menschen (über 100 Fälle) die tödliche Dosis von Parathion auf weniger als 10–20 mg pro Person geschätzt. Es ist nicht uninteressant, einige Berufe der von E-Mittel-Vergiftung Betroffenen anzusehen. Es sind u. a. Schädlingsbekämpfer, Gärtner und Packer von besprühtem Obst darunter zu finden. Wäre bei den ersten beiden Berufsgruppen unter Umständen noch damit zu rechnen, daß die Betreffenden mit unverdünnten Präparaten in Berührung gekommen sind, so ist dies doch im letzten erwähnten Falle fast mit Sicherheit auszuschließen. Ich meine, dies sollte zu denken geben.

Die Einwirkungszeit des Giftes dauerte in den geschilderten Fällen von einigen Stunden bis zu Wochen, ehe entsprechende Symptome auftraten. Als Gegenmittel wurden 1–2 mg Atropin stündlich verabreicht.

Die tödliche Inhalationsdosis Parathion für den Menschen wird nach Brown und Bush auf 12–20 mg/10 cbm Luft geschätzt, während eine Konzentration von 2–3 mg/10 cbm Luft bereits eine deutliche Verminderung der Cholinesterase-Aktivität ergab, Dosen also, die ebenfalls weit unter denjenigen liegen, die nach den Tierversuchen etwa zu erwarten wären.

Zur Einwirkung der E-Mittel auf Haustiere dürfte ebenfalls besonders das Parathion bzw. E 605 und Wofatox interessieren. Bezüglich der Einwirkung auf Bienen sind die Meinungen wohl ungeteilt. Nicht wenige positive Vergiftungsfälle, die im Leipziger Parasitologischen Institut zur Untersuchung gelangten, bestätigen, daß E-605- und Wofatox-Bestäubung für Bienen u. U. tödliche Folgen zeitigen kann.

Beim Huhn dagegen ist durch eine Arbeit von Hilbrich nachgewiesen worden, daß recht erhebliche Dosen notwendig sind, um tödlichen Ausgang hervorzurufen (60 ccm 0,03%ige Lösung E 605 forte pro Tag).

Vom gleichen Verfasser werden auch Versuche an Gänsen beschrieben, die ebenfalls außerordentlich günstige Resultate zeigten. Es wurde ein dichtbewachsener Rasenauslauf mit 0,02 bzw. 0,2%iger E-605-forte-Lösung in 1 Liter Spritzbrühe auf 10 qm Rasenfläche besprüht und sofort mit 12 Wochen alten Junggänsen besetzt. Gesundheitsstörungen konnten nicht festgestellt werden.

Nicht uninteressant sind auch mehrere Fälle bei Schafen, die im letzten Jahre im Leipziger Vet.-Pharmakologischen und Parasitologischen Institut zur Untersuchung gelangten. Obwohl diese Fälle nicht restlos geklärt werden konnten, ist doch anzunehmen, daß die Tiere eine E-Mittel-Vergiftung erlitten. Sie weideten tagelang auf Flächen, die an bespritzte Felder angrenzten. Im biologischen Test konnte in fast jedem Falle Kontaktinsektizid nachgewiesen werden. Dieser letzte Fall ist um so interessanter, als hier wahrscheinlich nicht eine einmalige größere Verabreichung von E-Mitteln in Frage kommt, sondern öfter wiederholte kleinere Dosen über längere Zeit. Es handelt sich bei diesem letzten Falle um eine chronische Verabreichung, wie sie bei eventuellen tierischen Vergiftungen wahrscheinlich die Hauptrolle spielen wird. Leider besitzen wir in dieser Hinsicht noch recht wenige Erfahrungen. Bedeutsam erscheint dieser letzte Fall auch aus dem Grunde, weil Wiederkäuer nach den bisherigen Feststellungen relativ große Dosen von Estermitteln vertragen, ohne akute Vergiftungserscheinungen zu zeigen (Augustinsson). Interessant hierzu ist vielleicht eine Veröffentlichung von Barnes und Denz, die an Ratten über längere Zeit kleine Dosen Parathion (10 und 20 Millionstel Teile zum Futter) verabreichten. Die Versuchstiere starben innerhalb weniger Wochen.

Hecht und Wirth stellten an einigen Kaninchen und an zwei Katzen sowie Mäusen chronische Fütterungsversuche an und kommen zu günstigeren Ergebnissen. Die Zahl der verwendeten Tiere ist wohl aber, ganz allgemein gesehen, zu klein, um endgültiges aussagen zu können. Der Abbau der E-Mittel im Organismus geht verhältnismäßig schnell vonstatten, so wird beim E 605 z. B. unter Spaltung des Esters p-Nitrophenol gebildet, das nach kurzer Zeit im Harn erscheint. Die Behandlung derartiger Vergiftungen wird vorzugsweise mit Atropin durchzuführen sein. Im übrigen muß eine symptomatische Beeinflussung des Krankheitsgeschehens im Vordergrund stehen. Zusammengefaßt läßt sich folgendes feststellen: Die E-Mittel sind Schädlingsbekämpfungsmittel von großem praktischem Wert. Ihre Anwendung in der Landwirtschaft nimmt immer größere Ausmaße an. Über die chronische Vergiftung mit diesen Stoffen bei unseren Haustieren (besonders Ziege, Schaf, Rind) ist noch nichts genaueres bekannt. Gerade diese Vergiftungsart wird sicher aber eine erhebliche Rolle spielen. Nähere Untersuchungen zu dieser Frage sind unbedingt erforderlich. Im übrigen muß es durch genügende Schulung des Schädlingsbekämpfungspersonals und durch entsprechende Vorsichtsmaßregeln gelingen, daß die E-Vergiftungen nicht etwa einen Umfang annehmen, wie wir es beispielsweise vom As seit der Verwendung in der Kartoffelkäferbekämpfung feststellen müssen.

DR. E. SCHEIBE
Institut für gerichtliche Medizin der Humboldt-Universität Berlin

Bemerkungen zum Nachweis von Insektizidvergiftungen

Wie uns aus der kasuistischen Literatur, z. T. aber auch aus eigenen Erfahrungen bekannt ist, werden Vergiftungen durch Insektizide immer wieder – sowohl beim Menschen als auch beim Tier, bei Warm- und auch bei Kaltblütern – beobachtet. Schäden durch die Anwendung solcher Stoffe und ihrer Zubereitungen waren bereits Anlaß, gesetzliche Maßnahmen einzuleiten, damit wenigstens die Verluste durch unsachgemäßen Gebrauch soweit als möglich vermieden werden können.

Im großen und ganzen darf festgestellt werden, daß über die Möglichkeit des Eintretens von Schäden bei oder nach Verwendung dieser Stoffe völlige Klarheit herrscht. Meinungsverschiedenheiten entstehen in der Regel dann, wenn im konkreten Einzelfall abzuwägen ist, ob zwischen der Aufnahme eines Stoffes und einer beobachteten Gesundheitsschädigung bzw. dem Tod des damit in Berührung gekommenen Lebewesens nicht nur ein zeitlicher, sondern auch ein Kausalzusammenhang besteht. Es sei deshalb erlaubt, einige Hinweise für die Aufklärung von Insektizidvergiftungsfällen zu geben.

Wie allgemein bekannt, sind für den Nachweis einer Vergiftung zwei Voraussetzungen zu erfüllen:

1. Es müssen zu Lebzeiten gesundheitsschädigende oder gesundheitszerstörende Stoffe aufgenommen worden sein.
2. Es muß ein Kausalzusammenhang zwischen der Aufnahme des betr. Stoffes und den beobachteten Krankheitserscheinungen bestehen.

Der Nachweis, daß eine Giftaufnahme stattgefunden hat, stützt sich in erster Linie auf das Ergebnis der toxikologischen bzw. chemischen Untersuchungen von Körperflüssigkeiten und Gewebsbestandteilen des geschädigten bzw. verstorbenen Lebewesens. Auch bei fraglichen Insektizidvergiftungen sollte deshalb versucht werden, einen derartigen Nachweis zu führen, wobei nicht nur die Insektizide selbst, sondern auch ihre Abbauprodukte unsere Aufmerksamkeit verdienen. – Abgesehen davon, daß wir durch diese Untersuchung erfahren wollen, welcher Stoff überhaupt in Frage kommt, wollen wir – wenn möglich – uns auch über die aufgefundene Dosis und über die Zeit der Aufnahme Klarheit verschaffen.

Ich möchte in diesem Zusammenhang vermeiden, auf spezielle chemische Fragen einzugehen. Um Ihnen einen schnellen Überblick zu vermitteln, sei es vielmehr erlaubt, an Hand einiger Schemata die Untersuchungsgänge zur Bestimmung der drei wichtigsten Kontaktinsektizide vor Augen zu führen.

Gemeinsam ist allen Verfahren, daß der Identifizierung bzw. der Bestimmung der Menge des identifizierten Stoffes stets die Isolierung aus den Körperflüssigkeiten (oder was sonst noch als Untersuchungsmaterial in Frage kommt) vorausgeht und zugleich auch die größten Probleme des Nachweises der uns hier interessierenden Verbindungen und ihrer Abbauprodukte in sich birgt. Das ist z. T. dadurch bedingt, daß diese Stoffe große Affinität zum Fettgewebe haben und sich von den Fettstoffen sehr schwer abtrennen lassen, teilweise unterscheiden sich die Wirkstoffe im analytischen Verhalten erheblich von ihren Abbauprodukten, so daß (hier im einzelnen nicht näher zu schildernde) Spezialverfahren angewandt werden müssen.

Auf den Abbildungen sind die wichtigsten Verfahren schematisch dargestellt, so daß es sich erübrigt, auf sie näher einzugehen. Sie ersehen daraus, daß die Methoden zur Bestimmung der wichtigsten Insektizide – auf andere wollen wir hier nicht eingehen – relativ viel Arbeitsgänge erfordern. Darüber hinaus werden bei der Isolierung der einzelnen Substanzen z. T. schwierige Trennoperationen nötig, wodurch Nachweis und Bestimmung auf physikalischem bzw. chemischem Wege noch weiter kompliziert werden können. Es ist selbstverständlich, daß mit der Zahl der Arbeitsgänge auch die Zahl der Fehlerquellen zunimmt. Hierbei können sich die auftretenden Fehler z. T. kompensieren. Die Erfahrung lehrt, daß dies aber nur ausnahmsweise der Fall ist und daß sich die Fehler meistens addieren.

Neben den chemischen und physikalischen Methoden sind deshalb sehr bald auch biologische Verfahren zum Nachweis dieser Stoffe eingeführt worden. Mit den biologischen Wirkungen der Insektizide hat man sich ja schon deshalb befassen müssen, weil bei der Austestung der Wirksamkeit der einzelnen Wirkstoffe die Verwendung von Insekten als Testobjekt am nächsten lag. Schließlich sollen doch diese Stoffe in erster Linie auf Insekten wirken. Man hat deren Verhalten den einzelnen Kontaktgiften gegenüber z. T. sehr eingehend studiert und dabei Abhängigkeiten von Rasse, Alter, Geschlecht von klimatischen Bedingungen und von der Jahreszeit nachweisen können. Schließlich hat man nun diese Erkenntnisse auf die Lösung analytischer Probleme übertragen. Diese nicht auf die Mittelprüfung sondern vielmehr auf den Wirkstoffnachweis hinzielende Methodik hat viele Anhänger gefunden und mannigfache Variationen erlebt. Was uns an diesen Untersuchungen interessiert, ist die Tatsache, daß die einzelnen Kontaktgifte in reiner und technischer Form auf die verschiedenen Insektenarten eine unterschiedliche Wirkung entfalten. Man glaubt aber trotzdem, aus dem Verhalten der Insekten, insbesondere während der Absterbeperiode, auf das Vorliegen bestimmter Kontaktgiftarten schließen zu können.

Ich habe bereits im vorigen Jahr darauf hingewiesen, daß gegen derartige Schlußfolgerungen schon deshalb Bedenken erhoben werden müssen, weil bei Mischpräparaten, die in immer stärkerem Umfange zur Anwendung kommen, beim Testen zwangsläufig unklare Bilder entstehen müssen und deshalb zu Fehldeutungen Anlaß geben können. Ganz abgesehen davon bestehen gegen die alleinige Anwendung biologischer Methoden zum Nachweis einer Vergiftung grundsätzliche – vor allem forensische – Bedenken, so daß deren Ergänzung durch andere Methoden unumgänglich notwendig erscheint.

Im übrigen gilt von den chemischen, wie auch von den physikalischen und auch von den biologischen Methoden, daß sie mit reinen Insektiziden ausgezeichnet funktionieren, daß sich zum großen Teil auch im Modellversuch, d. h. nach Zusatz des Insektizids zum biologischen Material, befriedigende Ergebnisse erzielen lassen. Häufig stellt sich aber heraus, daß nach Verfütterung oder nach parenteraler Applikation ein großer Teil der Insektizide sowohl im Organismus der Warm- und Kaltblüter als auch im Gewebe der Pflanzen tiefgreifende Veränderungen erfährt, so daß letzten Endes nur ein Bruchteil des einverleibten Wirkstoffes unverändert wiedergewonnen werden kann. Nachgewiesen oder bestimmt wird aber mit der üblichen Methodik nur, was unverändert blieb. Es folgt hieraus, daß bei alleiniger Berücksichtigung des gefundenen unveränderten Wirkstoffes Fehldeutungen eintreten müssen. Es ist müßig, in diesem Zusammenhang auf diese längst bekannten Tatsachen näher einzugehen, wir müssen uns mit ihrer Existenz abfinden und sie bei der Beurteilung von chemischen, physikalischen und biologischen Untersuchungsergebnissen berücksichtigen.

Wir wissen z. B. aus den Versuchen von Wißmann und Mitarbeit. und aus amerikanischen Arbeiten, daß DDT und DDE und DDA abgebaut werden kann. Aus den Untersuchungen von Hecht und Wirth, von Kaiser und Mitarb. und einer Reihe von amerikanischen Autoren ist bekannt, daß die Thiophosphorsäureester zu stereoisomeren Verbindungen umgelagert oder durch Abspaltung des Schwefels und Anlagerung von Sauerstoff in die entsprechenden Phosphorsäureester umgewandelt werden können. Die hierbei entstehenden Verbindungen sind z. T. biologisch hoch wirksam, z. T. ist ihre Wirkung gegenüber anderen Substanzen minimal. Selbstverständlich sind die zuletztgenannten Abbauprodukte – wie auch DDE und DDA – mit biologischen Methoden nicht zu erfassen. Chemisch können sie sich z. T. recht ähnlich verhalten wie die unveränderten Wirkstoffe, und auch ihre physikalischen Konstanten (vor allem die Absorptionskurven) weichen häufig nur wenig davon ab. Es ist verständlich, daß das Verhalten dieser Substanzen bei alleiniger Berücksichtigung der chemischen – bzw. der biologischen Methode zu völlig falschen Schlußfolgerungen Anlaß geben können. Man unterstellt bei chemischen Verfahren, daß das, was nachgewiesen wurde, mit der gesuchten Verbindung identisch ist und schließt hieraus auf eine biologische Wirkung bestimmten Umfanges. Andererseits glaubt man auf Grund des negativen Ausfalls allein des biologischen Versuches schließen zu können, daß im untersuchten Extrakt keine Stoffe von insektizider Wirksamkeit enthalten sind und auch vorher nicht enthalten waren und folgert daraus, das die betr. Tiere auch nicht an einer Insektizidvergiftung zugrunde gegangen sein können. Allein die Tatsache, daß Abbauvorgänge noch während des Lebens einzelner Individuen einsetzen können und daß darüber hinaus ursprünglich vorhanden gewesene Substanzen z. T. aber noch nach dem Tode chemisch verändert werden und sich deshalb biologisch völlig anders verhalten als die aufgenommenen Wirkstoffe, sollte uns veranlassen, die Ergebnisse der biologischen und auch der chemisch-physikalischen Methoden in jedem einzelnen Falle kritisch zu würdigen.

Wir müssen hieraus schließen, daß zum einwandfreien Nachweis von Insektiziden im biologischen Material stets biologische und chemische Methoden nebeneinander anzuwenden sind. Hierbei sollen nicht nur die ursprüglichen Wirkstoffe selbst, sondern auch ihre Abbauprodukte miterfaßt werden. Da die biologische Methode im allgemeinen empfindlicher ist, empfiehlt sich ihre Anwendung vor Beginn des (meist schwierigeren und zeitraubenderen) chemischen Verfahrens. Hierbei ist besonders darauf zu achten, daß das Material durch die Untersuchung selbst oder durch die Aufbewahrung nicht verändert und möglichst früh den einzelnen Untersuchungen unterworfen wird.

Zum Beweiswert der mit den eben geschilderten Verfahren erhaltenen Ergebnisse ist – bei Berücksichtigung den einzelnen Methoden anhaftenden Fehlerquellen – folgendes zu sagen:

Ein negativer Ausfall einer biologischen Probe oder physiko-chemischen Methode zum Nachweis einer Insektizidvergiftung ist mit Zurückhaltung zu bewerten. Die Erfassungsgrenze der einzelnen Verfahren liegt bei etwa 10–20 Mikrogramm. Durch Verunreinigungen und durch Fäulnisprodukte kann die Erfassungsgrenze jedoch ungünstig beeinflußt werden. Das p-Nitrophenol, ein Abbauprodukt des E-605- und des Wofatox-Wirkstoffes kann unter günstigen Voraussetzungen bis herab zu wenigen Mikrogramm erfaßt und auch bestimmt werden.

Wesentlich für die Nachweisbarkeit ist, daß hierfür das geeignete Untersuchungsmaterial zur Verfügung steht. Insektizide, welche sich im Fettgewebe anreichern, sind bei chronischen Vergiftungen am besten darin nachzuweisen. Ein Nachweis im Urin hat nur dann Aussicht auf Erfolg, wenn die Vergiftung solange überlebt wurde, daß es noch zur Ausscheidung der in Frage kommenden Substanz durch die Niere kommen konnte. – Bei einigen Wirkstoffen der Phosphorsäureestergruppe wurde im großen Kreislauf gelegentlich kein unveränderter Wirkstoff mehr gefunden. Der Nachweis gelang nur dann, wenn solcher aus dem Pfortaderkreislauf zur Verfügung stand.

Besonders schwierig ist die Situation bei HCH, weil die γ-Isomere besonders leicht abgebaut zu werden scheint und weil sie deshalb nicht mehr vorhanden, oft auch nicht mehr analytisch faßbar ist. Nicht ganz so ist die Situation bei anderen Isomeren des HCH, weil diese dem Abbau länger widerstehen und zum Teil im Fettgewebe gespeichert werden. Da aber aus lebensmittelhygienischen Gründen gerade die Anwendung von reinstem γ-HCH weiterhin propagiert wird, ist die Anwesenheit dieses Wirkstoffes in erster Linie zu berücksichtigen. Im pflanzlichen Material und in den sogenannten ersten Giftwegen (d. h., im Magen-Darmtrakt) gelingt der Nachweis von γ-HCH (wie auch von anderen Kontaktgiften) leichter. Es erscheint aus diesem Grunde zweckmäßig, wenn dem Untersucher möglichst auch Proben des verwendeten Futters bzw. genügende Mengen von Magen-Darminhalt der verendeten Tiere zur Verfügung gestellt werden.

Auf biologischem Wege erhaltene positive Ergebnisse berechtigen bei strenger Würdigung ihres Beweiswertes nur zu der Aussage, daß eine Vergiftung mit Insektiziden vorliegt. Hierbei ist noch zu berücksichtigen, daß durch Verunreinigungen aus dem verarbeiteten biologischen Material Stoffe in die (schließlich biologisch zu prüfenden) Extrakte hineingeraten, welche gelegentlich unklare, u. U. sogar positive Ergebnisse vortäuschen können. – Möglicherweise ist hierbei das Wirksamwerden mitextrahierter biogener Amine im Spiel.

Quantitative Untersuchungsergebnisse sind für die Berechnung der aufgenommenen Wirkstoffmengen nur dann von Wert, wenn neben dem unveränderten Wirkstoff auch dessen wichtigste Abbauprodukte mitbestimmt worden sind, das heißt, z. B. bei den jetzt in der Deutschen Demokratischen Republik gebräuchlichsten Phosphorsäureesterpräparaten das p-Nitrophenol und beim DDT das Aethylen- und das Säurederivat.

Wie bereits ausgeführt, ist grundsätzlich die insektizide Natur des auf chemischem Wege bestimmten oder nachgewiesenen Stoffes durch den biologischen Test zu beweisen. Gelingt das nicht, so ist bei erfaßten Abbauprodukten wahrscheinlich zu machen, daß es sich nur um den in Frage kommenden chemischen Körper handeln kann. Hierbei gelten dann die Voraussetzungen, wie sie für die einwandfreie Identifizierung einer Substanz ganz allgemein erfüllt werden müssen. Meistens gelingt eine solche, den strengen Anforderungen der organischen Analyse genügende Charakterisierung schon aus Materialmangel nicht.

Wir haben uns bisher nur mit dem Nachweis der einzelnen Kontaktinsektizide in biologischem Material befaßt. Den Kliniker interessiert aber nicht, ob diese oder jene Reaktion positiv ist, sondern er will von uns wissen, ob ein beobachtetes Krankheitsbild eine Krankheit sui generis darstellt oder aber durch Aufnahme körperfremder Substanzen verursacht worden ist. – Das heißt, er will über die Kausalität zwischen der Aufnahme eines Stoffes und einem beobachteten Krankheitsbild orientiert sein.

Nicht umsonst wurde hier des öfteren von der Aufnahme eines Stoffes zu Lebzeiten gesprochen. Dies ist die Voraussetzung für dessen Wirksamwerden. Es kommt nun darauf an, zu beweisen, daß die Aufnahme zu Lebzeiten erfolgte, denn nur ein Stoff der resorbiert wurde und in den Blutkreislauf gelangte, kann am Erfolgsorgan seine Wirkung ausüben. Dies bedeutet, daß der Nachweis der einzelnen Giftstoffe in den sogenannten zweiten Giftwegen gleichzeitig der Nachweis dafür ist, daß die Aufnahme zu Lebzeiten stattgefunden hat und eine nachträgliche Beibringung zunächst einmal nicht anzunehmen ist. Diese Feststellung ist durchaus nicht unwichtig. Es ist denkbar – und wir erleben es gelegentlich auch –, daß eingesandtes Untersuchungsmaterial künstlich verändert worden ist, meist in dem Sinne, daß versucht wurde, positive Untersuchungsbefunde vorzutäuschen. Eine eingehende Untersuchung der 1. und 2. Giftwege schützt uns bei solchen Fällen vor Fehlentscheidungen.

Bei chronischen Vergiftungen oder bei subakut verlaufenden Krankheitsbildern nach Kontaktinsektizidaufnahmen orientierte häufig die quantitative Bestimmung der Wirkstoffe in den einzelnen Körpergeweben über den zeitlichen Ablauf der Giftaufnahme. Am Beginn der Resorption ist der Wirkstoffgehalt des Magen- und Darmkanals wesentlich höher als im Blut und in den großen Drüsen und Ausscheidungsorganen des Körpers, in der Haut, im Fettgewebe und in der Muskulatur. Wird die akute Giftinvasion überlebt, so gleichen sich die Wirkstoffkonzentrationen im Blut und im Verdauungstrakt immer mehr einander an. Eine (durch die Urinuntersuchung beweisbare) einsetzende Ausscheidung des Wirkstoffes gibt uns einen Anhalt dafür, daß die Abwehrmechanismen des Körpers in Funktion getreten sind und mit der primitivsten Art der Beseitigung, nämlich der Elimination der körperfremden Substanzen, begonnen wurde.

Bei Spätfällen oder bei chronischen Vergiftungen sind in den Organen und Körperflüssigkeiten entweder nur Abbauprodukte zu finden, oder aber – vorwiegend bei lipoidlöslichen Insektiziden – es kann im Fettgewebe oder in fetthaltigen Bestandteilen des Körpers, so z. B. im Milchfett, ein mehr oder weniger hoher Gehalt an dort gespeicherten Wirkstoffen nachgewiesen werden.

Wir erkennen hieraus, daß die Verteilung der einzelnen Insektizide innerhalb des Körpers Rückschlüsse auf den Zeitpunkt der Beibringung erlaubt. Es ist selbstverständlich, daß wir uns hierbei weitgehend auf quantitative Untersuchungsergebnisse stützen müssen und daß die Wahrscheinlichkeit einer Aussage unmittelbar von der Verläßlichkeit des angewandten quantitativen Verfahrens abhängt.

Aber auch mit dem Nachweis des Zeitpunktes der Aufnahme und mit dem Nachweis, daß die Aufnahme zu Lebzeiten stattfand, ist noch nichts gesagt über die Kausalität zwischen dem Eindringen eines Stoffes in den Körper und dem Eintreten bestimmter Krankheitserscheinungen. Zwar wissen wir, daß diese oder jene Menge eines Insektizids sich indifferent verhält, toxisch oder tödlich wirkt, und der Nachweis einer ganz bestimmten Menge kann Anlaß für entsprechende Schlußfolgerungen sein. Wir dürfen aber nicht verkennen, daß dieses Vorgehen schematisch ist und der Denkungsart des Biologen widerspricht. Wir leiten die Kausalität nicht aus chemischen Befunden ab – viel wichtiger für uns ist, daß chemischer Befund und klinisches – gegebenenfalls auch pathologisches-anatomisches Bild widerspruchsfrei zur Diagnose „Vergiftung“ vereinigt werden können. Die Vergiftung ist eine Summation pathophysiologischer und morphologischer Geschehnisse innerhalb des Körpers. Wenn diese einwandfrei beobachtet worden sind und charakteristische (eindeutige!) Befunde ergeben kann, so kann u. U. sogar auf die chemische Untersuchung verzichtet werden. – Wir wissen aber, daß die Reaktionsarten des Körpers auf endogene und auf exogene Noxen beschränkt sind und daß er auf völlig verschiedenartige Reize häufig recht gleichförmig reagiert. So unterscheidet sich die Vergiftung mit γ-HCH oftmals in nichts von Herderkrankungen des Mittel- und Zwischenhirnes. Cholinesterase-Blockierungen können nicht nur durch Phosphorsäureester hervorgerufen werden, und zentralnervöse Störungen und auch Leberveränderungen, wie wir sie bei DDT-Vergiftungen zu sehen gewohnt sind, können auch bei anderen Vergiftungen, z. B. durch chlorierte Kohlenwasserstoffe, ferner bei Leberkrankheiten, ja sogar bei hypoxämischen Zuständen des Organismus, vor allem des Gehirns, beobachtet werden.

Wir kommen deshalb zusammenfassend zu dem Schluß, daß für die einwandfreie Beurteilung einer Vergiftung nicht der chemische Untersuchungsbefund, nicht das klinische Bild und nicht der pathologisch-anatomische Befund für sich allein ausreichen können. Es ist vielmehr notwendig, daß sämtliche Untersuchungsergebnisse vom Standpunkt des Biologen kritisch gewürdigt werden, und nur dann zur Diagnose „Vergiftung durch Kontaktinsektizide“ verwertet werden sollten, wenn sie widerspruchslos sich in den erhobenen Tatbestand einordnen lassen. –

Ganz nebenbei mag darauf hingewiesen werden, daß die Diagnose „Vergiftung“ auch nicht vom Analytiker, so z. B. vom Chemiker, gestellt werden kann. Krankheitsbilder zu diagnostizieren sollte Sache des Biologen, in unserem Falle des Klinikers, bleiben, und zwar auch dann noch, wenn der Chemiker für diese Diagnose die wichtigsten und ausschlaggebenden Befunde liefert. Wenn allerdings der Chemiker entsprechende Fachkenntnisse mitbringt oder gar selbst Tierarzt (oder Arzt) ist, so sollte man sich auf seine Erfahrungen verlassen, zumal er über Wert und Anwendbarkeit einzelner Methoden einen besseren Überblick hat, als der Kliniker, dem Probleme der toxikologischen Analyse im allgemeinen fremd zu sein pflegen.

DR. L. BRITZ
Vet.-Parasitologisches Institut der Karl-Marx-Universität Leipzig

Zur Culiciden-Fauna (Dipt. Culicidae) des Stadtkreises Leipzig

Das Wissen über die geographische Verbreitung einzelner Stechmückenarten ist mindestens ebenso ergänzungsbedürftig wie das über deren Ökologie und Physiologie Bekannte.

Bisher hat man in Deutschland 42 Stechmückenarten nachgewiesen (vgl. Peus 1937; 1950), doch können uns die Fundortmeldungen noch kein befriedigend geschlossenes Bild der Artverbreitung geben, wie es von human- und veterinärhygienischer Seite erwünscht wäre.

Für den Stadtkreis Leipzig — der durch ein mehr oder weniger breites Auenwald-Sumpf-Gelände in zwei große Teile getrennt wird — war noch keine Artenliste veröffentlicht worden.

Seit 1949/1950 diskontinuierlich erfolgte eigene Untersuchungen haben den sicheren Nachweis für bisher 19 Arten ermöglicht.

Genus Anopheles

Von 32 in Viehställen gefangenen Weibchen der maculipennis-Gruppe konnten 18 Eigelege isoliert und determiniert werden. 13 Gelege gehörten zu Anopheles atroparvus Van Thiel, und 5 Gelege gehörten zu Anopheles messeae Falleroni. Zwei Untersuchungen zeigten ein atroparvus-messeae-Gemisch im Stall, während drei Befunde allein atroparvus bestätigten. Zur maculipennis-Gruppe gehörende Larven wurden reichlich aus 8 verschiedenen Brutplätzen bzw. Brutplatzgebieten gefunden.

Noch im 19. Jahrhundert gehörte Leipzig zu den endemischen Malaria-Gebieten und nach Thomas konnten dort von 1832—1865 allein 5517 Wechselfieberfälle festgestellt werden. Bis etwa 1880 blieb die Malaria in einzelnen Stadtteilen noch recht hoch, doch war ein Abklingen der Morbidität deutlich zu erkennen- und nach der Jahrhundertwende gab es nur noch vereinzelt wenige Fälle (Trautmann 1908). In der Zeit von 1945—1949 diagnostizierte man 9 wahrscheinlich autochthone Malariafälle (Haas & Haas 1951).

Bis 1907 waren in Leipzig nur zwei Mückenexemplare der maculipennis-Gruppe bestimmt worden. Im Februar 1907 fand Trautmann ein im Ziegenstall sitzendes vollgesogenes Anopheles-Weibchen. Dieser Befund spricht für die Existenz des

Anopheles atroparvus. Einen Monat später konnte Trautmann noch 8 weitere Anophelen fangen, die sich meist in Wohnhäusern aufhielten (Trautmann 1908).

Anopheles claviger Meigen (syn. Anopheles bifurcatus Meigen)

Überwinternde Larven konnten gefangen werden, die meist mit Theobaldia morsitans vergesellschaftet waren.

Anopheles plumbeus Stephens (syn. Anopheles nigripes Staeger)

Im September 1951 flogen mich innerhalb von 20 Minuten nacheinander 3 Weibchen dieser Spezies an, setzten sich auf meine Hand und nahmen dreist ihre Blutmahlzeit. Das geschah in einem praktisch mitten in der Großstadt gelegenen, stark von Spaziergängern besuchten Teil des Auwaldes, dessen Wege mit Ruhebänken versehen waren. Nach geduldiger Bewirtung flogen mir die Mücken in das Fangröhrchen. Später legten zwei der eingefangenen Mücken Eier ab. In einer Carpinus betulus-Höhle lebten plumbeus-Larven mit Aedes geniculatus vergesellschaftet. Ob für Leipzig Anopheles plumbeus in Zusammenhang mit autochthoner Malaria gebracht werden kann, bleibt dahingestellt. Pavlovskij & Meß 1931 bemerken, daß plumbeus bei der Verbreitung der Malaria in nordkaukasischen Kurorten eine Rolle spielen könne.

Genus Aedes

Aedes cinereus Meigen

In Leipzig ist cinereus eine Mücke des halboffenen Wiesen-Busch-Geländes, wo sie besonders abends in Massen anfliegt. Aber auch im Auwald trifft man diese Mücke überall. Larven wurden von April bis Oktober gefunden.

Aedes geniculatus Olivier (syn. Aedes ornatus Meigen)

Aus verschiedenen Carpinus betulus-Höhlen konnten geniculatus-Larven gefangen werden. Die besonders schön gezeichnete Mücke flog von Anfang Juli bis Mitte Oktober an. Roubaud konnte geniculatus mit dem Venezuela-Stamm der Encephalomyelitis-Viren infizieren (vgl. Martini 1952).

Aedes dorsalis Meigen

Der als Salzwasserbrüter bekannte, für Leipzig überraschende Aedes hatte einen Weidebrutplatz besiedelt, dessen Wasser jedoch nicht außernormal salzhaltig war. Dorsalis ist ein Hauptüberträger der Einhufer-Encephalomyelitis Nordamerikas, die dort seit 1930 in steigendem Maße auch als menschliche Erkrankung mit hoher Letalität bekannt geworden ist (Kirchberg 1952; Weyer & Zumpt 1952; Martini 1952; Kirchberg, mündl.).

Aedes caspius Pallas

Larven dieser Spezies hatten den gleichen Brutplatz wie dorsalis. Weibchen sehr stechbegierig und z. T. plageerregend.

Aedes maculatus Meigen (syn. Aedes cantans Meigen)

In Leipzig ist er die häufigste plageerregende Mücke des Auwaldes. Auwaldtümpel und -pfützen sind charakteristische Brutplätze.

Aedes annulipes Meigen (syn. Aedes quartus Martini)

Im Leipziger Untersuchungsgebiet war diese Mücke wesentlich schwächer als maculatus vertreten. Etwa gleiche Brutplätze und gleiches Besiedlungsgebiet wie maculatus.

Aedes excrucians Walker

Anflug im halboffenen Wiesen-Busch-Gelände.

Aedes leucomelas Meigen (syn. Aedes salinellus Edwards)

Als Larve im stark verschmutzten Sumpfwasser gefunden.

Aedes rostochiensis Martini

Nur ein Weibchen im Gras-Busch-Gelände erbeutet.

Aedes punctor Kirby

Anflug im Mai und Juni beobachtet.

Aedes sticticus Meigen (syn. Aedes lateralis Martini)

Der Anflug war von Anfang Juni bis Mitte September häufig. Sticticus gehört neben maculatus, vexans und cinereus zu den Hauptplageerregern der Umgebung Leipzigs.

Genus Theobaldia

Theobaldia annulata Schrank.

Diese Hausmücke brütete auch in Waldlachen und Viehweidetümpeln. Als Überwinterungsquartiere waren Keller, Trockenböden und Hühnerställe besiedelt.

Theobaldia morsitans Theobald.

In Auwaldlichtungen mit von hohem Gras umgebenen Gräben überwinterten massenhaft morsitans-Larven.

Genus Culex

Culex pipiens Linnaeus.

Culex pipiens überwinterte massenhaft in feuchten Kellern. Von dieser Spezies sind natürliche Infektionen mit dem St.-Louis-Encephalomyelitis-Virus bekannt (Weyer & Zumpt 1952).

Culex spec.

In einem schon fast ausgetrockneten Schilfbrutplatz konnten zwei pipiens-ähnliche Culex-Larven gefangen werden, die den Atemrohr-Index 6,4 bzw. 6,5 aufwiesen. Sollte es eine extreme Variante von pipiens oder etwa Culex torrentium Martini sein? Herr Prof. Dr. Dr. Martini, Hamburg, der beide Larven mit seinem Material verglich, meinte, daß man diese einstweilen gezwungenermaßen zu torrentium einordnen könne. Spätere Untersuchungen am gleichen Brutplatz ergaben nur pipiens-Larven mit normalem Index. Culex torrentium soll deshalb nicht in die Liste der sicher nachgewiesenen Arten aufgenommen werden.

Herrn Prof. Dr. Peus, Berlin, möchte ich für die Überprüfung der von mir bestimmten Culiciden und Herrn Prof. Dr. Dr. Martini, Hamburg, für die Beratung im Falle torrentium vielmals danken.

Dieses kurze Referat kann über die Stechmückenfauna Leipzigs keine ausführliche Auskunft geben. Es wird deshalb auf die Arbeit Britz 1955a: Über die Stechmückenfauna (Dipt., Culicidae) des Stadtkreises Leipzig (Z. angew. Zool.) verwiesen.

Gekürzte Literatur

Britz, L., 1954, Das Buntbild in der Stechmücken-Taxonomie. (In Titschack: Deutscher Entomologentag in Hamburg; 161—162; Jena.

Britz, L., 1955a, Über die Stechmückenfauna (Dipt., Culicidae) des Stadtkreises Leipzig. (Z. angew. Zool.)

Haas, W., & Haas, B., 1951, Epidemiologische Probleme um die Malaria in Leipzig von 1945—1949. (Zbl. Bakt. I. Orig. 156: 537—542.)

Kirchberg, E., 1952b, Krankheitsübertragende und plageerregende Arthropoden in den Vereinigten Staaten (Ergèbnisse einer Studienreise 1951). (Z. hyg. Zool. 40: 202—217.)

Martini, E., 1925, Zwei bemerkenswerte Culiciden von einem eigenartigen Biotop. (Int. Rev. Hydrobiol. 12: 333—337.)

Martini, E., 1931, Culicidae (in Lindner: Die Fliegen der palaearktischen Region; Stuttgart).

Martini, E., 1952, Lehrbuch der medizinischen Entomologie. (Jena.)

Pavlovskij, E., & Meß, A., 1931, Biologische Beobachtungen an Anopheles plumbeus Hal. im Gebiet der nordkaukasischen Mineralquellen. (Parasitol. Sbornik I: 235—251), (russisch).

Peus, F., 1937c, Wieviele Stechmückenarten gibt es in Deutschland? (Z. hyg. Zool. 29.)

Peus, F., 1950, Stechmücken. (Neue Brehm-Bücherei; Leipzig, Wittenberg.)

Trautmann, A., 1908, Malaria und Anopheles in Leipzig. (Arch. Hyg. 67.)

Weyer, F., & Zumpt, F., 1952, Grundriß der medizinischen Entomologie. (Leipzig.)

PROF. DR. E. REICHENOW
Institut für Schiffs- und Tropenhygiene, Hamburg

Stand der Forschung über die Parasitologie der Malaria

Bei den in den Erythrocyten der Warmblüter erscheinenden Hämosporidien hat man seit langem 2 Gattungen unterschieden, den bei Vögeln verbreiteten Hämoproteus und das bei Vögeln und Säugetieren vorkommende Plasmodium, dessen wichtigste Vertreter die Mariaparasiten des Menschen sind. Von Hämoproteus entwickeln sich nur die Geschlechtsformen in den Erythrocyten, während die ungeschlechtliche Vermehrung durch Schizogonie in Makrophagen und Endothelzellen erfolgt. Bei Plasmodium dagegen werden auch Stadien der Schizogonie in den roten Blutkörperchen gefunden. Die lange unumstrittene Meinung, daß sich bei den Malariaparasiten die ganze Entwicklung im Menschen ausschließlich in den Erythrocyten abspiele, wurde zuerst erschüttert durch die Erfahrungen betreffs der unterschiedlichen chemotherapeutischen Beeinflußbarkeit der Impfmalaria, je nachdem die Infektion durch Blutüberimpfung oder durch Sporozoiten-Inokulation bewirkt worden war. Die nun auftauchende Vermutung, daß der dem Körper eingeimpfte Sporozoit einen besonderen Sitz außerhalb der Blutbahn haben müsse, bestätigte sich durch die Untersuchungen von Vogelplasmodien, die bei mehreren Arten zu einer lückenlosen Aufklärung des ganzen Entwicklungsganges führten. Der Sporozoit entwickelt sich in phagocytären Zellen der Organe und leitet eine exoerythrocytäre Phase ein, von der Abkömmlinge die Erythrocyten befallen und die nebenher fortdauert, so daß sie später nach Abklingen des Blutbefalls Rezidive herbeiführen kann. Die Bemühungen, diese exoerythrocytäre Phase auch bei den Plasmodien des Menschen nachzuweisen, hatten erst Erfolg, nachdem der Entwicklungsgang bei 2 Affen aufgeklärt worden war. Bei dem „Plasmodium" kochi afrikanischer Affen ergab sich, daß im Leberparenchym vorkommende, schon früher als Hepatocystis beschriebene parasitäre Gebilde die Riesenschizonten dieser Art sind, während die in den Erythrocyten auftretenden Stadien ausschließlich Geschlechtsformen sind. Diese Art ist also gar kein Plasmodium, und es war damit erstmalig nachgewiesen, daß Hämosporidien von der Entwicklungsweise des Hämoproteus auch bei Säugetieren vorkommen. Der Sitz der Schizonten in den Parenchymzellen der Leber gab Anlaß zu prüfen, ob nicht exoerythrocytäre Stadien von gleicher Lokalisation auch bei echten Plasmodien der Affen vorkämen. Durch massive Affeninfektionen mit Plasmodium cynomolgi mittels zahlreicher infizierter Anophelen wurde dies bestätigt. Da P. cynomolgi dem menschlichen Tertianaparasiten sehr ähnlich ist, wurde ein entsprechender Infektionsversuch mit P. vitax beim Menschen ausgeführt, und in einem anschließend operativ entfernten Leberstückchen wurde die exoerythrocytäre Entwicklungsphase in den Parenchymzellen entdeckt. Ein gleicher Infektionsversuch mit P. falciparum ergab auch für die exoerythrocytäre Phase des Tropicaparasiten denselben Sitz.· Bezüglich des Quartanaparasiten, P. malariae, stehen derartige Befunde noch aus, doch hat der mit diesem weitgehend übereinstimmende Affenparasit P. inui ebenfalls seine exoerythrocytäre Phase im Leberparenchym. Bei P. cynomolgi ist nachgewiesen, daß die exoerythrocytäre Phase fortbesteht und Rezidive hervorrufen kann. Offenbar trifft das Gleiche auch für P. vivax und P. malariae zu, während bei P. falciparum diese Entwicklungsphase sich nach dem Einsetzen des Blutbefalls nicht fortsetzt, so daß nach dessen Erlöschen keine Rückfälle auftreten können. Ebenso wie Hepatocystis kochi weisen auch die aus Fledermäusen bekannt gewordenen Hämosporidien zumeist den Entwickungstypus von Hämoproteus auf. Nur eine Art, aus fruchtfressenden Fledermäusen vom Kongo, ist als echtes Plasmodium nachgewiesen, bei dem Schizogoniestadien auch in den Erythrocyten auftreten. Die anderen in Megachiropteren verschiedener Weltgegenden gefundenen Vertreter bilden Riesenchizonten im Leberparenchym und gehören somit zu Hepatocystis. In Mikrochiropteren sind 2 Gattungen zu unterscheiden. Bei der Art Nycteria medusiformis sitzen die Schizonten ebenfalls im Leberparenchym, sind aber viel kleiner, etwa von Größe und Aussehen der exoerythrocytären Schizonten von P. falciparum. Bei dem in europäischen Fledermäusen verbreiteten Polychromophilus sind die Retikuloendothelzellen verschiedener Organe die Wirtszellen der Schizonten.

(Der Vortrag ist nicht gehalten worden.)

PROF. DR. G. LUPASCU
Bukarest

Malaria in der Rumänischen Volksrepublik 1948—1953

Die Malaria stellte in Rumänien ein ernstes Problem des öffentlichen Gesundheitswesens dar. Die Erkrankungsziffern, die heute der Vergangenheit angehören, überstiegen jährlich Hunderttausende von Fällen. Die Morbiditätszunahme, die während und sofort nach dem zweiten Weltkriege, besonders an der Küste des Schwarzen Meeres, zu verzeichnen war, hat unsere Malariologen vor die Aufgabe gestellt, diese Seuche auf das energischste zu bekämpfen. Die Ergebnisse dieser Arbeit, die ich die Ehre habe heute vor Ihnen darzulegen, stellen eine Synthese der endemisch-epidemischen Entwicklung der Malaria im Zeitabschnitte 1948–1953 dar. In diesen Jahren entfaltete sich der Kampf, der sich sowohl gegen den Malariaüberträger als auch gegen das menschliche Erregerreservoir richtete. Im folgenden werde ich Ihnen nur die Zusammenfassung und die Schlußfolgerungen dieser Aktion ausführen, die einen ausgesprochenen Rückgang der Malaria in der rumänischen Volksrepublik zur Folge hatte.

Die Bodenbeschaffenheit, die Verteilung und das Wesen der Oberfläche der Gewässer, die günstigen meteorologischen Bedingungen für die Existenz des Malariaüberträgers, die Schwere der Erkrankungen, hervorgerufen durch die verschiedenen Arten des Plasmodium malariae, sowie die ökonomisch-soziale Situation, in die sich der Komplex der untersuchten epidemiologischen Faktoren eingliedert, waren in unserem Lande von grundlegender Bedeutung für das endemisch-epidemische Fortbestehen der Malaria.

Die erfaßten Krankheitsziffern zeigten noch im Jahre 1948 insgesamt 338198 Erkrankungen an Malaria, und zwar 210111 neue Fälle und 128087 Rückfälle. Die am meisten verseuchten Zonen umfaßten die ehemaligen Gebiete Tulcea mit 14897 Erkrankungen auf 100000 Bewohner, Jassy mit 9187 Kranken auf 100000, Covurlui mit 8370 Kranken auf 100000 Bewohner und die Gebiete Jalomitza, Ilfov, Teleorman, Brăila mit je 4000–5000 Kranken auf 100000 Bewohner.

In einigen Ortschaften dieser Gebiete erreichte die Malaria sogar eine Hyperendemität, die mit einem Parasitenindex von 94,54% im post-epidemischen Stadium ausgedrückt werden kann (z. B.: das Dorf Beibugeac, Krs. Tulcea, im Jahre 1946).

Unter Berücksichtigung der neuen wissenschaftlichen Fortschritte auf dem Gebiete der Malaria und der Ergebnisse der experimentellen Erforschung seitens der rumänischen Malariologen, hat das Gesundheitsministerium, beginnend mit den

Jahren 1948–1949, zur Verbesserung der bestehenden sanitären Zustände eine organisierte Malariabekämpfung ausgedehnt und verstärkt.

Die für den Erfolg der Operationen unerläßliche materielle Grundlage wurde durch die Schaffung eines starken Netzes von antimalarischen Einheiten geschaffen, das entsprechend den praktischen Anforderungen eingegliedert und ausgerüstet wurde und das am Ende des Jahres 1951 28 Malariastationen, 36 abhängige Tochterstationen und eine unabhängige Tochterstation für 12 mehr oder weniger stark durchseuchte Gebiete umfaßte.

Der Kampf gegen die Malaria, vom Gesundheitsministerium angeregt, organisiert und geleitet, auf die weitgehende Erfahrung sowjetischer Wissenschaftler und die Empfehlungen der technischen Malaria-Kommission gestützt, bemühte sich, dieses Problem in seinem ganzen epidemiologischen Komplex zu umfassen und richtete sich sowohl gegen das menschliche Erregerreservoir (Behandlung der Anfälle, Chemoprophylaxe in einigen ausgesuchten Gemeinschaften) sowie gegen den Malariaüberträger in seinem Erwachsenen- und Larvenstadium unter ständiger Erweiterung der Anopheles-Mücke auf großen Oberflächen, mit chemischen, biologischen und hydrotechnischen Methoden gegen die Larven.

Trotz eines beständigen Bestrebens, das Gleichgewicht der Bekämpfungsmaßnahmen beizubehalten, hat die Lebensweise der A. maculipennis-Rassen – in bewohnten Gebäuden und deren Umgebung – in der ersten Phase dieser Aktion den Stempel der Priorität und auf breitester Grundlage der imagociden Methode mit Kontaktinsekticidstoffen gegeben.

1. Schon im ersten Jahre der Anwendung der Entwesungsmethoden gegenüber der Anopheles wurde in den entwesten Ortschaften, und zwar während der Epidemiezeit, eine bemerkenswerte Verminderung der Malariakrankheitsfälle festgestellt.

Die Weiterführung dieser Abwehrmethode – mit Betonung der Richtlinie der Sanierung des menschlichen Erregerreservoires in den Jahren 1951–1953 – hat auf den Verlauf der Malaria-Endemie in den letzten 5 Jahren eine Verminderung der Krankheitsfälle von über 300000 (99,1%) gegenüber 1948 hervorgerufen, gegenüber dem Jahre, dessen Inzidenz noch nicht durch den ganzen Komplex der Abwehrmaßnahmen beeinflußt wurde, die nur in den folgenden Jahren im weitgehendsten Maße angewandt wurden.

Im Bereiche der hydrotechnischen Arbeiten im Cara-Su-Tal, Gebiet Constantza, wo die natürlichen Umweltbedingungen die Malaria endemisch unterhielten und wo noch in den ersten Jahren zahlreiche Brutplätze hinzukamen, die durch den technischen Prozeß der Bauarbeiten geschaffen wurden, war die Morbidität im Jahre 1949 von 72,1% auf nur 0,07% im Jahre 1952 gesunken.

Das unaufhörliche Sinken der gesamten jährlichen Morbiditätsziffern in den letzten 5 Jahren wird auch von den Laboratoriumsuntersuchungen, die zur hämatologischen Diagnose der entdeckten Malariafälle herangezogen wurden, unterstrichen.

So wurden im ersten Jahre der energischsten Maßnahmen 40779 hämatologisch-positive Fälle von 157709 Gesamtuntersuchungen gefunden, während man im Laufe der Jahre 1952–1953 nur 588 bzw. 253 positive Befunde verzeichnete.

Das Monatsverhältnis zwischen P. vivax und P. falciparum fiel seit dem Jahre 1949 gleichbleibend sehr zugunsten des ersteren aus. So wurden z. B. im Jahre 1949 1482 Fälle mit P. falciparum beobachtet gegenüber 23 Fällen im Jahre 1953, was gleichbedeutend mit einer Unterbrechung der Übertragung gerade in der günstigsten Zeit seines sporogonischen Zyklus ist, also in den Monaten Juli–August, mit einer mittleren Temperatur von 21° C.

Die Untersuchungen, die vor, während und nach der Epidemie durchgeführt wurden, bestätigen die statistischen Morbiditätsziffern. Im größten Teil der Ortschaften, in denen die Untersuchungen durchgeführt wurden, zeigen diese Ziffern eine beträchtliche Verminderung mit einer Tendenz zur gänzlichen Abnahme der Fälle.

2. Die Tatsache, daß in den schwach durchseuchten Gebieten, die im Entwesungsplan der Jahre 1949–1950 nicht vorgesehen waren, die Morbiditätsziffern der Malaria eine verhältnismäßig gleichstehende Höhe aufwiesen (z. B. Valea Anilor – Craiova: Parasitenindex 6,10% und Milzindex 15,40%; untersucht im Zeitraum zwischen 15. 7.–31. 8. 1950; Amara-Galati: 3,5%–15,6% usw.), ist beweisend für das Fortbestehen der jetzt verhältnismäßig stärker gewordenen Durchseuchungsfaktoren, die eine Fortsetzung der Ausdehnung der Abwehrmaßnahmen notwendig machten, die selbstverständlich an die Besonderheiten der entsprechenden Aktionsphase angepaßt wurden.

Die durch die Anwendung von Kontaktinsekticidstoffen auf großen Flächen in den ersten vier Jahren (1949–1952) geschaffenen Bedingungen, und zwar: ein bemerkenswerter Rückgang der Morbidität und die Möglichkeit der Schaffung eines imagociden Walles um das bestehende menschliche Erregerreservoir haben intentive Angriffsmaßnahmen gegenüber der Infektionsquelle „Mensch“ in der nächsten Phase (1952–1953) ermöglicht.

Diese Maßnahmen, deren Augenmerk hauptsächlich auf den menschlichen Organismus gerichtet war (besonders im Jahre 1953), verlangten:

Genaue Kenntnisse, was das menschliche Erregerreservoir als Durchseuchungsfaktor betrifft, durch das zeitliche Erkennen der Erkrankungen, die systematische Behandlung der Erkrankten und deren ständige Kontrolle.

Die Einschränkung der Kampfmethoden gegen die erwachsene Mücke durch Bespritzungen im Seuchenherd und um diesen herum, demzufolge in Gebieten und Ortschaften, nach 3–4 Jahren gänzlicher Entwesung, nur einige sporadische Fälle von Malaria auftraten.

Die Anwendung der imagociden Wall-Methode der Entwesung in Gebieten mit etwas höherer Morbidität und welche noch nicht mit Kontaktinsekticidstoffen behandelt wurden.

Die geringe Inzidenz der Fälle in den Jahren 1952–1953 (in den Gebieten Arad, Timisoara, Oradea, Craiova, Bukarest, Ploesti, Constantza, Galati, Bîrlad, Jassy, Suceava wurden nur 773 bzw. 378 Kranke durch Spezialeinheiten bestätigt) und die Angaben der Versuchsstationen in den Gebieten Gurbănesti und Vasilati beweisen die erfolgreiche Anwendung dieser Methoden unter Bedingungen einer geringen Durchseuchung.

Was die „Kontaktgebiete“ und Hügelregionen betrifft, so haben die Untersuchungen in Flußtälern gezeigt, daß, obwohl Anopheles sich in diesen Gegenden sogar recht häufig bis zu Höhen von 600–750 m findet, die örtlichen meteorologischen Bedingungen – hauptsächlich die Temperatur – eine günstige Entwicklung des Malariaparasiten in der Stechmücke nicht gewährleisten können. Das schließt aber nicht die Möglichkeit eines Aufkommens von örtlichen Epidemien aus, besonders wenn man dabei einrechnet, daß die Bevölkerung nicht immun ist, daß Bedingungen für die Lebensweise der Anopheles vorhanden sind und daß sogenannte „Import-Virusträger" anwesend sein können.

3. Die außergewöhnlichen Ergebnisse, die in diesen 5 Jahren in der Bekämpfung der Malaria erzielt wurden, stellen unbestreitbar einen Erfolg unseres antimalarischen Spezialnetzes dar, und zur Zeit besitzen wir alle Voraussetzungen, daß das neu verfolgte Ziel, die Ausrottung der Malaria, mit Erfolg erreicht werden kann.

Die Arbeiten sind durchgeführt von:

Prof. Dr. M. Ciuca, Mitglied der Akademie der rumänischen Volksrepublik; Prof. Dr. L. Solomon; Prof. Dr. D. Cornelson; Prof. Dr. E. Ungureanu; Prof. Dr. G. Lupascu, Mitglied der Akademie der rumänischen Volksrepublik; Dr. E. Radacovici; M. Duport; Dr. V. Corijescu.

Als Mitarbeiter sind aufgeführt:

der Techniker des Instituts für medizinische Parasitologie, der Malaria-Abteilungen des Instituts für Hygiene und des antimalarischen Netzes des Gesundheitsministeriums.

DR. O. GEBAUER

Schlachthofdirektor in Leoben (Österreich)

Die Große Dasselfliege

(Film)

Ich möchte vor der Vorführung des Filmes die Gelegenheit nicht versäumen, darauf hinzuweisen, daß m. E. vom fleischbeschaulichen Standpunkt dem Vorkommen der Dassellarven in Schlund und Wirbelkanal ein wesentlich höheres Augenmerk zugewendet werden müßte als bisher, da ja von den Fleischern bedenkenlos oder auch in Unkenntnis der Ursache der pathologisch-anatomischen Veränderungen solches verändertes Gewebe für die Erzeugung von Wurstwaren verwendet wird. Ich verweise darauf, daß gerade Jungtiere, die von der Weide kommen und sich nicht entsprechend entwickeln, in der Winterzeit als Wursttiere auf den Markt gebracht werden, und keine ausreichenden Bestimmungen bestehen, von den Schlächtern zu verlangen, daß sie z. B. die Nervenwege an den Extremitäten bloßlegen, wodurch allein die Veränderungen im Gewebe zutage treten würden. Es geht auch nicht an, daß einzelne Kenner dieser Veränderungen einen das Gesetz erfüllenden scharfen Standpunkt einnehmen und andere Beschauer diesen Veränderungen kein Augenmerk schenken, sondern es müßte einheitlich vorgegangen werden. Ich werde Sie in der Folge im Film auf eine Aufnahme aufmerksam machen, die ich nur zufällig durchführen konnte, weil ein Fleischer, durch Warten auf ein Fuhrwerk veranlaßt, das Zerteilen eines Jungrindes im Schlachthof vornahm und ich bei nochmaliger Nachschau nach der amtlichen Beschau die Veränderungen erst erkennen konnte. In allen mir bekannten Fleischbeschaugesetzen und Verordnungen ist kein Hinweis darauf, daß nach der vorgeschriebenen Spaltung der Wirbelsäule das Fettgewebe des Wirbelkanals auf diese Veränderungen hin zu untersuchen ist. Und doch wird dieses Gewebe als Nahrungsmittel verkauft. Ich kann Ihnen auch im Verlauf der Vorführung des Filmes sowohl diese Veränderungen zeigen als auch die Ausmündung eines akuten Bohrkanals durch den Musculus longissimus dorsi und die Narben, die in Rückenfascie durch die wandernden Larven zurückbleiben. Schmarotzerverändertes Gewebe ist an sich selbstverständlich als genußuntauglich zu bezeichnen.

Es wäre daraus der Schluß zu ziehen, daß bei den Weidetieren in Dasselgebieten, die während der Wanderzeit der Larven zur Schlachtung kommen, einer der wertvollsten Teile, nämlich die Rückenmuskulatur, beschlagnahmt werden müßte. Ein ausdrücklicher Hinweis darauf im Rahmen der Fleischbeschaugesetze wäre wegen des zu erwartenden Widerstandes der beteiligten Kreise erforderlich.

Ich erlaube mir, Ihnen nunmehr den Filmstreifen vorzuführen, und möchte im Anschluß daran meinen Vortrag mit Erfahrungen über Bekämpfungsmethoden fortsetzen.

Wie Sie gesehen haben, gehen die Schäden durch die Dasselfliege wesentlich über das allgemein bekannte Ausmaß hinaus, und es ist daher wohl eine vordringliche Aufgabe der Veterinärmedizin, und nicht allein der Landwirtschaft oder des Häutehandels, die Haustiere vor dem Befall mit den Larven zu schützen.

Ich habe im Vorjahr bei der parasitologischen Arbeitstagung unter anderem berichtet, daß die Bekämpfung der Dassellarven mit Waschungen mit 10%iger Kochsalzlösung, der einfachsten medikamentellen Bauernmethode, in einem Bestand von etwa 50 Rindern einen guten Erfolg zeitigte. Ich habe in diesem Winter in demselben Bestand die Bekämpfung mit derselben Methode und denselben Leuten wiederholt und dabei feststellen müssen, daß die Wirkung fast vollkommen ausblieb. Der Grund dafür war, daß in diesem Jahr in eben diesem Bestand zur Hintanhaltung der Tuberkulose die Freilufthaltung eingeführt wurde und in den Wintermonaten, von Februar beginnend, daher die Waschungen der Tiere nicht mehr in geordneter Weise erfolgen konnten und auch durch das lange Haarkleid behindert waren. Dies zeigt eindringlich, daß man Bekämpfungsmethoden für die Dasselfliegen durchaus nicht über einen Leisten schlagen kann, sondern in jedem Falle die wirtschaftlichen Grundlagen erheben muß und auf diesen aufbauend erst die Bekämpfung durchführen kann.

Bei allen Entdasselungsmethoden liegt der Mangel vor, daß die Larven erst dann abgetötet werden, wenn sie bereits die Ihnen früher im Film gezeigten Schäden verursacht haben, also wenn der Schaden am Tier bereits vorüber oder fast vorüber ist. Versuche zur Prophylaxe wurden außer in Österreich auch in Bayern durchgeführt und haben auch dort nach mündlicher Überlieferung des Landwirtschaftsrates Seiler aus Lindau zu Erfolgen geführt. Hinsichtlich der Wirkungsweise der angewendeten Mittel ist folgende Arbeitshypothese aufzustellen:

1. Das Mittel soll vorbeugend gegen die Ablage der Eier wirken, d. h. es soll Dasselfliegen, die die Rinder anfliegen, nach Möglichkeit abhalten, schädigen oder töten. Ein großes Dasselfliegenweibchen muß, um seine 550 Eier abzusetzen, mindestens 550mal das Rind im Fluge berühren oder auf dem Tier klettern. Es wird also intensiv mit einem auf das Haarkleid aufgetragenen Medikament in Berührung kommen. Die Imagines der Dasselfliegen sind aber gegen die üblichen Insektizide empfindlich, im Gegensatz zur verhältnismäßigen Unempfindlichkeit der Larven.
Vorhinein darauf hinweisen will, daß nach den praktischen Erfahrungen diese Me-

2. Das Mittel soll mechanisch und chemisch auf die ausschlüpfenden Larven wirken, d. h., es soll a) einen Wirkstoff besitzen, der die Larven schädigt und b) soll es eine solche Konsistenz haben, daß die Larven entweder auf den Haaren oder auf der Haut kleben bleiben, also nicht mehr in die Haut eindringen können.

3. Das Mittel soll eine chemische Wirkung auf stechende Insekten haben. Ich habe seinerzeit an meiner eigenen Hand versucht, eine aus dem Ei ausgeschlüpfte Larve

einwandern zu lassen. Die Larve ist über eine Stunde auf meiner Hand herumgewandert. Ich habe versucht, sie zu bewegen, in Haarspulen einzudringen. Sie war dazu sowohl zu groß als auch zeigte sie keine Lust, dies zu tun. Erst als eine geringfügige Verletzung mit einer Lanzette von mir an der Oberhaut gesetzt wurde, hat die Larve tatsächlich den Versuch unternommen, in die Verletzung einzudringen, und das Bild dieser einwandernden Larve haben Sie früher im Film als histologischen Schnitt gesehen. Wenn es also gelingt, anfliegende Insekten durch das Mittel abzutöten bzw. am Stechen, also am Setzen von penetrierenden Hautwunden zu verhindern, wird es auch möglich sein, die Einwanderung der Dassellarve zu beeinflussen bzw. zu verhindern.

4. Das Mittel soll nach Möglichkeit als Repellens auf anfliegende Insekten wirken. Es sollte dies sowohl durch Geruch als auch durch Farbe erreicht werden. Eine Änderung des Geruches des Wirtstieres wird dazu führen, daß Insekten in vermindertem Maße anfliegen. Ebensolches dürfte auch veränderte Farbe des Wirtstieres bewirken.

5. Es müßte die Möglichkeit bestehen, daß das Mittel zum Teil vom Tierkörper resorbiert und gespeichert wird, und die Larven während ihrer Wanderung einer ständigen Vergiftung ausgesetzt werden.

6. Das Mittel soll so beschaffen sein, daß es leicht auf das Rind aufgetragen werden kann und außerdem eine genaue Kontrolle möglich ist, welche Teile des Tierkörpers berührt werden.

Meine ersten Versuche zur Verhinderung der Einwanderung der Larven basierten auf der Verwendung von verschiedenen Insektizida, die in einem Pflanzenschleim verarbeitet waren. Ein Erfolg war nachweisbar, die Methode zeigte sich jedoch als nicht verwendbar, weil die Einreibung der Tiere mit dem wasserlöslichen, regenempfindlichen Medikament zu oft wiederholt werden mußte, das Medikament sich zu teuer stellte und deshalb unökonomisch war. Die Versuche in Bayern mit Emulsion von Insektiziden zeigten, daß das Mittel ebenfalls zu oft, und zwar in Abständen von 8 Tagen, aufgetragen werden mußte und die Bekämpfung zu teuer wurde. Es zeigte sich somit notwendig, die Möglichkeit zu schaffen, daß das Mittel wenige Male aufgetragen werden muß und trotzdem eine Wirkung gewährleistet ist. Es wurde deshalb versucht, Insektizide kosmetisch zu verarbeiten, wobei ich unter kosmetisch verstehe, daß das Mittel so beschaffen ist, daß es langdauernd auf den Haaren und der Haut festhält. Dies war weder bei den Pflanzenschleimen noch bei den Emulsionen gegeben. Zur Wertung, wie lange ein Mittel hält, wurde von mir die Drosophila-Testung von Haarproben herangezogen, wobei ich gleich im voraus darauf hinweisen will, daß nach den praktischen Erfahrungen diese Methode mehr theoretischen als praktischen Wert hat. Drosophila-Fliegen sind gegen Insektizide sehr empfindlich. Wenn man nun Haarproben in bestimmten Abständen nach dem Auftragen des Mittels von den mit Insektizid behandelten Tieren abnimmt und diese Haarproben mit Drosophila-Fliegen zusammenbringt, so besteht die Möglichkeit, festzustellen, ob noch Hexa oder ein anderes Insektizid in den Haarproben enthalten war. Ich habe gesagt, daß diese Methode zum Teil nur theoretischen Wert hat, denn bei den Versuchen in Navis in Tirol im Jahre 1953/54 hat sich gezeigt, daß die praktische Wirkung besser war, als sie aus dem Test abzulesen gewesen wäre.

Obwohl ich das folgende schon bei einem Vortrag bei der Wiener Gesellschaft der Tierärzte bekannt gegeben habe, möchte ich nicht versäumen, Sie mit einem Versuchsergebnis bekanntzumachen.

Bei dem im Vorjahr in Inner-Navis, einem Seitenhochtal des Wipptales in Tirol, nahe dem Brenner, vorgenommenen Versuch war es den Besitzern freigestellt, die Tiere zu entdasseln. Die Besprühung wurde mit dem Almauftrieb vorgenommen. Von den behandelten Tieren waren nach Beendigung des Versuches, also im Frühjahr 1954, noch 154 vorhanden. Tiere, die während des Versuches von den Besitzern verkauft wurden, konnten verständlicherweise nicht weiter verfolgt werden.

Die erste Besprühung wurde, wie schon vorher erwähnt, mit 5%iger Lösung Ende Juni vorgenommen. Die zweite in 5 Wochen Abstand mit 2½%iger Lösung. Die Besprühung erfolgte lediglich an der Bauchseite und an den Beinen.

In den ersten Septembertagen, 5 Wochen nach der zweiten Besprühung, habe ich die Klamm- und Griffalm besucht. Die Hirten berichteten, daß zu dieser Zeit das Biesen der Rinder bereits vollkommen aufgehört hatte; da dieses Biesen nicht allein durch Dasselfliegen, sondern auch durch Tabaniden hervorgerufen wird, und außerdem auf den Rindern wenig Insekten zu sehen waren, ist anzunehmen, daß die Behandlung der Rinder mit dem vorbeugenden Mittel nicht nur auf die Dasselfliegen, sondern auch auf die anderen Insekten hinsichtlich ihrer Vermehrung gewirkt hat.

Das Ergebnis der Behandlung wurde durch viermalige Zählung, und zwar Anfang Februar, am 7.–10. März, am 20. April und vor dem Alpauftrieb festgestellt. Die Zählungen wurden durch Aufsichtsorgane durchgeführt.

Das Ergebnis der Durchrechnung der Listen zeigt folgende Tabelle: Es ist somit zu ersehen, daß bei der 4. Zählung bei der Gruppe I 0,84 Beulen im Mittel je Tier vorhanden waren, während bei den unbehandelten Tieren der Gruppe V 12,4 Beulen im Mittel festgestellt wurden. Das heißt also, daß die behandelten Tiere weniger als $^1/_{10}$ Beulen gegenüber den unbehandelten aufwiesen. Die in der Gruppe IV genannten Tiere waren auf der Waldweide, und bei diesen ergab sich, daß das Medikament zu wenig haftete, abgestreift wurde und daher der Befall näher an den der unbehandelten Tiere herankam. Die nachfolgende Liste über das Ergebnis bei zweimaliger Besprühung auf der Griffalm zeigt bei den Tieren z. B. Nr. 35162, 33508, 41630, 35066 ausgesprochene Durchbrüche. Aus dieser Erfahrung wurde im vergangenen Sommer versucht, die Besprühung zu kontrollieren, und dabei wurde festgestellt, daß bestimmte Teile des Körpers durch oberflächliches Besprühen unbehandelt blieben. Diese Versuche wurden mit gefärbtem Medikament durchgeführt.

Weitere Arbeiten für diese Methode werden notwendig sein, und ich werde mir erlauben, später darüber zu berichten. Ich bemerke noch, daß in Zusammenarbeit mit Herrn Dozent Dr. von Czetsch-Lindenwald, Wolfsberg in Kärnten, das Präparat weiter verbessert wird. Das vergangene Jahr war allerdings für die Durchführung der Versuche durch das übermäßig feuchte Wetter sehr ungeeignet. Vielleicht werden sich aber dennoch aus den Ergebnissen dieses Jahres weitere Schlüsse ziehen lassen.

Aus dem Ergebnis des Naviser Versuches ist zu ersehen, daß es sich bei der vorbeugenden Behandlung nicht mehr – wie es vielleicht bei meiner Publikation im Jahre 1949 erschien – um eine Utopie handelt, sondern daß klare Anhaltspunkte für eine neue Behandlungsmethode bereits gegeben sind.

I. zweimalige Besprühung auf der Griffalm
II. einmalige Besprühung auf der Griffalm und Klammalm
III. einmalige Besprühung auf der Latteralpe
IV. einmalige Besprühung auf der Waldweide
V. unbehandelte Tiere.

		I.	II.	III.	IV.	V.
Zahl der Versuchstiere		69	45	11	29	94
1. Zählung Anfang Februar	befallene Tiere	5	2	2	6	
	in Prozenten	7,2	4,4	18,1	20,6	
	Gesamtzahl der Beulen	7	7	2	26	
	Beulen i. Mittel je Tier	0,1	0,16	0,18	0,9	
	Beulen i. Mittel je bef. Tiere	1,4	3,5	1,0	4,3	
2. Zählung 7.–10. März	befallene Tiere	5	6	2	6	
	in Prozenten	7,2	13,3	18,1	20,6	
	Gesamtzahl der Beulen	7	17	2	31	
	Beulen i. Mittel je Tier	0,1	0,37	0,18	1,1	
	Beulen i. Mittel je bef. Tiere	1,4	2,8	1,0	5,1	
3. Zählung 20. April	befallene Tiere	28	19	5	23	
	in Prozenten	40,58	42,2	45,4	79,3	
	Gesamtzahl der Beulen	101	41	20	155	
	Beulen i. Mittel je Tier	1,46	0,91	1,82	5,4	
	Beulen i. Mittel je bef. Tiere	3,6	2,1	4,0	6,7	
4. Zählung vor Almauftrieb	befallene Tiere	20	13	5	22	87[1]
	in Prozenten	28,98	28,8	45,4	75,9	92,5[1]
	Gesamtzahl der Beulen	58	27	12	109	1,162[1]
	Beulen i. Mittel je Tier	0,84	0,6	1,1	9,9	12,4[1]
	Beulen i. Mittel je bef. Tiere	2,9	2,1	2,4	5,0	13,3[1]

[1] Im Durchschnitt aller 4 Zählungen.

Dasselbekämpfungsversuch Navis 1953/54.

Ergebnis bei zweimaliger Besprühung auf der Griffalm.

1. Zählung Anfang Februar, 2. Zählung 7.—10. März,
3. Zählung 20. April, 4. Zählung vor Almauftrieb

Versuchstier Nr.	1	2	3	4
35 093	0	0	0	0
41 605	0	0	0	0
34 651	0	0.	0	0
35 162	0	0	7	2
35 079	0	0	0	1
33 556	0	0	0	0
33 557	0	0	3	3
33 522	0	0	1	0
35 521	0	0	3	3
33 523	0	0	0	0
33 508	0	0	5	1
33 507	0	0	0	0
56 474	0	0	0	0
33 673	0	0	0	0
33 674	0	0	8	2
31 352	0	0	0	0
31 351	0	0	0	0
29 242	0	0	0	0
33 667	0	0	0	0
33 833	0	0	0	0
33 834	0	0	0	0
33 857	0	–	2	0
33 856	0	–	2	0
33 862	0	0	0	0
36 433	0	0	0	0
33 677	0	0	0	0
18 536	1	1	1	0
31 401	0	0	2	0
34 659	0	0	0	0
34 662	2	2	1	0
33 799	1	1	3	1
41 630	0	0	8	3
33 798	0	0	0	0
44 291	0	0	0	0
41 627	1	1	0	0
33 793	0	0	3	0
33 762	0	0	1	3
33 763	0	0	4	0
38	4	4	16	9 Tiere
	5	5	54	19 Beulen

Versuchstier Nr.	1	2	3	4
33 761	0	0	0	0
33 760	0	0	0	3
33 759	0	0	0	0
33 581	0	0	0	0
33 565	0	0	0	0
33 568	0	0	2	0
33 567	0	0	0	0
35 011	0	0	0	0
35 010	0	0	0	0
41 631	0	0	3	0
37 914	0	0	0	0
11 940	0	0	0	0
12 236	0	0	0	0
35 025	0	0	2	2
35 026	0	0	0	0
9 175	0	0	8	6
12 245	0	0	1	0
9 773	0	0	2	2
12 239	0	0	0	2
35 064	0	0	2	5
35 066	2	2	10	7
33 065	0	0	0	0
35 089	0	0	3	5
56 444	0	0	1	3
35 092	0	0	8	3
35 094	0	0	5	0
35 095	0	0	0	1
15 514	0	0	0	0
35 088	0	0	0	0
35 118	0	0	0	0
36 939	0	0	0	0
31	1	1	12	11 Tiere
	2	2	47	39 Beulen
38	4	4	16	9 Tiere
	5	5	54	19 Beulen
69	5	5	28	20 Tiere
	7	7	101	58 Beulen

Diskussion

Herr Zunker, Berlin-Dahlem, erinnert daran, daß bei Anwendung 5%iger Hexa-Lösung Vergiftungen zu erwarten sind. Auch in den USA werden bei Fliegenbekämpfungs-Aktionen nur 0,5%ige Lösungen, auf γ-Isomere bezogen, verwendet. Wenn in dem von Herrn Gebauer durchgeführten Versuch toxische Wirkungen ausblieben, so dürfte es sich um Präparate mit niedrigem γ-Gehalt handeln. – Herr Sprehn, Celle, unterzieht die irreführenden Aufschriften auf den von den verschiedensten Firmen hergestellten Packungen, die die Vergiftungsmöglichkeiten nicht berücksichtigen, einer Kritik. Im übrigen aber solle man die Giftigkeit des Hexachlorzyklohexan nicht übertreiben. – Auf eine Frage des Herrn Kotlan, Budapest, ob sich durch die Hexa-Behandlung eine Wirkung auf die Gonaden herausgestellt habe, antwortet Herr Gebauer, daß ihm Ausfälle bei gedeckten Tieren nicht bekannt geworden sind; die Almtiere (Jung- und gedeckte Tiere) stehen nicht im Geschlechtszyklus; es kann vorkommen, daß Stiere behandelte Tiere erst längere Zeit nach einer Behandlung decken. Die 5%ige Lösung wurde in einer Menge von $^1/_3$ l verwendet ohne Verluste. Behandelte Kälber jedoch erkrankten, z. T. unter Taumeln und Erbrechen. Von im Sommer mit $2^1/_2$%iger Hexa-Lösung besprühten Tieren (390) erkrankte nur ein Kümmerling. Herr Gebauer nimmt an, daß Hexa eine starke Affinität zu Fett besitzt und daß daher das Hexa-Präparat bei mageren Tieren leichter an die Larven herangebracht wird. – Herr Lührs, Oldenburg, weist auf die Schwierigkeiten der auf der Weide befindlichen Tiere hin. Da das Blut des Rindes weniger Harnstoff besitzt als das anderer Tiere, nimmt er an, daß sich die Dassellarven im Rinde besonders gut entwickeln; er konnte feststellen, daß aus dem Wirbelkanal stammende Larven in 5%iger Harnstofflösung platzen und hält es für möglich, die Dassellarven im Wirbelkanal bei entsprechender Behandlung im Stall abzutöten. – Herr Zunker, Berlin-Dahlem, teilt mit, daß die Milch mit Hexa behandelter Tiere einen besonderen Geschmack annimmt; man hat längere Zeit Hexa in Milch angereichert und festgestellt, daß Hexa tatsächlich mit der Milch ausgeschieden wird und, wenn eine weitere Verabreichung unterbleibt, der Hexa-Gehalt in der Milch täglich abnimmt. Nach amerikanischen Feststellungen wird Hexa hauptsächlich im Fettgewebe gespeichert sowie im Gehirn, woraus sich die klinischen Symptome ergeben. Über die Beeinflussung der Gonaden ist nichts bekannt.

DR. O. GEBAUER
Leoben

Zusammenhänge zwischen Gems-, Schaf- und Ziegenräude

Graf Vitzthum hat in einer Arbeit im ersten Heft Band I der Zeitschrift für Parasitenkunde vergleichende Beobachtungen über die Sarcoptes-Milben von Ziegen und Gemsen angestellt und festgestellt, daß die bei diesen beiden Tierarten vorkommenden Milben morphologisch gleich sind. Die beiden Milben werden aber als eigene Variationen, und zwar caprae und rupicaprae, geführt. In Jägerkreisen herrscht vielfach die Anschauung vor, daß die Räude eine gemeinsame Erkrankung der kleinen Wiederkäuer-Haustiere sei. Um das Verhältnis zwischen diesen Räudegängen zu klären, habe ich versucht, auf Grund von Meldungen und Tierseuchenberichten eine Zusammenstellung der aufgetretenen Räudefälle in Österreich in den Jahren 1951—1953 zu machen und erlaube mir, das Ergebnis der Rundfrage Ihnen vorzutragen, weil dieses Ergebnis im Sinne der Wirtsspezifität der Räudemilben interessant erscheint.

Trotz der 115 mit Psoroptes-Milben verseuchten Schafbestände (wenn man einen Bestand mit 10 Schafen annimmt, also 1150 räudekranken Schafen) in den Bezirken Innsbruck, Landeck und Imst ist in diesen Bezirken kein einziger Fall von Gemsräude gemeldet worden. Aber auch die Schweiz ist frei von Gemsräude, und trotzdem gibt es dort fast keinen Seuchenbericht ohne Schafräude. Zwischen Schafräude und Gemsräude besteht somit kein irgendwie gearteter Zusammenhang. Als Ergänzung verweise ich darauf, daß, obwohl im südlichen Oberösterreich Gemsräude auftritt, von allen dortigen Amtstierärzten Räude bei Schafen nicht beobachtet werden konnte. Damit ist m. E. der Behauptung in Jägerkreisen von einem Zusammenhang zwischen der Schaf-Almweide und Gemsräude der Boden entzogen. Wenn Zusammenhänge zwischen Gems- und Ziegenräude bestehen, so müßten die 26 Fälle von gemeldeter Ziegenräude in Gebieten aufgetreten sein, in denen Gemsräude herrscht.

Im östlichen Tirol wurden in den Jahren 1951—1953 Ziegenräudeausbrüche in Hopfgarten, Alpach, Aschau, Gerlos und Rohrberg festgestellt. Der Zeitpunkt der Ausbrüche fiel in 9 von den 10 Fällen in die Monate April/Mai, also in die Zeit nach der Beendigung der Winterstallhaltung, und bei einem Fall in Hopfgarten während der Alpung in den Monat August. Der Zeitpunkt des Auftretens der Ziegenräude erscheint interessant, weil die Tiere den Winter über im Stall gehalten, allerdings im Vorjahr gealpt waren.

Im östlichen Tirol trat Gemsräude schon seit langem im Gerlosgebiet auf, ein Zusammenhang mit den Fällen in Gerlos, Aschau und Rohrberg könnte somit gegeben sein, wenn auch der Zeitpunkt des Ausbruches gegen einen solchen spricht.

Kein Zusammenhang mit Gemsräude zu finden ist in den vier Fällen in Alpach und Hopfgarten, die in gemsräudefrei berichteten Gebieten liegen.

Über das Land Salzburg habe ich genaue Angaben über die Gemsräude nicht bekommen können, doch ist bekannt, daß die Gemsräude im Gerlosgebiet und früher schon in den Nordhängen der Venedigergruppe aufgetreten ist. Aus dem oberen Pinzgau sind insgesamt sieben Fälle von Ziegenräude bekannt geworden, aber nur zwei dieser Bestände waren gealpt, die übrigen hatten den Winter über den Bauernhof nicht verlassen. Die beiden gealpten Bestände stammen aus den Gemeinden Hollersbach und Krimml, jedoch hält der berichtende Amtstierarzt, Dr. Suchanek, auch in diesen Fällen die Möglichkeit einer Übertragung von den Gemsen auf die Ziegen für ausgeschlossen. Der Ausbruch der Ziegenräude erfolgte in allen Fällen zwischen Februar und Mai, also mit Ende des Winter-Stallaufenthaltes, bei beginnender Weidezeit.

Gemsräude trat ferner von 1951—1953 im Pongau und Tennengau auf, im Tennen-Hagengebirge, im Gebiet von Hofgastein (Drei Hörndl), im Kleinarltal (Schwab-alm), ferner im Lungau im Muhr- und Zederhaustal, und trotzdem wurde in diesem ganzen Gebiet nur ein einziger Fall von Ziegenräude bei einem gealpten Bestand festgestellt. Der Ausbruch dieser Räude bei Ziegen fällt in den Monat Juli, und in diesem Fall nimmt der Amtstierarzt die Übertragung von Gemsen auf die Ziegen an. Im Lungau sind in diesem Zeitabschnitt nicht weniger als 25 Fälle von Gemsräude durch den Amtstierarzt Dr. Dorn registriert worden. Das Verhältnis im Lungau steht also mit 1 Ziegen- zu 25 Gemsräudefällen so, daß mit Sicherheit angenommen werden kann, daß die Räudemilben von den Gemsen stammen und nicht die eine Ziege, die auf der Alm erkrankte, nach der Berührung mit Gemsen das ganze Gebiet angesteckt hat.

Im ganzen Pongau und Tennengau und im nördlichen Teil des Pinzgaues ist aber kein einziger Fall von Ziegenräude aufgetreten trotz des heftigen Auftretens der Gemsräude in diesem Gebiet.

In der Steiermark und in den anschließenden Teilen von Oberösterreich wurden 1951—1953 121 Gemsräudefälle sowohl einzeln als auch gehäuft in den nördlichen Kalkalpen, im Toten Gebirge einschließlich der Tauplitz, im Warscheneckstock, im Gebiet des Buchsteines und Tamischbachturmes und des Sengsengebirges gemeldet, ferner aus dem Kleinsölktal und südlich des Niederen Tauernhauptkammes im Gebiet Krakauhintermühlen. In den drei Berichtsjahren war kein einziger Fall von Ziegenräude in ganz Oberösterreich und ein Fall in Steiermark aufgetreten, und zwar im gemsräudefreien Bezirk Judenburg, nahe Judenburg. Das Verhältnis war also 121 zu 1. Im Zuge der Tuberkulosebekämpfung wurden die Tierärzte im Bezirk Liezen besonders angehalten, im Frühsommer 1954 ihr Augenmerk beim Alpauftrieb der Ziegenräude zuzuwenden. Trotzdem konnte auch in diesem Jahr kein einziger Fall gemeldet werden. Im gemsräudefreien Paltental trat aber im August 1954 in zwei Fällen Ziegenräude im Bauernhof auf. Die Herkunft war nicht festzustellen.

In Niederösterreich ist weder Gems- noch Ziegen- noch Schafräude aufgetreten.

In Osttirol ist zu bemerken, daß während der Berichtszeit weder Gems- noch Ziegenräude auftrat. Räude bei Gemsen kam dort von 1938 bis 1950 vor und während dieser Zeit neumal Ziegenräude. Bei zwei dieser Ziegenräudefälle nimmt der Amtstierarzt Dr. Ortner als Infektionsquelle sicher Gemsbestände an, da es sich um Tiere handelt, die in altverseuchtem Gemsgebirg 1950 gealpt waren.

In Kärnten können als gemsräudeverseucht gelten: das Maltatal, die Kreuzeckgruppe bei Mallnitz, ferner das Lesachtal, Teile der Gailtaleralpen, das Dobratschmassiv, Teile der Karnischen Hauptkette, und derzeit sind die Karawanken von der Ausbreitung bedroht.

Ziegenräudefälle sind laut Statistik nachgewiesen worden in Malta ein Fall und vier Fälle in Mallnitz; vier dieser Bestände waren gealpt, der Ausbruch der Räude erfolgte aber wieder in allen fünf Fällen zwischen Februar und April, also nach der Winterstallhaltung. Interessant ist, daß ein Räudejäger meldet, daß er zwei räudige Ziegen im Maltatal geknickt habe, ohne daß diese Fälle in der Statistik der Bezirkshauptmannschaft Spital erscheinen; also ein Verstoß gegen das Tierseuchengesetz oder nicht richtige Diagnose. Zeitpunkt Dezember, es wäre der einzige Fall von Ziegenräude im Winter! Ein Mischbestand von Ziegen und Schafen wurde ferner als Psoroptes-verräudet berichtet.

Eine Briefstelle aus Kärnten möchte ich noch zitieren: Oberveterinärrat Brauner aus Villach schreibt: Es ist meiner Ansicht nach für die medizinische Seite dieses Geschehens charakteristisch, daß in den von Gemsräude befallenen Gebieten des hä. Bereiches seit Menschengedenken nie Ziegenräude geherrscht hat und auch in den Jahren 1940 bis 54 bisher nicht aufgetreten ist, wiewohl am Staff, in Stockeboi und in der Kreuzen doch einige Ziegen auf den befallenen Alpen sömmern und besonders in der Gemeinde Bleiberg an den Dobratschenhängen zahlreiche Ziegen der Bergknappen halten. Aus forstgesetzlichen Gründen müssen sie allerdings täglich (oder nach 2–3 Tagen) wieder heimgebracht werden.

Vom 1. Dezember 1951 bis Ende 1953 wurden in Kärnten 40 Gemsräudefälle und 5 Ziegenräudefälle festgestellt.

Damit wäre das Ergebnis kasuistisch festgelegt. Laut Viehzählung 1953 waren in Österreich 298328 Ziegen, von denen 26 Bestände verseucht waren. Angenommen, ein Bestand zählte 4 Tiere, so sind 104 Tiere erkrankt, das ist also 0,3‰; von 100 000 Gemsen aber sind bei einer Schätzung von 1950 für Salzburg, für welche die Unterlagen fehlen, 275 kranke abgeschossen worden, somit mindestens 2,75‰ erkrankt gewesen. Von diesen 26 Beständen konnten 7 überhaupt nicht mit räudigen Gemsen in Berührung gekommen sein. Die restlichen 19 waren zwar gealpt, der Ausbruch der Räude erfolgte jedoch nur in einem einzigen Fall auf der Alpe. Interessant bleibt noch die Aufstellung der abgeschossenen oder aufgefundenen Gemsen, soweit dieses Material mir zugängig war. Siehe Tabelle S. 202 oben.

Das Geschlechtsverhältnis der berichteten kranken Gemsen stimmt mit dem natürlichen Geschlechtsverhältnis von einem Bock auf drei bis vier Geißen nicht überein. Es gibt dafür drei Möglichkeiten: 1. Entweder scheuen sich die Jäger, selbst kranke Gemsgeißen abzuschießen oder 2. sie vermeiden es möglichst, darüber zu berichten oder 3. – und diese Möglichkeit erscheint vom Seuchenstandpunkt aus besonders

kranke Gemsen	0	0	0
Kärnten	20	10	14
Oberösterreich	14	2	50
Steiermark	36	33	21
Tirol	1	–	–
Salzburg	–	–	25
	71	45	110

wichtig und bedürfte der Klärung – ist der Prozentsatz der kranken Gemsböcke höher als der der Geißen. Das würde bedeuten, daß der Geschlechtstrieb der Böcke mit dem häufigen Wechsel der Rudel für die Seuchenverbreitung eine wesentliche Rolle spielt.

Viele der verseuchten Gems- und Ziegenräudegebiete fallen zeitlich und örtlich zusammen.

Es gibt aber ohne Zweifel große Gebiete, in denen Gemsräude auftritt ohne Ziegenräude, und umgekehrt Fälle von Ziegenräude in gemsräudefreien Gebieten. Dies läßt darauf schließen, daß bei beiden Tierarten unabhängig verborgene Quellen für den Ausbruch der Räude, also das Überhandnehmen der Milben, vorhanden sind. Ich verweise auch darauf, daß in einmal verseuchten Gemsrevieren ohne ersichtliche Ursache oft nach räudefreien Jahren neuerlich Räude ausbricht.

Wir wissen aus der Parallele der Pferderäude, daß bei guter Wartung diese Räude fast vollkommen ausheilt und lediglich in der Ganaschengegend kleine Knötchen zurückbleiben. Bei irgendeiner Ursache, seien es schlechte Futterverhältnisse, Parasitenbefall oder ähnliches, tritt dann die Räude wieder stark in Erscheinung.

Die Übertragung von Räudemilben der Gemsen über Ziegen auf Gemsen dürfte wohl möglich sein; sie ist aber jedenfalls außerordentlich selten, denn meist werden ja die Ziegen nahe den Almen gehalten und kommen mit den Gemsen wenig in Berührung. Auch kann dieses seltenere Zusammentreffen von Ziegen und Gemsen im Verhältnis zum engen Zusammenleben der Gemsen in Rudeln keine Rolle spielen. Jedenfalls ist das Reservoir kranker Gemsen wesentlich größer als das unbedeutende kranker Ziegen. Die Ziegen stehen bei der Gemsräude praktisch nur am Rande des Seuchenherdes. Der Herd der Räude liegt in den Gemsbeständen selbst.

Es ist ohne Zweifel, daß die allein gehenden, älteren Böcke bei der Verbreitung der Gemsräude eine wesentliche Rolle spielen. Sie werden immer wieder aus den kranken Betrieben hinauswechseln und dies um so mehr tun, je mehr das verseuchte Revier beunruhigt ist. Eine solche Beunruhigung erfolgte aber bisher durch die sogenannten Räudejäger. Ich erlaube mir deshalb folgenden Bekämpfungsplan vorzuschlagen: Keine Beunruhigung der verseuchten Reviere durch Räudejäger. Hegen des Raubzeuges in diesen Revieren zum Zwecke der Vernichtung des kranken Wildes. Versuche, medikamentell durch irgendwelche innerlich verabreichte Mittel sowohl die Milben als auch schmarotzende Würmer zu bekämpfen. Strenge Hygiene bei der Wildfütterung. Keine Überhegung! Verstärkter Abschuß an der Grenze der verseuchten Reviere, um das Herauswechseln räudeverseuchter, milbentragender, auch gesund erscheinender Gemsen, insbesondere aber Böcke, in gesunde Reviere zu verhindern. Jedes herauswechselnde Gemswild muß als Seuchenträger angesprochen werden.

In diesem Zusammenhang ist jedoch festzustellen, daß eine Übertragung von Räudemilben von der Gemse auf Ziegen allem Anschein nach möglich ist, wenn auch die Zeit, bis die Räude offensichtlich wird, scheinbar selbst den ganzen Winter über dauert, so daß die Räude erst im Frühjahr zum Ausbruch kommt. Dieser Ausbruch dürfte in engem Zusammenhang mit einer unzweckmäßigen Haltung oder Fütterung stehen oder auch durch Parasitenbefall begünstigt sein. Auf Grund der vorliegenden Tatsachen ist anzunehmen, daß die Wirtsspezifität bei den Milben der Gemse und Ziege nicht groß ist und zumindest die Räudemilben der einen Art bei der anderen Tierart vorübergehende Räudeerscheinungen hervorrufen können. Es wäre deshalb m. E. in Erwägung zu ziehen, die beiden Variationen zusammenzulegen.

Diskussion

Herr Sprehn, Celle: Auch in Oberbayern hatten die Gemsen viel unter der Räude zu leiden. Dort neigten die Leute dazu, die Ziegen- und Gemsräude in Zusammenhang zu bringen. Berichte darüber, daß die Böcke besonders stark erkranken, liegen vor. Das ist ein wichtiger Umstand für die Verbreitung der Räude. – Auf eine Frage, ob die Übertragung der Räude von dem z. Zt. eingeführten Steinbock auf die Ziegen möglich ist, antwortet Herr Gebauer, daß eine Erkrankung an Räude bei den Steinböcken bisher nicht bekannt geworden ist, auch nicht, ob der Steinbock mit der Gemsräude in Zusammenhang steht. – Herr Sprehn, Celle, weist darauf hin, daß ein Niederhalten der Magenwürmer mit einem Lecksalz, das 10% Phenothiazin enthält, erreicht werden kann; bei den Tieren, die wurmschwach gehalten wurden, konnte der Räudeverlauf günstig beeinflußt werden.

DR. T. KOBULEJ
Parasitologisches Institut der Vet.-med. Hochschule in Budapest

Zur Differenzierung der Mitglieder der Gattung Sarcoptes

Ich gestatte mir, über einige Beobachtungen an Vertretern der Gattung Sarcoptes zu berichten, die gewissermaßen auch ein praktisches Interesse besitzen. Es handelt sich um die Frage, inwiefern es möglich ist, die Mitglieder der Gattung Sarcoptes auf Grund von morphologischen Merkmalen voneinander zu unterscheiden.

Die Differenzierung der Vertreter der Gattung Sarcoptes kann trotz zahlreicher Versuche auch heute noch nicht als geklärt betrachtet werden. Ständig mehren sich die Beobachtungen, auf Grund welcher wir unsere bisherige Auffassung über die Wirtsspezifität dieser Formen überprüfen müssen. Dieser Umstand verleiht der Differenzierbarkeit dieser Formen auch eine praktische Bedeutung.

Ohne auf die Teilfragen dieses Problems einzugehen, möchte ich die Aufmerksamkeit auf jene Versuche lenken, die in Verbindung mit der Ansiedlung der Gattung Psoroptes von Dubinin auf verschiedenen Tieren vorgenommen wurden. Doch brauchen wir gar nicht so weit zu gehen. Unter den sich mit ähnlichen Problemen beschäftigenden Forschern sind sicherlich schon viele derartigen Erscheinungen begegnet, die nicht anders erklärt werden können, als daß die Wirtspezifität der Mitglieder einer Gattung bei weitem nicht so streng ist, wie man es bisher angenommen hatte. Es handelt sich hier um die wiederholt beobachteten Fälle, daß in Zoologischen Gärten aus entfernten Erdteilen importierte Tiere (Lama, Kamel) nach Jahren plötzlich an Sarcoptes-Räude erkranken.

Es ist nicht zu bezweifeln, daß die Frage der Differenzierung der sogenannten Sarcoptes-Arten auch die Aufmerksamkeit der interessierten Fachleute mehrfach hervorgerufen hat. Daß dieses Problem nicht endgültig gelöst werden konnte, hat seine bestimmten Gründe.

Als eine der Ursachen kann angenommen werden, daß sich die Merkmale der Haustier-Sarcoptes, mit Ausnahme des Hunde-Sarcoptes, die sich zur Differenzierung am besten eignen, ziemlich variabel erweisen. Die Variabilität dieser Merkmale ergibt sich aus den ökologischen Verhältnissen der Milben. Die mit der Haltung der Haustiere zusammenhängenden Verhältnisse bringen es mit sich, daß die verschiedenen Formen ständig von der einen Tierart zur anderen hinüberwandern können. Im Laufe der Stammesentwicklung der Gattung Sarcoptes ist ein derartiges Hinüberwandern offensichtlich wiederholt vorgekommen. Nur diese Tatsache kann eine Erklärung dafür bieten, daß sich innerhalb der Gattung keine auch morphologisch gut differenzierbaren selbständigen Arten entwickelt hatten.

Nichtsdestoweniger ermöglicht das sorgfältige Studium einiger Merkmale das Erkennen der zur Differenzierung geeigneten Unterschiede, da sich die Variabilität dieser Merkmale innerhalb gewisser Grenzen bewegt.

In dem mir zur Verfügung stehenden Material untersuchte ich zuerst die an der Rückenfläche der Weibchen vorhandenen Schuppen und die Gestaltung des sog. Plastrons der ♀♀, die von Vulpes vulpes, Mustela foina, M. martes, Bos bubalus sowie Sus scrofa dom. gesammelt wurden. Es ist schon lange bekannt, daß die erwähnten Merkmale für die Differenzierung einiger Sarcoptes-Formen verwendbar sind (Vitzthum).

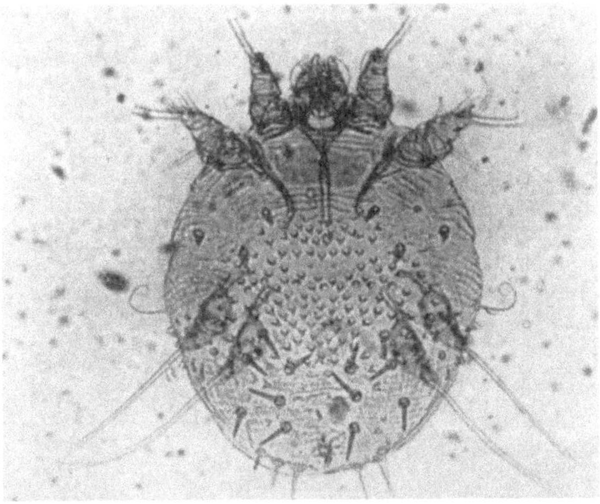

Abb. 1. Fuchs-Sarcoptes ♀.
Auf der Rückenfläche ist nur eine querovale Blöße wahrnehmbar.

Bezüglich der genannten Merkmale konnten Unterschiede festgestellt werden, die sich zur Differenzierung praktisch verwerten lassen.

Die von den erwähnten Raubtieren gesammelten Weibchen waren alle gleich und wiesen bezüglich der erwähnten Merkmale eine offensichtliche Konstanz auf. Aus diesem Grunde schienen die von den genannten Raubtieren gesammelten ♀♀ geeignet, um sie mit anderen Sarcoptes-Vertretern zu vergleichen.

Das Plastron des Fuchs-Sarcoptes-♀ ähnelt ungefähr einem Trapez, dessen breitere Basis nach vorne, die schmälere dagegen nach hinten gerichtet ist. Die von der breiteren Basis und den Seitenflächen umschlossenen Winkel sind spitz. Die von der schmäleren Basis sowie von den Seitenflächen gebildeten Ecken sind abgerundet, die hier anzutreffenden Winkel sind stumpf. Die Linie der schmäleren Basis ist niemals gerade, sondern stets etwas nach vorne gewölbt (Abb. 1).

Das auf der Rückenfläche befindliche Plastron des Rinder-Sarcoptes-♀ unterscheidet sich von den vorher erwähnten lediglich dadurch, daß die schmälere Basis in den seltensten Fällen konkav ist, ferner daß die Höhlung bei weitem nicht von solchem Ausmaß ist wie bei den ♀♀ der Raubtier-Sarcoptes (Abb. 2).

Bei unseren vom Schwein stammenden Exemplaren ist die schmälere Basis des Trapezes nicht als konkav, sondern im Gegenteil als entschieden konvex zu bezeichnen. Infolge der Abrundung der hinteren Ecken verlaufen die Seitenflächen des Trapezes zusammen mit der schmäleren Basis halbkreisförmig (Abb. 3).

Die dreieckigen Schuppen bilden zwei gut unterscheidbare Gruppen; ich bezeichne die vordere Gruppe mit Vorbehalt als thorakal, die hintere als dorsal. Die Schuppen der thorakalen Gruppe bilden 3–4 mehr oder weniger regelmäßige, nach vorn konvexe Bögen auf einem von zwei antero-medialen und postero-medialen thorakalen Stacheln begrenzten Gebiet.

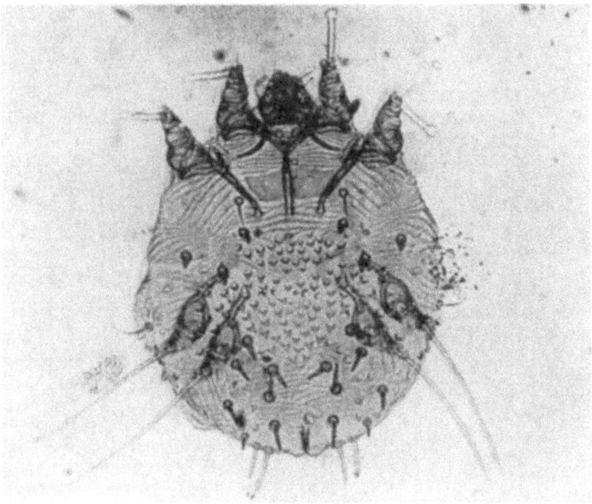

Abb. 2. Rind-Sarcoptes ♀ mit ausgeprägter Verkleinerung der Schuppen in der Mitte der dorsalen Schuppengruppe.

Auf der Höhe der postero-medialen Stacheln begegnet die letzte Reihe der thorakalen Schuppen der ersten Reihe der dorsalen Schuppen. Diese bilden nach hinten gebogene Reihen. Hierdurch entsteht zwischen den beiden Schuppengruppen ein quer-ovales freies Gebiet, die sogen. Blöße; auf letzteren sind gewöhnlich zwei winzige Schuppen anzutreffen.

Die dorsalen Schuppen bilden weit regelmäßigere Reihen als die thorakalen und nehmen das hinter der die beiden postero-medialen thorakalen Stacheln verbindenden Linie gelegene Gebiet ein. Im zentralen Teil dieses Gebietes finden wir mehr Schuppen als in den seitlichen Teilen. Im Zentrum erstrecken sich die Schuppen nach hinten nicht über die Linie hinaus, welche die ersten inneren dorsalen Stacheln verbindet.

Die dorsalen Schuppen der vom Rind stammenden Weibchen weisen insofern eine Abweichung auf, als bereits in der Mitte der zweiten Reihe 1–2 Schuppen deutlich kleiner erscheinen als die daneben befindlichen Schuppen; diese kleineren Schuppen sind bezüglich ihrer Größe den auf der „Blöße" befindlichen kleinen Schuppen ähnlich. Bei manchen Exemplaren tritt diese Größenabnahme besonders ausgeprägt in Erscheinung. Bei solchen findet man nicht nur in der zweiten Reihe kleinere Schuppen als üblich, sondern solche sind auch in der dritten, vierten, gegebenenfalls auch in der fünften Reihe anzutreffen.

Beim Weibchen des Schwein-Sarcoptes tritt die eben beschriebene Reduktion der dorsalen Schuppen noch ausgeprägter zutage. Hier begegnen wir lückenhaften Reihen. Die erste–zweite Reihe ist lückenlos, in den weiteren Reihen befinden sich mehrere (3–5) Schuppen entsprechende Lücken. Dies geht so weit, daß in der Mitte der dorsalen Schuppengruppe eine deutliche „Blöße" anzutreffen ist.

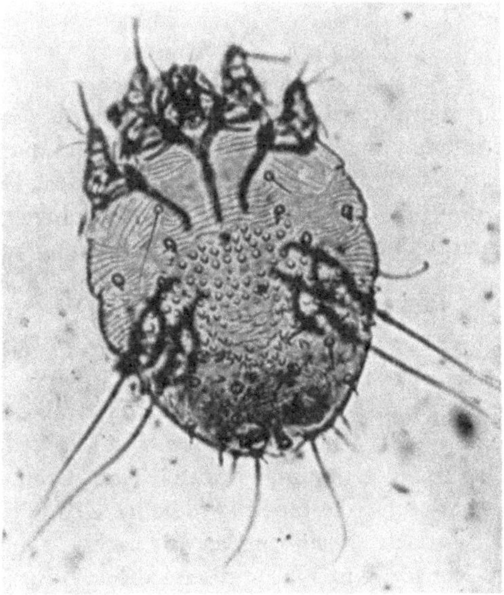

Abb. 3. Schwein-Sarcoptes mit zwei Blößen auf der Rückenfläche.

Die obigen Angaben sollen als Beweis dafür dienen, daß es praktisch möglich ist, die verschiedenen Sarcoptes-Vertreter auf Grund der erwähnten Eigenschaften zu differenzieren.

Um die Unterschiede klarer beobachten zu können, ist es angezeigt, stets mehrere Exemplare zu untersuchen.

Diskussion

Herr Eichler, Leipzig: Spezifische Milben gehen auf Fremdwirte wohl über, können sich dort aber nicht dauernd halten. Weder eine Nichtausprägung morphologischer Unterschiede bei Herkünften von verschiedenen Wirten ist ein Indiz für das Nichtvorhandensein einer spezifischen Trennung, noch spricht ein Auftreten morphologischer Unterschiede bei verschiedenen Wirtsherkünften für eine Spezifität der verschiedenen Wirtsherkünfte.

PROF. DR. W. NEUHAUS
Zoologisches Institut der Friedrich-Alexander-Universität, Erlangen

Neuere Untersuchungen über den Leberegel

Einleitung

Seit dem Beginn der Helminthenforschung gehört der Leberegel Fasciola hepatica zu den besonders intensiv untersuchten Objekten, und man könnte meinen, die Leberegelforschung sei heute im wesentlichen abgeschlossen. Doch gibt es hier noch mancherlei Probleme, die nicht nur das Interesse des Biologen, sondern ebenso des Praktikers beanspruchen können. Über einige Bemühungen in dieser Richtung möchte ich berichten.

Die Wirte des Leberegels und die Frage der Wirtsspezifität

Der geschlechtsreife Leberegel lebt, weltweit verbreitet, in den Gallengängen vieler Säugetiere und sogar gelegentlich beim Menschen. Folgende Wirtsorganismen sind bisher festgestellt: Ordn. Ungulata, Schaf, Ziege, Rind, Pferd, Esel, Hirsch, Damhirsch, Elch, Reh, Kamel, Antilopen, Schwein; Ordn. Rodentia, Kaninchen, Hase, Biber, Nutria, Bisamratte, Eichhörnchen, Meerschweinchen; Ordn. Carnivora, Hund, Ordn. Primates, Mensch; Unt. Klasse Marsupialia, Känguruh. Man ersieht aus dieser Aufzählung die geringe Wirtsspezifität des Leberegels. Das ist keine auf diese Trematodenart beschränkte Erscheinung, wir kennen sie, wenn auch weniger ausgeprägt, von vielen anderen Trematoden, z. B. denen der Singvögel oder der Enten.

Diese Verhältnisse sind insofern bemerkenswert, als die aus den Eiern des Leberegels hervorgehenden Zwischengenerationen bekanntlich viel enger an einen bestimmten Wirt gebunden sind. In Europa kommt hierfür in der Hauptsache Galba truncatula in Frage. Außerhalb Europas kennen wir als Zwischenwirte Lymnaea bulimoides techella, L. ferruginea, L. traskii, L. attenuata, L. bogotensis, L. viatrix, L. viator, L. brazieri, L. subaquatilis, L. pervia, L. caillaudi, L. natalensis, L. cubensis, Pseudosuccinea columella, Fossaria modicella, F. ollula, Planorbis chilensis. Bis auf die letzte Art gehören alle erwähnten Formen zum Genus Lymnaea. Die Zwischenwirtspezifität ist sehr viel strenger, als man nach dieser Aufzählung vermuten möchte, denn in den einzelnen Regionen der Erde kommt meist nur eine Art in Frage, z. B. Lymnaea pervia in China wie Galba truncatula in Europa.

Diese letzte Tatsache erscheint in sich widerspruchsvoll, weil in allen Gebieten der Erde, wo der Leberegel auftritt, aus dem Verwandtschaftskreis der Lymnaeen nicht nur eine Art, sondern jeweils mehrere vorkommen. Ohne genauere Kenntnisse der Zusammenhänge ist nicht zu ersehen, weshalb z. B. unter unseren einheimischen Lymnaeen allein Galba truncatula die Hauptrolle als Zwischenwirt spielt. Von diesem Gesichtspunkt aus haben wir uns bemüht, die Zwischenwirtsspezifität des Leberegels in ihren ursächlichen Zusammenhängen zu erforschen.

Man muß bei der Prüfung dieser Fragen folgende Möglichkeiten in Erwägung ziehen:

1. Die ökologischen Umstände lassen in Verbindung mit den Lebensäußerungen des Miracidiums allein das Zusammentreffen mit bestimmten Schnecken zu, die somit allein als Zwischenwirte in Frage kommen.
2. Die Sinnesorgane und die von ihnen gesteuerten Bewegungen der Miracidien sind auf Reize, die von den lebenden oder toten Objekten der Umgebung ausgehen, so abgestimmt, daß nur der bzw. die Zwischenwirte aufgesucht und angegriffen werden.
3. Es gelingt den Miracidien auf Grund der anatomisch-physiologischen Eigentümlichkeit des Bohrmechanismus die Invasion allein in den bzw. die Zwischenwirte.
4. Nur in dem „richtigen“ Zwischenwirt finden die Miracidien die physiologischen Bedingungen, die eine Weiterentwicklung zur Sporocyste, Redie und Cercarie ermöglichen.

Man kann ohne genauere Analyse nichts darüber aussagen, welche Faktoren maßgebend sind, denn jede der vier genannten Möglichkeiten kann einerseits für sich allein eine strenge Wirtsspezifität bedingen, sie können jedoch andererseits auch erst in ihrem Zusammenwirken diesen Effekt hervorrufen.

Die allgemeinen Umweltfaktoren

In dem von uns untersuchten Gebiet Nordbayern ist Galba truncatula weit verbreitet, jedoch in den einzelnen Jahren verschieden häufig. Nasse Sommer begünstigen die Entwicklung, und die Schnecke taucht dann plötzlich an Stellen zahlreich auf, an denen sie vorher zu fehlen schien. Doch auch in trockenen Jahren halten sich Kümmerpopulationen an solchen Stellen, die auf den ersten Blick für Wasserschnecken unbewohnbar erscheinen. Im September des extrem trockenen Jahres 1947 fand ich z. B. einige lebende Galba truncatula auf einer völlig ausgetrockneten Wiese etwa 2 m über dem Spiegel eines kleinen Rinnsals. Die Tiere lagen in einer kleinen Einsenkung unter trockenen Pflanzenteilen mit der Mündung dem Boden zugekehrt. So konnten sie äußerste Trockenheit überdauern und in der späteren feuchten Zeit zum aktiven Leben zurückkehren. Diese Fähigkeit der Schnecke, in kleinsten Wasseransammlungen auf feuchten Wiesen usw. zu leben und sich fortzupflanzen sowie Trockenzeiten zu überdauern, macht sie zum Überträger des Leberegels besonders geeignet. Die anderen Wasserschnecken bieten viel ungünstigere Bedingungen hierfür. Sie leben meist in größeren Gewässern und sind in viel stärkerem Maße als Galba tr. Wassertiere, die Austrocknungen kaum überstehen.

Die mit dem Kot, etwa von Weidetieren, ausgestreuten Eier des Leberegels kommen demgemäß sehr leicht mit Galba tr. zusammen, während sie in die größeren

Wohngewässer der anderen Wasserschnecken wohl meist erst auf einem Umwege, etwa über Jauche, gelangen können, wobei ein großer Teil der Eier sicher zugrunde geht. Auch der Anschluß vom Zwischenwirt an den Endwirt durch das Metacercarienstadium in der Cyste ist aussichtsreich, wenn Galba tr. Zwischenwirt ist. Auf feuchten Wiesen, am Rande von Tränkstellen usw. finden die Cercarien hinreichend Wasser, um zu schwimmen. Es genügen hierfür schon wenige Tropfen. Sie können sich dann leicht an Pflanzenteilen encystieren, die beim Zurückweichen des Wassers der vielfach nicht ausdauernden Gewässer dann von Weidetieren gefressen werden können, da es sich oft um Futterpflanzen handelt. Ganz anders, wenn eine typische Wasserschnecke, etwa Lymnaea stagnalis, Zwischenwirt wäre. Ihre Wohngewässer sind viel beständiger, so daß die Cysten viel seltener über den Wasserspiegel geraten können. Auch dann wäre die Wahrscheinlichkeit gering, daß die Pflanzen, an denen die Cysten haften würden, gefressen werden, denn es handelt sich meist um typische Wassergewächse wie Elodea oder Potamogeton. Diese werden von den pflanzenfressenden Säugetieren verschmäht. Mit dem Trinkwasser können nur ausnahmsweise Cysten übertragen werden, weil die Cercarie sich nach eigenen Feststellungen und den Beobachtungen vieler Autoren seit Leuckart ausnahmslos fest an eine Unterlage bei der Einkapselung anheftet. Nur die zufällig abgelösten oder an kleinen abgerissenen Pflanzenteilen haftenden Cysten könnten beim Trinken mit aufgenommen werden.

Wir können aus den ausgeführten Beobachtungen und Überlegungen entnehmen, daß die ökologischen Faktoren besonders günstig für den Parasiten sind, wenn die amphibisch lebende Galba truncatula Zwischenwirt ist, worauf schon Mehl u. a. wiederholt hingewiesen haben. Wir dürfen wohl auch weiter annehmen, daß ein solches Wirt-Parasit-Verhältnis sich durch Selektion stabilisierte, doch können wir keinen sicheren Hinweis daraus entnehmen, weshalb bei uns Galba tr. allein als Zwischenwirt auftritt.

Die Chemotaxis der Miracidien

Es mußten daher auch die weiteren der vier oben erwähnten Möglichkeiten geprüft werden. Die strenge Spezifität für Galba tr. als Zwischenwirt wäre verständlich, wenn die Miracidien allein von Galba tr. angelockt würden. Hierfür kommen optische, taktile und chemische Reize in Frage.

Mit Hilfe ihrer Ocellen können die Miracidien zwar die Lichtrichtung, aber keinesfalls Einzelheiten der sie umgebenden Körperwelt percipieren. Daher können sie auch auf diese Weise ihren Zwischenwirt nicht von anderen Gegenständen unterscheiden. Die Lichtsinnesorgane sind deswegen aber wohl nicht belanglos für die Wirtsfindung, denn infolge der ausgeprägten positiven Phototaxis, die bei mittleren bis schweren Lichtintensitäten zu beobachten ist, schwimmen die Tiere zum Licht, d. h. nach oben, und werden so aus dem Bodenschlamm des Gewässers in obere Zonen geführt, wo die Wahrscheinlichkeit, mit Galba tr. zusammenzutreffen, größer wird.

Ob die Miracidien chemotaktisch reagieren, ist früher oft diskutiert worden, nachdem Leuckart eine chemotaktische Anlockung an Galba truncatula vermutet hatte.

Durch eine einfache Anordnung war es möglich, diese Frage sicher zu entscheiden. Es wurden 3 Gefäße, zwei größere mit 200 ccm Inhalt und ein kleines mit 10 ccm Inhalt (Blockschälchen), so nebeneinander aufgestellt, daß in allen der Wasserspiegel gleich hoch stand. Die beiden größeren wurden je durch eine kommunizierende Röhre mit dem kleinen Gefäß verbunden. Diese Röhren liefen in dem kleinen Gefäß in feine Kapillaren aus, deren Öffnung 9 mm voneinander entfernt war. Unter einem Binokular konnte bei schwacher Vergrößerung der gesamte Umkreis der Kapillarenmündung beobachtet werden. Bei einem chemotaktischen Versuch wurde in eines der größeren Gefäße ein Reizspender, etwa Galba truncatula, gebracht. Wurden wirklich Reizstoffe ausgeschieden, so mußten sie in das Gefäß und von hier aus in die zugehörige kommunizierende Röhre diffundieren. Um diese Diffusion zunächst am Ende der Röhre abzustoppen, wurden die Röhren mit Hilfe eines Zahntriebes ein wenig gehoben, so daß sie zwar über den Spiegel des Wassers im kleinen Gefäß, aber nicht in den größeren Gefäßen herausragten. Sie liefen dabei nicht aus, weil das Wasser kapillar gehalten wurde. Nach einer hinreichenden Diffusionszeit von mehreren Stunden kamen in das kleine Gefäß Miracidien, ohne bei dem Einbringen die Wassermenge zu verändern. Danach wurde wieder die vollständige Kommunikation hergestellt. Jetzt mußte sich am Verhalten der Miracidien zeigen, ob Reizstoffe bis zur Spitze der einen Kapillare gewandert waren. Die zweite Röhre mit dem zugehörigen Gefäß diente als Kontrolle.

Zu solchen Versuchen wurden zunächst die Wasserschnecken Galba truncatula, Stagnicola palustris, Lymnaea stagnalis, Radix ovata, Tropidiscus planorbis und Bithynia tentaculata als Reizspender verwendet. Besonders die Lymnaeen unter ihnen übten eine positiv chemotaktische Wirkung auf die Miracidien aus. Nach Einsenken der Kapillarenmündungen in das Gefäß mit Miracidien war deutlich eine Ansammlung dort zu beobachten, wo die Verbindung zum Schneckengefäß mündete. Die Miracidien schwammen anscheinend zufällig und ohne deutliche Reaktion in den engsten Umkreis der Kapillarenmündung hinein und gerieten hier unter den Einfluß der Reizstoffe. Kamen sie dann von innen an die Grenze des Bereichs, so zeigten sie plötzliche Kehrtwendungen wie vor einer Barriere (phobische Reaktion). Auf diese Weise wurden vorerst alle ankommenden Tiere festgehalten, und es kam zu der erwähnten Ansammlung. Nach etwa 2 Minuten war der Bereich, an dessen Grenzen so reagiert wurde, erweitert und nach etwa 4 Minuten zerstreuten sich die Miracidien teilweise wieder. Das Verhalten ist folgendermaßen zu deuten. Anfangs bestand ein sehr steiles Diffusionsgefälle an der Ausbreitungsgrenze der Reizstoffe, das sich später mit zunehmender Ausbreitung in dem Miracidiengefäß immer mehr verflachte. Demgemäß konnten die Miracidien anfangs zwar deutlich, später aber nicht mehr sicher an der Diffusionsgrenze reagieren. An der Ausmündung des Verbindungsrohres zum reinen Wasser waren keine Reaktionen zu beobachten. Am deutlichsten waren die Erscheinungen gegenüber Galba tr. und Lymnaea stagnalis. In der folgenden Beobachtungszeit schwamm ein Teil der Miracidien in die Kapillarenmündung mit Reizstoff, wie auch schon während der ersten Ansammlung einzelne dorthin vorgedrungen waren. Durch Vergleich mit dem Verhalten an der Kapillare mit reinem Wasser konnte ermittelt werden, was hieran zufällig oder durch chemotaktische Reaktionen bedingt war. Es zeigte sich eindeutig, daß die Reizstoffkapillare bevorzugt wurde, wenn Galba tr., Lymnaea stagnalis, Stagnicola palustris oder Radix ovata als Reizquelle in dem größeren Wassergefäß waren. Dagegen blieb das Verhalten indifferent gegenüber Tropidiscus planorbis und Bithynia tentaculata.

Gegenüber Nepa cinerea ließ sich ebenfalls eine positive Reaktion feststellen, dagegen in deutlicher Form eine Ablehnung gegenüber Planaria gonocephala.

Die positive Chemotaxis gegenüber Galba tr. und verwandten Lymnaeen ist damit gesichert. Es ist darauf hinzuweisen, daß alle notwendigen Vorkehrungen getroffen wurden, um Fehldeutungen etwa durch Überlagerung optischer Reaktionen zu vermeiden.

Für die Wirtsfindungsfrage interessiert nun besonders, ob Galba truncatula vor anderen Organismen bevorzugt angegangen wird. Dies habe ich durch Vergleichsversuche in derselben Anordnung, die oben benutzt wurde, prüfen können. In jedes der größeren Gefäße kam ein Reizspender, etwa in das eine Galba tr. und das andere Lymnaea stagnalis. In solchen Versuchen erwies sich Galba tr. den verwandten Lymnaeen deutlich überlegen, wenn nicht eine zu starke Größendifferenz der Reizspender das Ergebnis störte. Eine große Lymnaea stagnalis kann nämlich wohl sicher eine größere Menge Reizstoffe als eine kleine Galba tr. in der gleichen Zeit absondern. Da die Reaktionen naturgemäß auch von der Reizstoffkonzentration abhängen, kann eine größere Menge des an sich schwächer wirkenden Stoffes den gleichen Effekt hervorrufen wie eine kleinere Menge des stärker anlockenden.

Aus diesen Versuchen geht hervor, daß Galba truncatula die Miracidien zwar chemotaktisch anlockt, in dieser Hinsicht den verwandten Lymnaeen aber nur relativ überlegen ist. Trotzdem ist die Chemotaxis biologisch bedeutungsvoll, weil Galba tr. in ihren Wohngewässern meist die einzige Lymnaeide ist, jedenfalls in dem von uns untersuchten Gebiet, und deswegen eine Hinlenkung der Miracidien auf andere Lymnaeen aus ökologischen Gründen dort unterbleibt. Die Wirtsfindung wird durch die Chemotaxis (sehr) erleichtert, auch wenn sie nicht auf große Entfernungen wirkt, denn es ist viel weniger wahrscheinlich, auf zufälliger Schwimmbahn auf eine kleine Galba tr. zu treffen, als auf den mit Reizstoffen angereicherten Umkreis dieser Schnecke. Einmal in diesen Bereich hineingeraten, schwimmt das Miracidium nicht mehr zufällig, sondern wird chemotaktisch auf die Schnecke hingelenkt. Auch dies konnte in einem Modellversuch gezeigt werden.

In der Nähe der Schnecken zeigen die Miracidien lebhafte positiv rheotaktische Reaktionen gegenüber dem Flimmerstrom des Schneckenepithels. Das ist für die Heranführung an den Zwischenwirt aus geringer Entfernung sicher wichtig, doch sind diese Reize so wenig spezifisch, daß sie für die Bindung an einen bestimmten Zwischenwirt keine besondere Bedeutung haben können.

Für die Frage der Wirtsspezifität ist nach diesen Befunden auch die zweite der oben erwähnten Möglichkeiten, das selektive Aufsuchen des Zwischenwirtes mit Hilfe von Sinneswahrnehmungen, nicht allein entscheidend.

Die Invasion in die Schnecke und die Entwicklungsmöglichkeit

Die dritte Möglichkeit, daß es den Miracidien nur gelingt, in Galba tr. einzudringen, ist oft in Erwägung gezogen worden. Mattes (1949) hat durch sorgfältige Untersuchung des Bohrmechanismus und der Einbohrtätigkeit zeigen können, daß der Bohrapparat des Miracidiums weitgehend auf die mechanisch-chemischen Epithelverhältnisse von Galba truncatula abgestimmt ist. Doch auch hier ist keine feste Grenze zwischen Galba truncatula und den verwandten Lymnaeen zu ziehen, denn es gelingt den Miracidien auch in jene unter Umständen einzudringen. Solche Beobachtungen sind von verschiedenen Seiten wiederholt an verschiedenen Lymnaeen gemacht worden (Leuckart 1882, Thomas 1883, Walton 1918, Taylor 1922, Nöller und Sprehn 1924, Mießner und Wetzel 1928, Reichmuth 1936, Hatzky 1940, Kendall 1949). Die Ergebnisse sind nicht einheitlich und zum Teil unklar. Es fehlte bisher an einer systematischen Prüfung dieser Frage mit einwandfreien und sicheren Methoden.

Schon aus den erwähnten Befunden ergibt sich mit ziemlicher Sicherheit, daß für die Wirtsspezifität auch die vierte Möglichkeit, die Entwicklungsfähigkeit im Zwischenwirt, eine wichtige Rolle spielt. Um diese Zusammenhänge sicherer beurteilen zu können, untersuchte L. Stiegler in unserem Institut die Invasionsfähigkeit und Entwicklungsmöglichkeit der Miracidien fränkischer Herkunft bei Lymnaea stagnalis, Stagnicola palustris, Radix pereger und Radix ovata. Die Ergebnisse dieser Untersuchung eröffnen uns den Weg zu einem Verständnis einerseits der ziemlich strengen Zwischenwirtsspezifität des Leberegels, andererseits der Gebundenheit an verschiedene Zwischenwirte in den verschiedenen Gebieten der Erde.

In Lymnaea stagnalis können die Miracidien eindringen, da die Epithelstruktur sowohl das Anheften wie das Einbohren ermöglicht. Das gilt aber nur für manche Altersklassen der Schnecke. An sehr junge Tiere bis 6 mm Schalenlänge setzen sich die Miracidien zwar auch an, aber sie dringen nur bis zu der verhältnismäßig festen bindegewebigen Basalmembran vor. Diese bietet erheblichen Widerstand, der nur mit einem optimalen Einstemmen in das gebohrte Loch im Epithel zu überwinden ist. Da das jugendliche Epithel erheblich niedriger als später ist, finden die Miracidien nicht genügend Einstemmfläche und können deswegen den Widerstand der basalen Bindegewebsschichten nicht überwinden. Das volle Verständnis dieser Sachlage ergibt sich aus den Befunden an etwas älteren Lymnaea stagnalis von 6—10 mm Schalenlänge. Auch hier setzen sich die Miracidien mit spitz und knapp vorragender Kopfpapille an. Entsprechend dem Verhalten an Galba truncatula, das Mattes ausführlich dargestellt hat, kontrahiert sich hierbei der Vorderkörper des Miracidiums und unter Drehbewegungen heftet sich die Kopfpapille an. Das Sekret der vorderen Drüsen und des „Darmes“ übt jetzt seine Wirkung aus, die in Verbindung mit mechanischer Bohrtätigkeit des Rüssels zu einer Zerstörung der angegriffenen Epithelzellen führt. Hierbei scheint es sich nach unseren Beobachtungen hauptsächlich um eine Schädigung der Zellwand zu handeln, denn das weiche Innenplasma der Zellen läuft nach Zerstörung der Wand aus. So entsteht ein Kanal von der Länge der Epithelzellen, in den sich das Vorderende des Miracidiums ohne große

Schwierigkeit eindrängt. Das Epithel der 6–10 mm großen Schnecken ist hoch genug, um dem „Rüssel" des Miracidiums in der Epithellücke Halt zu bieten, wobei das Sekret der vorderen „Klebedrüsen" wohl eine Rolle spielt. Außerhalb des Bohrkanals heftet sich der Miracidienvorderkörper, vermutlich unter Beihilfe der hinteren Klebdrüsen, breit dem Epithel an, währenddessen der Hinterkörper hin und her pendelt. Es folgt dann eine langdauernde Phase rhythmischer Bohrtätigkeit, bei welcher die Kopfpapille im Takt der Körperkontraktionen vorgestoßen und zurückgezogen wird. Der subepitheliale Gewebeverband wird schließlich in einem engen Bereich infolge kombinierter mechanischer und chemischer Einwirkung durchstoßen. Unter weiteren peristaltischen Bewegungen zwängt sich dann das Miracidium durch das enge Loch hindurch. Besonders wenn erst die Hälfte des Körpers den Engpaß überwunden hat, entsteht in manchen Fällen der unzutreffende Eindruck, das Miracidium habe sich vollständig durchgeschnürt. Unter Zurücklassen des eigenen Wimperepithels erreicht am Ende des Invasionsprozesses der Parasit die tieferen Bindegewebsschichten. Bei größeren Lymnaea stagnalis (über 10 mm) sind die Epithelverhältnisse zwar ebenso günstig wie bei der eben besprochenen Größenklasse, doch gelingt trotzdem keinem Miracidium die vollständige Invasion, weil jetzt die basale Bindegewebsschicht zu fest ist. Ausnahmsweise konnte noch bei Tieren von 10 bis 14 mm Größe vollständiges Eindringen festgestellt werden, nicht aber bei größeren.

Eine Weiterentwicklung der eingedrungenen Miracidien über das Stadium einer jungen Sporocyste hinaus ließ sich in keinem Fall nachweisen. Da alle diese Feststellungen auf umfangreichen systematischen Serienversuchen fußen, ist damit gezeigt, daß die Entwicklungsfähigkeit der entscheidende Faktor ist, weshalb in Franken Lymnaea stagnalis nicht als Zwischenwirt des Leberegels auftreten kann. Die Ernährung der Sporocyste auf dem Wege der Diffusion erfordert sehr spezielle physiologische Verhältnisse.

Mit Radix ovata wurden entsprechende Versuche angestellt. Die Anheftung und Durchdringung des Epithels gelingt den Miracidien auch hier ohne Schwierigkeit. Auch die basale Bindegewebsschicht durchbohren sie bei jungen Schnecken relativ leicht und schnell, so daß schon nach 3–4 Minuten der Durchbruch bis zum tieferen Bindegewebe gelungen ist. Auf diesem Stadium wird in den weitaus meisten Fällen die Invasion abgebrochen, obwohl alle Hindernisse dem Anschein nach überwunden sind. Die hier wie in allen anderen Fällen vorgenommene histologische Untersuchung ergab, daß bei Einbruch in die tieferen Gewebeschichten des Wirtes Gewebeteile und wohl ebenso Schneckenblut in den „Darm" des Miracidiums gelangen. Es liegt nahe, diese Tatsache in Verbindung mit dem Abstoppen der Invasion, die sich in Bewegungslosigkeit des Miracidiums äußert, zu bringen. Demnach entspräche das Innengewebe von Radix ovata noch weniger als bei Lymnaea stagnalis dem eingedrungenen Miracidium. Bei erwachsenen Radix ovata ist die basale Bindegewebsschicht entsprechend den Verhältnissen bei Lymnaea stagnalis ein unüberwindliches Hindernis. Nach diesen Beobachtungen über den Invasionsvorgang war nicht zu erwarten, daß in den auch hier angesetzten langfristigen Infektionsversuchen mit Schnecken verschiedener Altersstufen eine Entwicklung erfolgte. Die histologischen Bilder zeigten die Degeneration der wenigen eingedrungenen Miracidien im Laufe von etwa 10 Tagen. Vermutlich waren sie in den ersten Stunden nach der Invasion schon abgestorben.

Die Befunde an Stagnicola palustris verschiedener Altersstufen entsprechen weitgehend denen an Radix ovata. Das Epithel wird hier viel langsamer, in etwa 5–8 Minuten, durchbohrt. An der basalen Bindegewebsschicht, die nicht sehr stark ist, wird auch hier die Invasion gebremst, wobei die Bewegungslosigkeit wohl ebenso eine Folge des Kontaktes mit dem Innengewebe der Schnecke ist. Demgemäß verliefen auch zahlreiche langfristige Infektionsversuche mit Schnecken verschiedenen Alters vollständig negativ.

In einer Versuchsreihe wurden Leberegeleier aus einem jugoslawischen Rind verwendet. Wenn auch im ganzen kein großer Unterschied in dem Verhalten der Miracidien festzustellen war, so zeigte sich doch, daß die Invasion offenbar etwas später nach der Durchbohrung der basalen Bindegewebsschicht abgebrochen wurde.

Das Epithel von Radix pereger durchsetzten die Miracidien ebenso wie bei den anderen Arten. Junge Schnecken besitzen nur eine dünne basale Bindegewebsschicht, die keinen starken Widerstand bietet. Trotzdem gelingt es den Miracidien nur selten, vollständig einzudringen, weil die oben besprochene Hemmung bei Berührung mit dem tieferen Gewebe sich auch hier bemerkbar macht und zu Bewegungslosigkeit führt. Die Miracidien werden dann schließlich abgestreift oder fallen ab. Bei älteren Schnecken über 9 mm ist das basale Bindegewebe so stark entwickelt, daß es nicht durchstoßen werden kann, demnach also auch eine vollständige Invasion mißlingt. In langfristigen Versuchen konnte auch bei Radix pereger in keinem Fall eine Entwicklung zur Sporocyste beobachtet werden.

Die mitgeteilten Befunde zeigen, daß in Nordbayern die mit Galba truncatula nächstverwandten Lymnaeen als Zwischenwirte des Leberegels aus folgenden Gründen nicht in Frage kommen:

1. Die ökologischen Umstände bei der Ausstreuung der Leberegeleier und der Übertragung der Cysten mit dem Metacercarien auf den Endwirt sind am günstigsten, wenn Galba truncatula Zwischenwirt ist, ohne jedoch die Überträgerrolle der anderen einheimischen Lymnaeen auszuschließen.
2. Die chemotaktischen Reaktionen lenken die Miracidien bevorzugt auf Galba truncatula, doch üben auch die anderen Lymnaea-Arten eine Anlockung aus.
3. Die Invasion gelingt bei Galba truncatula sicher, bei den verwandten Lymnaeen dagegen im allgemeinen nur bei jüngeren Tieren. Während die Miracidien in junge Lymnaea stagnalis sicher eindringen können, wird bei jungen Radix ovata, Radix pereger und Stagnicola palustris die Invasion vermutlich durch schädigende Wirkung der Gewebesäfte der Schnecke frühzeitig abgestoppt. Bei älteren Schnekken stellt die relativ dicke subepitheliale Bindegewebsschicht ein unüberwindliches Hindernis dar.
4. Die Entwicklungsfähigkeit in den Lymaeen außer Galba truncatula ist so stark gehemmt, daß allerhöchstens das Stadium einer sehr jungen Sporocyste erreicht wird (Lymnaea stagnalis); bei Radix pereger und Radix ovata geht das einge-

drungene Miracidium schon nach kürzester Zeit zugrunde. Meist kommt es bei diesen Arten nicht einmal zur Vollendung der Invasion, was für Stagnicola ohne Ausnahme gilt.

Damit haben sich von den oben unterschiedenen vier Möglichkeiten alle als bedeutungsvoll für die Wirtsspezifität erwiesen, jedoch mit beträchtlichen Unterschieden. Da die Entwicklung des eingedrungenen Miracidiums in keinem Fall außer bei Galba truncatula möglich ist, genügt dieser Faktor allein für eine strenge Wirtsspezifität. Im Gegensatz dazu können die drei anderen Faktoren, ökologische Umstände, selektive Chemotaxis und Invasionsfähigkeit, nur eine relative Spezifität bewirken.

Vergleicht man die bisher mitgeteilten Befunde mit den Untersuchungsergebnissen anderer Autoren, so zeigen sich beträchtliche Differenzen. Nöller und Sprehn (1924) gelang es ebenso wie Kendall 1949 aus Lymnaea stagnalis Leberegelcercarien zu züchten, während Leuckart (1882), Thomas (1883) und Mehl (1932) darin keinerlei Erfolg hatten. Hatzky (1940) beobachtete die Entwicklung bis zu Redien. Vielleicht kann man einzelne solcher Beobachtungen auf ungenaue Diagnose der Cercarien zurückführen. In Lymnaea stagnalis treten nämlich gymnocephale Cercarien aus Redien nicht selten auf, die große Ähnlichkeit mit Leberegelcercarien haben und selbst von Kennern der Cercariensystematik auf den ersten Blick verwechselt werden. Jedoch wäre es fehlerhaft, damit die voneinander abweichenden Beobachtungen allein zu erklären. Von den Untersuchern hat Mehl im gleichen Gebiet gearbeitet wie wir und erzielte ein übereinstimmendes Ergebnis. Das deutet darauf hin, daß regionale Unterschiede im biologischen Verhalten des Leberegels hier eine Rolle spielen. Hatzky (1940) fand in künstlich mit Leberegel-Miracidien infizierten Radix ovata Redien, die er als Leberegel-Redien ansprach. Auch hier ist die Verwechslung mit anderen Trematodenarten denkmöglich, zumal Mießner und Wetzel (1928) keinen Erfolg hatten. Doch müssen wir wohl ebenso wie bei Lymnaea stagnalis mit regionalen biologischen Verschiedenheiten des Leberegels rechnen.

In Stagnicola palustris züchtete Reichmuth (1936) Leberegelcercarien, während Nöller und Sprehn (1925) sowie Hatzky (1940) nur bis zum Redienstadium Erfolg hatten. Bei Leuckart (1882) und Thomas (1883) schlugen die Infektionen fehl. In einer Versuchsreihe glaubte ich auch einmal Leberegelredien festgestellt zu haben, bei weiterem Fortschreiten der Entwicklung erwiesen sie sich jedoch als zu einer anderen Art gehörig. Die Befunde Stieglers mit Miracidien aus Jugoslavien, die tiefer als die einheimischen eindringen konnten, weisen besonders auf die oben schon ins Auge gefaßten Unterschiede im biologischen Verhalten der Leberegel aus verschiedenen Gebieten hin.

Radix pereger ist auf dem europäischen Kontinent noch nicht erfolgreich infiziert worden, doch haben Walton (1918) und Taylor (1922) in England Leberegelcercarien in dieser Schnecke beobachtet. Nöller und Korkhaus (1929) sowie Mießner und Wetzel (1928) stellten in Norddeutschland Entwicklung bis zur Redie fest. Auch diese Befunde weisen auf regionale Unterschiede hin.

Müssen wir nach diesen Darlegungen schon innerhalb Deutschlands und Mitteleuropas mit Unterschieden im Entwicklungsverhalten des Leberegels rechnen, so spielt dies bei Ausdehnung der Betrachtung auf die ganze Erde eine noch größere Rolle. Wir verstehen so, daß einerseits in einem bestimmten Gebiet der Leberegel streng an eine bestimmte Zwischenwirtsart gebunden ist und andererseits in verschiedenen Gebieten verschiedene Zwischenwirte eine Rolle spielen.

Unklar scheint bei dieser Auffassung zunächst, weshalb in den Gebieten Norddeutschlands, wo z. B. in Stagnicola palustris sich Fasciola hepatica entwickeln kann, trotzdem Galba truncatula praktisch der einzige natürliche Zwischenwirt ist. Hier ist auf die ökologischen Faktoren, die chemotaktische Bevorzugung von Galba truncatula und auf die nur bei dieser Art völlig störungsfrei ablaufende Invasion der Miracidien zu verweisen. Die Faktoren schalten zwar nicht absolut, aber doch relativ alle anderen Zwischenwirte aus dem Entwicklungskreis des Leberegels aus.

Wir ersehen daraus, daß wir alle vier eingangs in Erwägung gezogenen und geprüften Möglichkeiten für die Herbeiführung der Wirtsspezifität benötigen, um die biologischen Erscheinungen im Lebensablauf des Leberegels voll zu verstehen.

Diskussion

Herr Matoff, Sofia: Was das Eindringen der Miracidien in die Leberegelschnecke anbetrifft, so können sie auch in andere Arten eindringen, wenn kein Wasser vorhanden ist, wobei zweifelhaft ist, ob sie sich dann weiter entwickeln. Ein elektives Aufsuchen lehnt er ab. – Herr Neuhaus, Erlangen, betont nochmals die Chemotaxis der Miracidien; hieran kann nicht gezweifelt werden, es sei denn, man bezweifle die Methode, wenn schon Einzeller dressiert werden können, so kann man höher stehenden Tieren ein Lernvermögen nicht absprechen. – Herr Lührs, Oldenburg, hält es für möglich, daß außer Galba truncatula auch noch andere Schnecken als Überträger in Betracht kommen, eine Meinung, der sich Herr Rosmann, Rostock, in bezug auf die Umgebung von Rostock anschließt. – Herr Engelbrecht, Greifswald, hält diese Einwände im Hinblick auf das Auftreten der Schnecke bei Greifswald für nicht gerechtfertigt.

DR. MED. R. MASCHKE
Tuberkuloseheilstätte Beelitz-Mark

Darm- und Leberegelbefall des Menschen

(Beobachtungen an Kindern koreanischer Nationalität)

Die menschenpathogenen Saugwürmer oder Trematoden werden meist klinisch unterteilt in Leber-, Darm-, Lungen- und Adernegel. Hiervon bilden jedoch nur die Adernegel, Bilharzien oder Schistosomen, auch als Pärchenegel bezeichnet, eine zoologisch wohlumschriebene Familie (Schistosomatidae, menschenpathogen die Gattung Schistosoma), während sich die anderen auf verschiedene Familien und Gattungen verteilen. Bevor sich die jetzt gültige Nomenklatur einbürgerte, wurde die Mehrzahl der Species mit dem Gattungsnamen „Distoma" (heute Unterordnung der Ordnung Trematoden) benannt; hiervon stammt die heute noch übliche Krankheitsbezeichnung Distomiasis oder Distomatosis.

Die deutsche bzw. medizinische Bezeichnung der Eingeweidewürmer geht von deren Hauptvorkommen aus; in der Tat haben sie ihre Lieblingssitze, wenngleich diese Vorliebe für gewisse Organe nicht unbedingte Gültigkeit hat. So wurde zum Beispiel der große Leberegel wiederholt in der Lunge, in Abszessen der Haut, in der Pfortader, konnatal sogar im Auge beobachtet. Ähnliches ist von anderen Arten bekannt. Viel strenger hingegen ist die Anpassung an bestimmte Wirte und Zwischenwirte, worauf noch einzugehen ist.

Während in Deutschland die Leberegelerkrankung des Menschen selten, Darmegelbefall so gut wie unbekannt ist, ist dies in außereuropäischen Ländern anders. So fördert zum Beispiel in Ostasien der verbreitete Genuß rohen Gemüses und rohen oder nicht gar gekochten Fischfleisches die Übertragung der Cercarien. (Ähnlich ist in Deutschland in Gegenden mit Fischereibetrieb der gehäufte Befall mit Opisthorchis felineus zu erklären.)

Die Trematoden sind mit Ausnahme der Schistosomen Zwitter. Der Entwicklungsgang zeigt einen komplizierten Generationswechsel, der auch einen Wirtswechsel erforderlich macht. Neben dem Hauptwirt wird ein Zwischenwirt benötigt, bei manchen Species deren zwei. Wenn das Ei in das Wasser gelangt, entschlüpft ihm nach einer bestimmten Zeit (Tage bis Wochen) die Flimmerlarve (Miracidium). Sie ist ziemlich primitiv organisiert: Gehirn, paariges Auge, paarige Exkretionskanäle, Darm sowie Kopfstachel zum Einbohren in das Wirtstier. Um sich weiter entwickeln zu können, muß sie in eine Schnecke eindringen. Hier bilden sich die Larvenorgane zurück; es wird eine feste Cuticula ausgeschieden. Dieses Stadium trägt die Bezeichnung Sporocyste. In ihrem Inneren entstehen „Keimballen", aus denen sich die nächste Generation entwickelt, die Redien (Redien I. Ordnung). Die folgende Generation, die vornehmlich in den Sommermonaten auftritt und auch nicht bei allen Gattungen zur Ausbildung kommt, ist die der Tochterredien (Redien II. Ordnung). Weiter entstehen in den Redien (I. oder gegebenenfalls II. Ordnung) die Schwanzlarven, Cercarien, die die Schnecke verlassen, teils aktiv, teils passiv, verschieden nach den einzelnen Arten. Bei einem Teile der Species folgt nun die Übertragung auf den Hauptwirt, bei anderen ist zur Weiterentwicklung ein zweiter Zwischenwirt nötig. In Frage kommen Fische, Krebse, Krabben.

Auf die beschriebene Weise entsteht aus einem Miracidium eine zahlreiche Nachkommenschaft; die numerische Vermehrung ist bei den einzelnen Arten verschieden und kann bis zu mehreren Hundert betragen. Dazu bedenke man, daß ein Egel im Laufe seines Lebens Millionen Eier erzeugt. Diese Fruchtbarkeit erscheint zum Zwecke der Arterhaltung nötig, da sowohl von den Miracidien als auch den Cercarien die überwiegende Mehrzahl untergeht infolge Nichtfindens eines passenden Wirtes. (Hier sei nur gestreift, daß auch Eindringen in einen falschen Wirt bzw. Zwischenwirt vorkommt, wobei die Larven gleichfalls zugrunde gehen. Bekannt ist die Badedermatitis durch Cercaria ocellata u. a., Hauptwirt Wasservögel.) Auch die Eiablage findet oft in unpassendem Milieu statt, wodurch die Weiterentwicklung unterbleibt. Die räumliche Verbreitung der einzelnen Egelarten ist bestimmt durch die Anpassung an die Haupt- und Zwischenwirte und damit auch begrenzt.

Zur Bekämpfung der Egelplage bei Mensch und Tier propagiert man einerseits hygienische Maßnahmen, andererseits versucht man die Vernichtung der Schneckenzwischenwirte. Mit letzterer Methode konnten zwar örtlich begrenzte Erfolge erzielt werden, jedoch ist eine Änderung der Gesamtseuchenlage bisher nicht zu erwarten.

Aus obiger Darstellung geht hervor, daß die perorale Aufnahme von Egeleiern, z. B. des Leberegels, zu keiner Infektion führen kann. Diese Eier verlassen den Körper per vias naturales. (Hierdurch sind unter Umständen Irrtümer und Fehldiagnosen möglich.)

In unserer Heilstätte stand eine Anzahl koreanischer Kinder, die als Gäste der Regierung der Deutschen Demokratischen Republik in Deutschland weilen, in Beobachtung bzw. Behandlung. Ein Teil von ihnen fiel von Anfang an durch hohe Eosinophilie (Werte bis über 60%) auf. Eingehende, oft wiederholte Stuhluntersuchungen mit verschiedenen Anreicherungsverfahren förderten Eier mehrerer außereuropäischer Wurmarten, teils in größerer, teils in sehr geringer Anzahl, zutage. Egel selbst konnten nur sehr selten gefunden werden, was darauf zurückgeführt werden muß, daß die Suche nach ihnen sehr zeitraubend ist. Durch die verschiedenen Anreicherungsverfahren werden sie meist vernichtet. Die Differenzierung der Egel ebenso wie die der Eier bereitet naturgemäß ziemliche Schwierigkeiten. In einigen Fällen mußten wir uns mit der Angabe der Gattung begnügen und auf die Artdiagnose verzichten. Auf die Züchtung der Miracidien und die Infektion von Schnecken konnten wir uns nicht verlegen. So blieb uns nur die genaue Beschreibung der Eier nach Farbe, Form und Inhalt, vor allem aber die genaue Größenbestimmung einer nicht zu kleinen Anzahl von Exemplaren.[1] [2]

Bei den Untersuchungen fiel uns auf, daß die Ausscheidung der Eier mengenmäßig sehr großen Schwankungen unterworfen ist: Tage, ja Wochen kein Fund, dann wiederum größere Mengen. Man könnte für diese Erscheinung Einflüsse der Ernährung anschuldigen, jedoch konnte dies nicht mit Sicherheit festgestellt werden. Dabei verhielten sich gleichzeitig untersuchte Proben verschiedener Patienten gleichsinnig.

Zur Diagnose fraglicher Trematodenerkrankungen wird gelegentlich die Intrakutantestung mit Antigenen aus Würmern oder Cercarien empfohlen. Bei uns konnte dies leider nicht durchgeführt werden, da das Antigen zur Zeit nicht erhältlich ist.

Von Würmern anderer Ordnungen wurden beobachtet: Trichuris trichiura (Peitschenwurm, Trichocephalus dispar) bei der Mehrzahl der Kinder, oft in sehr großer Zahl, mit sehr typischen Eiern, die jedoch auch manchmal atypisch erscheinen (teils a priori, teils bei zu reichlicher Verwendung von Antiformin mit dadurch verursachter Entfärbung) und dann Anlaß zu Verwechslungen geben können; Strongyloides stercoralis (Larven in Duodenalsaft und Sputum); vor unserer Beobachtungszeit Ascaris lumbricoides, die jedoch durch zweimalige Wurmkur bereits beseitigt waren und nicht wieder festgestellt werden konnten.[3] Niemals gefunden wurden Oxyuren (Enterobius vermicularis), was gegenüber unseren deutschen Kindern auffällig ist. Auch Bandwürmer konnten nicht festgestellt werden. Das Vorkommen von Hakenwürmern wurde durch den Schlüpfversuch, der regelmäßig negativ ausfiel, ausgeschlossen.[4]

Was die Gesundheitsschäden anlangt, so ist grundsätzlich zu sagen, daß geringer Wurmbefall meist keinerlei Störungen verursacht, wogegen massenhaftes Auftreten im Organismus schwere, gelegentlich sogar lebensbedrohliche Erkrankung nach sich ziehen kann.

Bei unseren Kindern handelte es sich stets um Befall mit mehreren Species, wenn auch meist in geringer Zahl. Hier sollen nur die Fälle Erwähnung finden, bei denen tatsächlich faßbare gesundheitliche Schäden vorlagen. Es darf nicht verschwiegen werden, daß auf Grund unseres Krankengutes ein reines Krankheitsbild nicht herausgeschält werden kann eben infolge der Mehrfachinfektion. Berücksichtigt muß bei der Beurteilung auch noch das Grundleiden werden, das in einem Teile der Fälle eine Hilus- und Lungentuberkulose, in einem anderen Teile eine Paragonimiasis ist.[5]

[1] Herrn Prof. Dr. Kathe, Hygienisches Institut der Medizinischen Fakultät der Universität Rostock, sind wir für die Durchführung einschlägiger Untersuchungen zu Dank verpflichtet.

[2] Herrn Prof. Dr. Borchert, Parasitologisches Institut der Tierärztlichen Fakultät der Humboldtuniversität Berlin, sei an dieser Stelle für die Beratung bei der Untersuchung sowie für die Durchsicht verschiedener Präparate gedankt.

[3] Ob hierbei auch andere Rundwürmer abgetrieben wurden, läßt sich heute mit Bestimmtheit nicht mehr sagen.

[4] Inzwischen konnte ein Fall festgestellt werden (Kr.Bl. 782/53—40). Es bestand zeitweilig eine geringe normochrome Anaemie bei deutlicher Eosinophilie. Die Regeneration des Blutbildes war noch vor der Durchführung der Wurmkur eingetreten. (Hauptdiagnose: Ältere Hilustuberkulose.)

[5] Über das Krankheitsbild der Paragonimiasis (Lungenegelkrankheit) soll demnächst aus unserer Heilstätte eingehend berichtet werden.

Bei unseren Patienten konnten folgende Wurmeier, gelegentlich auch Würmer, festgestellt werden:

A. Fasciolopsis buski, Riesendarmegel, bei zwei Patienten. Die Eier sind goldgelb bis leicht bräunlich, 120–140 μ lang, etwa 75 μ breit, mit Deckel versehen. Neben der Eizelle finden sich mehrere Dotterzellen. Fasciolopsis ist in Ostasien ein verbreiteter Parasit bei Mensch und Schwein; er kommt im Dünndarm, seltener in der Gallenblase vor, verursacht bei starkem Befall schwere Erkrankungen. Nach Brumpt werden drei Stadien unterschieden:

1. Geringe Anämie, körperliche Schwäche.
2. Leibschmerzen, hartnäckige, manchmal blutige Durchfälle, zunehmende Anämie. Insbesondere im Kindesalter Abdomen sehr umfangreich.
3. Schwere, therapieresistente Anämie, Ödembildung besonders der unteren Körperpartien, pastige Haut, Ascites.

Ontogenese: Das Miracidium schlüpft im Wasser aus, dringt in eine Schnecke der Gattung Planorbis (mehrere Arten) ein; die Weiterentwicklung ist typisch; die auswandernden Cercarien encystieren sich an Wasserpflanzen, von denen für die Weiterverbreitung besonders in Frage kommen die Wassernuß Trapa natans, die Wasserkastanie Eleocharis tuberosa sowie andere, die als Gemüse roh zubereitet Verwendung finden. Die Lebensdauer des Wurmes im Menschen ist unbekannt.

B. Die Zwergdarmegel, Familie der Heterophyiden: Mehrere Gattungen und Arten. Die Eier sind im allgemeinen sehr klein (um 30 μ), meist von brauner, oft sogar sehr dunkler Farbe, von denen des chinesischen Leberegels (s. u.) manchmal nur schwer zu unterscheiden. Sie sind gelegentlich nicht ganz eirund, sondern (je nach Gattung) etwas unregelmäßig, auch „flaschenförmig“ gestaltet, haben einen Deckel. Sie entgehen leicht der Aufmerksamkeit des Untersuchers. Da auch die Egel selbst sehr klein sind (0,4–2 mm), durch gröbere Siebe kaum zurückgehalten werden, ist ihr Nachweis sehr schwierig. Eine Artdiagnose mit unseren Hilfsmitteln kommt nicht in Frage.

Eine Ausnahme macht Nanophyetus shikhobalowi, dessen Eier die stattliche Größe von 60–70 μ erreichen. Bei oberflächlicher Betrachtung können sie leicht mit Paragonimuseiern verwechselt werden, bei gleichzeitigem Vorkommen beider gibt es Schwierigkeiten. (In der Tat wird Nanophyetus von manchen Autoren den Troglotremiden zugezählt.) Die Eier wurden bei uns vereinzelt festgestellt, bei den gleichen Patienten wurden auch vereinzelte Egel in der Größe von etwa $^1/_2$ mm gefunden, die leider nicht untersucht werden konnten, aber doch wohl dieser Spezies angehören, da andere Heterophyideneier nicht gleichzeitig aufzufinden waren.

Die in der Literatur erwähnten Krankheitserscheinungen konnten bei uns nicht beobachtet werden, weshalb auf die Wiedergabe von Krankheitsgeschichten verzichtet wird.

C. Clonorchis sinensis, der chinesische Leberegel. Nach der Literatur der wichtigste Leberegel der Menschheit. Bei spärlichem Vorkommen macht er kaum Erscheinungen, massive Infektion verursacht Lebererkrankung mit möglichem Ausgang in Zirrhose. In Ostasien ist bei Mensch und Tier eine Kachexie mit begleitender Wassersucht als Folgezustand bekannt. Möglicherweise handelt es sich um Eiweißmangelödeme, die durch die Erkrankung ausgelöst werden. Vorkommen in den Gallengängen des Menschen sowie bei Hunden, Katzen, wildlebenden Raubtieren, Schweinen und verschiedenen Nagern. In manchen Gegenden Ostasiens wurde Clonorchis in 90% aller Autopsien gefunden. In unserem Krankengut konnte er nur gelegentlich beobachtet werden. Jedoch muß – ebenso wie bei den Heterophyiden – mit der Möglichkeit gerechnet werden, daß man die Eier übersieht. (Von manchen Autoren wurden zur Sicherung der Diagnose tägliche Duodenalsondierungen durchgeführt!) Bei allen Leberegelerkrankungen pflegt die Eosinphilie eine sehr beträchtliche zu sein, besonders im Beginn, während ältere Fälle des öfteren nur mäßige Erhöhungen aufweisen. Nach Angaben der Literatur müssen die Leberfunktionsprüfungen und Serumlabilitätsproben nicht unbedingt pathologisch ausfallen, wenngleich damit meist zu rechnen ist.

Die Eier von Clonorchis ähneln denen von Heterophyes in Form und Farbe, so daß eine Unterscheidung oft unmöglich ist. Sie sind mit einem Deckel versehen; Länge etwa 30 μ.

Entwicklungsgang: Das Miracidium dringt in eine Schnecke der Gattung Bithynia ein. Aus der Sporocyste enwickeln sich direkt ohne Zwischenschaltung der Redien die Cercarien, die sich in einem zweiten Zwischenwirt, einem Fisch, encystieren. Die Infektion kommt durch Genuß rohen oder ungenügend gekochten Fischfleisches zustande.

Clonorchis soll nach Angaben der Literatur sehr langlebig sein. Fälle von über zwanzigjähriger Dauer ohne die Möglichkeit einer Neuinfektion sind beschrieben.

Opisthorchis felineus, der Katzenleberegel, nahe verwandt mit Clonorchis, kommt in Europa, aber auch in Sibirien bis nach Ostasien hin vor. Die Eier sind den Clonorchiseiern sehr ähnlich, enthalten jedoch ein Miracidium, das aber bei der geringen Größe (um 30 μ) und dunklen Farbe sehr schwer zu erkennen sein dürfte. In unserem Krankengut ergab sich kein Anhaltspunkt für diesen Parasiten.

Bei diesen beiden Leberegeln (beim Menschen werden übrigens noch andere Opisthorchiiden beobachtet) kommt der Befall der Leber durch Einwanderung der Metacercarien über die Gallenwege zustande zum Unterschiede vom großen Leberegel (bei unseren Patienten nicht gefunden), bei dem sie nach Durchdringen der Darmwand durch die freie Bauchhöhle die Leber erreichen; zum Unterschiede auch vom nachfolgend beschriebenen kleinen Leberegel.

D. Dicrocoelium lanceatum s. dentriticum, der kleine oder Schafsleberegel, Lanzettegel. Seine Eier wurden bei einigen unserer Patienten gefunden; vereinzelt gelang auch der Nachweis im Duodenalsaft, während er in anderen Fällen nur im Stuhl glückte. Nun wurde allerdings aus psychologischen Gründen auf eine häufige Wiederholung der Sondierung verzichtet, da sie ja doch eine gewisse, wenn auch nicht gerade schwere Belästigung darstellt. Aus dem gleichen Grunde mußten auch Leberbiopsien unterbleiben. Die Dicrocoeliumeier sind hellbraun, 38–45 μ lang (auch mehr!), enthalten bei der Ablage bereits ein Miracidium. Vorkommen hauptsächlich bei Schaf, Rind, Esel, Schwein, Hase usw., sowohl in Europa als auch in Asien. Die Affinität zum Menschen scheint nicht sehr groß, zumindest dürften schwere Erkrankungen selten sein. Der seltene Befall des Menschen ist vielleicht durch den Entwicklungsgang des Egels bedingt.

Die Entwicklung findet bemerkenswerterweise nicht im Wasser statt. Das Ei muß von einer Schnecke gefressen werden (verschiedene Gattungen in Europa, z. B. Helicella, Zebrina). In ihrem Verdauungskanal wird das Miracidium bereits nach wenigen Minuten frei. In der Mitteldarmdrüse entwickelt es sich zur Sporocyste I. Ordnung. In dieser entstehen 25–100 Keimballen, die zu Sporocysten II. Ordnung werden. Auch diese bilden Keimballen aus, die sich zu Cercarien weiterentwickeln, bekannt unter dem Namen Cercaria vitrina. Sie encystieren sich in der Atemhöhle der Schnecke, werden durch die Atembewegung ausgestoßen und bleiben schließlich an Pflanzen und anderen Gegenständen hängen. Es ist fraglich, ob die Infektion von Mensch und Tier direkt durch deren Aufnahme zustande kommt. Nach Borchert wurden in Ameisen wiederholt Cercarien des Lanzettegels gefunden. So erscheint es denkbar, daß das Verschlucken derartig infizierter Kerbtiere den eigentlichen Übertragungsmodus darstellt. Der weitere Verlauf ist folgender: Die Cercarien dringen in ein venöses Gefäß in der Darmwand ein und erreichen über die Pfortader die Leber, wo sie aus dem Parenchym in die Gallengänge einwandern und sich festsetzen, also völlig verschieden von Fasciola und den Opisthorchiiden.

E. Schließlich gehören zu den Saugwürmern noch die Schistosomen oder Bilharzien (benannt nach dem Arzte Bilharz, gebürtig aus Sigmaringen, der als erster 1851 in Kairo Adernegel beschrieb). Zum Unterschiede von den übrigen Gattungen sind sie getrenntgeschlechtlich. Der platte Leib des Männchens ist mantelartig eingerollt, die Ränder greifen durch Chitinhärchen ineinander, bilden außen eine Rille (daher Spaltleibegel, Schistosoma), nach innen den Canalis gynaecophorus für die Aufnahme des fadenförmigen Weibchens, das das Männchen an Länge etwas übertrifft. Zur Eiablage verläßt das Weibchen sein Männchen und wandert in die feinsten Venen ein.

Bei drei unserer Kranken wurden Eier von Schistosoma japonicum nachgewiesen. Andere Bilharzien kommen in der Heimat der Kinder nicht vor. Die Länge der Eier beträgt 60–75 μ, im reifen Zustande auch mehr. Sie haben einen kleinen Seitenstachel, der aber infolge ungünstiger Lage leider meist unauffindbar ist. Ein Deckel ist niemals vorhanden. Sie schließen ein Miracidium ein.

Entwicklung: Die Ausscheidung der Eier erfolgt mit dem Stuhl (unter Umständen mit dem Sputum – bei uns nie beobachtet –); sie quellen im Wasser und entlassen die Flimmerlarve, die zur Weiterentwicklung in eine Schnecke der Gattungen Oncomelania oder Blanfordia eindringen muß (Miyairi und Suzuki, 1913). Hier verwandelt sie sich in die Sporocyste, die mehrere Tochtersporocysten hervorbringt, aus denen sich wiederum Cercarien (Gabelschwanzcercarien) entwickeln; diese schwärmen aus und dringen aktiv in die Haut des Wirtes ein. Als solche kommen in Frage Mensch, Pferd, Rind, Ziege, Schwein, Katze, Hund, Ratte usw. Die erwachsenen Würmer siedeln hauptsächlich in den Beckenvenen und den Lungenarterien. Die Nachkommen eines Eies bzw. Miracidium sind sämtlich gleichgeschlechtlich.

Krankheitserscheinungen: Die Bilharziasis japonica s. arteriovenosa ist eine Erkrankung der Flußniederungen und kommt in Gebirgen nicht vor.

1. Stadium: Das Eindringen der Cercarien durch die Haut geschieht meist beim Baden im Teich usw. Beschrieben ist auch der Weg durch die Schleimhaut des Mun-

des bei Genuß verseuchten Wassers; im Magensaft hingegen werden sie rasch abgetötet. Nach dreitägiger Latenzzeit entsteht an der Eintrittsstelle ein hartnäckiges Exanthem mit Pruritus, begleitet gelegentlich von Fieber, das 3–6 Wochen dauern kann; gelegentlich treten flüchtige Ödeme auf, auch Durchfälle oder andere Magen-Darmerscheinungen. Die Eosinophilie pflegt beträchtliche Werte zu erreichen, ebenso die Leukocytose („Jangtse-Fieber" der deutschen Matrosen).

2. Stadium: Die Krankheitserscheinungen („Katayama-Krankheit" nach einer japanischen Ortschaft) sind weniger auf die Würmer selbst als auf die massenhaft erzeugten Eier zurückzuführen; diese werden mit dem Blutstrom in einzelne Organe verschleppt, üben hier einen starken Gewebsreiz aus, erzeugen tuberkelähnliche Wucherungen und können schließlich auch verkalken. Folgende Formen werden beobachtet: Darmbilharziose mit Durchfällen oder Obstipation meist mit Colitis, Lungenbilharziose, sehr häufig Leberbilharziose mit Ausgang in Zirrhose mit Ascitis, Milztumor – teils durch Verlegung der Pfortader, teils durch Einlagerung von Wurmeiern –, Pankreassklerose, Sklerose der Lymphknoten, Appendicitis, Peritonitis, Endangiitis, seltener cerebrale Erscheinungen, auch latente Formen, bei denen lediglich Eosinophilie, beschleunigte Blutsenkung, gelegentliche urtikarielle Exantheme und seltene Fieberschübe eine Infektion vermuten lassen. Niemals beobachtet wurde bisher Blasenbilharziose durch Schistosoma japonicum. Die Letalität ist eine beträchtliche, beträchtlich ist auch das Siechtum. In Ostasien sind viele Millonen mit diesem Übel behaftet. Röntgenologisch: häufig Cor pulmonale.

Die Übertragung erfolgt gelegentlich antenatal bei Infektion der Mutter in der Schwangerschaft.

Bei wiederholten, nicht allzu massiven Infektionen kann sich bei Mensch und Tier eine gewisse Immunität entwickeln.

Nachfolgend einzelne Krankengeschichten

Fall 1. (Krankenblatt Nr. 765/53–16), geb. 25. 5. 1941. Anamnese nicht zu erheben (wie übrigens auch bei den übrigen koreanischen Kindern). Befund: (gekürzt) Schwergeschädigtes Kind, Haut auffällig pastig, Abdomen weich, Scrotum stark vergrößert, Leistenkanal bds. offen, rechtsseitige Hydrokele. GT 1:110 +, WaR und Nebenreaktionen negativ, Sabin-Feldman negativ.

Im Verlaufe des Heilstättenaufenthaltes werden mehrfach Leibschmerzen berichtet, gelegentlich begleitet von blutigen Durchfällen. So am 10. 2. 1954: Abdomen druckempfindlich, Leber 2 QF verbreitert, Milz 2 QF unterhalb des Rippenbogens. Vielleicht geringer Ascites. Therapie: Diät (wird nicht eingehalten), Sulfonamide. 12. 2. 1954: Therapie bisher erfolglos, weiterhin Schmerzen, Durchfälle. Blutbild s. Tabelle. Temperaturen 38–39°.

17. 2. 1954: Rectoskopie (Dr. Lankenfeld): Im Anfangsteil des S Romanum massenhaft schleimig-eitriges Sekret, das nach Abtupfen rasch nachläuft. Schleimhaut hyperämisch, samtartig geschwollen, zeigt Petechien sowie sehr spärliche kleinste Ulcera.

Inzwischen sind die Ergebnisse der bakteriologischen und serologischen Untersuchungen bekannt: Typhus, Paratyphus, Bang, Enteritis, Tuberkelbakterien, Amöben, Balantidien, Lamblien, Malaria sämtlich negativ. 18. 2. 1954: Im Stuhl Eier von Fasciolopsis buski in größerer Anzahl, außerdem Eier von Trichuris trichiura, zahlreiche Erythrozyten, Charcot-Leydensche Kristalle.

Therapie: Einläufe mit Tannin 5‰, Rivanol, später Eichenrindendekokt. Per os Rivanoletten, Tannalbin. Rasche Besserung, die Therapie wird jedoch mehrere Tage fortgesetzt.

Weitere eingehende Wurmeieruntersuchungen ergeben folgendes Bild: Neben den rasch abnehmenden, schließlich ausbleibenden Fasciolopsiseiern werden in wechselndem Maße solche von Paragonimus ringeri (westermani) ausgeschieden, Durchschnittsmaß um 90 μ; hierbei sind deutlich 2 Populationen zu unterscheiden: gold- bis bräunlichgelbe Eier, die in Stuhl, Sputum und Duodenalsaft festgestellt werden, sowie eine sattbraune Spielart, die im Sputum fehlt. Beide verhalten sich bezüglich Eiinhalt, Eiform, Eigröße und leichter Ablösbarkeit der Deckel bei Druck auf das Präparat (oder bei zu hoher Tourenzahl der Zentrifuge) völlig gleichartig. Häufigkeit der beiden Spielarten Goldgelb: Braun = 1,5:1. Ein gleichartiger Befund konnte bei keinem unserer anderen Patienten erhoben werden. Es muß angenommen werden, daß die braune Form der Paragonimuseier den Gallengängen entstammt. (Nach Brumpt ist der Befall der Leber bei Paragonimiasis keine Seltenheit. Einwanderung durch die Bauchhöhle wie Fasciola.) Weiter wurden gefunden: gelegentlich Eier von Clonorchis sinensis, bei späteren Untersuchungen vereinzelte Dicrocoelium-Eier. Beide Arten konnten leider nur im Stuhl festgestellt werden, im Duodenalsaft gelang der Nachweis nicht.

Diagnose: Darmdistomiasis durch Fasciolopsis buski, Leberdistomiasis durch Clonorchis sinensis, Dicrocoelium lanceatum und Paragonimus ringeri. Außerdem Paragonimiasis pulmonum.

Therapie: Emetinum hydrochloricum, Prontosil sol., Supronal. Daraufhin wurden (seit über 6 Monaten) keine Fasciolopsiseier mehr festgestellt, auch die braune Spielart der Paragonimuseier blieb endgültig aus. Dicrocoelium und Clonorchis waren gelegentlich noch feststellbar. (Im Sputum weiterhin Paragonimuseier.) Anschließend erhielt der Junge Fuadin. Hierbei traten subfebrile Temperaturen auf, die auch nach Absetzen des Mittels noch eine Woche lang anhielten und für die kein Anhalt gefunden werden konnte. Wahrscheinlich handelte es sich um Temperaturerhöhung durch Zerfall von körperfremdem Eiweiß. Inzwischen sind auch die Leberegel weggeblieben. Die pastige Beschaffenheit der Haut ist einer normaleren Konsistenz gewichen, Leber und Milz sind in normalen Grenzen. Allerdings klagt der Junge gelegentlich über Leibschmerzen, die aber möglicherweise auf Diätfehler zurückzuführen sind. Gute Erholung.

Epikrise: Es handelt sich um eine schwere Form von Leber- und Darmdistomiasis; Besserung durch die geschilderte Behandlung. Die Prognose des Leberschadens ist jedoch weiterhin nicht unbedingt günstig.

In Übereinstimmung mit Angaben der Literatur wurde inzwischen die Emetin-Sulfonamid-Behandlung einmal wiederholt; wegen der bisher nicht genügend beeinflußten Paragonimiasis ist eine weitere Wiederholung vorgesehen, anschließend Entlassung.

Auffälligerweise war eine Anämie nie vorhanden.

Tabellen zu Fall 1

Datum	4. Takata (Mancke-Sommer)	Gros	Weltmann	Bil. i. S.
18. 2. 1954	40 mg %	1,42 ccm HL.	—	0,7 mg %
20. 5. 1954	30 mg %	0,93 ccm HL.	—	—
6. 8. 1954	60 mg %	0,33 ccm HL.	R 9 (verl.)	—
11. 11. 1954	60 mg %	—	R $7^1/_2$	—

20. 5. 54. Diastase in Serum und Harn: normale Werte.

Blutbilder

Monat	Erythr.	Hgbl.	Leukoz.	Eosinoph.
November 1953 . .	4'2 M.	78 %	10 800	25 % = 2 700
Dezember 1953 . .	4'34 M.	81 %	9 400	21 % = 1 128
Januar 1954 . . .	4'26 M.	79 %	13 800	23 % = 2 944
13. Februar 1954 .	—	—	9 000	20 % = 1 800
18. Februar 1954 .	4'07 M.	77 %	8 700	28 % = 2 436
März 1954	4'19 M.	82 %	19 000	26 % = 4 940
April 1954	—	—	—	—
Mai 1954	4'07 M.	71 %	6 800	12 % = 816
Juni 1954	4'26 M.	73 %	9 800	44 % = 4 332
Juli 1954	4'25 M.	76 %	12 600	46 % = 5 776
August 1954 . . .	—	—	9 100	14 % = 1 274
September 1954 . .	4'18 M.	80 %	9 400	13 % = 1 322
Oktober 1954 . . .	4'52 M.	86 %	8 600	21 % = 1 806
November 1954 . .	4'62 M.	80 %	9 200	10 % = 920

Fall 2. (Krankenblatt Nr. 768/53–17), geb. 12. 9. 1940. Abgesehen vom Lungenbefund (Paragonimiasis) klinisch keine Krankheitserscheinungen. Durchfälle wurden nicht berichtet, Leber in normalen Grenzen, Milz nicht vergrößert. Bei laufenden Stuhluntersuchungen fanden sich am 28. 4. und 10. 5. 1954 (außer zahlreichen Paragonimuseiern) vereinzelte Eier von Fasciolopsis buski sowie Dicrocoelium lanceatum, später gelegentlich Nanophyetus shikhobalowi. Die Untersuchung des Duodenalsaftes ergab wiederum einzelne Eier von Dicrocoelium. Nach einer 10tägigen Behandlung mit Emetin + Supronal + Prontosil sol. waren weder Eier von Dicrocoelium noch von Fasciolopsis oder Nanophyetus festzustellen. September 1954 wurde eine Kur mit Emetin + Supronal + Fuadin durchgeführt. Leberegel- und Darmegeleier traten nicht wieder auf. Entlassung 1 Monat später.

Epikrise: Es handelt sich um eine Leberdistomiasis durch Dicrocoelium sowie eine Darmdistomiasis, die beide klinisch latent verliefen. Sanierung durch die beschriebene Behandlung. Für Pankreasbefall kein Anhalt. Diastase im Harn 16 E., im Serum 32 E.

Tabelle zu Fall 2

Datum	Takata (Mancke-Sommer)	Gros	Weltmann
13. 5. 1954	40 mg %	1′05 ccm HL.	—
8. 7. 1954	60 mg %	—	—
3. 8. 1954	50 mg %	0′4 ccm HL.	R 8
8. 10. 1954	70 mg %	2′35 ccm HL.	R 9
1. 10. 1954	Galaktosebelastung: normale Ausscheidung		

Fall 3. (Krankenblatt Nr. 767/53–6), geb. 4. 10. 1941. Junge in sehr schlechtem AZ. Hauptdiagnose: Lungendistomatose + kleinkavernöse Lungentuberkulose, Bac. Koch +, GT 1:1000 +. Interkurrent Malaria-tertiana-Rezidiv, behandelt mit Atebrin + Plasmochin. Bei laufenden Stuhlkontrollen wurden einige Male Eier von Dicrocoelium lanceatum und Clonorchis sinensis (auffällig klein, 22–31 μ) gefunden. Clonorchis konnte im Duodenalsaft bestätigt werden, der Nachweis von Dicrocoelium gelang hier nicht.

Therapie: 26. 6.–8. 8. 1954 Emetin + Supronal + Prontosil sol. In der Folge konnten zunächst weiterhin gelegentlich beide Sorten von Leberegeleiern gefunden werden, jedoch blieben sie nach ¼ Jahr aus. Wiederholung der Emetinkur nach Beendigung der derzeitigen tuberkulostatischen Behandlung vorgesehen.

Epikrise: Leberdistomiasis, Erfolg der Therapie wegen Kürze der Beobachtungszeit noch nicht zu beurteilen. Besserung des Allgemeinzustandes infolge Heilungstendenz der tuberkulösen Affektion.

Tabelle zu Fall 3

Datum	Takata (Mancke-Sommer)	Gros	Weltmann	Bil. i. S.
9. 6. 1954	40 mg %	0′79 ccm HL.	—	0,7 mg %
3. 8. 1954	40 mg %	0′45 ccm HL.	R 9	—
8. 10. 1954	50 mg %	1′65 ccm HL.	R 9	—
19. 11. 1954	40 mg %	—	R 9	—
27. 9. 1954	Galaktosebelastung (40 g), Ausscheidung normal (1,44 g)			

Fall 4. (Krankenblatt Nr. 776/53–4), geb. 16. 1. 1939. Wegen dauernd hoher Eosinophilie und beschleunigter Senkung häufig wiederholte Stuhl-, mehrmalige Duodenalsaftuntersuchungen. Schließlich wurden sowohl im Stuhl als auch im Duodenalsaft Eier von Clonorchis sinensis und Dicrocoelium lanceatum gefunden. Im Stuhl außerdem zahlreiche Trichureneier. Leber, Milz, palpatorisch o. B.

Therapie: Emetin + Sulfonamide. (10. 8. 1954).

Tabellen zu Fall 4

Datum	Takata	Gros	Weltmann
11. 5. 1954 . . .	80 mg%	1'28 ccm HL.	—
10. 8. 1954 . . .	70 mg%	2'22 ccm HL.	R 8 (verl.)
21. 5. 1954 . . .	Diastase in Blut und Harn normal		

Blutbilder

Monat	Erythr.	Hgb.	Leukoz.	Eosinoph.
April 1954	4'29 M.	81%	9200	16% = 1472
Juni 1954	4'89 M.	97%	7200	19% = 1368
Juli 1954	5'01 M.	100%	5400	21% = 1134
August 1954 . . .	—	—	6400	10% = 640
September 1954 . .	5'06 M.	98%	6000	10% = 600

Fall 5. (Krankenblatt Nr. 799/53—8), geb. 7. 7. 1941. Der Junge stand hier wegen Hilustuberkulose bds. mit Atelektase in linken Oberfeld in stationärer Behandlung. Bei laufenden Stuhluntersuchungen wurden zweimal (28. 5. und 10. 8. 1954) Eier von Dicrocoelium lanceatum gefunden, während die Untersuchung des Duodenalsaftes kein Ergebnis zeitigte. Da sonst keinerlei krankhafte Erscheinungen vorlagen, eine schwere Infektion somit nicht anzunehmen ist, wurde auf eine Therapie verzichtet. Nebenbefund: Trichureneier. Malaria tertiana, (Rezidiv) mit Atebrin + Plasmochin behandelt.

Leukozyten und Eosinophile bei mehrmonatiger Beobachtung im Bereiche der Norm. 6. 8.1954: Takata über 100 mg%, Weltmann R 8.

Fall 6. (Krankenbericht Nr. 774/53—14), geb. 12. 8. 1940. Auffällig war bei dem Jungen stets eine Beschleunigung der Blutsenkung sowie eine hohe Eosinophilie. Mehrmals wurden urtikarielle Exantheme beobachtet, die ausgesprochen hartnäckig waren. Zwischendurch auch Fieberzacken, für die kein Grund gefunden werden konnte. Die Stuhluntersuchungen ergaben neben Eiern von Trichuris solche von 60 bis 80 μ Länge ohne Deckel, deren Zugehörigkeit zunächst unklar blieb. Vom Hygienischen Institut der Universität Rostock wurden sie als Schistosoma japonicum identifiziert. Sonstige Krankheitserscheinungen bestanden nicht.

24. 7. 1954: Einleitung einer kombinierten Kur mit Fuadin + Emetin + Supronal. Nach Abschluß derselben wurden weiterhin vereinzelte Schistosomeneier gefunden.

17. 9. 1954. Rectoskopie (Dr. Lankenfeld): Rectalschleimhaut marmoriert hyperämisch und anämisch mit reiskorngroßen Plaques von dunkelroter Farbe. Verschiedentlich angedeutete wulstige Hypertrophie. Entfernung eines Schleimhautpolypen für histologische Untersuchung.

Histol. Befund: Dickdarmpolyp, hochgradige Entzündung in der gesamten Subkutis, es fallen die massenhaften Eosinophilen auf. Parasiten oder ihre Eier konnten nicht nachgewiesen werden[1] (gekürzt).

4. 11. 1954. Wiederholung der Fuadinkur.

Epikrise: Es handelt sich um eine latente, symptomarme Form von Schistosomiasis japonica mit urtikariellen Exanthemen und Leberschaden. Die bisherige Behandlung zeitigte zunächst nicht den gewünschten Erfolg, nur ist die Beobachtungszeit noch zu kurz. Nach Angaben der Literatur zu schließen ist weder mit Fuadin noch mit Emetin eine völlige Heilung zu erzielen, jedoch versprechen mehrfach wiederholte Kuren Besserung, vielleicht Verhütung schwerer Spätschäden.

Tabelle zu Fall 6

Blutbilder

Datum	Hgb.	Erythr.	Leukoz.	Eosinoph.
3. 2. 1954	73 %	4'46 M.	8200	19 % = 1558
20. 5. 1954	85 %	4'79 M.	9900	30 % = 2970
21. 7. 1954	92 %	4'64 M.	8600	35 % = 3010
2. 8. 1954	—	—	7800	45 % = 3510
3. 11. 1954	93 %	4'76 M.	7500	22 % = 1650
6. 8. 1954	Takata 80 mg %	Gros	0'52 ccm HL.	Weltmann R 10
19. 11. 1954	Takata 60 mg %	—	—	Weltmann R 8
16. 9. 1954	Galaktosebelastung: Normale Harnwerte			

Fall 7. (Krankenblatt Nr. 771/53–3), geb. 8. 7. 1940. Ausgesprochen schwergeschädigtes Kind. Geringe spastische Hemiparese links, von seiten des Neurologen wird an die Möglichkeit einer Littleschen Erkrankung gedacht.[2] Auffällig ist eine enorme Müdigkeit, die das sonst geistig rege Kind belastet. Eingewiesen als Tuberkulose, hier Paragonimuseier in Stuhl und Sputum nachgewiesen, für aktive Tuberkulose kein Anhalt. Bei wiederholten Stuhluntersuchungen wurden Bilharzieneier (Schistosoma japonicum) entdeckt. Leber zeitweilig 2 QF vergrößert, Milz 1 QF unterhalb des Rippenbogens. Einleitung einer Emetin-Supronal-Kur. (Prontosil sol. wird wegen Magerkeit des Pat. vorzeitig abgesetzt.) 3 Wochen nach Abschluß der Behandlung gerät das Kind in einen lebensgefährlichen Zustand durch eine subakute Malaria mit begleitendem unstillbarem Erbrechen. (Dieses wahrscheinlich begünstigt durch Diätfehler.)

Therapie: Zunächst Calcium- Chinin i. m., später Atebrin-Musonat i. m., Plasmochin i. m. Der Zustand bessert sich bei strenger Nahrungskarenz; Luminal per inj., Homoseran, Cortiron bringen weitere Fortschritte, als ein neuerlicher grober Diätfehler, begangen mit Hilfe von Kameraden, einen bedauerlichen, nicht weniger gefährlichen Rückfall verursacht. Von neuem wird eine sorgfältige Ernährungs-

[1] Herrn Dr. med. Sponholz, Pathol. Institut Brandenburg-Görden, sei für die Durchführung der Untersuchung gedankt.

[2] Frau Dr. med. Feierabend, Fachärztin für Nervenkrankheiten, Hauptpoliklinik Pawlow, Potsdam danken wir für die Überlassung des Befundberichtes.

therapie eingeleitet, die diesmal Erfolg hat. 6. 10. 1954 Wiederholung der Emetin-Supronal-Kur, obwohl Schistosomeneier bisher nicht wieder gefunden wurden. Die Prognose bleibt jedoch fraglich. Es liegt bereits eine deutliche Milzvergrößerung vor, außerdem besteht ein beträchtlicher Leberschaden (Mancke-Sommer 30 mg%).

Tabelle zu Fall 7

Blutbilder

Datum	Hgb.	Erythr.	Leukoz.	Eosinoph.
14. 5. 1954 . . .	90%	4'86 M.	20600	59% = 12154
10. 6. 1954 . . .	90%	4'44 M.	14100	28% = 3920
5. 7. 1954 . . .	87%	4'39 M.	14100	42% = 5922
20. 7. 1954 . . .	—	—	10800	2% = 216 (Malaria)
4. 8. 1954 . . .	—	—	6200	21% = 1302
28. 9. 1954 . . .	86%	4'44 M.	12800	24% = 3072
3. 11. 1954 . . .	80%	4'28 M.	8200	20% = 1640

Fall 8. (Krankenblatt Nr. 781/53–29), geb. 5. 5. 1940. Mädchen, hier wegen Paragonimiasis in Behandlung. Bei laufenden Stuhluntersuchungen wurden einige Male Eier von Schistosoma japonicum gefunden, ohne daß irgendwelche Krankheitserscheinungen darauf hinwiesen.

Therapie: Emetin-Sulfonamid-Kur, anschließend Fuadin. In der letzten Zeit wurden Bilharzieneier nicht wieder gefunden. Entlassung, weitere Kontrollen sollen auswärts durchgeführt werden.

Takata 80 mg%, Gros 1'78 ccm HL.

Leukozyten meist im Bereiche der Norm, Eosinophile normal oder nur mäßig vermehrt bei mehrmonatiger Beobachtung.

Zusammenfassung: Vorstehend wurde über eine Reihe von Leber- und Darmegelpatienten berichtet, außerdem wurden 3 Patienten mit Nachweis von Schistosoma japonicum in die Mitteilung aufgenommen.

Ganz allgemein kann man sagen, daß die Therapie der Trematodenerkrankungen des Menschen noch nicht sehr zuverlässig ist. Zwar wird über gute Erfolge bei Schistosoma mansoni und Schistosoma haematobium mit Emetin, Fuadin bzw. Tartarus stibiatus, neuerdings mit Miracil D, das uns leider noch nicht zur Verfügung steht, berichtet, jedoch lauten die Nachrichten für Schistosoma japonicum weit weniger zuversichtlich. Die Leberegel werden durch Emetin-Sulfonamid-Kuren meist recht gut beeinflußt, besonders bei Wiederholung, aber auch hier soll es Versager geben. Auch Antimonpräparate (Fuadin) sind wirksam. Therapeutischen Zugriffen wesentlich leichter zugänglich sind die Darmegel, und in der Tat gelang es uns, einige Fälle (Patienten mit Heterophyidenbefall wurden, wie schon erwähnt, in der Zusammenstellung nicht aufgeführt) teils durch Emetin + Suoronal, teils durch Darmdesinfizientien zu sanieren.[1] (Hingegen erwiesen sich Trichuren und Strongyloides sterco-

[1] Fieberhafte Infekte und Malaria scheinen die Parasiten nicht zu beeinträchtigen.

ralis als therapieresistent.) Die Prognose dürfte im allgemeinen gut sein, nur in zwei Fällen (Fall 1 und 7) ist sie mit Vorsicht zu stellen.

Den technischen Assistentinnen unseres Labors danke ich für die freundliche und hilfsbereite Unterstützung bei den zahlreichen Untersuchungen.

Literatur

A. Originalien:

1. Borchert, Lehrbuch der Parasitologie für Tierärzte. Leipzig 1954.
2. Brumpt, Précis de Parasitologie. Paris 1936.
3. Hallmann, Klinische Chemie und Mikroskopie. Leipzig 1952.
4. Korschelt und Heider, Vergleichende Entwicklungsgeschichte der Tiere. Jena 1936.
5. R. Müller, Medizinische Mikrobiologie, Parasiten, Bakterien, Immunität. München und Berlin 1950.
6. Nauck, Tropenmedizin und Parasitologie. Wiesbaden 1949.
7. Oelkers, Pharmakologische Grundlagen der Behandlung von Wurmkrankheiten. Leipzig 1950.
8. Remane, Vermes, in v. Bertalanffy, Handbuch der Biologie, Bd. VI. Potsdam 1942.
9. Rose in Flügges Grundriß der Hygiene. Berlin 1940.
10. Ruge, Mühlens, zur Verth: Krankheiten und Hygiene der warmen Länder. 5. Auflage. Leipzig 1942.
11. v. Schilling in Mense, Handbuch der Tropenkrankheiten, Bd. I. Leipzig 1924.
12. Stricker, Schüffner, Swellengrebel in Mense, Handbuch der Tropenkrankheiten, Bd. VI.

B. Referate:

13. M. Abdel Azim, A. Halawani, J. M. Watson, The treatment of Bilharziasis with Miracil D. Lancet 1948, I. 712—713.
14. F. Gordon Cowston, South African Schistosomiasis in the light of modern knowledge. Acta med. scand. 135, 216—219. 1949.
15. Claude Heman Barlow, H. E. Meleney, A voluntary infection with Schistosoma haematobium. Amer. J. Trop. Med. 29, 79—87. 1949.
16. Robert c. Bassett, K. Lowenberg, Cerebral Schistosomiasis. J. of Neuropath. 8, 220—225, 1949.
17. M. Erfan, Hepatic Bilharziasis, J. Trop. Med. 50, 104, 1947.
18. H. Erfan, A. A. Deeb, The radiological Features of chronic pulmonary Schistosomiasis. Brit. J. Radiol. 22, 638—642. 1949.
19. M. Erfan, H. Erfan, Am. Mousa, A. A. Deeb, Chronic pulmonary Schistosomiasis: A clinical and radiological Study. Trans. roy. Soc. Trop. Med. Lond. 42, 477—485. 1949.
20. M. Gelfand, The diagnosis and prognosis of Schistosomiasis. Am. J. Trop. Med. 29, 945 to 958. 1949.
21. L. W. Hamrick, E. A. Cleve, R. P. Carlon, Chronic Schistosomiasis japonica: Diagnosis by rectal biopsy with description of sigmoidoscopic abnormalitis. Am. J. Med. Sci. 220, 393—399. 1950.
22. G. W. Hunter, H. J. Bennett, J. W. Ingalls, E. Greene, The molluscan intermediate host and Schistosomiasis japonica. III. Experimental infection of Oncomelania quadrasi, the molluscan intermediate host of Schistosoma japonicum.
23. M. Radwan Kenawy, The syndrome of cardiopulmonary Schistosomiasis. Cor pulmonale.) Amer. Heart J. 39, 678—696. 1950.
24. Walter Kikuth, Rudolf Gönnert, Experimentelle Untersuchungen und Erfahrungen mit dem neuen Schistosomenheilmittel Miracil. Z. Tropenmedizin und Parasitol. 1. 234 bis 258. 1949.

25. D. A. Levina, Die Leberegelkrankheit. Klin. Med. 28, H. 8, 57–61. 1950 (russisch).
26. St. W. Lippincott, F. K. Paddok, M. C. Rhees, W. B. Hesselbrock, L. D. Ellerbrook, Tests of Liver function in schistosomiasis japonica. Arch. int. Med. 79, 62—76. 1947.
27. A propos du Diagnostic de la Bilharziose pulmonaire. Ann. de Parasitol. 27, 387—393. 1952.
28. H. Most, Ch. A. Kane, P. H. Lavietes, E. F. Schroeder, A. Brehm, L. Blum, B. Katzin, J. M. Heyman Schistosomiasis japonica in Americ. military personal. Clinical studies of 600 cases during the first year after infektion. Am. J. Trop. Med. 30, 239—299. 1950.
29. S. S. Leavitt, O. H. Beck, Schistosomiasis japonica, a report of discovery in apparently healty individuals. Am. J. Trop. Med. 27, 347—356. 1947.
30. J. Rodriques da Silva, Olimpio da Fonseca Filho, Esquistossomose (Schistosomiasis). Rev. med.-cr. Brasil. 57, 69—83. 1949.
31. S. Trubowitz, M. H. Redish, The rectal mucosal punch biopsy in the Diagnosis of Schistosomiasis mansoni. Gastroenterology, 14, 391—394. 1950.
32. Ch. W. Watson, F. Murphey, S. C. Little, Schistosomiasis of the brain due to schistosoma japonicum. Arch. Neurol. 57, 199—210. 1947.

PROF. DR. O. JIROVEC
Protozoologisches Laboratorium der Tschechoslowakischen Akademie der Wissenschaften
und Parasitologisches Institut der Karls-Universität in Praha

Zur einheitlichen Auffassung der Epidemiologie und Pathogenese der Toxoplasmose

Die Forschungen der letzten Jahre zeigen, daß die Toxoplasmose bei Menschen und Tieren eine weit verbreitete Infektion ist. Trotz aller neuen Kenntnisse scheint aber eine einheitliche Auffassung der Epidemiologie und Pathogenese der Toxoplasmose noch zu fehlen. Auf Grund der Literaturangaben und eigener Erfahrungen will ich versuchen, diese Lücke auszufüllen.

1. Reservoire der Toxoplasmose in der Natur

Die Toxoplasmose gehört zu den Zoonosen, d. h. Infektionen, die vom Tier auf den Menschen übertragbar sind. Ihre Wirte sind nicht nur zwischen den Haustieren (an erster Stelle Hund und Kaninchen, an zweiter Stelle Huhn, Taube, vielleicht auch die großen Haustiere), sondern auch zwischen Wildtieren zu suchen (Hasen, Eichhörnchen, Rebhühner und andere). Sie gehört damit zu den sog. „Naturherdinfektionen" im Sinne Pawlowskij's. Die Übertragung geschieht durch Toxoplasmen, die im Speichel, Nasensekret, Stuhl, Urin und vielleicht auch in der Milch der meistens latent oder auch manifest infizierten Tiere enthalten sind. Bei der großen Verbreitung solcher latenter Infektion bei verschiedenen Tieren ist es nicht verwunderlich, daß der Mensch im Laufe seines Lebens doch hie und da die Toxoplasmen in seinen Körper aufnimmt. Die Infektion dürfte meistens durch Inhalation oder peroral geschehen (Schmutzinfektionen im Sinne Westphals). Die blutsaugenden Arthropoden spielen offenbar eine nur untergeordnete Rolle.

2. Verlauf der Toxoplasma-Infektionen

Der Verlauf der Toxoplasma-Infektionen hängt unserer Meinung nach von der Menge der eingedrungenen Parasiten ab. Levaditi zeigte schon vor Jahren, daß Kaninchen, die mit ganz geringen Toxoplasmamengen infiziert wurden, nur latent erkrankten, während es nach großen Toxoplasmamengen zu akuten meist tödlichen Infektionen kam. Wir können annehmen, daß dies auch beim Menschen der Fall ist. Subinfektionsdosen mit ganz kleinen Parasitenmengen haben eine latente oder pseudolatente Infektion zur Folge; wenn aber große Parasitenmengen auf einmal in den menschlichen Körper hineingelangen – was natürlich nur selten geschieht, z. B. bei Laboratoriumsinfektionen –, kommt es zu akuten oder subakuten Infektionen, welche entweder in ziemlich kurzer Zeit mit dem Tode des infizierten Menschen enden oder in chronische bis pseudolatente Formen der Toxoplasmose übergehen können (siehe auch Paul 1954). In beiden Fällen handelt es sich um eine postnatale Infektion. Sicherlich spielen hier noch andere Faktoren ihre Rolle.

3. Latente postnatale Toxoplasma-Infektion

Die eingedrungenen kleinen Mengen von Toxoplasmen bilden in verschiedenen Organen, besonders aber im Gehirn Pseudozysten und scheiden kontinuierlich in deren Umgebung kleine Mengen von Toxinen aus. Diese Toxotoxine wurden neuerdings von Weinman und Klatchko (1950) für Mäuse nachgewiesen und ihre Existenz scheint uns für die Pathogenese der Toxoplasmose von grundlegender Bedeutung zu sein. Wir können gewiß annehmen, daß kontinuierliche Ausscheidung solcher Toxotoxine die umgebenden Gewebe schädigen kann und – falls die Pseudozysten im Zentralnervensystem liegen – durch primäre Schädigung der Nervenzellen sekundär recht verschiedene Schädigungen auch in weit entfernten Organen bewirken kann. Falls es zu irreversiblen Organschädigungen gekommen ist, können dieselben auch nach Absterben der Toxoplasmen im menschlichen Körper verbleiben, selbst wenn die Allergisation und Antikörperbildung bereits abgeklungen ist.

Die Anwesenheit von Toxoplasmen führt zur Bildung von Antikörpern, die sich durch positive Komplementbindungsreaktion, positiven Neutralisationstest nach Sabin-Ruchman und positiven Dye-Test nach Sabin-Feldman äußern. Ferner kommt es zur Allergisation des Menschen, die durch positiven Hauttest nach Frenkel nachzuweisen ist.

Die Anzahl der latenten Toxoplasma-Infektionen dürfte in West- und in Mitteleuropa etwa bei 10–20% der normalen Population liegen (Piekarski in Bonn 10–15%, am Lande bis 20%, Bader in Heidelberg 10–15%, Kozar in Gdansk 25%, Thälhammer in Wien 20% usw.). Unsere Untersuchungen zeigen positiven Hauttest bei durchschnittlich 17% (im ganzen 1626 Personen), wobei Kinder bis zu 5 Jahren nur in 2,5%, ältere bis zu 10 Jahren in 8,5%, Erwachsene zwischen 21–30 Jahren in 17%, ältere (31–50 Jahren) in 23,5%, und über 51 Jahren in 31% reagieren. Wir zählten hier nur stark positive Reaktionen, mit Erythem von 15–35 mm nach 48 Stunden und Induration. Vorläufig bleibt noch unentschieden, ob alle diese positiv Reagierenden noch lebende Toxoplasmen enthalten, oder ob es sich bereits um sterile residuale Immunität handelt. Daß mit steigendem Alter der untersuchten Personen auch mehr positive Hautreaktionen erscheinen, können wir uns durch häufigere Möglichkeit der Infektion erklären. Welches die pathogenetische Auswirkung solcher latenter Infektionen ist, ist noch nicht übersichtlich, jedenfalls müssen wir bei graviden Frauen die Möglichkeit eines Überganges der Toxoplasmen bei eventueller Ruptur der Pseudozysten in den Blutkreislauf und ihren Übertritt in die Frucht annehmen, wenn es auch nur ausnahmsweise geschehen mag. Für die Mutter selbst ist eine solche kurzdauernde Parasitämie nicht schädlich, da die kreisenden Toxoplasmen bald durch die Abwehrkräfte des immunisierten Mutterorganismus beseitigt werden, doch falls die Toxoplasmen bis in die Plazenta hineingelangen, können sie die Barriere offenbar aktiv überschreiten und sich dann in der Frucht entwickeln, da diese über keine genügende Abwehrmechanismen verfügt. Dadurch entstehen die sog. kongenitalen Toxoplasmosen. Vielleicht spielt hier auch die Infektion der Mutter erst während der Schwangerschaft ihre Rolle. Auf diese Weise behalten auch die latenten Infektionen ihre Gefährlichkeit für die werdende Mutter.

Wir finden eine sehr reichliche Literatur über Beziehungen zwischen Toxoplasmen-Infektion und verschiedenen Krankheiten, die von verschiedenen Autoren als Folgen einer latenten oder pseudolatenten Toxoplasmen-Infektion angesehen werden. Es kommen hauptsächlich einige Geisteskrankheiten, ferner Augen- und Gefäßkrankheiten sowie verschiedene Embryopathien in Frage. Ich will keineswegs die bekannten Tatsachen hier aufführen, sondern nur unsere Erfahrungen mit dem intradermalen Test kurz erwähnen. Unser Mitarbeiter Dr. Vojtěchovský fand bei Schizo- und bei Oligophrenien (im ganzen 800 Kranke) stark positiven Hauttest bei etwa 40%, also mindestens die doppelte Prozentzahl als bei der normalen Population. Noch höhere Zahlen erhielt ich bei Endangiitis obliterans (49) und Arteriosklerose (61) – im Durchschnitt 60% positive Reaktionen. Ich möchte hier noch die positive Toxoplasmazüchtung aus dem herausoperierten Blutgefäß bei einem Endangiitis-Kranken durch Wildführ erinnern. Siehe auch die positiven Seroversuche von Westphal an mit Gefäßbrei inokulierten Hamstern. Die höchsten positiven Prozentziffern sah ich bei Müttern von mongoloiden Kindern (48 Mütter untersucht) 50% stark und 27% schwach positiv – 77%, während in unserer normalen Population in den betreffenden Jahresgruppen nur 26% von stark und 10–18% von schwach reagierenden gefunden wurden. Es bleibt weiteren Forschungen vorbehalten, hier Klarheit zu bringen. Durch Einwirkung auch kleinster Mengen von Toxinen könnten wir vielleicht manche, bis jetzt ätiologisch ganz unklare, Krankheitszustände erklären. Die Allergometrie nach Thälhammer muß noch weiter ausgearbeitet werden, um aktive Toxoplasma-Prozesse von stillstehenden oder bereits abgeklungenen unterscheiden zu können. Das vorhandene statistische Material zeigt sich immer noch zu klein, um mit Sicherheit die klinischen Konsequenzen ziehen zu können. Ich brauche jedenfalls nicht zu betonen, daß eine positive Toxoplasmen-Infektion noch keineswegs die als Toxoplasmose bekannten Krankheitserscheinungen zur Folge haben muß.

4. Manifeste postnatale Toxoplasmen-Infektion

Sie entsteht durch Infektion des Menschen durch größere Toxoplasma-Mengen, worüber Einzelheiten noch nicht bekannt sind. Die Zahl der bis jetzt bekannten Erkrankungen an Toxoplasmose bei Juvenilen und Erwachsenen ist nur gering, einige davon sind Laboratoriums-Infektionen beim Personal, das mit Toxoplasmen arbeitete. Die meisten Fälle verliefen tödlich. Der Verlauf kann akut, subakut oder chronisch sein. In den beiden ersten Fällen entsteht meistens eine generalisierte

Toxoplasmose mit bunter, klinischer Symptomatologie. Bei subakuter Toxoplasmose werden die Toxoplasmen durch die im Blute auftretenden Antikörper hinter die hämotoencephalitische Barriere vertrieben, und es kommt dann zu den Symptomen von Seiten des Zentralnervensystems. Chronische oder pseudolatente Toxoplasmose kann entweder nach Abklingen der subakuten (seltener akuten) Phase oder auch direkt aus der Primärinfektion durch Toxoplasmen entstehen.

Eine gewisse Rolle spielt auch die reaktivierte Toxoplasmose nach Franke.

In Anbetracht der starken Durchseuchung der Bevölkerung (10–20%) gehört nicht nur die postnatale, sondern auch die kongenitale Toxoplasmose zu den seltenen Erkrankungen. Wir erklären uns dies durch das seltene, gleichzeitige Auftreten aller dazu nötigen Faktoren (Infektion oder Dissemination der Toxoplasmen aus latenten Pseudozysten während der Schwangerschaft, Entgehen der Toxoplasmen der neutralisierenden Wirkung der Immunstoffe im mütterlichen Blute, diaplacentaler Durchgang der wenigen übrig gebliebenen Toxoplasmen in die Frucht bei der kongenitalen Toxoplasmose – Inokolulation größerer Toxoplasma-Mengen in einen noch nicht immunen Menschen bei postnataler Toxoplasmose. Dazu kommt noch die offenbar auch ziemlich verschiedene Individualdisposition u. a. Faktoren).

Zusammenfassung

1. Ob eine latente oder eine manifeste Toxoplasmen-Infektion entsteht, hängt von der Anzahl der eingedrungenen Toxoplasmen ab.

2. Die Lagerung der Toxoplasma-Pseudocysten entscheidet bei der latenten oder pseudolatenten Toxoplasmose über die klinischen Symptome.

3. Eine maßgebende Rolle bei der Pathogenese spielen die Toxotoxine, die selbst bei latenten Infektionen fortlaufend von den Pseudocysten in kleinster Menge in deren Umgebung ausgeschieden werden und das umliegende Gewebe beeinflussen. Manche Symptome bilden sich indirekt durch Beeinflussung bestimmer Bezirke des Zentralnervenappartes aus.

4. In der ČSR geben etwa 17% der Population stark positive Hautreaktionen.

Bei Schizophrenie und Oligophrenie steigt die Zahl der positiven Reaktionen auf 30–40%, bei Endangiitis obliterans und Arteriosklerose bis auf 60% und bei Müttern mongoloider Kinder bis auf 77% (50% starke Reaktionen und bei 27% schwache positive Reaktion).

Zum Lösen des Toxoplasmose-Problems ist eine komplexe Zusammenarbeit von Parasitologen und Immunologen mit Pädiatern, Gynäkologen, Psychiatern, Internisten, Ophtalmologen u. a. Spezialisten nötig.

Positive Hautteste bei normaler Population in ČSR

Alter in Jahren	Gesamtzahl der Testierten	Stark positiv	Schwach positiv	Stark und schwach positiv
0— 5	160	4 = 2,5%	17 = 10%	21 = 12,5%
6—10	47	4 = 8,5%	3 = 6,5%	7 = 15%
11—15	60	14 = 23%	2 = 3,3%	16 = 26,3%
16—20	183	17 = 9,3%	17 = 9,3%	34 = 18,6%
21—30	652	112 = 17%	95 = 15%	207 = 32%
31—40	262	58 = 22%	49 = 18,6%	107 = 40,6%
41—50	134	35 = 26%	12 = 8,9%	47 = 34,9%
51—60	74	24 = 32,4%	10 = 13,5%	34 = 45,5%
über 61	54	16 = 30%	5 = 9,2%	21 = 39,2%
Zusammen	1626	284 = 17,4%	210 = 12,9%	494 = 30,3%

Alter	Endangiitis obliterans (Bürger)				Arteriosclerosis			
	Ges.-Zahl	Stark positiv	Schwach positiv	+++ ++	Ges.-Zahl	Stark positiv	Schwach positiv	+++ ++
20—40	21	9 = 46%	7 = 33%	16 = 79%	—	—	—	—
41—50	24	7 = 29%	6 = 25%	13 = 54%	14	5 = 35%	5 = 35%	10 = 70%
51—60	2	1	—	1	37	12 = 32%	8 = 22%	20 = 54%
über 60	1	1	—	1	10	3 = 30%	3 = 30%	6 = 60%
Zusammen	49	17 = 35%	13 = 26%	30 = 60%	61	20 = 33%	16 = 26%	36 = 60%

Mongolismus — Mütter der mongoloiden Kinder — Laboratoriumspersonal

Alter	Ges.-Zahl	Stark positiv	Schwach positiv		Ges.-Zahl	Stark positiv	Schwach positiv	
20—30	3	1	—	1	64	9 = 14%	4 = 6%	13 = 20%
31—40	14	3 = 21%	4 = 28%	7 = 50%	31	8 = 25%	6 = 20%	14 = 45%
41—50	24	14 = 58%	6 = 25%	20 = 83%	28	9 = 32%	3 = 10%	12 = 42%
51—60	1	1	—	1	20	5 = 25%	1 = 5%	6 = 30%
						Alter bis zu 20 Jahren		
?	6	4	3	4	15	2 = 13,3%	2 = 13,3%	4 = 27%
Zusammen	48	24 = 50%	13 = 27%	37 = 77%	158	33 = 20%	14 = 8,8%	47 = 29%

Hautteste mit Toxoplasmin in verschiedenen Gegenden von ČSR bei Erwachsenen (von 15–76jährigen)

	Gesamtzahl der Testierten	Stark positiv	Schwach positiv	Zusammen positiv
Praha-Gravide Frauen der III. Gebärklinik (18–42 J.)	606	97 = 16%	99 = 16%	196 = 32%
Verschiedene Patienten aus Praha (18–47 J.)	18	2 = 11%	2 = 11%	4 = 22%
KrČ – Normale Erwachsene (18–59 J.)	73	15 = 20%	19 = 26%	34 = 46%
Jánské Lázně Polyomyelitis-Rekonvalescenten (16–60 J.)	145	28 = 19%	20 = 14%	48 = 33%
Trutnov – Normale Erwachsene (18–52 J.)	21	3 = 14%	2 = 9,5%	5 = 23,5%
Maršov (Arbeiter in einer Fabrik – 15–62 J.)	83	19 = 23%	14 = 17%	33 = 40%
Polička (verschiedene Patienten – 17–76 J.)	76	16 = 20%	12 = 16%	28 = 36%
Teplice (verschiedene Patienten – 17–75 J.)	62	18 = 30%	10 = 16%	28 = 46%
Valtice (verschiedene Patienten – 28–76 J.)	87	15 = 17%	8 = 9%	23 = 26%
Turčanský sv. Martin (Normale Erwachsene – 17–52 J.)	50	12 = 24%	6 = 12%	18 = 36%
Velké Kapušany (Zigeuner)	320	□ 5%	□	□
Velke Kapušany (sonstige Bevölkerung)	80	10%	□	□
Zusammen	1221	222 = 18,4%	192 = 15,7%	417 = 34,1%

AKADEMIKER PROF. DR. ST. ANGELOFF
Direktor des Mikrobiologischen Instituts der Bulgarischen Akademie der Wissenschaften in Sofia

Erfahrungen über Coxiellose (Q-Fieber) bei Mensch und Tier in Bulgarien

Wie bekannt, wurde die Coxiellose (Q-Fieber) zuerst im Jahre 1937 von Derrick in Queensland (Nordaustralien) als ätiologische Einheit, influenzaähnliche Fieberkrankheit beschrieben und nach seinem Vorschlag deren Erreger 1939 nach dem Namen dessen Entdeckers Rickettsia Burneti genannt.

Eine dem Q-Fieber ähnliche Erkrankung wurde in Amerika 1938 von Davies und Cox beschrieben und als „Nine mile fever" bezeichnet. Der Erreger dieser Krankheit wurde auf Vorschlag von Cox Rickettsia diasporica und die Krankheit amerikanisches Q-Fieber genannt.

Die Entdeckung des Q-Fiebers in Europa erfolgte 1941–1944. Unter den deutschen Besatzungstruppen wurde 1941 eine epidemische Bronchopneumonie beobachtet, welche von Imhäuser als Balkangrippe beschrieben wurde. Caminopetros in Athen isolierte den Erreger, welchen Dingle als R. Burneti bestimmte und die Balkangrippe als Q-Fieber identifizierte.

Nach einigen Autoren wurde die Infektion im Mittelmeergebiet durch australische Truppen während des letzten Weltkrieges eingeschleppt. Caminopetros nimmt jedoch an, daß die Krankheit in Griechenland autochthonen Charakter besitzt, d. h., daß sie schon vor dem Eintreffen der australischen Truppen vorhanden war – was übrigens auch von Meldolesi für Italien behauptet wird und daß sie in ganz Europa mit Ausnahme von Skandinavien und auch in Australien, Asien, Afrika und Amerika sich unter dem Schleier der Grippe als solche eingeführt hat.

Nach unseren heutigen Kenntnissen bilden die Rickettsien eine besondere Gruppe polymorpher, bakterienähnlicher, unbeweglicher Mikroorganismen, in den verschiedensten Insekten parasitierend. Viele derselben sind nichtpathogen. Künstlich vermehren sich die pathogenen Rickettsien nur bei Anwesenheit lebender oder lebensfähiger Zellen oder in inkubierten Hühnereiern.

Mittels der blutsaugenden Insekten werden die pathogenen Rickettsien auf Menschen übertragen und rufen verschiedene Rickettsiosen in Form von sporadischen, endemischen oder epidemischen Erkrankungen hervor, mit charakteristischen Hautausschlägen und mit eigenartigen Veränderungen der Kapillargefäße in Form von Endovaskuliten und Thrombovaskuliten (Beispiel Flecktyphus).

Die Zirkulation der Rickettsien bei den verschiedenen Erkrankungen beschränkt sich entweder zwischen den blutsaugenden Parasiten und dem Menschen wie beim Flecktyphus, oder in diesen Kreis schließen sich auch andere empfängliche Tiere ein, zum Beispiel Nager, die ihrerseits ein Ansteckungsreservoir in der Natur bilden, wie es der Fall ist bei dem epidemischen Ratten-Flecktyphus und beim japanischen Tzutzigamuschi und ebenso auch bei der Coxiellose.

Bisher besteht noch keine feste Ansicht bezüglich der Lage, die die Rickettsien im allgemeinen System der Mikroorganismen einnehmen. Einige Autoren teilen die Rickettsien in selbständige Gruppen, andere betrachten sie als Bakterien und ordnen sie als eine besondere Familie Rickettsiceae (Ptinkerton 1936) ein.

Von den pathogenen Rickettsien nimmt die R. Burneti einen besonderen Platz ein. Während die Identität der Erreger des australischen, amerikanischen, mittelmeergebietlichen, ebenso des balkanischen und im allgemeinen des europäischen Q-Fiebers fast nicht bestritten wird, so wird ihre Zugehörigkeit zu den Rickettsien fortwährend diskutiert. Auf Grund der Tatsache, daß der Erreger des Q-Fiebers filtrierbar wie die Virus und viel widerstandsfähiger als die Rickettsien im allgemeinen ist, und der Tatsache, daß er nicht die Bildung von Agglutininen in bezug auf Proteus-Bakterien OX_{19}, OX_2 und OX_k bewirkt, wie dies bei den pathogenen Rickettsien der Fall ist, welche die verschiedenen Arten Flecktyphus hervorrufen, wäre es vielleicht zweckmäßiger, ihn zu den filtrierbaren Viren zu zählen. Aus diesen Erwägungen hat Bergey 1948 vorgeschlagen, statt der Bezeichnung des Erregers des australischen und europäischen Q-Fiebers als R. Burneti und des amerikanischen als R. Diaporica, den beiden Erregern den gemeinsamen Namen Coxiella Burneti zu geben, damit in der Gruppe der Rickettsien eine neue Art Coxiella geschaffen wird, die sich von den anderen Rickettsien unterscheiden läßt. Es wäre dann gerechtfertigt, auch für die von diesem Erreger bei Mensch und Tier verursachten Krankheiten den Namen Coxiellosen zu gebrauchen. Dies um so mehr, weil die Coxiellosen durch ihre Symptomatologie und Epidemiologie sich von den Rickettsiosen scharf unterscheiden lassen.

Klinisch und anatomisch gehört die menschliche Coxiellose zu den sogenannten atypischen sulfonamidresistenten Pneumonien.

Charakteristisch für die Coxiellose beim Menschen ist das plötzliche explosive Erkranken von mehreren Leuten auf einmal, ohne daß die Krankheit von Mensch zu Mensch übertragen wird. Festgestellt ist jedoch, daß die Krankheit von Tieren zu Menschen übertragen wird, was bedeutet, daß die Coxiellose eine wahre Zoonose ist.

Die Quellen der Ansteckung und ihre Übertragung unter den Menschen sind noch nicht genügend geklärt.

Wahrscheinlich erfolgt die Ansteckung durch Inhalieren von Staub, welcher tierische Exkremente enthält, außerdem über die Tiere, besonders Ziegen, Schafe und Rinder mit ihrer Milch und ihrem Fleisch.

Durch Coxiella Burneti hervorgerufen, trifft man die Coxiellose auch bei den Rindern, Schafen und Ziegen, selten beim Pferde. Bei den Rindern verläuft die Krankheit ohne sichtbare klinische Erscheinungen. Bei den Schafen und Ziegen ist sie von Caminopetros als eine Bronchopneumonie mit leicht begrenzter Mastitis beschrieben. Nach demselben Autor ist die Milch von Schafen und Ziegen während der ganzen Laktationsperiode ansteckend, und ihre Infektiosität erneuert sich während der folgenden Laktationen.

In der Schweiz, nach der Beschreibung von Kilchsperger und Wiesmann, äußert sich die Coxiellose bei den Ziegen durch Aborte. In demselben Kanton, wo Aborte bei Ziegen beobachtet wurden, wurden auch Fälle von Coxiellose unter der Bevölkerung festgestellt. Die Infektiosität der Ziegenmilch für den Menschen wurde auch von Bieling in Deutschland beobachtet.

Auch in Bulgarien, wovon weiter unten die Rede sein wird, tritt die Coxiellose bei den Schafen mit Aborten auf. Die Infektion ist von diesen auf den Menschen übertragen worden. Bei der Übertragung der Coxiellose unter den Tieren und eventuell auch auf den Menschen spielen die Arthropoden (Zecken) eine große Rolle.

In den infizierten Insekten und ihren Exkrementen haben sich die Rickettsien sehr lange Zeit erhalten. In den Organen der infizierten Tiere bewahren die Rickettsien ihre Lebensfähigkeit bis zu 526 Tagen (Reezko).

Nach Philipp enthält das Gewebe des infizierten Dermacentor Andersoni 500 Milliarden Infektionsdosen für das Meerschweinchen und die Exkremente 500 Millionen solcher Dosen. Die Exkremente infizieren die Meerschweinchen durch die verletzte oder unverletzte Haut sowie durch Mund, Nase und Augenbindehaut.

Als Krankheitsüberträger kommen in Betracht die Gattungen: Ixodes, Hyalomma, Rhipicephalus, Boophilus, Ambliomma, Dermacentor, Haemophysalis und Ornithodorus.

Die Feststellung des Q-Fiebers in Bulgarien fällt mit dem Auftreten dieser Krankheit in Europa während des letzten Weltkrieges zusammen. Sie wurde zum ersten Male von Dennig unter den deutschen Truppen auf dem Balkan als eine atypische sulphonamidresistente Pneumonie beschrieben und von Imhäuser als Balkangrippe bezeichnet. Die Krankheit wurde außer in Bulgarien auch in Rumänien, Sowjetrußland (Krim), Jugoslawien und in der Türkei konstatiert. Imhäuser und Caminopetros gelang es, im Institut Pasteur in Athen, 1943, den Erreger der Krankheit in inkubierten Hühnereiern zu kultivieren. Herzberg hat 1944 festgestellt, daß dieser Erreger zu den Rickettsien gehört, während Dingle experimentell festgestellt hat, daß es sich in diesem Falle um einen Balkanstamm der R. Burneti handelt. 1947 identifizerte Dennig die Balkangrippe mit dem Q-Fieber.

Bis 1949 sprach man in Bulgarien nicht von Q-Fieber. Die ersten 2 Krankheitsfälle wurden dann in der Universitätstherapeutischen Klinik in Plovdiv (Südbulgarien) 1949 festgestellt. Diese zwei Fälle zeigen, daß das unter den deutschen Besatzungstruppen in Bulgarien damals festgestellte Q-Fieber (Balkangrippe) auch weiter im Lande besteht, sei es sporadisch oder endemisch, indem man vorkommende Krankheitsfälle entweder als Virusgrippe betrachtet oder als gemischtes Auftreten beider Krankheiten.

Die festgestellten Fälle geben ebenfalls das Recht, anzunehmen, daß das Q-Fieber in Bulgarien, ebenso wie in Griechenland und Italien und in ganz Europa überhaupt, einen autochthonen Charakter besitzt.

Wie vom wissenschaftlichen so auch vom praktisch-gesundheitlichen Standpunkt war es von Interesse, Untersuchungen vorzunehmen über die Verbreitung des Q-Fiebers und über seine Beziehung als Zoonose zu den von Coxiella Burneti hervorgerufenen Rickettsiosen bei Haustieren. Diese Untersuchungen hat das mikrobiologische Institut der bulgarischen Akademie der Wissenschaften durchgeführt.

Material für unsere Untersuchungen erhielten wir von den Kliniken für Innere Medizin an der medizinischen Akademie in Sofia und Plovdiv. Von beiden Kliniken wurde das Blut oder Serum von verdächtigen Kranken zur Untersuchung gesandt. Bei unserer serologischen Arbeit bedienten wir uns der am meisten benützten Komplementbindungsreaktion. Als bestes Antigen für diesen Zweck betrachtet man das vom italienischen Stamm Henzerling gewonnene.

In der letzten Zeit berichten Herzberg und Urbach über Herstellung von Q-Fieber-Antigen zur Komplementbindung und Agglutination aus Dottersäcken nach dem Ätherverfahren von Graigie, Robins und anderen. Sie haben auch festgestellt, daß die agglutinierenden und komplementbindenden Antikörper gegen Q-Fieber nach Zeit und Menge unabhängig voneinander im Serum auftreten können. Der Nachweis von agglutinierenden Antikörpern gegen Q-Fieber, besonders im Objektträgerverfahren, ist technisch einfach und materialersparend; die Agglutination bleibt jedoch weniger lange positiv als die KBR.

Da das Serum der Kranken im Anfang der zweiten Woche nach der Erkrankung schwach positiv mit Titer 1:20 bis 1:40 ist und am Ende der dritten Woche 1:1000–2000 und mehr erreicht, verlangten wir von den Ärzten Blut oder Serum von den Kranken, entnommen vom 14.–21. Tag nach Erhöhung der Temperatur; die komplementbindenden Körper können jedoch auch noch 1–2 Jahre nach der Erkrankung gefunden werden.

Zur bakteriologischen Untersuchung haben wir Blut von Kranken im Anfang der Krankheit während des Fiebers entnommen und an Meerschweinchen intraperitoneal verimpft. Die Tiere wurden nach Anstieg der Temperatur getötet und mit ihrer Milz weiße Mäuse geimpft. In den Tupfpräparaten von der Milz erkrankter und getöteter Mäuse, gefärbt nach Giemsa, finden sich die Rickettsien reichlich.

Seit Beginn unserer Arbeit von 1950 bis 15. Oktober 1954 haben wir insgesamt 802 Menschenblutproben durch die Komplementbindungsreaktion auf Coxiellose untersucht, von denen 178 positiv mit einem Titer 1:20 bis 1:800 waren. Interessant ist, daß von 112 Blutproben von Grippekranken in der Inneren Klinik der medizinischen Akademie zu Sofia 20 positive KBR auf Coxiellose gaben. Alle positiven Sera sind vorwiegend von Kranken bäuerlicher Abstammung oder Gewerbetreibenden in der Landwirtschaft, nur einer ist Arzt. Derselbe erkrankte an Coxiellose nach Genuß von Milch von 3 Kühen, welche positive KBR auf Coxiellose gaben.

Außer als sporadische Erkrankung tritt die Coxiellose auf dem Lande in endemischer und auch in epidemischer Form auf. So z. B. wurde in einem Dorfe in der Nähe von Plovdiv (Südbulgarien) unter Reisfeldarbeitern und Schäfern serologisch 70 Fälle von Coxiellose festgestellt. Fünf Schafe, Eigentum der Erkrankten, gaben positive KBR.

Prof. Urbach, Direktor des Hygieneinstitus der Universität in Jena, der um diese Zeit zu Besuch in Bulgarien war, hat, wie er mir mitteilte, vom Blute eines dieser Kranken einen Stamm von Coxiella Burneti isoliert.

Auch in einem anderen in der Nähe gelegenem Dorfe, wo in diesem Frühjahr von einer Schafherde 20 Schafe infolge Coxiellose abortierten, erkrankte als erster an derselben der Veterinärtechniker, der wegen Retentio secundinarum bei diesen Schafen die Nachgeburt löste. Später erkrankten dort noch 9 Personen.

Zur Untersuchung der Rickettsiose bei Haustieren, hervorgerufen von der Coxiella Burneti, und ihrer Beziehung zur Coxiellose bei den Menschen haben wir in Ortschaften, wo Fälle von Coxiellose beim Menschen konstatiert wurden, serologische Untersuchungen bei Rindern, Ziegen und Schafen unternommen. Von 1950–1954 ist insgesamt das Blut von 204 Tieren untersucht worden. Positive KBR gaben 10 Kühe und 1 Büffel, 4 Ziegen und 42 Schafe. Es ist auch die Übertragung der Krankheit durch die Milch positivreagierender Tiere festgestellt worden.

Schlußfolgerungen

Unsere bisherigen Untersuchungen zeigten, daß die nach 1941 unter den deutschen Truppen in Bulgarien festgestellte Coxiellose oder Balkangrippe als selbständige ätiologische Einheit zwischen den virusatypischen sulphonamidresistenten Pneumonien weiterhin fortbesteht, sei es in sporadischer, sei es in endemischer und epidemischer Form; auch hat diese Krankheit als Zoonose ihre Quelle unter den Ziegen, Schafen und Kühen und vielleicht auch unter anderen mit Coxiella Burneti infizierten Tieren.

Welche Arthropoden (Ixodiden oder Argasiden) bei uns geeignet sind, Coxiella Burneti von Tier auf Tier und auch auf Menschen zu übertragen, werden unsere künftigen Untersuchungen zeigen.

Erforderlich sind infolgedessen die gemeinsamen Bemühungen der Mikrobiologen und Kliniker, Ärzte und Tierärzte, zur Klärung dieses wichtigen Problems, das von großer sozialer und wirtschaftlich-gesundheitlicher Bedeutung ist.

Diskussion

Herr Endrejat, Nürnberg, berichtet über eine Selbstinfektion. Zuerst trat eine atypische Pneumonie mit Lufthunger auf, die aber als Virusgrippe behandelt wurde, wodurch sich der Zustand verschlechterte, indem schwere meningielle Erscheinungen mit Bewußtlosigkeit und starken Kopfschmerzen auftraten. Durch Verabreichen eines Auromycin-Präparates besserte sich der Zustand. Der körperliche Gewichtsverlust innerhalb von 10 Tagen betrug 14 Pfund; das Fieber stieg auf 39,5°. Der Berichterstatter versuchte den Infektionskreis aufzuklären. Vor der Inkubationszeit (10–21 Tage) hatte er eine Schafherde aufgesucht, von ihr Zecken abgesammelt und Blutproben entnommen, die aber keine positive Komplementbindung zeigten. In einem unterfränkischen Dorf waren etwa 70 Personen an Q-Fieber erkrankt, die in einer bestimmten Straße wohnten. Da durch diese Straße die Schafherde getrieben worden war, folgte der Rückschluß, daß die Schafe die Überträgerrolle spielten. Die Blutproben dieser Herde haben mit einer Ausnahme ein positives Ergebnis gezeigt. Die Ursache der Erkrankung konnte nicht geklärt werden.

Herr Lupascu, Bukarest, teilt mit, daß derartige Krankheitsfälle auch in Rumänien vorkamen, und daß als Überträger außer Culiciden auch die Pferde- und die Schaflausfliege in Betracht kommen. Die Personen, die mit dem Futter infizierter Tiere arbeiteten, wurden gleichfalls krank. Die Krankheit wird in Rumänien als Lungentyphus bezeichnet.

PROF. DR. O. JIROVEC
Protozoologisches Laboratorium der Tschechoslowakischen Akademie der Wissenschaften und Parasitologisches Institut der Karls-Universität in Praha

Neues über die durch Pneumocystis carinii verursachten interstitiellen Pneumonien der Säuglinge

Seit den ersten 16 Todesfällen bei 2–5 Monate alten Säuglingen, bei denen wir in den Lungenalveolen einen Massenbefall durch den Parasiten Pneumocystis carinii beschrieben haben (Vaněk und Jírovec 1951; 1952), gelang es uns in den Jahren 1951–1954 bei über 360 weiteren Todesfällen denselben Parasiten massenhaft vorzufinden. Die meisten Todesfälle kommen aus dem Kreis Olmütz (95) und Bratislava (etwa 90), die anderen waren über das ganze Gebiet der ČSR zerstreut. Bei einer Mortalität von 10–60% dürften in der genannten Zeit im ganzen etwa 1000 bis 2000 Säuglinge an dieser Pneumocystis-Pneumonie erkrankt sein. Weitere Bestätigungen kamen aus Deutschland, Ungarn, Österreich und der Schweiz, in der letzten Zeit auch aus Frankreich und England. Die meisten Kinder starben im Alter von 2–5 Monaten, wir fanden aber Pneumocystis auch bei zwei 2 Wochen und auch bei einigen 6–8 Monate alten Kindern. Außerdem fand Prof. Pavlica noch einen Todesfall bei einem 5jährigen debillen Mädchen, und zwei besondere Fälle beschrieb Vaňek: bei einer 60jährigen Frau, die an malignem Lymphogranulom gestorben ist, vor dem Tode aber eine mehrere Monate dauernde Pneumonie aufwies, die nicht auf Sulphonamide oder Antibiotica reagierte, fand er in der Lunge massenhaft Pneumocystis in typischer Form. Im zweiten Fall, bei einem 48jährigen Mann, der an Leukämie gestorben ist, fanden sich in der Lunge als Nebenbefund einzelne große Pneumocystis-Herde (Abb. 1). Die Todesfälle scheinen über das ganze Jahr ziemlich unregelmäßig verteilt zu sein, was natürlich keineswegs ein Saisonauftreten der interstitiellen Pneumonie negiert, da die leichten Pneumocystis-Pneumonien der richtigen Diagnose entgehen. Die Inkubationszeit ist mindestens 8–10 Tage, wie aus einigen epidemiologischen Nachforschungen hervorgeht, meistens scheint sie aber 3–4 Wochen, vielleicht noch mehr zu betragen. Die Krankheitsdauer ist meistens 7–14 Tage, manche Fälle starben in noch kürzerer Zeit; manchmal scheint eine prolongierte Krankheitsdauer stattzufinden. Die typischen klinischen Zeichen sind allgemein bekannt (Tachyknoë, Dyspnoë, Zyanose usw.). $^2/_3$ der Todesopfer waren Frühgeburten, $^1/_3$ normale Geburten. $^3/_4$ der Erkrankten waren dystrophische Kinder, die noch durch verschiedene Komplikationen geschwächt waren. Wenn die Kinder ein Alter von 5–6 Monaten erreichen und ihr Ernährungszustand sich gebessert hat, scheint der Parasit seine Gefährlichkeit zu verlieren, und nur für geschwächte ältere Kinder oder auch Erwachsene kann er wieder gefährlich werden. Erfahrene Kliniker erkennen mit ziemlich großer Gewißheit die Pneumocystis-Pneumonien auch an lebenden Kindern, doch eine Sicherheit kann bis jetzt nur der histoparasitologische Befund in den Lungen selbst bringen. Nach den Untersuchungen von Dvořáček, Bárta und Kadlec (1953) einerseits und von Vivell (1954) in Freiburg anderseits scheint die Komplementbindungsreaktion mit einem aus Pneumocystis-Lungen bereiteten Antigen ziemlich erfolgreich zu sein. Der Kutantest zeigte sich in meinen Versuchen für die Diagnose an erkrankten Säuglingen nicht

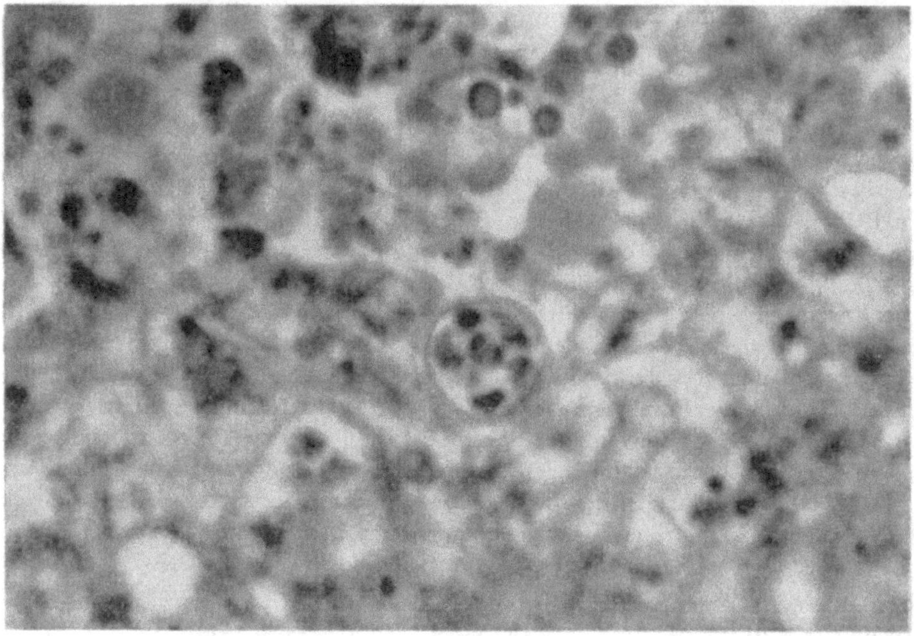

Abb. 1. Pneumocystis carinii im Lungenschnitt
eines an interstitieller Pneumonie gestorbenen Kindes.
Trichiom-Phasenmikroskop 2000:1.

geeignet, doch offenbar könnte er gute Dienste zum Erforschen der Durchseuchung gewisser Populationen leisten. Ich fand z. B. bei fast 10% der Ärzte und Schwestern aus stark mit Pneumocystis befallenen Säuglingsstationen eine stark positive Reaktion, während in anderen Populationen eine ähnlich starke Reaktion bei nur 1–4% zu verzeichnen war.

Die Therapie der Pneumocystis-Pneumonien ist bis jetzt nicht befriedigend. Eine exakte Bewertung der therapeutischen Versuche ist sehr schwer, da in den einzelnen Epidemien die Mortalität zwischen 10–60% schwankt. Sulphonamide und Antibiotika haben keine Wirkung. Auch mit Chloromycetin erzielten unsere Pädiater keine Erfolge. Durch beide Mittel werden natürlich die Komplikationen praktisch beseitigt, doch der Verlauf der Pneumocystis-Erkrankung bleibt derselbe. In einigen Fällen scheinen die Antimalarika (Atebrin, Plasmochin, Stovarsol u. a.) geholfen zu haben, doch in anderen konnten auch sie den Todesverlauf der Krankheit nicht verhindern. Einige Forscher berichten über günstige Erfolge mit Cyren B, Nipagin, Kavitrat, Röntgenstrahlen, andere konnten aber auch mit diesen Mitteln keine eindeutigen Erfolge sehen, falls wirklich ein größeres Material und Epidemien mit einer an und für sich hohen Mortalität untersucht wurden. Sauerstoff und möglichst vollständige Ruhe scheinen zur Zeit die besten Mittel zu sein, die wir haben.

Über die Epidemiologie der Pneumocystis-Pneumonien läßt sich zur Zeit nur folgendes sagen: die meisten Infektionen sind nosokomialer Herkunft. Nur ganz wenige Säuglinge haben sich zu Hause infiziert. Für das Entstehen des Krankheitsbildes ist eine Schädigung des Kindes, sei es durch Frühgeburt, sei es durch verschiedene Infektionen oder Ernährungsfehler u. a. nötig. Das gefährlichste Alter ist 1—4 Monate; wir sahen Anstalten, wo sukzessiv alle Kinder in diesem Alter erkrankten, während ältere (5—8 Monate) verschont blieben. Als Reservoir der Infektionen dürfte folgendes in Betracht kommen:

1. Der kranke Säugling selbst, der die Parasiten (vielleicht ganze Parasitenklumpen oder nur ihre Sporen) teils durch Ausatmen, teils die verschluckten Sporen oder Parasitenklumpen durch den Darm ausscheidet und auf diese Art in seiner Umgebung „massenhaft“ verbreitet.

2. Die Befunde der Pneumocystis bei Erwachsenen beweisen, daß auch diese — als latente Träger — die Infektion verbreiten können. Dafür zeugen auch die Positivität des Hauttestes bei einer Anzahl von normalen Leuten sowie die mikroskopischen Befunde von Pneumocystis in den Lungen von 15% wahllos untersuchten Leichen durch Weiße und Wedler (1954). Die Ausscheidung der Parasiten dürfte auf gleiche Art geschehen wie bei den erkrankten Säuglingen; natürlich nicht so massig wie bei diesen.

3. Da bekanntlich Pneumocystis auch bei Tieren (Ratten, Mäusen, Meerschweinchen, Hunden u. a.) vorkommt, müssen wir auch diese als Reservoire der Infektion ansehen. Es scheint mir aber auf Grund eigener Untersuchungen die Infektion bei diesen ziemlich selten vorzukommen und sie dürften deshalb in Mitteleuropa keine größere Rolle in der Epidemiologie spielen.

Als Prävention ist strenge Separierung der an Pneumocystis erkrankten oder auch nur verdächtigen Säuglinge angebracht, unter strenger Befolgung aller Desinfektionsmaßnahmen, wie bei jeder stark ansteckenden Krankheit. Mit der von Tobler empfohlenen Bestrahlung der Säuglingsräume mit UV-Licht haben wir bei uns noch keine Erfahrung. Gleichzeitig werden auch die nötigen Maßnahmen gegen Insekten (Fliegen, Mücken, Schaben usw.) mit DDT und HCH eingeleitet. Auch die Ratten und Mäuse müssen in allen Krankenhäusern, Säuglingsheimen usw. energisch bekämpft werden. Prophylaktisches Verabreichen von Arsen-Präparaten, γ-Globulin oder von Cyren B ist noch nicht an größerem Material einwandfrei erprobt worden.

In den meisten histoparasitologisch untersuchten interstitiellen Pneumonien wurde bis jetzt Pneumocystis carinii festgestellt, meistens in großen Massen. Damit will ich aber keineswegs behaupten, daß es nur durch Pneumocystis verursachte interstitielle Pneumonien und keine andere Art gibt. Bemerkt sei, daß aber bei den sog. Viruspneumonien keineswegs ihre Übertragbarkeit durch ein bakterienfreies Filtrat exakt nachgewiesen worden ist. Von den Kochschen Postulaten zum Beweis eines Krankheitserregers ist bis jetzt nur das erste, d. h. regelmäßiger Nachweis des betreffenden Parasiten, bei den meisten interstitiellen Pneumonien erfüllt worden. Das zweite, die Übertragung des Parasiten auf Versuchstiere, ist bis jetzt niemandem gelungen (siehe auch die neue Arbeit von Herzberg). Spontaninfektionen der Laboratoriumstiere mit Pneumocystis machen auch jeden exakten Beweis einer gelungenen Übertragung sehr schwer. Das dritte Postulat – die Kultur des Erregers – ist auch hier nicht erfüllt worden. Die von einigen Autoren erzielte Züchtung von Hefen aus Lungen verstorbener Kinder ist meiner Ansicht nach nur ein Beweis, daß bei dystrophischen Säuglingen die Hefen und Candiden aus den oberen Luftwegen auch tief in das Lungengewebe eindringen und dann herausgezüchtet werden können. Außerdem sind nicht in jedem Falle solche Hefen aus den Pneumocystis-Lungen herauszuzüchten.

Wir sehen, wie durch die von Parasiten ganz ausgefüllten Lungenalveolen unter gleichzeitiger Infiltration des Interstitiums große Bezirke der Lungen in ihrer Funktion ausfallen, so daß zuletzt das Kind erstickt. Ob auch irgendwelche Toxinwirkung anwesend ist, ist noch nicht bewiesen, aber möglich. Jedenfalls ist die primäre Pathogenität von Pneumocystis carinii nicht groß, und sie entfaltet sich offenbar nur in einem anderswie beschädigten Wirtsorganismus. Daß aber der Tod – Erstikken unter Versagen des Kreislaufes – durch das massive Auftreten der Pneumocystis verursacht wird, scheint uns durch unsere histopathologischen Befunde eindeutig bewiesen.

Vivell bemerkt, daß zu der Zeit, als Koch seine bekannten Postulate aufstellte, man noch nicht die latente Infektion bei Gesunden kannte. Nach den damaligen Vorstellungen mußte es jedesmal beim Zusammentreffen des pathogenen Agens mit einem empfindlichen Organismus zur Infektion und zum Krankheitsausbruch kommen. Heute wissen wir, daß dies nicht einmal für die von Koch selbst entdeckten Krankheitserreger gültig ist (z. B. für Tuberkelbazillen).

Was die systematische Stellung von Pneumocystis anbetrifft, haben wir sie provisorisch zu den Haplosporidien gestellt. Eine Umgruppierung ist erst dann angebracht, wenn dafür exakte Beweise vorliegen. Diese Beweise scheinen mir aber weder von Giese noch von Csillag, Bauch-Ladstätter, Simon u. a., welche Pneumocystis für Entwicklungsstadien von Hefen oder Candida-Arten betrachten, erbracht worden zu sein. Die Gram-Positivität der Sporogonien von Pneumocystis ist nämlich eine nur vorübergehende – in der Außenmembran erscheinen vorübergehend gram-positive, ziemlich wasserhaltige und deshalb im Phasenmikroskop stark lichtbrechende Substanzen (Abb. 2), die ausgereiften Sporogonien sind aber wieder gram-negativ geworden. Das histopathologische Bild, welches Csillag und Brandstein mit ihren Hefekulturen in der Lunge künstlich mit massiven Dosen intranasal infizierter Mäuse unter Penicillinzusatz erhielten, ist prinzipiell ganz anders als bei Kindern: die Lungenalveolen sind mit Makrophagen und anderen Wirtszellen ausgefüllt, welche zahlreiche typische Hefezellen phagozytiert haben. Die für Pneumocystis typischen Schaummassen fehlen gänzlich. Die Kulturversuche an Hefenährböden halte ich, wie gesagt, für nicht überzeugend, da in den oberen Luftwegen recht viele verschiedene Hefe- und Candida-Arten anwesend sind und außerdem die Zellstrukturen in solchen Kulturen nur eine ganz oberflächliche Ähnlichkeit mit Pneumocystis aufzeigen. Wir dürfen nicht vergessen, daß in den Hefe- und Candida-Zellen besonders infolge Degeneration oder Absterben in Kultur oder im Versuchstier oft verschiedene Einschlüsse in Zahl von 1–8 erscheinen können, welche zwar bei oberflächlicher Betrach-

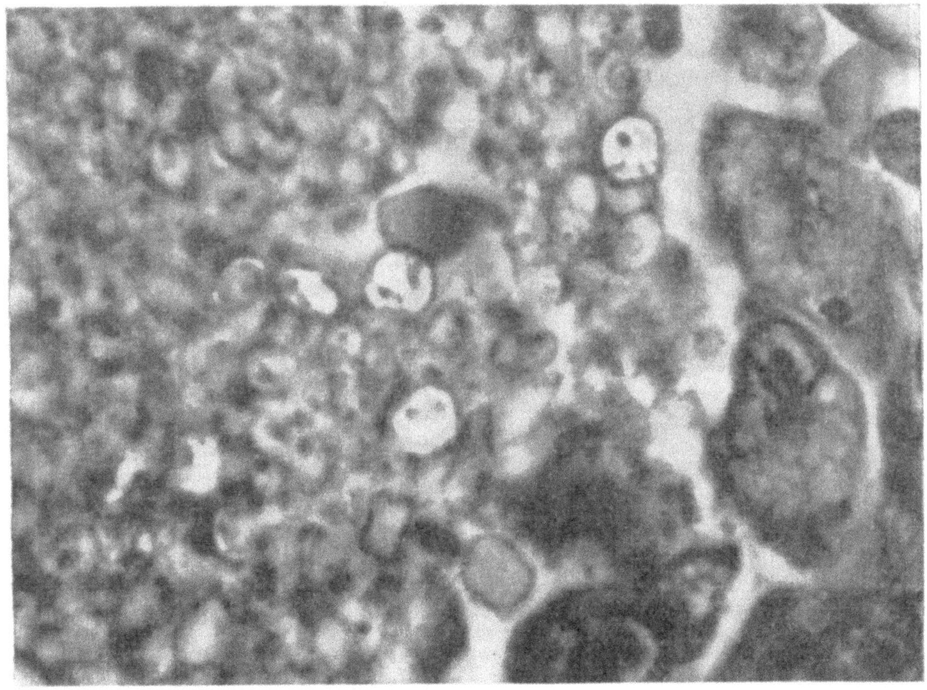

Abb. 2. Pneumocystis carinii, gefärbt nach Gram-Weigert; im Phasenmikroskop 2000:1.

tung an die Sporogonien von Pneumocystis erinnern, doch beim gründlichen Studium von dieser verschieden sind. Aus diesen Gründen ist eine Nachprüfung der Hefetheorie an reichhaltigem Material durch morphologisch gut geschulte Mikrobiologen erforderlich.

Die Erforschung der Pneumocystis-Pneumonien ist ein schönes Beispiel komplexer Zusammenarbeit von Pathologen, Parasitologen und Pädiatern. Es ist zu erhoffen, daß diese Zusammenarbeit in der Zukunft auch noch zu einer erfolgreichen Therapie und Prophylaxis dieser tückischen und verheerenden Säuglingskrankheit führen wird.

Tabelle 1. Alter der 307 an Pneumocystis-Pneumonie gestorbenen Säuglinge in den Jahren 1951–1953

Monate	1	$1\frac{1}{2}$	2	$2\frac{1}{2}$	3	$3\frac{1}{2}$	4	$4\frac{1}{2}$	5	$5\frac{1}{2}$	6	7	8	Zusammen
Knaben . . .	2	3	12	17	42	16	24	14	8	4	2	2	4	153
Mädchen . .	6	5	17	24	35	25	17	10	5	1	3	3	0	154
Zusammen .	8	8	29	41	77	41	41	24	13	5	5	5	4	307

Tabelle 2. Mortalität der 295 an Pneumocystis-Pneumonie gestorbenen Säuglinge nach den Monaten verteilt (1951–1953)

Monat	I.	II.	III.	IV.	V.	VI.	VII.	VIII.	IX.	X.	XI.	XII.	Zusammen
Knaben . . .	13	8	10	6	14	12	14	14	13	12	17	10	143
Mädchen . .	17	8	8	9	16	5	19	13	16	15	14	12	152
Zusammen .	30	16	18	15	30	17	33	27	29	27	31	22	295

Tabelle 3. Geburtsgewichte von 255 an Pneumocystose gestorbenen Säuglingen in den Jahren 1951, 1952 und 1953

Geb.-Gewicht in g	1000 bis 1500 g	1501 bis 2000 g	2001 bis 2500 g	2501 bis 3000 g	3001 bis 4000 g	über 4000 g	Zusammen
Knaben . . .	12	28	36	18	28	3	125
Mädchen . .	15	34	28	27	24	2	130
Zusammen .	27	62	64	45	52	5	255

DR. MED., DIPL. CHEM. BLUMENTHAL-BARBY
VEB. Schering, Berlin-Adlershof

Die Pharmakologie der Sulfonamide

Eine kurze Übersicht über die Pharmakologie der Sulfonamide berichtet über ihre Entdeckung, ihr Wesen und ihre Entwicklungsmöglichkeiten

Mit der Entdeckung der Bakterien entstand der Wunsch nach der Therapia magna sterilisans. Kochs Versuche mit Sublimat konnten nicht gelingen, weil durch Sublimat das Eiweiß gefällt wird und dann die Zelle zu Grunde geht. Behring und Ehrlich versuchten auf verschiedenen Wegen dasselbe Ziel zu erreichen. Im Gegensatz zu Koch gelangten sie bald zu der Einsicht, daß sie ohne die Abwehrkräfte des Körpers bzw. Rücksicht auf seine Reaktionslage nicht zum Ziele kommen könnten. Aber Ehrlichs und Behrings Versuche mißlangen auch, ebenso die späteren Versuche mit Akridinfarbstoffen; denn diese mußte man fallen lassen, weil sie die körperlichen Abwehrkräfte zu stark angreifen. Deshalb wurde systematisch nach weiteren Mitteln zu dieser großen sterilisierenden Therapie weitergeforscht. Das Sulfonamid bot eine gute Aussicht, das Ziel zu erreichen. Die Sulfonamide waren etwa 1910 als Farbstoff entwickelt worden, ihren therapeutischen Wert aber erkannte man erst um 1930. Sie alle bauen sich auf einer chemischen Grundformel auf und besitzen deshalb gemeinsame Eigenschaften. Die Sulfonamide greifen die Bakterienleiber selbst an, entstellen ihre Gestalt, veranlassen Riesen- oder Kümmerwuchs, Vacuolenbildung und anderes mehr. Interessant ist folgende Beobachtung: Werden Gonokokken auf sulfonamidhaltigem Nährboden gezüchtet, so verlieren sie ihre Pathogenität, es kann mit keinem Mittel mehr eine gonorrhoische Urethritis erzeugt werden.

Obwohl die Grundform der Sulfonamide stets gleich bleibt, verändern die verschiedensten chemischen Anlagerungen die Art des Sulfonamids hinsichtlich der Dosierung, Ort des Eingreifens und der Wirkungsdauer. Man sollte glauben, daß es um so wirksamer sei, je früher es angreife. Dem ist aber nicht so. Nehmen wir als Beispiel die Gonorrhoe, bei der es vor 15 Jahren gut wirkte, obgleich es später versagte. Gonorrhoe sprach erst dann auf Sulfonamid vorzüglich an, wenn es erst einige Tage nach dem Ausbruch der gonorrhoischen Urethritis dem Patienten gegeben wurde. Oder: Marfanil in frische Wunden gestreut, wirkt am besten in der 3. Stunde nach Entstehung der Wunde. In der 1. und 2. Stunde angewandt und nach der 3. Stunde angewandt, ist der Erfolg bei weitem nicht so groß.

Zur Erreichung der vollen Wirkung der Sulfonamide ist eine bestimmte Konzentration im Blute erforderlich, die in bestimmter Beziehung zu dem Sulfonamidgehalt der Lymphe, des Gewebes und des Liquors steht. Dieser Sulfonamidspiegel ist verschieden hoch, je nach der Sulfonamidart und je nach dem Gewebe. Unterschwellige Dosen, also Dosen, die den erforderlichen Mindestspiegel im Blut oder den anderen Organen nicht erreichen, können zwar weniger resistente Stämme angreifen, feien aber die resistenten, und dann kann dieses in unterschwelliger Dosis gegebene Sulfonamid, selbst wenn es später in hoher Dosis gegeben wird, die Keimart nicht mehr angreifen.

Sulfonamide greifen nur Bakterien an, Parasiten können sie nicht angreifen. Wohl aber können sie die in der Begleitung von Parasiten laufenden Mischinfektionen erfolgreich bekämpfen und helfen dadurch mittelbar dem Körper, mit dem Parasiten fertigzuwerden.

Das Bakterium zu töten, ist das Sulfonamid nicht in der Lage. Auf dem Bakterienleib befinden sich Phagen, kleinste Lebewesen, die das durch Sulfonamid geschwächte Bakterium vollends zerstören.

Wir haben also mit dem Sulfonamid einen Weg gefunden, mit den dem Körper eigenen Abwehrkräften Infektionen erfolgreich zu bekämpfen. Zu diesem Zweck muß aber das Sulfonamid in ausreichender Menge gegeben werden. Zweckmäßig wird die erste Dosis höher gegeben, als die späteren Dosen, damit sofort die volle Wirkung einsetzt. An sich bedeutet die Entfieberung Genesung. Anders aber bei der Sulfonamid-Therapie. Denn bei dieser bedeutet die Entfieberung, daß die Bakterien von den Sulfonamiden zwar besiegt wurden; aber da sie ja noch leben, muß das Sulfonamid solange weitergegeben werden, bis sie mit Gewißheit vernichtet worden sind.

Die soeben erwähnten Phagen als körpereigenes Produkt setzen also das von den Sulfonamiden begonnene Zerstörungswerk fort. Die neuesten Forschungen zielen darauf ab, gezüchtete Phagen gleichzeitig mit Sulfonamid zur Therapie anzuwenden. Die Sulfonamidforschung fand für die Mehrzahl der durch Bakterien oder Viren entstandenen Infektionen bestwirkendes Sulfonamid. Als einige glückliche Forschungsergebnisse gibt es Sulfonamide, die sogar scheinbar gegensätzliche Keime z. B. Aerobier und Anaerobier erfolgreich gleichzeitig angreifen.

Da das Sulfonamid hoch konzentriert wirken soll, ist es zweckmäßig, es möglichst stets an den Ort der Wirkung zu bringen, also bei Wunden und Verletzungen in diese einzustreuen. Es außerdem peroral oder parenteral zu geben, ist möglich.

In letzterer Zeit wurde gelegentlich behauptet, daß die Sulfonamide durch die Entdeckung der Antibiotika an Bedeutung verloren hätten. Diese Annahme ist falsch. Denn es gibt Infektionen, die sich von Antibioticis kaum, völlig aber von Sulfonamiden beeinflussen lassen, z. B. die menschliche Lungenentzündung. Gelegentlich müssen Antibiotika und Sulfonamide zusammen gegeben werden.

Das Sulfonamid wird im Körper, wie viele Fremdkörper, azetyliert. Azetylierte Sulfonamide sind z. T. verhältnismäßig schwer löslich. Sie bieten also die Gefahr, an Orten stärkerer Konzentration, z. B. im Ausscheidungsorgan, den Nieren, auszufallen, so daß dieses zerstört wird. Man hat mit Erfolg langsam durch die Niere ausgeschiedene und durch die Niere schnell ausgeschiedene Sulfonamide kombiniert, so daß die Langsamausscheider mit Hilfe der Schnellausscheider am Ausfallen gehindert wurden. Man hat auch unter den Sulfonamiden Synergismus beobachtet und infolgedessen 2, 3, ja 4 Sulfonamide miteinander kombiniert. Das Ideal des Sulfonamids ist noch nicht gefunden, vielleicht bringt es die Forschung in Kombination mit der Phagenbehandlung.

Das Bakterium gedeiht besonders gut bei Anwesenheit von p-Aminobenzoesäure; da die Widerstandsfähigkeit des Bakterienleibes durch Sulfonamide geschwächt werden soll, darf während der Medikation von Sulfonamiden keine p-Aminobenzoesäure gegeben werden, also vor allem keine Hefe in irgendeiner Form, denn diese ist reich an p-Aminobenzoesäure. Nur Marfanil wirkt auch in der Gegenwart der p-Aminobenzoesäure.

Da das Sulfonamid auch die lebensnotwendigen Bakterien angreift, man denke vor allem an die Darmflora, muß nach der Sulfonamid-Medikation hefereiche Nahrung gegeben werden, damit vor allem die ubiquitären, lebensnotwendigen Colibakterien sich zur Entfaltung einer Eubakterie möglichst bald wieder im Darm ansiedeln.

Wir haben also im Sulfonamid ein bakterienwidriges Mittel, das zusammen mit den körpereigenen Abwehrkräften wirkt. Es ist damit eine grundsätzlich neue Therapie begonnen worden. Das ist das Verdienst der Arbeiten Domagks, der dafür den Nobelpreis erhielt.

Zum Schluß folge als Beweis für das therapeutische Potential der Sulfonamide eine kurze Übersicht über die Hals-, Nasen-, Ohrenkrankheiten, die in den vier nordischen Ländern Dänemark, Norwegen, Schweden und Finnland behandelt wurden; die Zahl der zu operierenden Fälle ist auf etwa $^1/_3$, die Zahl der Todesfälle auf etwa $^1/_{30}$ gefallen, gemessen an der Zeit vor und nach Einführung der Sulfonamid-Therapie.

DR. E. GERRIETS
Vet.-med. Fakultät (Abt. für Geflügelkrankheiten) der Humboldt-Universität zu Berlin

Die Coccidiosebekämpfung des Junggeflügels durch neuzeitliche veterinärhygienische und therapeutische Maßnahmen

Bei den bedeutenden volkswirtschaftlichen Verlusten, die die Coccidiose des Junggeflügels alljährlich verursacht, haben prophylaktische und therapeutische Maßnahmen immer im Vordergrund des Interesses gestanden.

Die prophylaktischen, in erster Linie veterinärhygienischen Maßnahmen, werden bis heute in der praktischen Geflügelwirtschaft nur unbefriedigend durchgeführt. Die hygienischen Bestrebungen der Coccidioseprophylaxe laufen mehr oder minder darauf hinaus, einmal mechanisch einer Kontaktinfektion durch Aufnahme der Ausscheidungen zu begegnen und zum anderen prädisponierende Faktoren, vornehmlich subklinische Krankheiten, durch gute Haltungsbedingungen auszuschalten.

Zur Unterbindung der Kontaktinfektion sind folgende hygienische Forderungen zu stellen:

1. Räumliche Trennung der Aufzucht von den Stammherden.
2. Benutzung von Batterieaufzuchtgeräten mit Drahtböden, wobei der Kot unschädlich beseitigt wird und eine Verkotung des Futters und der Tränke bei vorbildlichen Geräten nahezu unmöglich ist.
3. Routinemäßiger Wechsel der Einstreu in den ersten 8 Aufzuchtwochen.
4. Verwendung von Tränk- und Futtergefäßen, die eine Verkotung weitgehend ausschließen.
5. Benutzung von automatischen Tränken mit ständigem Wasserumlauf.
6. Trockenhalten der Einstreu durch:

   a) Spritzwasserfänger unter den Tränken;
   b) Wechsel der Einstreu;
   c) Benutzung von hygroskopischen Streumaterialien (Torfmull u. a.);
   d) Frostfreie Fundamente und ausreichende Isolierschichten, die Kondenswasserbildung und damit Schwitzwasserzonen ausschließen.

7. Auslaufhygiene:
   a) Wechselausläufe;
   b) Vermeidung von Feuchtigkeit durch Meliorationsarbeiten.
8. Freie Futteraufnahme („Prinzip des vollen Kropfes“), wodurch die Küken abgelenkt werden, Exkremente aufzunehmen.

Zur Ausschaltung von subklinischen Störungen wären folgende Punkte auszuführen:

1. Ausreichende Temperierung der künstlichen Glucken in den ersten Aufzuchtwochen.
2. Vermeidung von Bodenkälte durch entsprechende Isolierschichten oder behelfsmäßige Maßnahmen (auswechselbare Holzböden unter den Gluckenschirmen).
3. Ausgeglichene Futtermischungen, insbesondere ausreichende Vitamin-Mineralstoffversorgung, die ein ungestörtes Wachstum in den ersten 8 Wochen garantieren.
4. Ausschaltung von Darmreizungen durch spelzenhaltige oder sonst schädliche Futter- und Einstreumittel.

Zum Wechsel der Einstreu sind folgende zusätzliche Ausführungen zu unterbreiten. Bedingt durch Rationalisierungsmaßnahmen in der Geflügelwirtschaft, namentlich in Junggeflügelmästereien, ist die Forderung des Einstreuwechsels praktisch nicht mehr durchführbar, da zuviel Arbeitslöhne aufgewendet werden müssen und durch die hohen Kosten des Einstreumaterials die Aufwendungen in keinem Verhältnis zum Erfolg stehen.

In Übersee, aber zunehmend auch in Europa haben die Tiefstreu- (old litter) und Altstreuverfahren (built up litter) in der Geflügelwirtschaft weitgehend Eingang gefunden. Von mehreren Untersuchern werden diesen Verfahren coccidioseverhütende Eigenschaften beigemessen.

Die Wirkungen werden dem Ammoniakgehalt der Einstreu, ferner antibiotischen Wirkstoffen sowie dem Vitamin B_{12} auf dem Wege einer Konstitutionsstärkung zugesprochen. Wir schließen uns der Auffassung von Sprehn an, der die wesentlichsten Vorteile der Altstreuverfahren in der relativen Trockenheit der Einstreu und der damit verbundenen Einengung der Sporulierungsmöglichkeiten sowie in der flächenmäßigen Verteilung der Oozysten in der Tiefe der Einstreu sieht.

Nach unseren Versuchen ist aber auch der thermophysikalischen Beschaffenheit der Alt- und Tiefstreu, die die Bodenkälte in bautechnisch vernachlässigten Stallungen weitgehend stimuliert, vermehrte Aufmerksamkeit zu schenken. Die große praktische Bedeutung dieser Fragen wird in der Zukunft eine noch engere Zusammenarbeit zwischen Parasitologen und Hygienikern erfordern.

Die Auffassungen über die Coccidiosebekämpfung in der Geflügelwirtschaft haben in den letzten Jahren eine entscheidende Wandlung erfahren. Während man früher bestrebt war, die ansteckungsfähigen Oozysten mit geeigneten Desinfektionsmitteln oder durch Hitzeeinwirkung abzutöten, erscheint es nach neuesten Forschungserkenntnissen sinnvoller, nur einem Überhandnehmen der pathogenen Coccidienformen zu begegnen und eine „Selbstimmunisierung“ der Bestände durch die verschiedenen Coccidien Populationen anzustreben. Hierzu die Voraussetzung zu schaffen, ist die vornehmlichste Aufgabe der Veterinärhygiene. Neben der bekannten Tatsache, daß eine deutliche Korrelation zwischen bioklimatischen Einflüssen und Coccidienausbrüchen besteht, mag als eindringliches Beispiel angeführt werden, daß in unserer Forschungsabteilung für Geflügelkrankheiten in Damsdorf infolge peinlicher Durchführung veterinärhygienischer Grundsätze bei den Aufzuchten der Jahre 1950–1954 mit über 12000 aufgezogenen Küken nicht ein einziger Abgang durch Coccidiose nachzuweisen war.

Den therapeutischen Bemühungen waren in der Vergangenheit nur bescheidene Erfolge beschieden. Eine Reihe von Präparaten, in erster Linie unspezifische Arzneimittel, haben nur den Herstellern genutzt. Befriedigende Erfolge waren dagegen mit amorphem Schwefel und Schwefelverbindungen, nicht zuletzt in Verbindung mit diätetischen Maßnahmen, in erster Linie bei gleichzeitiger Verfütterung von dicksauren Molkerei-Nebenprodukten, zu erzielen. Sichere therapeutische Erfolge werden heute mit verschiedenen Sulfonamidverbindungen, die sich in ihrer Grundstruktur vom Schwefel ableiten, erreicht.

Nach Einführung der Sulfonamide in die Coccidiosetherapie durch Levine im Jahre 1939 haben sich einige Spitzensulfonamide in der Coccidiosebehandlung herauskristallisiert. In der Reihenfolge ihrer Eignung wären hier zu nennen:

Sulfaquinoxalin, Sulfamethazin, Sulfamerazin, Sulfaguanidin und Sulfathiazol.

Die erfolgversprechende Applikation beim Junggeflügel setzt folgende Grundbedingungen voraus:

1. Hoher und lange anhaltender Blutspiegel bei minimalen Dosen.
2. Gute Verträglichkeit.
3. Einfache Applikationsformen.
4. Niedriger Preis.

Die Angaben über die therapeutische Dosierung schwanken zwischen einem 0,1 bis 0,5%igem Zusatz zum Mischfutter. Die Behandlung erfolgt im allgemeinen fünf Tage fortlaufend oder mit Rücksicht auf die Entwicklungsperioden der Coccidien intermittierend mit einer Unterbrechung von 2 Tagen. Die Erfolge sind naturgemäß weitgehend vom klinischen Stand beim Einsetzen der Behandlung, dem hygienischen Milieu und der Konstitution des Tiermaterials abhängig. Nach unseren Untersuchungen mit Supracid-Schering, einem Sulfa-Additionspräparat bestehend aus gleichen Teilen von Sulfamerazin und Sulfa-aethyl-thiodiazol, waren sowohl bei experimenteller Infektion als auch bei natürlichen Ausbrüchen nur 7–12% Verluste, hingegen in den Kontrollen 66–88% zu beobachten.

Diese Erfolge, die sich mit zahlreichen Feststellungen anderer Versuchsansteller decken, müssen als recht befriedigend bezeichnet werden.

Bei jeder tierärztlichen Betätigung in der Therapie der Geflügelkrankheiten muß der Schwerpunkt des Handelns auf die Prophylaxe gelegt werden. In Ländern mit einer hochentwickelten Geflügelzucht und -mast werden Sulfonamidpräparate in großem Umfang in unterschwelligen Dosen zur Coccidioseunterdrückung benutzt. Vornehmlich findet das Sulfaquinoxalin in einer Konzentration von 0,1–0,0125% Verwendung. Obwohl diese Verfahrensweise den pharmakologischen Grundsätzen widerspricht, kann ihr in der ausgesprochenen Junggeflügelmast, wobei jedes Tier zur Schlachtung gelangt, zugestimmt werden. Die auf industrieller Basis durchgeführte Broilermast Nordamerikas mit einer Haltung von Tausenden von Masttieren auf engster Fläche wäre ohne diese Maßnahmen nicht denkbar.

In neuerer Zeit werden nun auch in der Bundesrepublik Sulfonamide, in erster

Linie das Sulfaquinoxalin, in subtherapeutischen Dosen den Handelsmischfuttern zugesetzt. Die auf den Markt gebrachten sulfonamidhaltigen Futtermittel übersteigen aber mengenmäßig bei weitem den Bedarf der wenigen Junggeflügelmastbetriebe.

Unbeschadet der Stimmen aus der Geflügelwirtschaft, die ein derartiges Vorgehen auch in Zuchtbetrieben vom wirtschaftlichen Standpunkt der Senkung der Aufzuchtverluste beurteilen, vermögen wir uns dieser Auffassung aus grundsätzlichen Bedenken nicht anzuschließen. Mit einer an Sicherheit grenzenden Wahrscheinlichkeit muß im Laufe der Zeit mit dem Auftreten von refraktären Bakterienstämmen gerechnet werden, die zur Einengung der ausgezeichneten therapeutischen Möglichkeiten der Sulfonamide bei Krankheiten des Jung- und erwachsenen Geflügels führen können.

Bis heute liegt auch noch keine wissenschaftlich ausreichend fundierte Erklärung vor, ob die Sulfonamide die Entwicklungsformen der Coccidien direkt beeinflussen oder lediglich bakterielle Sekundär-Infektionen des Kükens unterdrücken.

In den Vereinigten Staaten, die über eine 15jährige Erfahrung auf diesem Gebiet verfügen, werden unterschwellige, ständige Sulfonamidgaben nicht allein zur Coccidioseprophylaxe sondern auch ganz bewußt zur Unterdrückung von bakteriellen Darminfektionen des Kükens benutzt. Es ist bekannt, daß bei einer derartigen Anwendung die Durchschnittgewichte und die Verwertung, infolge selektiver Wirkung auf die intestinale Bakterienflora, verbessert werden.

Da die geringen Sulfonamidmengen, einer Herdenbehandlung beim Junggeflügel Rechnung tragend, am einfachsten und zuverlässigsten den Futtermischungen beigemischt werden, entstehen für den behandelnden Tierarzt mitunter Schwierigkeiten in der Innehaltung der von den Herstellern erlassenen Dosierungsvorschriften.

Seit einiger Zeit ist in der Deutschen Demokratischen Republik das sulfonamidhaltige Kombinationspräparat „Akokzin“ auf dem Markt. Akokzin enthält das Sulfa-Additionspräparat „Supracid“-Schering, ultraviolett bestrahlte Hefeergosterine mit 5000 I. E. Vitamin D_2 p. g, Holzkohle und Magermilchpulver und wird 3%ig dem Kükenfutter, ausschließlich zur Heilbehandlung, beigemischt. Die vorliegende Koppelung des wirksamen Sulfonamidanteils von 0,3% (bezogen auf die Gesamtfuttermenge) mit den übrigen Ingredenzien ermöglicht eine sichere Therapie sowie eine Herabsetzung der Entwicklungsstörungen der wachsenden Küken durch die Coccidiose. Akokzin wird als schwarzgefärbtes Granulat hergestellt. Die durch den Holzkohlenanteil bedingte Farbe ermöglicht zuverlässige und leicht kontrollierbare Mischungen auch in Betrieben ohne besondere Mischmaschinen.

Zusammenfassend möchten wir feststellen, daß wir einer wirksamen Coccidiosebekämpfung in Übereinstimmung mit den Leitsätzen der präventiven Veterinärmedizin, nicht der Prophylaxe mit Chemotherapeutika, sondern veterinärhygienischen Maßnahmen in Einklang mit züchterisch-genetischen Fragen, den Vorrang einräumen.

Diskussion

Herr Kotlan teilt mit, daß nach seinen Untersuchungen die prophylaktische Verabreichung von Sulfonamiden zu einer Resistenz geführt hat; es können, besonders nach der Anwendung von Antibiotica, gewisse nützliche Bakterien (Symbionten) geschädigt werden; auch sind nach Sulfonamidkuren Aspergillosen beobachtet worden.

Herr Gerriets: Wenngleich auch das Auftreten von refraktären Bakterien nach einer Sulfonamidkur bei der Coccidiose nicht nachgewiesen ist, liegen aber entsprechende positive Beobachtungen in der Humanmedizin zahlreich vor. Bei einer 12tägigen Verabreichung von unterschwelligen Dosen haben wir den Gehalt an normalen Colibakterien reduziert auf im Verhältnis 1:8. Das ist sehr beachtlich, da in manchen Ländern unterschwellige Werte benutzt werden.

Herr Polzin (Institut f. vet. med. Parasitologie): Wir haben mit Supracid Kaninchen behandelt; die Ergebnisse stimmen mit denen von Herrn Gerriets bei Küken erzielten grundsätzlich überein. Beeinflußt werden nur die Darm-, nicht aber die Lebercoccidien. Wir betrachten die Sulfonamide nicht als absolute Heilmittel gegen Coccidiose; wohl aber erreicht man eine Herabsetzung in der Oocysten-Ausscheidung, und nur in Verbindung mit hygienischen Maßnahmen kann die Krankheit unterdrückt werden.

Herr Lührs, Oldenburg, berichtet über Nachlassen der Legetätigkeit in einem Hühnerbestand von 360 Tieren nach einer Sulfonamidkur, das erst nach 14 Tagen ausgeglichen war.

Herr Kobuley, Budapest: Nach 2jährigen Versuchen ergab sich, daß ein Ausbruch der Coccidiose mit Sulfonamiden nicht verhindert, günstigenfalls nur ein Aufschub des Ausbruches erreicht werden konnte.

PROF. DR. A. TOSCHKOFF
Direktor des Instituts für Mikrobiologie an der Vet.-med. Hochschule, Sofia

Erfahrungen über den Kampf gegen die Nosematose der Bienen in Bulgarien

Seinen klimatischen und anderen Bedingungen nach ist Bulgarien ein typisches Land für Bienenzucht. Als die Befreiung Bulgariens erfolgte, befand sich die Bienenzucht in stark entwickeltem, wenn auch primitivem Zustand. Doch in dieser ihrer Blütezeit wurde die Bienenzucht kurz nach dem Befreiungskrieg (1877–1878) von verheerenden Bienenseuchen heimgesucht. Innerhalb nur einiger Jahre blieb von den meisten Bienenständen, in denen es z. T. Dutzende, z. T. sogar Hunderte von Bienenkörben alten Systems gegeben hatte, nichts übrig. Seit einigen Jahren werden jährlich zehntausende moderner Standardbienenkörbe vom System Dadan-Blat fabrikmäßig hergestellt. Die Anzahl der Bienenzüchter hat erheblich zugenommen. Die Bienenstände sowohl im Kollektiv- wie im Privatsektor werden immer umfangreicher. Eine Reihe von Kollektivwirtschaften und staatlichen Landesbetrieben haben bereits große Bienenstände mit je zwei und mehr Filialen.

In vielen Kollektivwirtschaften wird ein beträchtlicher Teil vom Werte der Arbeitseinheiten durch den Verkauf von Honig gewonnen. Die Durchführung von Maßnahmen zur Umgestaltung der Natur, Waldanpflanzung, die Schaffung streng bewachter Schutzregionen und Bewaldungsgürtel, Anpflanzung verschiedener entomophiler Kulturen in den geräumigen Blocks der Kollektivwirtschaften trägt zur beständigen Verbesserung der Bienenweiden und zur Steigerung des Bienenkorbertrages bei. Die besten Bienenzuchtgegenden des Landes sind an der Donau, Dobrudja, die Rhodopen und Nordwestbulgarien. Das hohe und sich allmählich senkende bulgarische Donauufer ist auf hunderte von Kilometern hin mit einem breiten Streifen von Akazien bepflanzt. Dazu kommt, daß die bulgarischen Bienen die Donau überfliegen und das überflutete, flache und mit mannigfaltigsten honigtragenden Pflanzen bestandene rumänische Ufer ausnutzen. Zur Zeit der höchsten Blüte jener Pflanzen werden aus dem Innern Bulgariens Tausende von Bienenkörben zur Weide an das Donauufer gebracht.

Bei diesen günstigen Bedingungen für die Bienenzucht und der großen Mühe, die die Volksregierung auf diesen Wirtschaftszweig verwendete, würden wir unvergleichlich bessere Erfolge aufweisen, wenn die Bienenseuchen nicht in so erschreckendem Maße herrschen würden. Begünstigt wurde die Verbreitung der Bienenkrankheiten durch folgende Umstände: Die beschleunigte Modernisierung und Intensivierung der Bienenzucht nach 1945, ein häufiges Verbringen der Bienenkörbe zu den Trachtstellen, der Handel mit Bienenkörben, Bienen und Bienenköniginnen, besonders aber durch die Auffüllung größerer Privat- und Kollektivimkereien, wobei zahlreiche züchterische Fehler gemacht wurden, insbesondere bei der Überwinterung der Bienen.

Die Initiative zur systematischen Erforschung der Bienenkrankheiten in Bulgarien hat der ehemalige Chef des Institutes für Mikrobiologie an der Veterinär-medizinischen Fakultät in Sofia, Akademiker Prof. Dr. Angeloff, ergriffen. An diesem Institut wurde im Jahre 1936 ein spezielles Laboratorium zur Diagnostizierung der Bienenkrankheiten eingerichtet, und einige Jahre später begann man auch den Studenten der Tierheilkunde spezielle Vorlesungen über diese Materie zu halten. Die Erfahrungen des Fakultätslaboratoriums zur Diagnostizierung der Bienenkrankheiten wurden auch den Veterinär-bakteriologischen Instituten und Stationen in der Hauptstadt und in der Provinz mitgeteilt. Jetzt nimmt man diese Diagnostizierung in mehreren Orten vor. In der ersten Zeit trafen vorwiegend Proben von krankheitsverdächtiger Bienenbrut und wenige von ausgewachsenen Bienen zur Untersuchung ein. Unter den letzteren erwiesen sich nur vereinzelte als positiv für Nosemakrankheit.

Wie wir erwähnten, wurde seitens des Staates die Sorge um die Entwicklung der Bienenzucht nach dem Jahre 1945 erhöht. Im Zusammenhang hiermit begann die Anzahl der zur Untersuchung in die Fakultäts- und die übrigen Veterinär-bakteriologischen Laboratorien gesandten Proben erwachsener Bienen zuzunehmen, und die positiven Fälle von Nosemaerkrankung wurden häufiger. So gab es im Bezirk von Lom im Frühling 1946, 1947 und 1948 mehr Opfer dieser parasitären Erkrankung bei den erwachsenen Bienen.

Zum Kampf mit der damals nicht besonders verbreiteten Nosemakrankheit wurde das bekannte von Zander eingeführte Verfahren empfohlen. Um den praktischen Laboratoriumnachweis der Nosemasporen zu erleichtern und zu verbessern, wurde von meinem Mitarbeiter Dozent Dr. Nedjelkoff ein spezielles Färbverfahren ausgearbeitet. Nach dieser Methode werden die Darmausstriche der Bienen nach Ziehl-Neelsen gefärbt, die Entfärbung aber wird anstatt mit saurem Alkohol nur mit gewöhnlichem Alkohol vorgenommen.

Während der folgenden Jahre traten Nosemafälle auch in den Imkereien anderer Ortschaften an der Donau auf. Dies zeigt, daß es in Bulgarien außer Bienenbrutkrankheiten auch Krankheiten der erwachsenen Bienen gibt, die der Bienenzucht ebenfalls erheblichen Schaden zufügen können. Nun wurde es klar, daß es höchste Zeit war, das System und die Organisation zu verbessern sowie den Kampf gegen die Bienenkrankheiten zu verschärfen. Damit dieser Kampf wissenschaftlicher und kompetenter durchgeführt werden könne, werden die Bienen seit dem Jahre 1953 in den neuen Statuten über die Organisierung des Veterinärdienstes in der Volksrepublik Bulgarien unter die Haustiere eingereiht. Hiermit wurde auch die Durchführung des Kampfes mit den Bienenkrankheiten automatisch dem Antitierseuchendienst der Veterinärdirektion beim Landwirtschaftsministerium ganz und gar zugewiesen, wie dies in der UdSSR schon seit dem Jahre 1933 der Fall ist. Mit der Leitung und Organisation des Kampfes mit den Bienenkrankheiten ist der Inspektor, dem der Kampf mit den Geflügelkrankheiten obliegt, betraut. Die Veterinärdirektion hat im Verein mit dem Institut für Mikrobiologie bei der Veterinärmedizinischen Hochschule für die beamteten Tierärzte, die den Kampf mit den Bienenkrankheiten durchführen werden, eine ziemlich ausführliche Instruktion nach dem Muster der in der UdSSR herausgegebenen, doch unseren Bienenzuchtverhältnissen angepaßt, ausgearbeitet.

Von diesem Jahre an ist die gründlichere Vorbereitung auf dem Gebiete der Bienenkrankheiten dem Institut der ordentlichen Aspirantur übertragen. Die bereits mit der gesundheitlichen Überwachung der Bienen besonders in den größeren Imkereien der Kollektivwirtschaften und staatlichen Landwirtschaftsbetrieben betrauten Tierärzte gaben bei jedem Auftreten von Erkrankungen und Bienensterben Warnungszeichen.

Man nahm an Ort und Stelle eine Analyse der epizootologischen und anderen Bedingungen vor, die dem Auftreten der Krankheit vorhergingen und ihr Ausbrechen sowie ihren schlimmen Ausgang begünstigten.

Auf besonders wertvolles Material betreffs der Ursachen und des Wesens der Erkrankungen stießen wir bei der gründlichen Untersuchung der gestorbenen und krankheitsverdächtigen Bienenvölker. Bei diesen Untersuchungen zog man in Betracht die Art der Überwinterung, die Lage der Bienen, das Verhältnis ihrer Menge und den Umfang des Nestes, Vorhandensein und Art des Erwärmungsmaterials, Feuchtwerden desselben, Feuchtwerden und Verschimmeln der Waben und der Wände des Bienenkorbes, der Ventilation, der Quantität und Qualität der Vorräte, dem Kristallisieren oder Sauerwerden des Honigs, dem Vorhandensein von Tauhonig, von Parasiten und Schädlingen im Korb usw. Von den Bienen, die Krankheitssymptome aufweisen, und von gestorbenen Bienen nahm man kürzlich Proben zur Untersuchung.

Bei der Untersuchung der ausgestorbenen Bienenvölker wurde der Lage der toten Bienen in und zwischen den Waben und unter ihnen auf dem Boden des Korbes Beachtung geschenkt. Von den oberen Schichten der toten Bienen wurden Proben zwecks laboratorischer Untersuchungen genommen.

Man verlangte Auskünfte von den Bienenzüchtern, ob eine solche oder ähnliche Erkrankung und Sterblichkeit der erwachsenen Bienen auch in den vorhergegangenen Wintern vorgekommen sei.

Durch diese eingehenden epizootologischen und mikrobiologischen Untersuchungen wurde festgestellt, daß die Ursache der Massensterblichkeit der Bienen im Kreis Russe die Nosemakrankheit in einer sehr schweren Form war.

In einzelnen Bienenständen kamen 50—60—80, ja, sogar bis 90% der überwinternden Bienenvölker um, in vielen Bienenstöcken war nur eine Handvoll Bienen übrig geblieben. Überhaupt sind, unvollständigen Angaben zufolge, in nur zwei Bezirken des Kreises Russe in der verflossenen Winter-Frühlingsperiode mehr Bienenvölker an der Nosemaseuche eingegangen, als in allen Hunderten von Bezirken Bulgariens jährlich wegen Faulbrut vernichtet werden. Noch größer werden die durch die Nosemaseuche verursachten Verluste durch die versäumte Möglichkeit, nach dem verflossenen langen und unvorstellbar schneereichen Winter die Bienenweide in diesem außerordentlich guten Bienenzuchtjahr auszunutzen. In einer Reihe von der Nosemaseuche nicht betroffenen Bienenständen dieser Gegend wurden von einem Bienenkorb durchschnittlich 40–50, stellenweise auch über 80 kg Honig gewonnen. Infolge der Schwächung und infolge des Aussterbens eines großen Teils der Bienenvölker durch die Nosemaseuche gingen im Kreis Russe viele Tausend Tonnen Honig verloren.

Im Bezirk der am meisten nosemabetroffenen Imkereien wurde, nach Mitteilung älterer Bienenzüchter, ein ähnlicher Krankheitsbefall, wenn auch mit nicht so großer Sterblichkeit, auch im Frühjahr 1947 und 1948 beobachtet. In den betroffenen Imkereien selbst wurden den Tierärzten und Bienenzüchtern sofort Anleitungen für die Art der Bekämpfung der Nosemaseuche gegeben sowie für die unerläßlichen Maßnahmen zur Entkeimung und zur Ausschaltung der den Krankheitsverlauf komplizierenden Faktoren. Die weit ausgedehnte Epizootie verlangte, den betroffenen Imkereien unverzüglich systematischere und umfassendere organisierte Hilfe zu leisten. Es liegt auf der Hand, daß den Kampf mit der Nosemaseuche an erster Stelle die ortsbeamteten Tierärzte selbst, die Zootechniker und die Imkereileiter an den Kollektivwirtschaften und Staatsgehöften sowie die größeren Privatbienenzüchter des Kreises Russe aufnehmen müssen. Für sie alle wurde, vor allen Dingen in Russe, ein mehrtägiger Lehrgang für Bienenkrankheiten gehalten. Am meisten wurde die Nosemaseuche besprochen.

Zur Bekämpfung der Nosemakrankheit wurden folgende Maßnahmen ergriffen:

Alle nosemakranken und an starkem Koten leidende Bienenvölker wurden in kotfreie oder desinfizierte Waben gesetzt.

Die Bienenkörbe (Kästen) wurden nach gründlicher mechanischer Säuberung durch Abbrühen mit heißer 3%iger Sodalösung oder vermittels Abflammen mit der Benzinlampe desinfiziert.

Die gebrauchsfähigen Waben wurden mit Formalindämpfen oder durch Bespritzen mit 4%iger Formalinlösung (nach der von Winogradska und Poltev empfohlenen Methode) desinfiziert, nachdem der Honig selbstredend von ihnen abzentrifugiert worden war.

Der bespritzte Honig wurde, wenn er zur Bienennahrung verwendet werden mußte, mit gleicher Menge Wasser verdünnt und eine Viertelstunde lang gekocht.

Später, in diesem Herbst, wurde eine Kontrolle von mir selbst und meinen Mitarbeitern durchgeführt.

Es wurde festgestellt, daß die empfohlenen Maßnahmen in den betroffenen Bienenständen aufs gewissenhafteste durchgeführt worden waren. Während dieser Nachprüfung wurden Kontrolluntersuchungen angestellt, um den Grad des Seuchenbefalls bei den Bienen der nosemabetroffenen Bienenstände, wie auch die Menge des in diesem Herbst gesammelten Tauhonigs, zu ermitteln. Bei der Untersuchung der Bienen auch von den durch die Krankheit am meisten in ihrer Entwicklung zurückgebliebenen Bienenvölkern wurde kein Seuchenbefall vorgefunden. Die meisten der befallenen, aber nicht ausgestorbenen Bienenvölker hatten sich befriedigend entwickelt, und einige von ihnen hatten auch je 1–2 Magazine Honig gegeben. Mit vereinzelten Ausnahmen wurde auch kein Tauhonig vorgefunden; die für die Bienenstände verantwortlichen Personen wurden über die richtige und rechtzeitig erfolgende Winterruhe der Bienenvölker unterrichtet, damit die Verluste in der kommenden Winter-Frühlingsperiode geringer werden.

Als Resultat des seit dem Frühling geführten Kampfes mit der Nosemaseuche erhoffen wir eine Herabsetzung der Sterblichkeit der Bienen des Kreises Russe während ihrer Winterruhe und im Frühling, so daß die Verluste der einzelnen Kollektiv-, Staats- und Privatimkereien auf ein Mindestmaß zurückgeführt werden.

Das, was bei uns im Kampf mit der Nosemaseuche in diesem Jahr erreicht wurde, stellt ein anschauliches Beispiel dafür dar, wie bei den neuen sozialistischen Verhältnissen alle notwendigen Vorbedingungen für eine planmäßige und ergebnisreiche Durchführung antiepizootischer Maßnahmen auch bezüglich der Bienenkrankheiten geschaffen werden.

DIPL.-BIOL. E. POHL

Institut für Fischerei der Deutschen Akademie der Landwirtschaftswissenschaften Berlin

Über die parasitischen Würmer einiger Ostseefische

Das bisherige Fehlen einer zusammenfassenden Darstellung der parasitischen Würmer der wirtschaftlich wichtigsten Fische unseres Deutschen Ostseegebietes gab Veranlassung zu meiner Arbeit, über deren Ergebnisse ich Ihnen ganz kurz berichten will.

Die Untersuchungen fanden vom Januar 1953 bis Januar 1954 allmonatlich in Saßnitz auf Rügen statt, wo mir im dortigen Fischkombinat stets frische Fänge aus dem eigentlichen Ostseegebiet nordöstlich von Rügen oder aus den Küsten- bzw. Boddengewässern der Insel zur Verfügung standen.

Im Mai 1954 wurden noch einmal während einer Kutterfahrt Reusenfänge nordwestlich von Stralsund und nordöstlich von Hiddensee untersucht.

Von 1049 kontrollierten Fischen waren 610, d. h. über 58%, mit Parasiten befallen. Der größte Teil der Wirtstiere beherbergte 2–3 Parasitenarten; bei einer 2jährigen Flunder aus dem Bornholmer Becken konnte ich sogar 5 verschiedene Parasitenarten feststellen, die sowohl den Trematoden, Cestoden, Nematoden als auch den Acanthocephalen angehörten. Diese 4 Ordnungen wurden von insgesamt 30 Arten repräsentiert, die sich wiedrum in

9 Trematoden
10 Cestoden
8 Nematoden
3 Acanthocephalen

aufgliederten.

Unter den Trematoden ist das Vorkommen von Podocotyle atomon im Darm einiger Fische insofern von großem Interesse, als diese Form für unser Gebiet in der einschlägigen Literatur noch keine besondere Erwähnung fand. Ich stellte diesen Parasiten vor allem in Flundern fest, und zwar waren 8 Fische, von denen 4 im Gebiet der Oderbank gefangen wurden, mit insgesamt 441 Exemplaren befallen, wovon allein 184 Stück im Darm einer Flunder aus dem Arkonabecken gefunden wurden.

Eine zweite Flunder aus dem Graben vor Saßnitz beherbergte 148 Parasiten dieser Art. Außer Flundern waren auch noch 1 Dorsch, 1 Aal, 1 Hornfisch und 1 Barsch mit Podocotyle atomon befallen worden.

Es ist erstaunlich, daß den beiden polnischen Wissenschaftlern Janiszewska und Markowski bei ihren parasitologischen Fischuntersuchungen in den benachbarten polnischen Ostsee- und Küstengewässern dieser Parasit niemals begegnete, zumal Janiszewska eine große Anzahl Flundern sezierte und meines Erachtens das Auftreten von Podocotyle nicht jahreszeitlich bedingt ist. Wo sich die Larvenstadien entwickeln, ist mir nicht bekannt, vermutlich werden sie sich aber in entomostraken Krebsen finden lassen.

Als einen Vertreter der Cestoden möchte ich den Bothriocephalus scorpii erwähnen, der im Darm und in den Pylorusanhängen des Steinbutts schmarotzt und der bei den von mir untersuchten 18 Fischen eine 100%ige Invasion hervorrief. – Den stärksten Befall wies ein vierjähriger Steinbutt aus der Ostsee nordöstlich von Rügen auf, dessen Darmlumen mit 393 Würmern angefüllt war, die eine Durchschnittslänge von 13–16 cm hatten. Der Magen dieses Fisches war völlig leer; auch im Enddarm sowie zwischen den Parasiten wurden keinerlei Nahrungsreste gefunden. Das Körpergewicht des Fisches war infolge des massenhaften Auftretens von Bothriocephalus scorpii auf etwa die Hälfte des Normalgewichtes gesunken. – In einem anderen Falle kam es zu einer Perforation der Darmwand, wie ich sie bei Fischen noch nicht beobachtet habe und wie sie in der von mir gesichteten Literatur noch nicht erwähnt wurde: Aus einem fast kreisrunden Loch von 5×6 mm Größe hingen, ganz dicht gedrängt und ungeordnet, Proglottidenketten in die Leibeshöhle hinein.

Eine derartige Erscheinung müßte sich eigentlich auf den gesamten Organismus des Wirtstieres negativ auswirken, zumal sich doch Schäden toxischer Natur einstellen könnten. Um so auffallender ist darum die Tatsache, daß sowohl der Habitus des Fisches als auch sein Körpergewicht völlig normal waren.

In diesem Zusammenhang möchte ich den Korpulenzfaktor der Fische erwähnen, der sich ergibt, wenn man das 100fache Gewicht durch die 3. Potenz der Länge dividiert, und der es ermöglicht, auf Grund der Abweichungen des für jede Fischart spezifischen Mittelwertes auf einen guten oder schlechten Ernährungszustand, auf erhöhte Reifegrade oder auf Abmagerung der Tiere zu schließen. Bei einem Parasitenbefall besteht nur selten eine ausgeprägte Korrelation zu dem Korpulenzfaktor, und zwar insofern, als mit der Stärke der Invasion der Wert des Faktors allmählich sinkt. Zweifelsohne sind hierbei u. a. die Befallsdauer sowie die allgemeine Konstitution der Wirtstiere von bedeutendem Einfluß. Ein Beispiel soll das soeben Gesagte bekräftigen:

Von drei gleichaltrigen Dorschen, die dem gleichen Reifegrad angehörten, war ein Fisch mit 554, zum Teil jungen Exemplaren des Acanthocephalen Echinorhynchus gadi befallen; sein Korpulenzfaktor betrug 0,93, war also annähernd normal. Die beiden anderen Dorsche beherbergten nur 50 bzw. 6 Echinorhynchen, und dennoch lagen die Werte ihrer Korpulenzfaktoren mit 0,77 und 0,85 weit unter dem des stark befallenen Fisches!

Parasitische Nematoden fanden sich nur in geringer Zahl als larvale, juvenile oder geschlechtsreife Formen im Darm, frei in der Leibeshöhle oder abgekapselt an Leber und Bindegewebe der von mir sezierten Fische. Der häufigste Vertreter war Cucullanus heterochrous, ein Parasit von Flunder und Scholle. – Ihm folgt Contracaecum aduncum, ein in der Wirtswahl wenig spezifischer Schmarotzer.

Die Hauptinvasionen aller bei Seefischen festgestellten parasitischen Würmer wurden durch den Acanthocephalen Echinorhynchus gadi, den ich bei 13 verschiedenen Fischarten beobachtet habe, und durch Pomphorhynchus laevis hervorgerufen.

Als spezifischer Dorschparasit fand sich Echinorhynchus gadi in 275 von 277 befallenen Dorschen. Ein zahlenmäßiges Auftreten von 200–300 Würmern im Darm eines Fisches stellte keine Seltenheit dar. Fälle mit 393, 554 und sogar 585 Schmarotzern gehörten allerdings zu den Ausnahmen. Aus der Literatur geht leider nicht hervor, ob derartige Befallszahlen schon häufiger konstatiert wurden; im allgemeinen wird ein größeres Vorkommen von Parasiten nur als „massenhaft" bezeichnet. Schneider erwähnt 1902 in seinen „Ichthyologischen Beiträgen" 215 Echinorhynchus gadi als größte Individuenzahl eines Wirtstieres, wobei die Länge der Würmer nach seinen Ausführungen 45 mm nicht übersteigt. Nach meinen Messungen kann ich die maximale Länge, die von weiblichen Echinorhynchen erreicht wird, mit 59 mm, die der Männchen mit 25 mm angeben.

Vermutungen, die mitunter ausgesprochen werden, daß mit der zunehmenden Länge der Fische auch das Längenmaß der Echinorhynchen mehr oder weniger ansteigen soll, kann ich nicht so ohne weiteres bekräftigen. Ich möchte vielmehr auf Grund meiner Unterlagen behaupten, daß diese Erscheinung, sofern sie überhaupt auftritt – ich konnte ein enges Verhältnis der Wurmlänge zur Körperlänge der Fische jedenfalls nicht feststellen – mit dem Alter der Dorsche und der sich dabei ergebenden Veränderungen in der Zusammensetzung der Nahrung parallel geht, d. h. also, daß die Wahrscheinlichkeit zu Neuinvasionen durch Echinorhynchen bei älteren bzw. größeren Dorschen viel geringer ist, als bei jungen Tieren, deren Hauptnahrung vorerst Gammariden bilden, die ja bekanntlich als Zwischenwirte für den Echinorhynchus gadi fungieren. Einzelne längere Exemplare von Echinorhynchen, es handelt sich dann vorwiegend um Weibchen, findet man fast in jedem befallenen Dorsch, ihre Aufenthaltsdauer im Darm des Fisches wie die ihnen dort gebotenen Lebensverhältnisse bestimmen wohl auch bis zu einem gewissen Grade ihre Größe.

Was die Schadwirkung der Echinorhynchen anbelangt, so muß ich mich leider auf Vermutungen stützen, da ich die Untersuchungen in dieser Richtung noch nicht abgeschlossen habe.

Es ist aber sehr wahrscheinlich, daß ein starker Befall durch Kratzer gleichfalls Entzündungen, Zellwucherungen bzw. nekrotische Veränderungen der Darmwand zur Folge haben kann, wie sie eventuell durch die Haftorgane einiger Cestoden hervorgerufen werden können.

Pomphorhynchus laevis fand ich bei 7 Fischarten, die systematisch zu den Seefischen gestellt werden, mit Ausnahme des Aales, der zu den kathadromen Wanderfischen gehört. – Am stärksten waren Flundern befallen worden: bei ihnen sind etwa $^2/_3$ des gesamten Parasitenbefalls auf Pomphorhynchus laevis zurückzuführen. – Bei Schollen war dieser Acanthocephale ebenfalls stark vertreten, und zwar waren 66% aller parasitären Invasionen durch ihn hervorgerufen worden. Dasselbe Prozentualverhältnis läßt sich für den Aal mit 50,9% angeben.

Pomphorhynchus laevis fand sich bei den untersuchten Fischen fast nur im Enddarm, wobei der Rüssel mit dem erweiterten Halsteil, der Bulla, tief in der Darmwand verankert war, so daß ein Versuch zur gewaltsamen Entfernung ein Zerreißen der Würmer zur Folge gehabt hätte.

Janiszewska hat sich 1938 in ihrer Arbeit über die Entwicklung und die Lebensweise der parasitischen Würmer in der Flunder eingehend mit Pomphorhynchus laevis befaßt, ich kann ihre Angaben nur bestätigen.

In 3 Fällen konnte ich enzystierte Pomphorhynchen an der Oberfläche der Leber feststellen; sie waren einzeln von Seiten des Wirtes abgekapselt worden und in einem mehr oder weniger degenerierten Zustand. Mitunter waren Teile des Körpers gänzlich erhärtet, so daß nur noch Form und Anzahl der Rüsselhaken eine Artbestimmung ermöglichten.

Abschließend möchte ich bemerken, daß ich mich auf Grund meiner Beobachtungen im allgemeinen den Ansichten einiger Autoren anschließen kann, die besagen, daß der Parasitenbefall mit zunehmendem Alter der Fische ansteigt.

Diskussion

Herr Engelbrecht, Greifswald: 7000 Fische habe ich auf Echinorhynchus gordii untersucht und dabei festgestellt, daß die kleinsten Fische die größten Kratzer haben. – Herr Jirovec, Prag: Nach seinen Untersuchungen besitzen die Sporen von Dermocystidien zahlreiche Einschlußkörper; er betont, daß das Auftreten von Parasiten der Fische jahresmäßig sehr verschieden ist.

DR. D. SCHEER
Institut für Hochseefischerei, Rostock

Die Fischparasiten der Haplosporidien — Gattung Dermocystidium

Die von Pérez 1907 bzw. 1908 aufgestellte Gattung Dermocystidium gehört nach Léger und Weißenberg zu den Haplosporidien, während sie von Alexeieff, Grassé und neuerdings Mackin, Owen und Collier zu den niederen Pilzen in die Verwandtschaft von Blastocystis gerechnet wird. Sie enthält nach den bisher vorliegenden Untersuchungen 7 Arten, von denen 2 in Lurchen, 4 in Fischen und 1 in Muscheln parasitieren. Charakteristisch für diese Gattung ist, daß die wohl ungedeckelten Sporen einen kugeligen, stark lichtbrechenden Einschlußkörper enthalten, der einen großen Teil des Zellinhaltes ausfüllt, wodurch gefärbte Sporen im optischen Schnitt ein typisches Siegelringbild zeigen.

Die Sporen entstehen in Cysten, deren Gestalt für die jeweilige Art einigermaßen typisch ist.

Die Cysten finden sich in der Haut von Lurchen oder in der Haut oder den Kiemen von Fischen. Eine Art schmarotzt in allen Geweben einer marinen Muschel. Während das Wachsen der Cysten und die Entwicklung von Sporoblasten und Sporen mindestens bei einigen Arten beobachtet worden ist, weiß man über das Auskeimen der Sporen und das Schicksal der Keime noch nichts.

Bis jetzt sind folgende Arten beschrieben:

1. D. pusula Pérez, 1907; kugelige Cysten in der Haut von Molchen (Triturus marmoratus, Tr. cristatus, Tr. palmatus, Tr. alpestris).

   Die Cysten haben einen Durchmesser von 1 mm. Die Sporen sind gleichfalls rund und haben einen Durchmesser von 8–10 μ.
2. D. branchialis Lèger, 1914; kugelige Cysten auf den Kiemen von Salmo trutta fario. Die Cysten messen höchstens 0,5 mm, die Sporen 7–8 μ.
3. D. ranae Guyenot und Naville, 1921/22; U-förmige Cysten auf Anuren (Rana temporaria, R. esculenta, Alytes obstetricans), ihr Durchmesser beträgt 2 mm, der der Sporen 7–9 μ.

   Die Sporen enthalten verhältnismäßig oft mehr als einen Einschlußkörper.
4. D. vejdovskyi Jírovec, 1939; kugelige Cysten auf den Kiemen des Hechtes (Esox lucius). Durchmesser bis 1,2 mm, Sporen nicht genau kugelig, 3,5–4,5 $\times$ 3–4 μ groß. Selten mit mehreren Einschlußkörpern.
5. D. percae Reichenbach-Klinke, 1950; die langgestreckten Cysten finden sich in der Haut besonders der Flossen des Flußbarsches (Perca fluviatilis). Sie sind bis 2 mm lang. Die Sporen messen 6–7,75 μ.

Die nach dem Vorschlage von Jírovec der Gattung zugezählte Art daphniae (Rühberg 1933) muß nach den Untersuchungen von Weiser einer besonderen, wenn auch nahe verwandten Gattung Lymphocystidium zugerechnet werden. Die Überlegungen von Reichenbach-Klinke, der diese Form als Entwicklungsstadium einer anderen D.-Art ansah, werden damit gegenstandslos.

In Nordamerika sind 2 weitere Arten der Gattung Dermocystidium beschrieben worden:

D. salmonis Davis, 1947; mit Cysten an den Kiemen des Lachses und

D. marinum Mackin, Owen und Collier, 1950; in allen Geweben der Auster Crassostrea virginica.

Da mir die Originalbeschreibungen beider Arten nicht vorgelegen haben, beschränke ich mich bei meinen folgenden Darlegungen auf die europäischen Arten.

Nachdem ich bereits im Jahre 1944 D. percae an Barschen entdeckt und eine vorläufige Mitteilung an den Zoologischen Anzeiger geschickt hatte, die infolge der Kriegswirren aber zunächst nicht gedruckt wurde, so daß Reichenbach-Klinkes Veröffentlichung darüber vom Jahre 1950 die einwandfreie Priorität erlangte, gelang es mir, am Zwergstichling (Pungitius pungitius) Cysten zu finden, die offenbar einer noch nicht beschriebenen D.-Art angehören. Diese neue Art bezeichne ich als D. cuticulare nov. spec.

I. Dermocystidium cuticulare nov. spec.

Material

Das erste Material von Dermocystidium cuticulare verdanke ich der Freundlichkeit von Herrn Dr. Deckert, Kustos am Zoologischen Museum zu Berlin. Er zeigte mir im Frühjahr 1949 ein Schauaquarium, in dem sich große und Zwergstichlinge (Gasterosteus aculeatus und Pungitius pungitius) neben anderen Fischarten tummelten. Fast alle Zwergstichlinge und nur diese waren mit langgestreckten weißen Cysten in wechselnder Anzahl, aber meistens stark, besetzt. Verluste dadurch waren bereits eingetreten. Mikroskopische Untersuchung frischer Quetschpräparate von großen Cysten ließ sofort typische Dermocystidium-Sporen erkennen.

Weiteres Material beschaffte ich mir aus dem gleichen Gewässer, in dem diese Stichlinge gefangen worden waren, einem Wiesengraben bei Rehbrücke südlich von Potsdam. Dort habe ich in den Jahren 1950, 1951, 1952 und 1954 immer in den Monaten März und April mit D. cuticulare befallene Stichlinge fangen können.

Die Cysten

Die Cysten von D. cuticulare sind meist langgestreckt, oft gebogen, wesentlich weniger regelmäßig als bei D. percae, ein oder beide Enden der Cysten verdickt, manchmal auch ganz kugelig. Sie werden bis 2½ mm lang, bei 0,5–0,6 mm Breite. 20 Cysten und mehr wurden auf einem Stichling beobachtet. Sie sitzen in der Unterhaut, an Kopf, Seiten, Bauch und Flossen.

In der Jugend haben sie ein Längen-Breiten-Verhältnis von 8–10:1, reif ein solches von 4–5:1.

Die gestreckten Cysten von D. percae und cuticulare ähneln sich bis zu einem gewissen Grade. Beide sind schon jung langgestreckt, und zwar zylindrisch. Im optischen Schnitt sind ihre Ränder dann parallel. Ihre Gesamterscheinung ist schlanker als bei reifen Cysten. Das Längen-Breiten-Verhältnis junger Cysten beträgt bei beiden Arten 8–10:1, während es bei reifen Cysten von D. percae 5–6:1, von D. cuticulare 4–5:1 betragen kann. Sie wachsen also besonders in die Breite. Daneben verändert sich mit der Größe ihre Gestalt: Bei D. percae wachsen die Cysten-Enden weniger in die Breite als die Mitte, so daß die Enden leicht zugespitzt werden. Die Cysten werden dadurch stumpf spindel- bis zigarrenförmig. (Die von Reichenbach-Klinke 1951 abgebildete Cyste zeigt nicht die typische Gestalt, mindestens nicht die der in den Flossen sitzenden Cysten.) Bei D. cuticulare dagegen wachsen gewöhnlich die Cysten-Enden – manchmal nur eines – ebenso stark oder sogar noch mehr in die Breite als die Mitte der Cyste. Die Cysten bleiben dadurch zylindrisch oder werden gar keulen- bis hantelförmig. Bruchsackartige Ausstülpungen, wie sie Guyénot und Naville bei D. ranae abbilden, habe ich nicht beobachtet.

Eine sorgfältige Analyse des Sitzes der Cysten zweier stark befallener Stichlinge ergab folgenden Tatbestand:

Teilt man die Oberfläche des Stichlingskörpers in 4 von der Kopfspitze zum Schwanzstiel verlaufende, gleichgroße Felder, von denen 2 die beiden Körperseiten einschließlich der Brustflossen und je 1 den Rücken mit der Rückenflosse und den Bauch mit der Afterflosse darstellen, dann finden sich die meisten Cysten auf dem Bauchfeld (23), dann folgt das Rückenfeld (mit 17) und erst beide Seitenfelder zusammen (links 8, rechts 10) haben eine Cystenanzahl, die die Größenordnung des Rückenfeldes erreicht. Stellt man die Zahlen von Rücken und Bauch zusammen den beiden Seitenfeldern gegenüber, so verhalten sich die Zahlen etwa wie 2:1 (genau 40:18).

Das ist auffällig und wohl kaum zufällig. Offenbar hängt es damit zusammen, daß die D.-Keime, die ja wahrscheinlich per os mit Zwischenwirten in den Fischkörper gelangen, nach Passieren der Darmwand im Blutgefäß-System zur Haut entweder aktiv wandern oder sich passiv treiben lassen. Nun ist bekannt, daß die Hauptgefäßstränge der Fische teils ventral in der Gegend der Bauchkante, teils dorsal an der Wirbelsäule verlaufen, die wiederum bei den Stichlingen besonders nahe am Rücken verläuft. Sowohl ventral wie dorsal ist daher der Zugang zur Haut besonders kurz. So erklärt sich der stärkere Befall von Bauch und Rücken leicht und zwanglos.

	Rücken	Bauch	linke Seite	rechte Seite	total
St. 1	10	12	2	7	31
St. 2	7	11	6	3	27
Zusammen:	17	23	8	10	58

Die Sporen

Die Sporen von D. cuticulare sind kugelig und haben einen Durchmesser von (3,9 –) 5,9 (– 8,4) μ (bei 50 Messungen frischer Sporen). Der Einschlußkörper ist gleichfalls kugelig. Sein Durchmesser beträgt (2,4 –) 3,4 (– 4,8) μ, d. s. 57% des Sporendurchmessers. Mehrere Einschlußkörper in einer Spore wurden nicht beobachtet.

Der Entwicklungszyklus von D. cuticulare scheint ein volles Jahr zu umfassen. Dafür spricht das regelmäßige Wiederfinden des Parasiten an der gleichen Stelle zur selben Jahreszeit in 4 verschiedenen Jahren (immer Ende März bis April reife Cysten). Die gleiche Beobachtung gilt für D. percae, von dem ich reife Cysten fast nur vom Herbst bis Frühjahr gefunden habe, die bei einer Wassertemperatur von mehr als etwa 10° C sehr bald verschwinden. Das offenbar hohe Sauerstoffbedürfnis, das besonders bei der Sporenreifung eine Rolle spielen dürfte, kann ja aus kälterem Wasser leichter befriedigt werden, da sich Sauerstoff in kälterem Wasser leichter löst als in wärmerem.

Der Art-Charakter des Stichlings-Parasiten

Es ist die Frage, ob der Stichlings-Parasit eine selbständige Art der Gattung D. darstellt oder ob er zu den Barsch-Parasiten gehört. Die Unterschiede der Cystenform und des Cystensitzes sind nicht groß. Und wenn in einem Gewässer sowohl Barsche wie Stichlinge von D. befallen wären, müßte die Frage ernsthaft geprüft werden. Überhaupt sind die fischparasitierenden D. immer nur bei jeweils einer Art gefunden.

Der Stichlingsparasit wurde in einem Wiesengraben gefunden, in dem von Fischen nur der Zwergstichling mit dem Großen Stichling vermischt vorkommen. Befallen war aber nur der Zwergstichling, was für eine strenge Wirtsspezifität und damit auch für die Auffassung als selbständige Art spricht.

Aus Teichen, in denen die Flußbarsche von D. percae befallen waren, habe ich zahlreiche Angehörige verwandter Fischarten untersucht, so Kaulbarsche (Acerina cernua), Zander (Lucioperca sandra) und Forellenbarsche (Micropterus salmoides). Niemals habe ich bei diesen Dermocystidien gefunden. Die strenge Wirtsspezifität findet sich also auch hier.

Ich gebe zu, daß das noch keine strengen Beweise für die Selbständigkeit dieser beiden Arten sind. Ein solcher wäre erst dann erbracht, wenn künstliche Infektionen mit echtem D.-cuticulare-Material nur beim Zwergstichling gelängen und trotz aller Sorgfalt bei anderen Fischarten, insbesondere beim Flußbarsch, nicht. Für D. percae müßte der Beweis mutatis mutandis geführt werden.

Ein solcher Beweis ist aber noch für keine D.-Art erbracht worden und kann bislang noch nicht erbracht werden, da wir außer den Cysten und Sporen keine weiteren Entwicklungsstadien der Dermocystidien kennen. Solange das also nicht möglich ist, müssen wir uns mit der Wirtsspezifität und den geringen Unterschieden der Cystenformen, Sporengröße usw. als Artmerkmale begnügen.

II. Die Fischparasiten

Verwandtschaftliche Beziehungen

Unter den bekannten nunmehr 8 D.-Arten finden sich also 5 Fischparasiten (4 europäische). Das rechtfertigt ihre besondere Behandlung vom Standpunkt der Fischpathologie.

Die Fischparasiten lassen sich nach der Form der Cysten in 2 Gruppen teilen: kugelige Cysten haben D. branchialis und D. vejdovskyi, langgestreckte Cysten haben D. percae und D. cuticulare. Diese Einteilung nach der Cystenform scheint zunächst ziemlich willkürlich, sie wird aber gestützt durch die Tatsache, daß die kugeligen Cysten der Fischparasiten nur an Kiemen, die langgestreckten nur an der Haut der Wirte zu finden sind. Selbst die beiden Amphibien-Parasiten unterscheiden sich nach der Cystenform: der Molch-Parasit hat kugelige Cysten, steht also wohl den Kiemenparasiten der Fische nahe, während der Frosch-Parasit zwar u-förmig gebogene, aber doch langgestreckte Cysten bildet, also den Hautparasiten der Fische nahestehen dürfte.

Nach der jeweils zuerst beschriebenen Art jeder dieser beiden Gruppen unterscheide ich daher:

1. die Pusula-Gruppe mit kugeligen Cysten, die an der Haut von Schwanzlurchen oder an den Kiemen von Fischen sitzen,
2. die Ranae-Gruppe mit langgestreckten Cysten, die bei schwanzlosen Lurchen wie bei Fischen immer in der Haut sitzen.

Innerhalb der beiden nach der Cystenform gebildeten Gruppen kann man die D.-Arten nach der absoluten Größe des Einschlußkörpers der Sporen anordnen. In jeder dieser Gruppen hat eine Art einen relativ und absolut besonders großen Einschlußkörper, während die beiden anderen Arten kleinere Einschlußkörper besitzen.

Große Einschlußkörper haben D. pusula (Durchmesser 6,75 μ = 75% des Sporendurchmessers) und D. percae (5,6 μ = 82%); die von D. branchialis, ranae und cuticulare unterscheiden sich nur wenig und bilden eine Mittelgruppe (3,6 μ = 48%, 3,25 μ = 41%, 3,4 μ = 58%) und der von D. vejdovskyi ist ausgesprochen klein (2,0 μ = 53%).

(Die Werte sind den Originalarbeiten entnommen. Wo die Verfasser den Durchmesser der Einschlußkörper nicht angegeben haben, habe ich ihn auf ihren Abbildungen gemessen. Aus den angegebenen Extremen wurde der Mittelwert gebildet und zum Vergleich benutzt.)

Die verwandtschaftlichen Beziehungen der bekannten D.-Arten lassen sich — unter Berücksichtigung von Gestalt und Größe der Cysten und Sporen sowie der Wirte — kurz folgendermaßen zusammenfassen:

Innerhalb der durch kugelige Cysten gekennzeichneten Pusula-Gruppe lassen sich 3 gut charakterisierte Arten unterscheiden. Obwohl die Arten D. pusula und vejdovskyi etwa gleich große Cysten haben, unterscheiden sich alle 3 scharf durch Größe und Gestalt der Sporen, durch die relative und absolute Größe der Einschlußkörper und durch die Wirte.

Die Arten der durch langgestreckte Cysten gekennzeichneten Ranae-Gruppe unterscheiden sich dagegen nur durch die Cystenform und die Wirte deutlich. Die sonderbare Form der Ranae-Cysten ist offenbar eine besonders extreme Bildung, deren Ausgangsform die leicht gebogene und an den Enden verdickte Cuticulare-Cyste zu sein scheint. Auch nach der Größe der Spore und des Einschlußkörpers stehen sich diese beiden Arten besonders nahe. Allerdings finden sich nur bei D. ranae (nach Guyénot und Naville) des öfteren mehrere (2 oder 3) Einschlußkörper,

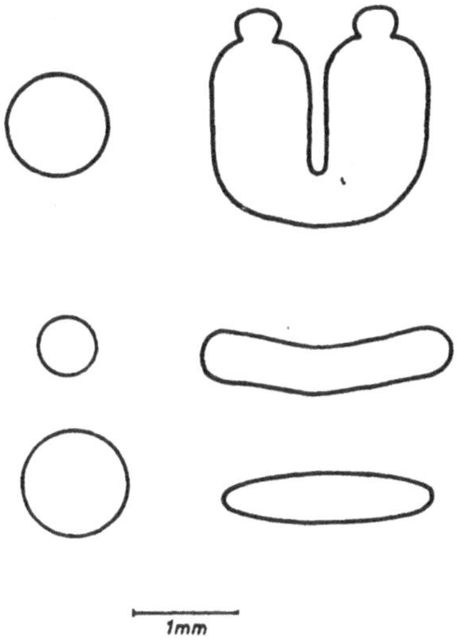

Abb. 1

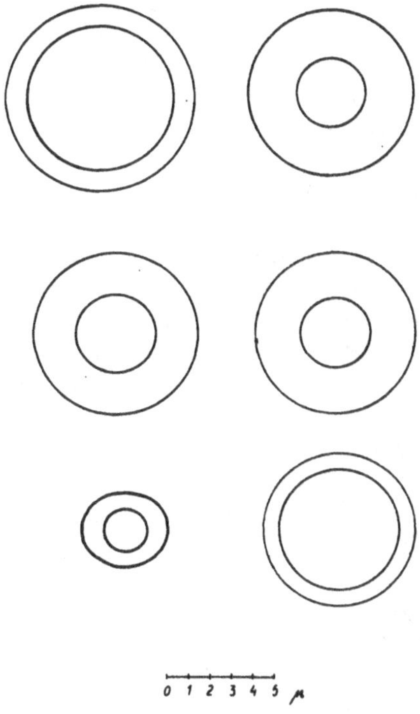

Abb. 2

bei D. cuticulare habe ich immer nur einen in jeder Spore beobachtet. D. percae unterscheidet sich von beiden sowohl in der Cystenform als auch durch den relativ wie absolut viel größeren Einschlußkörper der Spore (Abb. 1 u. 2).

Die Wirte

Es ist auffällig, daß jeder der beiden Lurch-Parasiten bei mehreren verschiedenen Wirten nachgewiesen wurde, während jeder Fischparasit nur bei einer Art vorkommt. Die Fischparasiten scheinen also in höherem Grade wirtsspezifisch zu sein als die Lurchparasiten.

Angesicht unserer geringen Kenntnisse über die Entwicklung der Dermocystidien könnte man vielleicht vermuten, daß es sich nur um 2 Arten handelt, eine mit kugeligen Cysten an den Kiemen (branchialis + vejdovskyi) und die andere mit gestreckten Cysten in der Haut (percae + cuticulare) oder gar nur um eine einzige, deren Cysten sich an den Kiemen kugelig und in der Haut langgestreckt entwickeln. Die Verschiedenheit der Sporen und die Beständigkeit, mit der auf Fischen einer Art immer nur Cysten einer bestimmten D.-Art, und zwar an den für diese Art typischen Körperstellen gefunden werden, spricht aber durchaus gegen diese Vermutung. Ich habe mehrere 100 Barsche daraufhin untersucht und nur typische Cysten von D. percae und diese nur in den Flossen, nie aber an den Kiemen gefunden.

Daß D. percae auch auf der Haut des Körpers vorkommen kann, wie Reichenbach-Klinke mitteilt, habe ich nie beobachtet. Das liegt offenbar daran, daß mein Untersuchungsmaterial aus natürlichen Gewässern (Teichen, Seen, Flüssen und einer Meeresbucht) stammte, während das von Reichenbach-Klinke Aquarien entnommen war. Möglicherweise wurden die Barsche in den Aquarien in einer Weise gehalten und ernährt, die den Verhältnissen in natürlichen Gewässern nicht entspricht und dadurch ein höherer Befallsgrad und abnorme Befallsstellen künstlich — wenn auch ungewollt — hervorgerufen.

Jírovec berichtet, daß die Hechte, an denen er sein D. vejdovskyi fand, 1—2jährig waren. Ich selbst habe in der Natur D. percae nur auf Barschen beobachtet, die 13 cm Totallänge nicht überschritten und nicht älter als 2 volle Lebensjahre waren.

Der Zwergstichling, der Wirt von D. cuticulare, ist der kleinste einheimische Süßwasserfisch Mitteleuropas.

Über Größe oder Alter der Forellen, bei denen sie D. branchialis fanden, machen leider weder Dunkerly noch Léger Angaben.

Trotzdem scheint mir die Vermutung berechtigt, daß alle Fischparasiten der Gattung D. kleine oder Jungfische befallen. Offenbar können sich die Cysten nur in einigermaßen zartem Gewebe entwickeln, oder sie gelangen per os in den Endwirt mit einem Zwischenwirt, der nur in der Jugendzeit des Endwirtes gefressen wird. Das könnten sowohl beim Hecht wie beim Barsch Entomostraken von Daphnien-Größe sein, die ja auch vom Zwergstichling, der Forelle und dem Lachs gern gefressen werden.

Die Frage, ob die Entwicklung der Dermocystidien sich zeitweise in einem Zwischenwirt vollzieht, ist aber noch ungeklärt.

Reichenbach-Klinke hat seine Barsche 2½ Monate in Aquarien gehalten. Daraus, daß er während dieser Zeit die Barsche nur mit Daphnien und Copepoden gefüttert hat, schließt er auf diese als Zwischenwirte oder Überträger von D. percae.

Das scheint fraglich, denn wenn die Entwicklung ein ganzes Jahr dauert, ist es durchaus möglich, daß sich die Keime von D. percae auch im Fischkörper — wohl im Blut — längere Zeit — und zwar auch länger als 2½ Monate — aufhalten, ehe sie zur Cystenbildung in der Haut übergehen.

Der überaus starke Befall, wie ich ihn in der Natur nie beobachtet habe, spricht allerdings für die Annahme von Reichenbach-Klinke.

Schadwirkungen

Als befallene und nicht befallene Stichlinge in kleinen Vollglasaquarien beobachtet wurden, gingen stark befallene Stichlinge, d. h. Stichlinge mit etwa 30 D.-Cysten, nach längstens 5 Wochen regelmäßig ein, so daß eine gewisse Pathogenität von D. cuticulare wahrscheinlich ist. Wie diese zustande kommt, ist nicht recht klar. Allerdings scheinen die Dermocystidien der Fische starken O_2-Bedarf zu haben. Das geht aus dem Sitz der Cysten von D. branchialis, vejdovskyi und salmonis in den Kiemen ihrer Wirte hervor und aus dem von D. percae in den Flossen der Barsche, in die von 2 Seiten O_2 aus dem Wasser eindringen kann. Die Cysten von D. cuticulare sitzen zwar vorwiegend in der Körperhaut, ihr Wirt ist aber der kleinste mitteleuropäische Süßwasserfisch, der auch eine besonders zarte, für O_2 also leicht zu durchdringende Haut haben dürfte. Reichenbach-Klinke beobachtete bei den befallenen Barschen mit dem Zunehmen der Cysten ein erhöhtes Sauerstoffbedürfnis. 1½—2 Monate nach Auftreten der ersten Cysten gingen alle befallenen Barsche unter Luftmangelerscheinungen ein. Somit ist auch D. percae als pathogen zu betrachten.

Bei den anderen Arten fehlen solche Beobachtungen.

Schlußbetrachtungen

Trotz aller glücklichen Zufallsfunde — denn nur um solche handelt es sich bisher, da nach diesen verhältnismäßig seltenen und wirtschaftlich unbedeutenden Parasiten noch nicht systematisch gesucht wurde — ist das Schicksal der Sporen nach dem Verlassen der Cyste bis zur Bildung neuer Cysten im bekannten Wirt noch gänzlich unbekannt. Insbesondere ist noch völlig unentschieden, ob die Spore wieder von dem Wirt aufgenommen wird, und zwar sogleich oder nach längerem Aufenthalt im Wasser oder Schlamm, und ob das per os durch die Kiemen oder durch die Haut geschieht oder ob ein Zwischenwirt passiert werden muß und, wenn ja, welcher und auf welche Weise dessen Befall vor sich geht, welche Entwicklung sich in diesem vollzieht und wie danach der Befall des uns bekannten Wirtes zustande kommt.

Diese Fragen sollten sich verhältnismäßig leicht einer Lösung näher bringen lassen, wenn man die von mir untersuchten beiden Arten D. percae und cuticulare genauer untersuchte. Beide sind leicht aufzufinden: D. percae in vielen Teichwirtschaften, D. cuticulare in mindestens einem genau bekannten kleinen Wiesengraben. Die geringe Ausdehnung dieser Biotope bietet die Möglichkeit, alle als Zwischenwirte in Betracht kommenden Tiere ohne allzu großen Aufwand zu untersuchen und so die Frage Zwischenwirt oder nicht zu entscheiden. Sollte sich dabei ergeben, daß Zwischenwirte nicht festzustellen sind, müßten die Wirte, also die Barsche oder Stichlinge, besonders der O-Gruppe sorgfältig durchsucht werden, um die vor der Cystenbildung liegenden Stadien zu finden. Ebenso könnte, wenn ein Zwischenwirt erst einmal gefunden ist, die Erforschung der D.-Entwicklung in ihm keine wesentlichen Schwierigkeiten mehr bereiten.

Mit der Aufhellung des gesamten Entwicklungszyklus einer D.-Art ließe sich dann auch die Frage der Zugehörigkeit der Gattung D. zu den Haplosporidien oder zu den primitiven Pilzen entscheiden.

Literatur

Jírovec, O. (1939), Dermocystidium vejdovskyi n. sp., eine neuer Parasit des Hechtes, nebst einer Bemerkung über Dermocystidium daphniae (Rühberg). Arch. f. Protistenkde. 92, 137—146.
(Hier ist die ältere Literatur zusammengestellt.)

Mackin, J. G., Owen, H. M., Collier A. (1950), Preliminary note on the occurrence of a new protistan parasite, Dermocystidium marinum n. sp. in Crassostrea virginica. Science 111, 328.

Reichenbach-Klinke, H. (1950), Der Entwicklungskreis der Dermocystidien sowie Beschreibung einer neuen Haplosporidienart Dermocystidium percae n. sp. Verh. Dtsch. Zool. Mainz 1949, 126—132.

Reichenbach-Klinke, H. (1951), Beobachtungen an einer Barschseuche (Dermocystidiose). Aquar. Terr. Ztschr. 4, 213—214.

Scheer, D. (1952), Vorläufige Mitteilung über Dermocystidium percae n. sp., eine neue Fisch-Haplosporidie. Zool. Anz. 149, 192—193.

Weiser, J. (1943), Beiträge zur Entwicklungsgeschichte von Dermocystidium daphniae Jirovec. Zool. Anz. 142, 200—205.

DOZENT MVDR. V. DYK
Parasitologisches Katheder der Veterinären Fakultät in Brno

Reservoire der Fischparasiten

Mit der Untersuchung von Schmarotzern der Süßwasserfische wurde in Böhmen schon vor 80 Jahren begonnen. Die reichen Ergebnisse der späteren ichthyoparasitologischen Schule Frič's wurden aber erst im Jahre 1925 planmäßig fortgesetzt. Wertvolle Forschungsergebnisse brachten hauptsächlich Rašín, Schäferna, Jírovec, Breindl, Weiser, Volf u. a. Schon zu dieser Zeit wurden an der veterinären Hochschule zu Brno die fortschrittlichen Untersuchungsmethoden Skrjabins verwendet. Vom Jahre 1948 an wird im parasitologischen Institute der veterinären Fakultät in Brno regelmäßig an der Durchforschung der Parasiten der Fische der mährischen Teiche und Flüsse in bezug auf die Bedürfnisse der Praxis gearbeitet.

Die Vertiefung der Intensität der Fischzucht erfordert die Entwicklung des modernen Kampfes gegen Verluste, die durch Parasiten verursacht werden, besonders bei jungen Fischen. Die Bedingungen von preventiven Vorkehrungen sind die Feststellung natürlicher Herde von Parasiten und Reservoirorganismen der Schmarotzer, die bei Fischen einerseits durch Fischunkraut dargestellt werden, andererseits durch Organismen, die die Ernährung der wirtschaftlichen Fische bilden.

Die Applikation der Lehre von J. N. Pavlovskij ist auch in unserer Fischzucht möglich. Nötig ist sie besonders im Hinblick auf die Vermehrung und Aufzucht sowie Überwinterung von gesunden Fischsätzen, von deren Zahl die planvolle Ausnützung der Teiche und Flüsse abhängt.

In früheren Zeiten beschäftigte sich die Forschung nicht mit der ökologischen Orientierung der Parasitologie und der Feststellung natürlicher Herde der Schmarotzer. In den genannten regionalen Durchforschungen der Schmarotzer, welche unter meiner Leitung von Mitarbeitern und Doktoranden der parasitologischen Katheder in Südmähren (Lucký, Pytela, Tománek), in Südböhmen und in den Nordmährischen Flüssen (Lucký, Valenta, Bártík) und im Donaugebiete (Michalovič, Gotthardt) in den letzten Jahren durchgeführt wurden, zeigten sich aber klar neue Möglichkeiten zur Unterdrückung der Parasitosen, und zwar sobald die faunistische Durchforschung der einzelnen Gebiete und auch die Verwertung des Einflusses der Reservoirgattungen der Fische, die in den Zu- und Abflüssen der Teiche überwintern oder zu den Biocoenosen der frei fließenden Gewässer gehören, durchgeführt werden.

A. Beispiele von festgestellten natürlichen Herden in Teichanlagen

In der Verbindung zweier großer Teiche haben wir das an dieser Stelle gefangene und aus dem Teich abgelaufene Fischunkraut einer sorgfältigen Kontrolle unterzogen. Die Bedingungen für die Entwicklung der parasitären Cyklen waren hier ungünstig, da beide großen Teiche (über 100 Hektar) alljährlich abgelassen und abgefischt wurden, und deshalb gab es hier keine bemerkenswerte Menge von Fischunkraut. Als abschwächender Faktor konnte bei den durchkontrollierten Teichen ein niedriger Sauerstoffgehalt bei schwachem Durchfluß und ein großer Mangel an Fischnahrung mitwirken. Abmagerung kam besonders bei Plötzen vor, welche den Darm mit nährstoffarmen Algen überfüllt hatten. Im Fischbestand überwogen die ein- und zweisömmerigen Plötzen und einjährigen Güstern, bei welchen der Ernährungszustand gut war, selten kamen zweijährige Rotfedern und Flußbarsche vor. Gattungsarme Fischpopulationen sind mit der Herbstabfischung zu erklären, nach welcher nur in den Abflußgräben eine kleinere Menge der Fische zurückblieb, denen sich einzelne, aus den Hauptspeisegraben gegen den Strom schwimmende Artgenossen anschlossen. Die Kontrolle wurde am 20. 7. 1953 bei einer Wassertemperatur von 25° C durchgeführt. Die makro- und mikroskopische parasitologische Untersuchung der Fischhaut erwies sich bei allen Fischen als negativ. Auch die Untersuchung des Darmes ergab keinen Befund an Darmparasiten. In der Körperhöhle fanden wir bei 7 Plötzen, einer Güster und einer Rotfeder Riesenwürmer.

Tabelle 1. Übersicht der Befunde

Fischart	Im ganzen kontrollierte Stücke	Befund von Parasiten bei einzelnen Fischarten in Prozenten		
		Diplozoon paradoxum	Dactylogyrus sp.	Ligula intestinalis
Güster	11	9	—	9
Plötze	129	6	4	5
Rotfeder	2	—	—	50
Flußbarsch	2	—	—	—

Die Bewertung der Invasionen: Der Dactylogyrus sp., wenn er auch für ältere Fische bei einer schwächeren Invasion weniger schädlich ist, kann sich auf den Kiemen der Plötze bis zur Herbstabfischung des Teiches vermehren und in die niedriger gelegenen Teiche oder Kammerteiche (Winterteiche) eindringen.

Ein weiteres Beispiel des durch Parasiten befallenen Fischunkrauts haben wir in Südböhmen gewonnen. Im Juni 1953 haben wir Material in dem Abflußgraben eines großen Teiches gesammelt. Der Tümpel unter dem Abflußrohr hat beiläufig einen Wasserspiegel von 2 Ar Breite. Der Durchfluß war verhältnismäßig stark. Zum Unterschied von der flachen Südmährischen Lokalität war die Tiefe der ständig von Wasser durchfluteten Tümpel ungefähr 1 Meter. Zur Untersuchung gewannen wir Rotfedern, Flußbarsche und Kaulbarsche. Die Fische waren 1—2sömmerig, die Flußbarsche 3sömmerig.

Die festgestellten Parasiten: Es wurden 68 Fische untersucht, wobei die Rotfedern mit der größten Anzahl (38 Stück) vertreten waren. Weiterhin wurden 18 Flußbarsche kontrolliert, von denen 4 Stück 20–25 dkg wogen; den Rest bildeten Kaulbarsche, 1 Zander und 1 Karpfen.

Bei der Untersuchung der Kiemen trafen wir nur bei Flußbarschen die Trichodina domerguei in zahlreichen Invasionen.

Nach Öffnung der Bauchhöhle fanden wir bei sämtlichen Flußbarschen, deren Länge 14 cm nicht überstieg, in der Leber Plerocercoide von Triaenophorus nodulosus, und zwar manchmal so zahlreich, daß das Gewebe der Leber wie marmoriert erschien. Bei einigen Fischen zählten wir bis 12 Stück Plerocercoide, die eine Größe kleiner Erbsen erreichten. Bei größeren Flußbarschen kamen diese Leberveränderungen nicht vor. Bei der Untersuchung des Darmes stellten wir keine Endoparasiten fest. Nur 2 Flußbarsche hatten eine schwache Invasion mit Camallanus lacustris.

Tabelle 2

Fischart	Im ganzen kontrollierte Stücke	Befund von Parasiten bei Fischen in Prozenten		
		Trichodina domerguei	Triaenophorus nodul. (Pler.)	Camallanus lacustris
Flußbarsch	18	100	77	11
Rotfeder	38	—	—	—
Kaulbarsch	10	—	—	—
Zander	1	—	—	100
Karpfen	1	—	—	—

Der Befall eines so großen Prozentsatzes der Flußbarsche mit Plerocercoiden des Triaenophorus nodulosus und die gleichzeitige Zucht von Hechten im Teich sind nicht nur ein Beweis, sondern auch eine Belehrung, daß der Fisch, der im Abfluß gegen die Strömung schwimmt und auf die Nahrung angewiesen ist, die das Wasser aus dem Teiche mitführt, auch direkt der Invasion verschiedener Parasiten ausgesetzt ist. Ebenso bemerkenswert ist, daß die größeren Flußbarsche, welche sich schon ausschließlich von kleinen Fischen nähren, keine Plerocercoide hatten, während die kleinen Flußbarsche, welche kleine Wasserorganismen fressen, also auch Cyclopiden, die den Zwischenwirt darstellen, außerordentlich starke Invasionen hatten. Vereinzelte und schwache Invasionen des Nematoden – Camallanus lacustris – bei den Flußbarschen und Zandern können durch die Flußbarsche leicht in die tiefer gelegenen Teiche auf die Zucht der Zander übertragen werden.

Wie sich versteckte natürliche Herde der von Parasiten befallenen Fische bilden, zeigt die Untersuchung eines Systems von 4 Teichen, von denen der größte einen Wasserspiegel von 320 ha hat. Die erste Fischprobe wurde unter der Teichablaßeinrichtung genommen. Die hier versammelten Fische dringen durch den Speisegraben ein, welcher 2 von diesen Teichen vereinigt.

Die im September 1953 gewonnene Probe setzte sich zum überwiegenden Teil aus 1–2sömmerigen Flußbarschen (69 Stück), Plötzen (43 Stück, überwiegend 2sömmerige) und 2sömmerigen Rotfedern (7 Stück) zusammen. In diesem kleinen Speisegraben, welcher nur beim Abfluß des Teiches Nr. 1 tiefer ist, können sich mehrere tausend Fische verschiedener Arten (hauptsächlich Flußbarsche und Plötzen) ansammeln. Die Fische leiden hier an Unterernährung. Die Parasiten können sich auf ihnen reich vermehren und beim Ablassen des Teiches können sie durch das abfließende Wasser in den niedriger gelegenen Teich mitgerissen werden, so daß ihre Übertragung sehr leicht ist.

Einen ähnlichen Fall bilden auch die niedrig gelegenen Teiche, welche nur durch einen Damm voneinander getrennt sind. Beim Ablasssen der Teiche drängt sich das Fischunkraut gegen die Strömung und versammelt sich in ungeheuren Mengen in den tieferen Teilen des Speisegrabens unter der Ablaßeinrichtung. Hier, dicht zusammengedrängt, erwarten sie die neuerliche Füllung des Teiches, entweder nach der Abfischung oder erst nach dem Überwintern.

Unter der Ablaßeinrichtung des Teiches Nr. 2 überwogen Flußbarsche und an zweiter Stelle Plötzen. In großer Anzahl kamen auch Schleie vor. Untersucht wurden im ganzen 19 Flußbarsche, 14 Plötzen, 11 Schleie, 5 Rotfedern, 5 Kaulbarsche und 1 einsömmeriger Karpfen. Das Alter der Fische war durchwegs 1–2 Jahre.

Unter der Ablaßeinrichtung des Teiches Nr. 3 überwogen Kaulbarsche, von welchen es hier einige Tausend in der Größe von 4–6 cm gab. An zweiter Stelle standen Karauschen, dann Schleie, Plötzen, Flußbarsche, vereinzelt auch einsömmerige Karpfen und Hechte. Untersucht wurden 20 Kaulbarsche, je 10 Plötzen, Karauschen und Schleie, 8 Karpfen, 4 Flußbarsche und 1 Hecht. Zum Schluß wurde eine Probe von Fischen aus der Fischgrube des soeben abgefischten Teiches Nr. 4 genommen. Es wurden 200 Rotfedern, 10 Flußbarsche und Plötzen, 5 Kaulbarsche und 1 Zander untersucht.

Festgestellte Parasiten

In Muster Nr. 1 begegneten wir einer 100%igen Invasion der Trichodina domerguei. Die Intensität der Invasion bezeichneten wir mit 4 Stufen. Dabei stellte Stufe 1 1–5 Trichodinen im Sichtfeld des Mikroskops bei der Vergrößerung 10 × 15 vor; Stufe 2 bildeten 5–10 Trichodinen; Stufe 3: 10–15 und über 15 Trichodinen im Gesichtsfeld haben wir mit Stufe 4 bezeichnet. Bei der Untersuchung von 60 Flußbarschen wurden von uns die nachfolgenden Grade der Invasionen aufgestellt:

Stufe 1 = 18 Flußbarsche
Stufe 2 = 36 Flußbarsche
Stufe 3 = 9 Flußbarsche
Stufe 4 = 6 Flußbarsche.

Bei der Untersuchung von Plötzen zeigte sich ein hoher Prozentsatz der Invasion von Diplozoon paradoxum mit einem verhältnismäßig schwachen Befall von je 1 bis 5 Stück pro Fisch. Vereinzelt fanden wir auch Dactylogyrus. Zum Unterschied von Flußbarschen fanden wir in keinem einzigen Fall bei den Plötzen Trichodina domerguei.

Rotfedern, welche nur in einer kleinen Anzahl vorkamen, waren durch Ligula intestinalis bemerkenswert invadiert, und zwar bei Rotfedern, deren Größe 10 cm nicht überstieg, gab es immer nur eine Ligula intestinalis, während bei 13–15 cm langen Rotfedern immer zwei Exemplare vorkamen. Trichodina bemerken wir bei Rotfedern auch sehr oft, immer jedoch nur in einer schwachen Invasion (Stufe 1). Auf den Kiemen schmarotzten auch Diplozoon paradoxum und Saugwürmer der Gattung Dactylogyrus, ähnlich wie bei den Plötzen.

In Probe Nr. 2 war der Befund bei Flußbarschen derselbe wie in Probe 1, d. h. eine 100%ige Invasion von Trichodina domerguei. Auf der Haut saßen einige Karpfenläuse Argulus pellucidus. Der Befund bei den Plötzen war negativ, ebenso bei den Rotfedern und den Karpfen. Interessanter waren die Ergebnisse an Schleien, bei denen wir Trichodina domerguei in 36% und Karpfenläuse – Argulus pellucidus – bei 10% aller untersuchten Stücke fanden.

In Probe Nr. 3, welche die reichhaltigste an verschiedenen Arten des Fischunkrautes war, war auch bei den Flußbarschen der Befall mit Trichodina domerguei 100%ig. Die Trichodina fanden wir auch bei der Untersuchung der Karauschen in 20%. Dem Saugwurm der Gattung Dactylogyrus begegneten wir nur bei 2 Karauschen in einer verhältnismäßig schwachen Invasion von 2–4 Stücken in der Größe von 0,4–0,6 mm. Als einen weiteren Vertreter der monogenen Saugwürmer fanden wir Diplozoon paradoxum bei einem Karpfen und einer Plötze. Es zeigten sich 2 bis 3 Stück bei einem Fisch, und zwar in der Größe von 1–2 mm. Von Darmparasiten gab es hier einen 7 mm langen Kratzer – Neoechinorhynchus rutili im Darm eines 145 mm langen Karpfens.

In der Probe aus Teich Nr. 4, welche ungefähr in der Mitte des Ausfischens entnommen wurde, überwogen die Rotfedern. Die Untersuchung führten wir hauptsächlich hinsichtlich Bauchhöhlenparasiten durch. Bei der Untersuchung von 200 Rotfedern fanden wir 32 Plerocercoide des Riemenwurmes Ligula intestinalis, von denen der längste 290 mm maß. Die größte gemessene Breite war 18 mm. Von diesen Riemenwürmern waren im ganzen 19 Rotfedern befallen, von welchen 9 Stück je 2 und 5 Stück je 3 Exemplare aufwiesen.

Bei 3 Rotfedern fanden wir Cysten der Metacercarien der Gattung Tetracotyle mit einem Durchmesser von 0,8–1 mm. Die stärkste Invasion bei einer Rotfeder waren 30 Cysten, ähnlich wie bei den Flußbarschen. Wie in den vorhergehenden Lokalitäten, begegneten wir auch hier einer bemerkenswerten Invasion der Kiemen durch die Trichodina domerguei. Annähernd dieselbe Intensität der Invasion fanden wir bei einem Zander.

Tabelle 3. Lokalität Nr. 1

Fischarten	Im ganzen kontrollierte Stücke	Befund von Parasiten bei einzelnen Fischarten in Prozenten			
		Trichodina domerguei	Diplozoon paradoxum	Dactylogyrus	Ligula intestinalis
Flußbarsch	69	100	—	—	—
Plötze	43	—	36	4,5	—
Rotfeder	7	57	14	14	57

Tabelle 4. Lokalität Nr. 2

Fischarten	Im ganzen kontrollierte Stücke	Befund von Parasiten bei einzelnen Fischarten in Prozenten	
		Trichodina domerguei	Argulus pellucidus
Flußbarsch	19	100	5
Plötze	14	—	—
Schlei	11	36	10
Rotfeder	5	—	—
Kaulbarsch	5	—	—
Karpfen	1	—	—

Tabelle 5. Lokalität Nr. 3

Fischarten	Im ganzen kontrollierte Stücke	Befund von Parasiten bei einzelnen Fischarten in Prozenten			
		Trichodina domerguei	Dactylogyrus	Diplozoon paradoxum	Neoechinorhynchus rutili
Karpfen	8	—	25	12,5	12,5
Schlei	10	—	—	—	—
Karausche	10	20	—	—	—
Flußbarsch	4	100	—	—	—
Kaulbarsch	10	—	—	10	—
Plötze	20	—	—	—	—
Hecht	1	—	—	—	—

Tabelle 6. Lokalität Nr. 4

Fischarten	Im ganzen kontrollierte Stücke	Befund von Parasiten bei einzelnen Fischarten in Prozenten		
		Trichodina domerguei	Ligula intestinalis	Tetracotyle ovata
Rotfeder	200	—	10	1,5
Flußbarsch	10	100	—	—
Zander	1	100	—	—
Kaulbarsch	5	—	—	—
Plötze	10	—	—	—

An einer der beschriebenen Lokalitäten registrierte Lucký während der Herbst- und Wintermonate das Auftreten von Trichodina domerguei und stellte beim Flußbarsch bis zur Hälfte des Februar eine ständige Erhöhung der Invasion fest. Dann erstickten die Barsche. Bei Plötzen, Rotfedern und Kaulbarschen überstiegen die Invasionen den Mittelgrad nicht. Die Reservoirgattungen überlebten den Winter.

Die Gefährlichkeit der Barsche aus solchen Notüberwinterungsorten für die Aufzuchteinrichtungen im nächsten Frühjahr ist dadurch bewiesen. (Der Flußbarsch kann auch ein Reservoir der endoparasitisch lebenden Trichodina urinaria darstellen.)

Ergebnisse der untersuchten Teich-Lokalitäten:

1. Am häufigsten stellten wir die Trichodina domerguei, und zwar bei allen untersuchten Flußbarschen in verhältnismäßig starken Invasionen fest.

Hieraus ersehen wir, was für ein Reservoir der Trichodinen ein Flußbarsch darstellen kann, von welchem sich diese dann normal oder nach einem abschwächenden Einfluß, z. B. Überwintern, auf wirtschaftlich wichtige Fische (Karpfenartige und Raubfische, Zander) übertragen und sich dort weiter vermehren können.

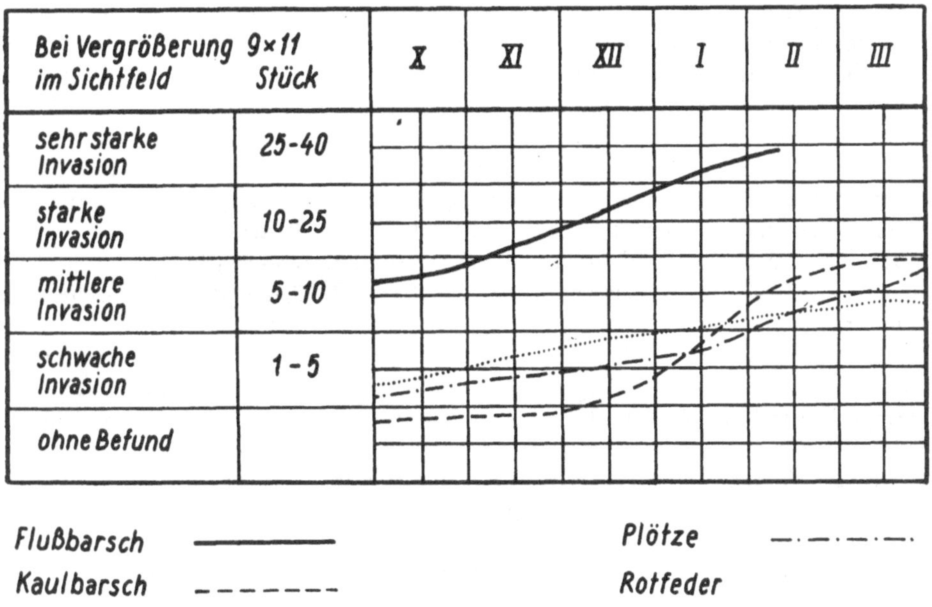

2. und 3. Die monogenen Saugwürmer der Gattung Dactylogyrus und Diplozoon paradoxum können eine ähnliche Bedeutung haben wie die bereits bei der Bewertung der Invasion in Absatz A angeführten.

4. Eine Invasion von Plerocercoiden des Riemenwurmes Ligula intestinalis, welche sich überwiegend in Rotfedern lokalisierten, ist ein Beweis für eine spezielle Disposition der Rotfedern für diesen Schmarotzer in seinem larvalen Stadium, welches dann mit diesen Fischen in fischfressende Vögel gelangt. Dieser Riemenwurm hat keine Affinität zu den Hauptgattungen unserer wirtschaftlich bedeutenden Fische.

5. Die Metacercarie aus der Gattung Tetracotyle bewirkt keinen ernsteren gesundheitlichen Schaden.

6. Das Auftreten von Neoechinorhynchus rutili beweist, daß Kratzer verschiedener Gattungen, welche in den untersuchten Fischen bei jeder Herbstabfischung vorkommen, in ihren Wirten in kleinen Vertiefungen des Abflußgrabens überwintern

können und nach der Neufüllung des Teiches, nach der Abfischung oder nach dem Überwintern sich neuerlich verbreiten.

7. So ähnlich verhält sich auch die in den Teichsystemen vorgefundene Karpfenlaus.

D. Flüsse und Seen als Beispiele natürlicher Herde

In fließenden Gewässern und Seen hängt das Vorkommen der Schmarotzer in natürlichen Herden von der Verunreinigung, die die Fischbestände abschwächt, weiter von der Anwesenheit der Reservoirorganismen, Lebensweise und Nahrungsaufnahme einzelner Fischgattungen ab.

1. Die Verunreinigung verursachte z. B. in einem nordmährischen Flusse massive Invasionen des Egels Cystobranchus respirans und der Karpfenlaus Argulus coregoni. In den reinen Zuflüssen und Quellen des Flusses, die durch hohe Wasserbauten abgetrennt waren, konnten sich diese Schmarotzer nicht halten und sich schädlich auswirken. Ähnliche Beispiele kennen wir von anderen Flußläufen.

2. Die Anwesenheit der Organismen, die für eine Entwicklung der Fischschmarotzer nötig sind und eine wichtige Fischnahrung darstellen, ist hauptsächlich in der Forellenregion für die Entstehung natürlicher Herde von Bedeutung. In guten Strekken mit einem reichen Vorkommen von Gammariden, fanden wir auch regelmäßig schwere Invasionen der Kratzer. Dort, wo die Luftnahrung und bei Hochwasser Landorganismen verzehrt wurden, sind die Forellen seltener mit Schmarotzern befallen. Unter einer Südmährischen Talsperre wurde die Bachforelle mit einer Gattung der Kratzer, die Regenbogenforelle, die gieriger ihre Nahrung bis in die Wintermonate sucht und in demselben Lebensraume vorkommt, mit 3 Kratzergattungen stark befallen.

In den Hafenpartien und Nebenflüssen größerer Flüsse, in denen die Wirtskleinorganismen häufiger leben als im Hauptstrome, treffen wir natürliche Herde für den ganzen Flußlauf.

Bei der Sommeruntersuchung der Fischschmarotzer aus einem Donauhafen stellte Michalovič fest, daß 96% der Fische mit Schmarotzern befallen waren. Im nahen großen Zufluß der Donau waren in derselben Zeit nur 65,9% befallen. Die Plötze und Uckelei sind hier das wichtigste Reservoir.

2. Die Abhängigkeit der Invasionen von den Nahrungsquellen der Fische zeigten deutlich die Ergebnisse, die an einem Flusse in Nordmähren erzielt wurden.

Fischgattung	untersuchte Stücke	befallen		Saugwürmer	Bandwürmer	Nematoden	Kratzer
		Fische	%				
Forelle	85	44	52	15	—	35	6
Äsche	30	3	10	72	—	—	1
Barbe	18	10	55	—	7	—	4
Döbel	19	7	37	—	4	1	2
Nase	65	—	—	—	—	—	—

Die mit Schmarotzern am reichsten befallene Fischgattung war die Forelle, die oft benthische Fauna mit Larven und Parasiten verzehrt. Ähnliche Verhältnisse finden wir bei der Barbe und beim Döbel. Die Nase (Chondrostoma nasus) war ohne Parasiten, da sie fast ausschließlich herbivor ist und Algen von den Steinen abkratzt.

3. Auch mit der Lebensweise der Fische hängen die Invasionsmöglichkeiten für Schmarotzer eng zusammen. In einem Hochgebirgssee der Slowakei stellten wir massive Invasionen von Crepidostomum farionis und Neoechinorhynchus rutili bei der Bachforelle und akklimatisierten Seeforelle fest. Der Bachseibling in dieser Lokalität war aber von Schmarotzern frei, da er überwiegend in tiefen Wasserschichten jagt und nur abends zum Ufer zur Luftnahrung steigt. Die Litoralfauna verzehrt er nur selten und kommt daher mit den Reservoirorganismen nicht oft zusammen.

Zusammenfassung der festgestellten Beispiele natürlicher Herde der Schmarotzer

Durch die Orientierungsuntersuchungen des Fischunkrautes in verschiedenen Lebensräumen und in verschiedenen Teichsystemen und deren Speise- und Abflußvorrichtungen sowie in Flüssen, Talsperren und Seen können natürliche Herde der Parasiten entdeckt werden. Dadurch wird die Möglichkeit der Übertragung und Verbreitung der Schmarotzer auf wirtschaftlich wichtige Fischgattungen bestätigt.

Aus dieser Arbeit ist zu ersehen, daß manche Fischgattungen Träger und Reservoire von Schmarotzern sind, wie z. B. der Flußbarsch im Falle der Trichodina domerguei, die Rotfeder beim Riemenwurm Ligula intestinalis und ähnlichen, deren Verschleppung in die Zuchtteiche wirtschaftlich bedeutende Fischarten, besonders deren Brut, bedrohen kann.

Auch nach der Abfischung, nach vollkommener Ablassung und Desinfizierung des Teichbodens findet sich in den Zuflußgräben, die den ganzen Winter hindurch mit Wasser gefüllt sind, wie auch in den Abflußvorrichtungen der Teiche verschiedenes Fischunkraut, das größtenteils an Unterernährung, Mangel an Sauerstoff und an geeigneten Aufenthaltsplätzen leidet. Nach neuerlicher Füllung der Teichsysteme kommen die Schmarotzer mit ihren Wirten in engen Kontakt mit den Zuchtfischen, welche aus dieser Quelle und dem entstandenen sekundären natürlichen Herd der Parasiten gefährdet werden können.

Im Laufe mehrjähriger Forschungsarbeiten in verschiedenen Gewässern, Talsperren, Flüssen und Teichen stellten wir natürliche Herde des Vorkommens der Fischparasiten und Reservoirgattungen der Fische fest, die direkten Einfluß auf die Fischzucht ausüben.

In Talsperren existieren einerseits natürliche Herde in Biocönosen der Fische, welche ursprünglich in dem Abschnitt des Flusses, der in Talsperräumen verschwand, vorkamen, und andererseits werden sekundäre Herde durch Fische gebildet, welche von Parasiten befallen und keiner parasitologischen Kontrolle vor der Aussetzung unterworfen werden können.

Für Fischbestände in Flüssen und Flußtümpeln können wir auf Grund der bisherigen Untersuchungen folgende Fischgattungen als Reservoire der Parasiten für Zuchtfische bezeichnen:

1. Die Quappe bildet ein Reservoir des Raphidasdacaris acus für die Bachforelle, des Crepidostomum farionis für die Bachforelle und in Niederungswässern der Larve von Proalaria spathaceum für verschiedene Fische.
2. Die Ellritze bildet ein Reservoir des Neodiplostomum cuticola für karpfenartige Fische.
3. Die Bartgrundel ist ein Reservoir des Crepidostomum farionis für die Bachforelle.
4. Die Groppe ist ebenso ein Reservoir des Crepidostomum farionis für die Bachforelle.
5. Der Döbel und der Hasel sind Reservoire des Argulus coregoni für die Bachforelle und die Asche.
6. Der Döbel ist ein Reservoir der Lamproglaena pulchella für einige Fischgattungen.
7. Die Uckelei ist ein Reservoir des Neascus cuticola und Ergasilus sieboldi für die Schleie, den Zander und andere Fische.
8. Der Schlammpeizger ist ein Reservoir des Cyrodactylus elegans für verschiedene Zuchtfische.
9. Die Karausche bildet ein Reservoir der Trichodinen und Dactylogyren für verschiedene Zuchtfische.
10. Die Rotfeder bildet ein Reservoir des Tetracotyle ovata und Neascus cuticola und Argulus foliaceus und pellucidus für manche Zuchtfische.
11. Die Plötze bildet ein Reservoir des Argulus foliaceus und Argulus pellucidus für verschiedene Zuchtfische.
12. Der Flußbarsch dient als Reservoir der Trichodina für verschiedene Zuchtfische, des Triaenophorus nodulosus für den Hecht und des Camallanus truncatus für den Zander.
13. Der Kaulbarsch ist ein Reservoir des Diplostomulum spathaceum für verschiedene Fische.

Weitere Studien natürlicher Herde der Fischparasiten nach dem Prinzip der Lehre Pavlovskijs sind ein verläßlicher Weg zur Prevention zwecks fortschreitender Liquidierung der Parasitosen und führen dadurch zur Erhöhung der Erfolge bei der Fischzucht und ihrer Erträge aus den Teichen und frei fließenden Gewässern.

Literatur

Dogel, V. A., Курс сбщей паразитологии, Ленинград 1947 г.

Dyk, V., Nemoci naších ryb (Krankheiten unserer Fische), Praha 1954.

Dyk, V. — Lucky, V., Příspěvek k poznání parasitů plevelných ryb v rybníčních soustavách (Beitrag zur Kennzeichnung der Unkrautfischparasiten in Teichen), Čsl. Parasitologie, I, 1954.

Frič, A., České ryby a jejich cizopasnici (Böhmische Fische und ihre Parasiten), Praha 1908.

Markevič, A. P., Паразитофауна пресноводных рыб Украинской ССР, Киев 1951 г.

Pavlovskij, J. N., Зоологические и оэкологические основы изучения природной очаговости болезней / Юбилейний сборник № 2 — 47 Э — 486, 1947 г.

(Der Vortrag ist nicht gehalten worden.)

DR. H. SIEGMUND
Bezirks-Hygieneinstitut Cottbus

Die hygienischen Abwasserverhältnisse der Spree

Die 365 km lange Spree entspringt im Grenzgebiet der südlichen Oberlausitz aus zwei Quellen. – Eine Quelle davon liegt auf dem Kottmar. – Dieser Arm fließt durch den Ort Ebersbach. Der andere Quellarm entspringt in Neugersdorf und fließt durch die Ortschaften Neugersdorf, Spreedorf, Ebersbach, wo sich die beiden Quellarme vereinigen. Bereits jetzt wird durch die beiden zusammen 25000 Einwohner zählenden Industriestädte dem Flusse eine viel zu große Abwasserlast aufgebürdet, so daß die Spree bereits in ihrem Ursprung als ein krankes Gewässer bezeichnet werden kann. Es dürfte interessieren, daß die beiden Orte Ebersbach und Neugersdorf stark mit Taenien verseucht sind. Im Krankenhaus Ebersbach sind in den letzten 2 Jahren bei Einwohnern beider Ortschaften 14 Taenien, und zwar 11 saginata und 3 solium, abgetrieben worden. Es ist zunächst auffallend, daß bei Patienten aus den anderen Gemeinden Eibau, Leutersdorf, Friedersdorf, Neusalza-Spremberg, Taubenhain, Sohland und Oppach, welche ebenfalls große Industrieorte sind und ihre Patienten in das Ebersbacher Krankenhaus einliefern, keine Taenien abgetrieben worden sind. Diese Orte zeigen im wesentlichen die gleiche Struktur wie Ebersbach und Neugersdorf. – Es handelt sich um Reihendörfer bzw. Streusiedlungen, die im wesentlichen aus Ein- bzw. Zweifamilienhäusern bestehen, zu denen allen ein größerer oder kleinerer Hausgarten gehört. Dies bedingt eine bedeutende Kleintierhaltung, meist sind es Ziegen oder Kaninchen. Was nun die beiden letztgenannten Orte anbetrifft, so ist nach Aussagen der Krankenhausärzte von Ebersbach in der letzten Zeit eine Häufung in bezug auf Taenin eingetreten. Es ist zu bedenken, daß Taenien in dieser Gegend mehr zufallsweise in Krankenhäusern abgetrieben werden, meist führen die praktischen Ärzte die Wurmabtreibung selbst durch. Dr. Peter aus Neugersdorf berichtet, daß er bei etwa 6000 Patienten im Jahr etwa 20–30 Taenien abgetrieben hat. – Dies würde einer Verwurmung von annähernd 3% entsprechen. Überschwemmungen kommen in diesen Orten im Oberlauf der Spree kaum vor. Da nach Angaben von Herrn Prof. Borchert Finnen der Taenia saginata auch bei Ziegen und Schafen in geringem Maße zu finden sind, so wäre bei der übermäßig starken Ziegenhaltung ein Anhaltspunkt gegeben, zumal in den meisten Häusern keine Aborte mit Wasserspülung vorhanden sind, also keine Kanalisation besteht und der Inhalt der Gruben einfach auf das Wiesenland im Garten entleert wird. Dem steht entgegen, daß Ziegenfleisch kaum jemals roh verwendet wird, wobei allerdings fraglich bleibt, ob bei den gebräuchlichen Zubereitungsarten die Finnen auch sicher abgetötet werden. Es wäre dann zu erwarten, daß in den Orten gleicher Struktur ebenfalls eine starke Verwurmung zu beobachten sei, was aber nach den Befunden des Krankenhauses Ebersbach nicht der Fall zu sein scheint. Im Augenblick kann man diese Angaben kaum verwerten und müßte weitere Ermittlungen bei allen praktischen Ärzten anstellen. Auffallend ist die Angabe des Schlachthoftierarztes von Neugersdorf, daß finnige Rinder eine große Seltenheit darstellen. In diesem Jahre wurde nur bei einem einzigen Kalbe ein geringgradiger Finnenbefund erhoben. Leberegel sind ebenfalls kaum festzustellen. Über das Vorkommen von Askariden wird nicht gerade besonders häufig von den ansässigen praktischen Ärzten berichtet. Die Spree berührt in ihrem weiteren Verlaufe den Ort Sohland, wo sich ein Hochwasserrückhaltsbecken mit etwa 250000 cbm Fassungsvermögen befindet. Dieses Becken ist augenblicklich stark verschlammt. Ein Teil der mit dem Abwasser der Anlieger in die Spree gelangten Keime und Wurmeier dürfte hier abgesetzt bzw. abgebaut werden. Durch verschiedene Ortschaften fließt die Spree weiter bis nach Bautzen. Die Abwasser dieser Orte werden wieder mit aufgenommen. – Der Zustand des Wassers scheint sich jedoch gebessert zu haben, da auch jetzt stellenweise Fische im Wasser vorkommen.

Bautzen selbst verfügt über eine Kanalisation. Die anfallenden Abwässer werden nach grober mechanischer Klärung verrieselt. Auch die Abwässer des Schlachthofes werden ohne weitere Behandlung in die städtische Kanalisation eingeleitet, was nach Ansicht des Schlachthoftierarztes einen starken Befall mit Leberegeln zur Folge hat. Bei starkem Regen und besonderen Verhältnissen werden auch Abwässer direkt in die Spree eingeleitet. Da es in diesem Gebiete nach Bautzen im Flachlande gelegentlich zu Überschwemmungen kommt, wäre eine solche Ursache denkbar. In dieser Gegend wird auch bei Rindern zunehmende Finnigkeit festgestellt, und zwar betrifft die Zunahme der Rinderfinnigkeit das ganze Kreisgebiet. Im Krankenhaus Bautzen stellen Taenien und Askaridenbefunde eine Seltenheit dar. Möglicherweise würden Erhebungen bei den praktischen Ärzten andere Ergebnisse zeigen. Nach Bautzen fließt die Spree durch flaches Land, das verhältnismäßig wenig besiedelt ist. In diesen landwartschaftlichen Gebieten pflegt, wie üblich, Menschen- wie Tierkot zur Düngung der Wiesen verwendet zu werden.

Bei Klix vereinigt sich die Spree mit dem ihr zufließenden Löbauer Wasser. Dieses entspringt an der Nordseite des Kottmar und fließt zuerst durch Obercunnersdorf und Niedercunnersdorf nach Löbau. Durch die Abwässer der beiden zusammen 5000 Einwohner zählenden Industrieorte wird das Wasser dieses Flüßchens auch hier wieder derart belastet, daß es als außerordentlich stark geschädigt angesehen werden muß. In Löbau kommen noch die Abwässer der dortigen Textilfabriken, der Zuckerfabrik und die nur grob mechanisch geklärten Abwässer der 15000 Einwohner zählenden Stadt hinzu. Die Ärzte der Poliklinik und des Krankenhauses in Löbau konnten eine auffällige Häufung von Verwurmung nicht feststellen. – Allerdings müßten diese Angaben noch durch weitere eingehendere Erhebungen gestützt werden. Auf dem Schlachthof Löbau wurde nach Angabe des dortigen Tierarztes eine allgemeine Zunahme der Finnigkeit beobachtet, die sich besonders im nördlichen Teil des Kreises bemerkbar macht, aber im allgemeinen nur als schwach zu werten ist. Der Schlachthof Löbau besitzt eine eigene Kläranlage. Erhöhter Leberegelbefall wurde nicht festgestellt.

Die Spree fließt, wie bereits erwähnt, hinter Bautzen durch das Flachland. Bei dem Orte Sprey nimmt sie die Schwarze und die Weiße Schöps auf. Es sind ausgesprochene Flachlandflüsse, die mit Abwässern nicht im gleichen Maße belastet sind, da sie kaum mit Industrieorten in Berührung kommen, aber die Abwässer der Anlieger aufnehmen. Die Rinderfinnigkeit im Kreise Niesky hält sich in normalen Grenzen und verteilt sich gleichmäßig über das ganze Kreisgebiet. An der Weißen Schöps liegt der Ort Horka. Nach Mitteilung des Bezirks-Hygiene-Instituts Bautzen stellt dieser Ort ein Sorgenkind wegen des endemischen Auftretens von Typhuserkrankungen dar. Gelegentlich kommt es hier zu Überschwemmungen. Schlachtungen werden im Kreisgebiet Niesky in Privatschlachthäusern durchgeführt. Die Fleischbeschau wird von Laienfleischbeschauern und nicht von Tierärzten vorgenommen. Über eine besondere Taenienhäufigkeit konnte uns nichts berichtet werden. Enorm stark ist der Oxyurenbefall beim Menschen. An der Weißen Schöps liegt ebenfalls der Ort Rietschen. Nach Angaben der Kreisärztin ist dieser Ort gekennzeichnet durch ein enorm starkes Auftreten von Askariden. Kollege Dr. Habers in Rietschen bezeichnet es ebenfalls als außerordentlich stark. Eine spezifische Ursache dafür konnte bisher noch nicht gefunden werden, und es werden allgemeine hygienische Mißstände und eine gewisse Indolenz der Bevölkerung als Ursache angegeben. Neben ungünstigen Abwasserverhältnissen dürften auch unsachgemäß angelegte Kanalisationen besonders eines Altersheims eine Rolle spielen.

Ehe die Spree die Stadt Spremberg erreicht, nimmt sie noch das Flüßchen Struga auf. Die Struga bringt die schlecht geklärten Abwässer der Stadt Weißwasser mit in die Spree und erhöht deren Abwasserlast. Dazu kommen die Grubenabwässer der Tagebaue um Spreetal und Spreewitz, womit eine ganz erhebliche Belastung mit Sulfaten und Eisen erfolgt. Auch durch die Abwässer der Stadt Spremberg wird der Spree eine neue Last aufgebürdet.

Der nächstgrößere Ort, den die Spree erreicht, ist Cottbus. Die Abwässer von Cottbus werden nach mechanischer Reinigung auf Rieselfelder geleitet, die teilweise an der Spree liegen. Nun müssen bei stärkeren Regenfällen und bei Stromsperren die Abwässer ungeklärt in die Spree eingeleitet werden, da das System der Cottbuser Kläranlage völlig veraltet ist und in dieser Form den stetig wachsenden Anforderungen nicht mehr entspricht. Damit ist natürlich auch eine erhöhte Verwurmungsgefahr gegeben.

Auf ihrem weiteren Wege nach dem Spreewald strömt auf der rechten Seite die Malxe zu. An und für sich bedeutet dieses wasser- und fischreiche Flüßchen keine Belastung für die Spree. Nur an einer Stelle werden etwa 600 cbm nur mechanisch geklärtes Abwasser zugeleitet, die aber das Flüßchen nur zum Teil erreichen. Bei Regenwetter staut sich das in einem Graben der Malxe zugeleitete Abwasser und führt zu Überschwemmungen der Malxewiesen. Bei Abwasseruntersuchungen durch das Parasitologische Institut der Universität Berlin konnten hier keine Wurmeier festgestellt werden, während im Abwasser der Stadt Cottbus Eier von Askariden sowie von Trichuris trichiura gefunden wurden. Die anderen erhobenen Abwasserbefunde beziehen sich auf Leberegel, Bandwürmer und Schweinespulwürmer.

Nun erreicht die Spree das Spreewaldgebiet. Der Spreewald teilt sich in den Ober- und Unterspreewald. Der Oberspreewald, das Gebiet von Burg bis Lübben, 18000 ha umfassend und ungefähr 30 × 12 km groß, wird zu rd. 66% als Wiesen, 20% als Acker- und Gartenland und 14% als Wald genutzt. Betrachten wir die Wasserführung in diesem Gebiet. Die mittlere Wasserführung beträgt 14 cbm in der Sekunde, erreicht bei Hochwasser eine Höhe bis zu 238 cbm in der Sekunde und kann bei Niedrigwasser bis auf 1,6 cbm in der Sekunde absinken. Schon bei 30 cbm Wasserführung in der Sekunde beginnen die Fließe der Spree, es sind rd. 350, auszuufern. In der Frühjahrszeit wird das Gebiet wochenlang überschwemmt, so daß die Wiesen 20 bis 30 cm hoch unter Wasser stehen. All das an Sink- und Schwebstoffen, was infolge des raschen Strömens die Spree bisher nicht absetzen konnte, wird jetzt sedimentiert. Wir müssen hier besonders an die von der Stadt Cottbus in die Spree geleiteten Abwässer denken. Hinzu kommt noch, daß die Spreewaldbewohner ihr Abwasser natürlich ebenfalls ungeklärt in die Fließe schicken. Bei Hochwasser werden die Dungstätten und die Gruben überspült und ausgespült. Die Finnigkeit der Spreewaldrinder ist deshalb ohne weiteres erklärlich. Entsprechend ist natürlich auch der Wurmbefall der Bevölkerung, zumal in diesen periodisch überschwemmten, fruchtbaren Gebieten ein intensiver Gemüsebau betrieben wird. Ein gefährliches Moment ist in diesem Zusammenhang die katastrophale Trinkwasserversorgung der von den Spreearmen eingeschlossenen Gehöfte. Die vorhandenen Brunnen geben schlechtes, eisenhaltiges Oberflächenwasser, das sich vom Fließwasser nicht unterscheidet; die Folge davon ist, daß das Wasser direkt aus den Spreefließen geschöpft wird. So ist es zu erklären, daß im Spreewald der Typhus endemisch ist, aber bis zu einem gewissen Grade von einer Immunisierung der eingesessenen Bevölkerung gesprochen werden kann.

An den Oberspreewald schließt sich nördlich Lübben der Unterspreewald an. Dieser ist etwa 7400 ha groß. In diesem Gebiete haben sich noch wirklich umfangreiche Wälder erhalten, so daß hygienische Mißstände nicht so kraß in Erscheinung treten. Abhilfe kann im ganzen gesehen natürlich nur das schon in Angriff genommene Meliorisationsprogramm schaffen, das durch Speicherung den 20–30 cm hohen Überstau im Frühjahr beseitigt und den Wassermangel im Sommer ausgleicht. Hand in Hand damit muß eine Verbesserung der Trinkwasserversorgung angestrebt werden, die bei dem Umfang des Projektes natürlich nicht kurzfristig zu realisieren ist.

Im einzelnen wäre zum Spreewaldgebiet noch folgendes auszuführen: Am Schlachthof Cottbus, wo die Untersuchungen auf Finnigkeit mit besonderer Sorgfalt durchgeführt werden, beträgt die Finnigkeit ungefähr 3%. 1954 sind bereits über 100 finnige Rinder festgestellt worden. 1953 wurde bei 4500 Rindern in 133 Fällen Verfinnung gefunden, was ungefähr 3% entspricht. 1952 kamen auf 5000 Rinder 220 Verfinnungen, also ungefähr 3,5%. Im Durchschnitt blieb die Verfinnung um 3% liegen. Die finnigen Rinder stammten zum größten Teil aus den Randgebieten des Spreewaldes, eigentlich weniger aus dem zentralen Spreewald selbst. Einen Schwerpunkt scheint das Gebiet um die Glinziger Teiche mit den Ortschaften Kolkwitz,

Glinzig und Krieschow zu bilden, also auch ein Gebiet, in dem ein zeitweiliger Überstau der Wiesen vorhanden ist. Die Finnenbefunde erstreckten sich aber auch auf andere Teile des Kreisgebietes Cottbus. In den Spreewaldgebieten des Kreises Calau wurden an Finnigkeit gemeldet 1952 6 Fälle, 1953 und 1954 je 1 Fall. Im Kreise Lübben wurden 1954 28 Fälle von finnigen Rindern gemeldet, und zwar vorwiegend aus den Ortschaften des Spreewaldrandgebietes. Auffallend ist, daß alle Meldungen vom Schlachthof Dresden kamen, während andere Schlachthöfe, an die ebenfalls aus dem Kreise Lübben Rinder geliefert wurden, kaum etwas meldeten. Leberegel wurden auch in einer beachtlichen Menge beobachtet. Die Verwurmung der Einwohner scheint im Kreis Lübben etwas, aber doch nicht auffällig, erhöht zu sein. Hier wiesen die befragten Ärzte wie mehrfach auch in anderen Fällen darauf hin, daß nach ihrer Ansicht Wurmerkrankungen gern verschwiegen werden und manche Patienten jahrelang Parasiten beherbergen.

Nun ist noch ein Nebenfluß der Spree zu erwähnen, die Dahme, ebenfalls ein ausgesprochener Flachlandfluß mit verhältnismäßig hohem Wasseranfall. Sie entspringt in der Gegend des gleichnamigen Städtchens Dahme und fließt durch den Kreis Luckau, dessen sonstige Gewässer sie aufnimmt. Dieser ausgesprochen landwirtschaftliche Kreis liefert zum größten Teil Rinder nach Dresden, Leipzig und Görlitz. Davon sind in diesem Jahr bis jetzt hauptsächlich aus Dresden 20 Fälle von Finnigkeit gemeldet worden. Im Kreisgebiet Luckau wurde bei der Fleischbeschau kein einziger Fall von Finnigkeit festgestellt. Die Verfinnung dürfte auch im Kreise Luckau weit über 1% betragen. Es ist auch hier zu bedenken, daß die Dahme oftmals Wiesenflächen überschwemmt. Die Abwasserbeseitigung erfolgt in Luckau nach ungenügender Klärung in den Stadtgraben und in Dahme ebenfalls nur nach einer mechanischen Klärung in die Dahme.

Die Verwurmung ist in Luckau nach Angabe des Kreisarztes in den letzten Jahren zurückgegangen. Sie soll angeblich früher wesentlich höher gewesen sein. Für die eingetretene Besserung wird einmal der weitgehende Rückgang des Kleingemüseanbaues und zum anderen eine gewisse Umstellung der Ernährung von Rind- auf Schweinefleisch angenommen.

Kollege Dr. Döring in Dahme hat in 9 Jahren 2 Fälle von Taenien beobachtet. Im letzten Halbjahr waren es auf einmal 6. Bei einem Rückblick auf die gesamten Befunde ist festzustellen, daß Finnigkeit und Verwurmung durchaus nicht gleichmäßig nebeneinander zu finden sind, wie es zu erwarten wäre. Es muß jedoch bedacht werden, daß alle Feststellungen nur verhältnismäßig geringe Zahlen betreffen und dadurch zu Täuschungen Anlaß geben können. Auffällig ist dabei noch das besonders große Schwanken der Angaben der Schlachthöfe in bezug auf die Finnigkeit. Es ist zu berücksichtigen, daß die durch Laien ausgeübte Fleischbeschau auf dem Lande nicht immer so gründlich und gewissenhaft vorgenommen wird, wie es wünschenswert wäre. – Auch auf den Schlachthöfen mag die enorme Arbeitsüberlastung zum Beispiel zu Zeiten von Stoßauftrieben eine Rolle spielen. Über den Verwurmungsgrad der Bevölkerung lassen sich nur sehr schwer konkrete Angaben ermitteln, und es werden bei weitem nicht alle Fälle erfaßt und behandelt. Falsche Scham und Angst vor Wurmkuren sowie sachliche Unkenntnis hindern die Wurmträger daran, sich einer Behandlung zu unterziehen. Wie groß die Vorliebe, man kann fast sagen, die Sehnsucht nach Hackfleisch bei der Bevölkerung ist, haben die Schwierigkeiten bei Durchsetzung eines Hackfleischverbotes bewiesen. Es bedarf noch vieler mühevoller Kleinarbeit im Rahmen der hygienischen Volksaufklärung, um der Bevölkerung die Notwendigkeit der Durchführung von Wurmkuren klarzumachen. In diesem Zusammenhang sei daran erinnert, daß es früher üblich war, bei nachgewiesener Wurmabtreibung eine Kopfprämie zu zahlen. Vielleicht würde dies einer Aufklärungsaktion mehr Erfolg verleihen. Auf jeden Fall aber ist eine gute Zusammenarbeit zwischen Hygieniker, Human- und Veterinärmediziner Voraussetzung für eine gezielte Wurmbekämpfung.

DR. H. SCHROEDER
Zentrallaboratorium Entw. Hyg., Groß-Berliner Entwässerungswerke

Parasitologische Probleme beim Abwasser

Parasitologische Probleme beim Abwasser haben im letzten Jahrzehnt sprunghaft an Bedeutung für die Abwasserwirtschaft zugenommen. Veranlassung, sich mit diesen Fragen näher zu beschäftigen, gab die Gesundheitskatastrophe von Darmstadt in den Jahren 1946/47. 80–90% der Bevölkerung waren plötzlich mit Askariden befallen. Zahlreiche Todesfälle und schwerste Operationen (Gallenblase, Leber usw.) waren die Folge. Die Ursache war verhältnismäßig leicht zu finden. Das Abwasser enthielt bis zu 6000 Askarideneier im Liter und wurde ohne jegliche Vorklärung auf die dortigen Felder gebracht. Da Rohgemüse, vor allem Kopfsalat, in großer Menge angepflanzt war, konnte hier bei geschlossenem Kreislauf – Mensch, Abwasser, Pflanze, Mensch – eine Kumulierung größten Ausmaßes entstehen.

Die Frage ist berechtigt, ob auch schon früher derartige Katastrophen größeren oder kleineren Ausmaßes aufgetreten sind. Die Frage kann nicht mit nein beantwortet werden, doch ist Darmstadt ein besonders klarer und typischer Fall, wobei eine Reihe von Ursachen oder Umständen zusammenkam.

Der allgemeine Nahrungsmangel nach 1945 zwang die Landwirtschaft, schnell und um jeden Preis Gemüse und vor allem wertvolles Rohgemüse heranzuziehen. Das war mit Hilfe der Rieselwirtschaft möglich, jedoch hätten hier schon früher bekannte Richtlinien bei der landwirtschaftlichen Verwertung des Abwassers beachtet werden müssen. Eine Aufbereitung des Abwassers, eine mechanische Vorklärung, hätte selbst mit behelfsmäßigen Anlagen erfolgen müssen. Auf den Anbau von Rohgemüse hätte man aber auf Rieselfeldern in jedem Fall verzichten müssen, da außer parasitologischen noch bakterielle Gefahren hier vorhanden sind.

Ein weiterer Grund war das Fehlen wirksamer Medikamente, mit deren Hilfe man den Kreislauf hätte unterbrechen können. Hinzu kommt, daß die therapeutische Bekämpfung bei Askaridenbefall selbst mit guten Mitteln schwierig und von gewissen Gefahren begleitet ist. Auch der allgemeinen Hygiene konnte von der Bevölkerung nach 1945 nicht die nötige Aufmerksamkeit geschenkt werden. Wohnraumfrage, enges Wohnen, Knappheit an Waschmitteln, Mangel an Badegelegenheit usw. sind mitbestimmende Faktoren gewesen. Zweifelsohne war auch die Abwehrbereitschaft des menschlichen Körpers zu dieser Zeit geschwächt. Ob dies aber von ausschlaggebender Bedeutung für einen parasitären Wurmbefall ist, sei im Hinblick auf die Ergebnisse der Immunitätsforschung noch dahingestellt. Soweit Darmstadt. Daß dieses zwar einen besonders krassen Fall, jedoch keinen Einzelfall darstellt, soll später noch ausgeführt werden.

Welche Eier von Helminthen sind im Abwasser anzutreffen? Bei dem Abwasser der Städte herrschen die Fäkalien des Menschen vor. Somit lassen sich in erster Linie vom Menschen abgeschiedene Wurmeier im Abwasser finden. Wurmeier tierischer Wirte sind wesentlich seltener und oft nur Zufallsfunde. Etwas anders sieht es in Kleinstädten und auf dem Lande aus, wo aus Viehställen die Abschwemmungen zum Abwasser hinzukommen. Ähnliche Verhältnisse sind auch beim Schlachthofabwasser vorhanden, doch ist bei Großstädten die Verdünnung des Abwassers im allgemeinen so groß, daß die Eier tierischer Wirte später nicht mehr hervortreten. Im normalen Abwasser von Berlin werden mit ziemlicher Regelmäßigkeit Wurmeier von 4 Gattungen gefunden.

Von den Cestoden sind dies die Eier von Taenia saginata und solium, von den Nematoden die Eier von Ascaris lumbricoides, Trichuris und Oxyuris.

Unter diesen tritt Ascaris durch sein physiologisches Verhalten und durch die Resistenz seiner Eier an Bedeutung hervor. Es sei im folgenden kurz eine Beschreibung der Biologie der betreffenden Würmer gegeben.

Ascaris lumbricoides zeigt eine besonders komplizierte Entwicklung. Das 20–30–40 cm lange Weibchen legt im Dünndarm des Menschen täglich 200000 Eier, nach anderen Angaben sogar noch bis 700000 Eier. Auf jedes Gramm Kot kommen etwa 1000–2000 Eier, falls ein Askaride vorhanden ist. Mit den Fäkalien gelangen die Eier in das Abwasser.

Die Askarideneier besitzen ein sehr typisches Aussehen. Ihre zackige Eiweißhülle, von Natur aus farblos, ist durch Gallenfarbstoff braun gefärbt. Darunter befindet sich eine starke Chitinhülle. Die Eier sind 50–75 μ lang und 40–60 μ breit. Wichtig ist bei Untersuchungen das Nachmessen der Eier, um sich vor Verwechselungen mit ähnlich aussehenden Körpern zu bewahren.

Unmittelbar nach der Eiablage sind die Eier noch nicht infektiös. Es ist eine Reifung unter Sauerstoffaufnahme erforderlich, die bei 37°, z. B. in der Crena ani oder unter dem Fingernagel etwa 12 Tage, bei Zimmertemperatur (15°) etwa 1 Monat dauert. Sauerstoffmangel und tiefe Temperaturen können die Reifung entsprechend hinauszögern.

Die embryonierten Eier sind außerordentlich lebenszäh. Desinfektionsmittel in üblichen Verdünnungen töten sie nicht ab. Sie lassen sich z. B. in 1% Salzsäure, in 0,5–2%iger Formaldehydlösung lange aufbewahren und kultivieren. Auch die physiologische Resistenz ist erheblich. Abtötung erfolgt erst durch Temperaturen um − 25°. Die Grenze nach oben liegt zwischen 51 und 53°. Austrocknung vertragen die Eier ohne Schaden.

Der weitere Entwicklungszyklus ist folgender: Gelangt ein embryoniertes Ei in den Darm, so erfolgt das Ausschlüpfen einer Larve, die mit einer Chitinspitze die Darmwand durchbohrt und sich mit dem Blutstrom in die Leber einschwemmen läßt. Nach einem Aufenthalt von 3–4 Tagen in der Leber wird die Larve über die rechte Herzhälfte in das Lungengewebe geschwemmt. Bei starkem Befall kann hier Lungenbluten auftreten. Eine Entwicklung bis zu diesem Stadium oder etwas darüber hinaus machen auch die Eier des Schweineaskariden im Menschen durch, der sich morphologisch in keiner Weise von der für den Menschen spezifischen Rasse von Ascaris lumbricoides unterscheidet. Wenn auch die Eier des Schweineaskariden sich im Menschen nicht zum reifen Wurm entwickeln, so kann das Larvenstadium doch bei reichlicher Infektion unangenehme Auswirkungen haben. Somit darf in der Abwasserhygiene auch die physiologische Rasse des Schweineaskariden nicht zweitrangig behandelt oder in der Gefahr für den Menschen unterschätzt werden. Für die Schweine bedeutet sicherlich die physiologische Rasse des Menschen eine ähnliche Gefahr, wenn vielleicht auch nicht in dieser Größenordnung.

In der Lunge erfolgt weitere Reife, dann wandert die über 2 mm große Larve über Trachea und Ösophagus in den Darm zurück, wo in 5–8 Wochen ein Heranwachsen zum reifen Wurm erfolgt. Der Schaden durch Nahrungsentzug von Speisebrei im Dünndarm ist nicht allzu hoch zu veranschlagen, vorausgesetzt, daß es sich nicht um viele Parasiten handelt. Viel gefährlicher sind die außerordentlich giftigen Ausscheidungen der Askariden, die bei individuell verschiedener Empfänglichkeit mannigfaltige Störungen auslösen können. Leichte bis schwere Allgemeinerscheinungen, Leber- und Gallenstörungen, Kreislaufstörungen, Herzbeschwerden, rheumatische Erkrankungen, Ekzeme haben in dem Gift der Askariden ihre Ursache. Ferner können die drahtigen und sehr robusten Würmer allerlei mechanische Schäden, wie Verschluß der Gallengänge, Durchbruch durch das Trommelfell oder den Tränen-Nasenkanal, hervorrufen. Sie sind schwer durch Wurmkuren zu bekämpfen, häufig passiert dabei ein Teil (10%) der Würmer nicht den Darm, sondern geht durch den Magen zur Speiseröhre. Oft geschieht dies gerade nachts, wobei erhebliche Erstickungsgefahr besteht.

Maximal wurden bis zu 2000 Würmer (Asc.!) mit letalem Ausgang beim Menschen gefunden. Auch 100 Spulwürmer sind bereits ernsthaft lebensgefährdend. Der Giftstoff ist auch nach dem Tode des Askariden wirksam. So wirkt sich beim Präparieren von Spulwürmern, auch von fixiertem Material, welches einige Jahre alt sein kann, das Gift derart aus, daß empfindliche Personen Augentränen, Hautausschläge bekommen oder daß Erbrechen eintritt.

Oxyuris vermicularis (Enterobius) ist wie Ascaris getrenntgeschlechtlich, Länge des Männchens 2–5 mm, des Weibchens 9–12 mm. Die Eiproduktion ist der Größe des Wurmes entsprechend gering, doch werden während eines Lebens etwa 5–16000 Eier abgesetzt. Da die Oxyuren aber in großer Anzahl auftreten, so können im Abwasser zahlenmäßig die Oxyureneier weitaus überwiegen.

Die Eier, die mit Vorliebe außerhalb des Körpers (in der Nähe des Afters), aber auch im Kot abgelegt werden, sind typisch nieren-bohnenförmig mit einer leichten Eindellung. Sie fallen im Präparat durch ihre glashelle Färbung sofort auf. Ihre Größe beträgt 50–60 μ Länge und 30–35 μ Breite. Im Ei ist meist schon der nematoden- oder kaulquappenförmige Embryo zu sehen. Die Embryonierung ist an bestimmte Temperaturen und Bedingungen gebunden. Durch Wasser und insbesondere durch Abwasser werden die Eier in etwa 2 Tagen, eventuell auch schon früher, abgetötet. Sie spielen daher im Abwasser keine Rolle. Ihre hohe Verbreitung hat andere Ursachen, vor allem in mangelnder Hygiene. Gegen Austrocknen sind

Oxyureneier beträchtlich widerstandsfähig, so halten sie sich außerordentlich lange im Schlafzimmerstaub. In Fällen, wo ein Befall mit Oxyuren vorlag, hat man sie in etwa 90% der Fälle im Staub gefunden. Wenn auch eine Verbreitung durch das Abwasser nicht erfolgen kann, so ist es doch interessant, den Stand der Verwurmung indirekt aus Wäschereiabwasser zu erfahren. Die Eier lassen sich in den verschiedenen Arbeitsgängen der Wäscherei nachweisen. Besonders zahlreich sind sie natürlich im Einweichwasser vertreten, welches mehr als 40000 Eier pro Liter enthalten kann.

Der Peitschenwurm, Trichuris trichiura, etwa 3–5 cm lang, wird meist als harmlos angesehen, jedoch steht seine Rolle z. B. bei der Appendicitis und ähnlichen Entzündungen nicht einwandfrei fest. Seine Eiproduktion ist gering. In letzter Zeit wurden die tönnchenförmigen, 50 zu 22 μ großen Eier, die an den Polenden mit einem Pfropfen verschlossen sind, etwas häufiger als sonst im Abwasser gefunden. Der Peitschenwurm hat praktisch zunächst keine Bedeutung, doch wird er dadurch interessant, daß seine Eier eine ähnliche Resistenz wie die Askarideneier besitzen. Sie sind mindestens 5 Jahre lebensfähig.

Eine ungeheure Eiproduktion besitzen auch Taenia saginata und solium, Rinderfinnen- und Schweinefinnenbandwurm. Ein reifes Bandwurmglied enthält 120000 Eier, jährlich werden etwa 600 Millionen, während eines angenommenen 18jährigen Bandwurmlebens 18 Milliarden Eier abgesetzt. Die Eier sind kreisrund, dickschalig, farblos, von geringer Lichtbrechung. Die beiden Arten sind nicht immer zu unterscheiden, wie auch die Diagnostizierung ziemlich schwer sein kann. Die Größe beträgt 25–35 μ. Die Häkchen des Embryos sind nicht immer zu sehen. Die Taenieneier können sich im Wasser längere Zeit halten und sind auch gegen Austrocknung widerstandsfähig. Sie können dann besonders gefährlich werden, wenn der erste Wirt der Mensch und nicht das Tier wird. Dann kommt es beim Menschen zur Finnenbildung, wobei bestimmte, chirurgisch schwer zugängliche Organe wie Auge, Gehirn bevorzugt werden.

Von 1945 bis 1950 waren Taenieneier äußerst selten im Abwasser anzutreffen, ihre Zahl im Abwasser ist jedoch jetzt in leichtem Steigen begriffen. Die Ursachen sind in dem zunehmenden Genuß rohen Fleisches, von Schabefleisch usw. zu suchen. Den Taenieneiern ist erhöhte Beachtung zu schenken, da sie infolge ihrer geringen Sinkgeschwindigkeit nicht leicht durch Vorklärung des Wassers zu beseitigen sind. Oft befinden sie sich im sog. Schwimmschlamm an der Oberfläche des Wassers.

Die Methoden zum Auffinden der Eier sind wesentlich schwieriger beim Abwasser als etwa bei der Untersuchung des Kotes, da das Abwasser außerordentlich verdünnend wirkt. Hinzu kommen noch die störenden Begleitstoffe des Abwassers. (Auf die Beschreibung der Methoden kann an dieser Stelle verzichtet werden, sie sind veröffentlicht im Ges. Ing. 1949 – H. 23/24, S. 410.)

Im folgenden sollen nur einige Hinweise zu den einzelnen Methoden gegeben werden.

1. Die direkte Methode durch Untersuchung eines Tropfens Originalwasser kann nur dann zum Ziel führen, wenn außerordentlich hohe Wurmeizahlen beim Abwasser (wie etwa beim Darmstädter Abwasser mit seinen 6000 Eiern/Liter) vorliegen. Unsicher bleibt das Ergebnis aber immer noch in quantitativer Hinsicht. So er-

klärt sich wohl auch, warum früher nie oder ganz selten Wurmeier im Abwasser gefunden wurden.

2. Das Zentrifugat in aufgehellter, dicker Schicht ist die Methode der Wahl. 50 bis 100 ccm Wasser werden zentrifugiert, das Zentrifugat mit wenig Wasser auf einen Objektträger gebracht und schonend (50–70°) getrocknet. Aufhellung erfolgt mit Methylbenzoat oder einem anderen Öl. Nach der Auszählung erfolgt die Umrechnung auf die Gesamtwassermenge.

Das Suchen der Eier kann bei 100–200facher Mikroskopvergrößerung geschehen, in Zweifelsfällen ist aber eine genaue Betrachtung, möglichst mit Ölimmersion bei 500–1000facher Vergrößerung, erforderlich. Wichtig ist, wie schon erwähnt, die Messung des Eies, um von vornherein ähnliche, aber in der Größenordnung meist ganz anders liegende Objekte auszuschließen. Bei schlechter Lage der Präparate, wenn das Ei durch wenig durchsichtige Begleitstoffe verdeckt ist, oder bei flüchtiger Prüfung können Verwechselungen mit allen möglichen Körpern vorkommen.

Um den Blick zu schärfen, seien hier einige Objekte aufgeführt, die starke Ähnlichkeit mit Wurmeiern haben.

1. Pilzsporen, insbesondere Trüffelsporen, sehr ähnlich Askarideneiern.
2. Pollen von Blütenpflanzen, insbesondere von Helianthus, ebenfalls sehr ähnlich den Askarideneiern.
3. Pollen von Pinusarten, Verwechselung mit Trichuris.
4. Diatomeen, insbesondere Cyclotella-Arten, mit Eiern von Taenia.
5. Stärkekörnchen.
6. Runde Sandkörnchen.
7. Arcella-Schalen (Rhizopoda).
8. Trachelomonas-Gehäuse (Flagellaten).
9. Rotatorien-Eier.
10. Gefäßbündel und Zellreste höherer Pflanzen, insbesondere die Siebplatten.
11. Cysten von Protozoen.
12. Statoblasten von Bryozoen.
13. Zygosporen von Spirogyra u. ä.

Bei den Askarideneiern ist noch zu beachten, daß die zur Diagnostizierung so markante Eiweißhülle durch Faulprozesse verlorengegangen sein kann. Die Enterobiuseier sind bei dieser Methode vielfach lufterfüllt. Vorteilhaft haben sich beim Mikroskopieren bei schwacher Vergrößerung Planokulare bewährt.

Die Methode der aufgehellten Schicht kann auch mit den Methoden nach Fülleborn und Telemann kombiniert werden, falls sehr wenig Wurmeier im Abwasser vorhanden sind. Nach Möglichkeit sollte aber eine Kombination mit Rücksicht auf das quantitative Ergebnis vermieden werden. Man nimmt dann lieber das recht mühsame Durchmustern vieler Präparate in Kauf.

3. Die gleiche Methode ist noch für Schlamm geeignet, wobei abgemessene Mengen ausgestrichen werden. Sicherheit in der quantitativen Auszählung ist durch Verdünnung einer größeren Schlammenge zu erhalten.

4. Die Schwimmethode nach Fülleborn mit gesättigter NaCl-Lösung ist besonders für Schlamm- und Pflanzenuntersuchungen geeignet. Wichtig ist eine Vorbehand-

lung mit destilliertem Wasser, um die klebenden Eier vom Substrat zu lösen. Die Methode ist außerordentlich von den Versuchsbedingungen abhängig. Für bestimmte Abwasserarten ist sie nicht geeignet, da der Detritus mit aufgeschwemmt wird. Eine Siebung vor der Kochsalzaufschwemmung kann sehr nützlich sein.

5. Die Methode Telemann zerstört durch Ausschütteln in einem Salzsäure-Äthergemisch oder in einer Antiforminlösung einen Teil der organischen Substanz. Das Askaridenei verliert dabei seine typische Eiweißhülle. Die Methode ist daher für Askarideneier wenig brauchbar, sie ist gar nicht geeignet für Oxyuren- und Taenieneier.

6. Die Papierfiltermethode hat sich bei Abwasser und Schlamm in beschränktem Umfang bewährt. Eine abgemessene Menge Abwasser oder Schlamm wird auf Papierfilter (kein Faltenfilter) aufgebracht, wobei die festen, aber meist durch ihre Menge recht störenden Stoffe noch durch das Filter hindurch gehen. Die Untersuchung erfolgt am feuchten Filter. Ein Nachteil ist, daß gefundene Eier schlecht bei höheren Vergrößerungen betrachtet werden können.

7. Kulturmethoden für Askarideneier. Für Versuche ist das letzte Ende des Uterus zu nehmen. Die Aufbewahrung erfolgt am besten in 1%iger HCl.-Bichromatlösung oder Formaldehydlösung sind ebenfalls, jedoch nicht so gut, brauchbar. Die Furchung der Eier kann durch alle Stadien bis zur Embryonierung verfolgt werden. Versuche mit Fermenten ergaben bisher keinen Anhalt für ein echtes Schlüpfen der Larven, unechte Schlüpfungen sind auf den Deckglasdruck zurückzuführen. Bei Schlammbebrütung nach der Kohlemethode ist erhöhte Vorsicht wegen der Verwechselung mit Erdnematoden geboten.

8. Stuhluntersuchungen in großen Reihen haben ergeben, daß die Resultate nach der Ausstrichmethode und der Füllebornmethode nicht immer die gleichen Befunde ergaben. Sicherheit wird durch Anwendung beider Methoden gewonnen.

Bevor auf die Ergebnisse der Abwasseruntersuchung eingegangen wird, ist es notwendig, die verschiedenen Abwasserarten und Reinigungsmethoden kurz zu erläutern.

1. Der Begriff Rohwasser oder Schwarzwasser stellt das Abwasser in seiner ursprünglichen Form dar. In welchem Mengenverhältnis hier die Wurmeier vorkommen, zeigt folgende Tabelle:

	Ascaris-	Enterobius-	Taenia-Eier
1948	1 — 10 — 20	20 — 2000	0 (— 1 — 2)
1953/54	0 — 2 — 4	0 — 20	2 — 5!

Da die Eiproduktion der Askariden hinreichend bekannt ist, lassen die Zahlen einen ungefähren Anhalt auf die Stärke der Verwurmung der Bevölkerung zu.

Bei der Zugrundelegung einer Abwassermenge von 150 l/KT und einer Eiproduktion von 10000 Eiern/T (errechnet als 50% der Eiproduktion eines Weibchens, welches ja mit einem Männchen vergesellschaftet sein muß) wurden 10 Eier/Liter Abwasser gefunden. Die Ausrechnung ergibt einen Prozentsatz von 1,5 bei der Bevölkerung, einen Einzelfall vorausgesetzt.

2. Vorgeklärtes Abwasser oder mechanisch gereinigtes Abwasser hat durch Verweilen in einem Absetzbecken eine Beseitigung der absetzbaren Stoffe erfahren (die Zeit hierfür beträgt etwa 1–2 Stunden je nach Beckengröße). Durch Verzögerung der Fließgeschwindigkeit im Becken sinken die spezifisch schweren Stoffe, der Schlamm und damit auch die Wurmeier, auf den Grund eines solchen Beckens. Spezifisch leichtere Stoffe steigen als sog. Schwimmschlamm auf. Die folgende Tabelle gibt eine Übersicht über die Sinkgeschwindigkeit und damit über die Absetzfähigkeit der Wurmeier.

Sinkgeschwindigkeiten

Ascaris-Ei	1,0 m/h
Enterobius-Ei	0,7 m/h
Taenia-Ei	(0,5) – 0,1 – 0,2 m/h
Hauptmenge der Schwebestoffe häuslicher Abwasser	1,4 m/h

Aus der Tabelle ist zu ersehen, daß sich vor allem die gefährlichen Askarideneier gut im Absetzvorgang zur Ausscheidung bringen lassen. Die geringe Sinkgeschwindigkeit der Taenieneier muß beachtet werden. Zur Ausscheidung der Eier der Bandwurmarten sind daher Absetzbecken mit mindestens einer Stunde Absetzzeit notwendig, auch muß auf sorgfältige Abscheidung des Schwimmschlammes geachtet werden, da die Taenieneier infolge ihres spezifischen Gewichtes und ihrer Oberflächenspannung gern in den Schwimmschlamm gehen.

3. Biologisch gereinigtes Abwasser hat durch biologische Prozesse eine weitgehende Reinigung erfahren, so daß dieses Abwasser äußerlich einem Trinkwasser gleicht. Die Reinigung geschieht über Kleinlebewesen, vor allem über Bakterien in Verbindung mit Protozoen. Die hauptsächlichsten Verfahren sind das Belebtschlammverfahren, welches in der flüssigen Phase mit künstlich zugeführtem oxydativem Sauerstoff der Luft arbeitet, wobei durch die aeroben biologischen Vorgänge eine weitgehende Mineralisierung der organischen Stoffe stattfindet. Das gleiche geschieht an fester, flüssigkeitsüberronnener Kontaktfläche im sog. Tropfkörper, der verschiedene Bauart, bei Hochleistungstropfkörpern auch Zuführung von Luft, besitzen kann.

Der gleiche Vorgang vollzieht sich auch beim Rieselfeld; hier ist das durch die im Boden liegende Drainage abfließende Wasser weitgehend gereinigt. Biologisch gereinigtes Wasser ist von allen festen Stoffen befreit und damit wurmeibefreit.

4. Im Schlamm der Absetzbecken sind die ursprünglich im Abwasser vorhandenen Wurmeier angereichert. Wenn dieser Schlamm in Trockenbeete zur Entwässerung und Trocknung gelangt, enthält er bei der großen Resistenz der Askarideneier voll infektionstüchtige Eier. Die natürlichen Faulprozesse bei der Trocknung sind viel zu gering, um irgendeinen Einfluß auszuüben. Eine Abtötung der Wurmeier, auch der Askarideneier, findet erst statt, wenn der Schlamm in großen Anlagen anaerob bei Wärme mindestens einen Monat ausgefault wird. Hierbei werden die Askarideneier fast zu 100% durch die Zersetzungsvorgänge, vor allem durch die Reduktionsvorgänge, zerstört. Nicht ganz diese Sicherheit wird bei offenen Erdbecken erreicht, wo

die Ausfaulung der Witterung unterliegt und bei entsprechend tieferen Temperaturen vor sich geht. Aus diesem Verhalten der Wurmeier muß für ihre Beseitigung folgender Schluß gezogen werden:

1. Die Beseitigung im Abwasser gelingt auf einfache und ziemlich sichere Weise durch eine mechanische Vorklärung genügend langer Dauer (mindestens 1 Stunde). Eine wirksame Beseitigung des Schwimmschlammes ist erforderlich.

2. Im Schlamm ist eine Zerstörung der Wurmeier durch einfache Trocknung nicht zu erreichen. Außer der anaeroben Ausfaulung in geheizten Faulräumen oder mit geringerer Sicherheit in Erdfaulbecken besteht die Möglichkeit zur Abtötung durch die verschiedensten Kompostierungsmethoden. Wichtig ist, daß dabei Temperaturen von 55° erreicht werden.

3. Andere Möglichkeiten bestehen z. Zt. für die Praxis nicht. Bei der enormen Widerstandsfähigkeit halten sich die Askarideneier im Erdboden viele Jahre. Sie sind nach mindestens 8 Jahren noch voll infektionstüchtig.

Desinfektionsmittel in den üblichen Konzentrationen sind zwecklos und überdies in solchen Mengen, die dafür benötigt würden, auch gar nicht anwendbar.

Als Beispiel für die große Resistenz der Eier seien noch einige Angaben über Desinfektionsmittel angeführt:

So widerstehen die Eier von Ascaris

1% Sublimatlösung
10% Formalinlösung
0,5% Kaliumpermanganatlösung
7% Essigsäure
10% Salzsäure
konz. Kupfersulfatlösung
konz. Kupferazetatlösung
50% Antiforminlösung.

Wenn von der zweifelhaften Wirkung einiger Kresol- und Schwefelkohlenstoffmischungen abgesehen wird, bleibt als sicher wirkende Methode nur die Erhitzung auf Temperaturen über 53°. So ist es z. B. – um ein modernes Problem aufzugreifen – bei der Sterilisation des Vitamin B 12 enthaltenden Abwasserschlammes für Fütterungszwecke notwendig, diesen auf entsprechende Temperaturen zu erhitzen.

Ultraschall, niederfrequente Beschallung, Hochfrequenz sind absolut unwirksam. Die Eier enthalten keine Gasblasen, plötzliche Druckentlastung z. B. an der Düse eines Regners (bei der Verregnung von Abwasser) läßt die Eier unverändert. Experimentell sind Druckentlastungen von 25 atü auf Atmosphärendruck erprobt worden. Daß keine Schädigung oder Abtötung des Eies eintreten kann, ist verständlich, wenn zum Vergleich das Verhalten fast aller Kleinlebewesen in der Natur herangezogen wird. Schnelles Aufsteigen oder Absinken in größere Wassertiefen wirkt nicht schädigend.

Als physikalisches Mittel in der Abwasserbehandlung ist jedoch die Ultraviolettbestrahlung hervorzuheben. Eigene Versuche hierzu jedoch laufen noch.

Um die Gefahren durch eine Verwurmung richtig einzuschätzen, seien zunächst einige Zahlen aus der Literatur genannt:

Darmstadt, Abwasser ohne Vorreinigung 80—90'' Askariden.
Offenbach, 21% Askariden (Fäkaldüngung).
Württemberg, 25% Askariden.
Schwäbische Kleinstadt, 90% Verwurmung.
Bonn (Schulkinder und ehemalige Soldaten) 25% Askariden
99% Oxyuren.
München (Untersuchung an Ambulanten) 73,6% Oxyuren.
Hallenschwimmbäder bis zu 10000 Eier/Liter.

Diese Zahlen können noch beliebig fortgesetzt werden. Absetz-Reihenuntersuchungen von Beschäftigten, die mit den verschiedenen Abwasserarten in Berührung kamen, zeigen ein sehr instruktives Bild:

Personenkreis in Berührung mit (große Durchschnittswerte)	Verwurmung mit Ascaris %	Trichuris %	Enterobius %
Rohabwasser auf dem Rieselfeld (Rieselfeldarbeiter)	.7	49	1,5
Biologisch gereinigtes Abwasser	0	23	4,5
Rohabwasser im Stadtgebiet (Kanalarbeiter)	2	6	2
Unbelasteter Personenkreis (kein Garten mit Fäkaldüngung)	1,8	5,4	1,8

Aus dem Vergleich der verschiedenen Personenkreise miteinander ist deutlich zu sehen, daß der Umgang mit Rohabwasser eine erhöhte Verwurmung mit Ascaris und Trichuris mit sich bringt. Wie schon eingangs erwähnt, ist Trichuris als verhältnismäßig harmloser Parasit aufzufassen. Die Resistenz der Trichuriseier ist jedoch der der Askarideneier sehr ähnlich. Die Befallsziffer ergibt, daß der Umgang mit ungereinigtem Abwasser nicht ungefährlich ist. Die Zahlen der Verwurmung mit Enterobius zeigen keinen Zusammenhang mit Abwasser, was seinen Grund in der geringen Resistenz der Enterobiuseier gegenüber Wasser hat. Auffällig in der Tabelle ist, daß die Kanalarbeiter im Stadtgebiet, die genauso wie die Rieselfeldarbeiter mit Rohabwasser zu tun haben, den gleichen Grad der Verwurmung wie der unbelastete Personenkreis haben. Die Ursache liegt darin, daß die Askarideneier zur Erlangung der Infektionsfähigkeit eine Reifezeit durchmachen müssen, was bei der verhältnismäßig kurzen Verweildauer im Kanalnetz der Stadt nicht gegeben ist.

Die Erfahrungen haben zu bestimmten Richtlinien bei der Verwertung von Abwasser geführt. Sie besagen im wesentlichen, daß das Abwasser vorgeklärt werden muß, sofern nicht aus bakteriologischen Gründen eine weitere Klärung gefordert wird. Der Schlamm von Trockenbeeten muß außerhalb der Vegetationsperiode in der kalten Jahreszeit tief durch Umpflügen in das Erdreich gebracht werden. Der anaerob ausgefaulte Schlamm darf zu jeder Jahreszeit unbedenklich verwendet werden.

Zusammenfassend darf gesagt werden: Die parasitologischen Probleme sind im Gegensatz zu den bakteriologischen, die hier nicht behandelt werden konnten, wesentlich einfacher zu lösen. Die Forderungen der Bakteriologen gehen weit über die verhältnismäßig leicht zu erfüllenden Forderungen der Parasitologen hinaus.

Die Erkenntnisse müssen in der Praxis ihre ständige Anwendung finden. Besonders geboten erscheint dies z. B. bei den zu errichtenden Schweinemästereien, wo vielfach mit dem Abwasser aus den Mästereien auch eine intensive Rieselwirtschaft getrieben werden soll. Bei dem hohen Befall der Schweine mit Askariden sind sowohl bei der Verwertung des Abwassers wie auch der festen Kotstoffe entsprechende Vorkehrungen zu treffen. Das gleiche gilt für die Nutzung von Weideland, welches mit Abwasser gedüngt wird. Bei Beachtung der einfach durchzuführenden Vorklärung wird sich der Taenienbefall verringern lassen.

Abschließend soll betont werden, daß in dem aufgeworfenen Fragenkomplex Veterinärhygieniker, Humanhygieniker und Wasserwirtschaftler zusammen arbeiten müssen.

Es muß erstrebt werden, durch Erkennen und Beachten des Wurmeierproblems und wirksames Handeln den Aufbau des Tierbestandes in unserer Deutschen Demokratischen Republik nach besten Kräften zu fördern.

DR. G. ROHDE

Institut für Acker- und Pflanzenbau an der Landw. Gärtnerischen Fakultät der Humboldt-Universität Berlin

Grundlagen der natürlichen Kompostierung

Die von mir vorgetragenen Einzelheiten über die natürliche Kompostierung sind deshalb wichtig, weil diese Methode der Behandlung der organischen Abfälle u. a. auch mit Erfolg zur Eindämmung der Verwurmung der Menschen und Tiere eingesetzt werden kann. Seit einer Reihe von Jahren habe ich mich gegen die übliche Unschädlichmachung der Abfälle mit Hilfe von Fäulnisvorgängen gewandt und die Kompostierung und deren Einsatz von Verwesungsvorgängen verlangt. Fäulnis ist eine stete Gefahr für Menschen, Tiere und Pflanzen; sie zerstört die Bodenfruchtbarkeit und ist lebensfeindlich.

Darmfäulnis übt einen ungünstigen Einfluß auf Menschen und Tiere aus, denn sie begünstigt die Ausbreitung von Krankheitserregern. In den in den Boden eingebrachten faulenden, organischen Massen setzen Fäulniserreger noch monatelang ihre Tätigkeit fort. Dadurch werden die erwünschten Bodenlebewesen, die Pflanzen und die als Nährstoffträgersystem wirkenden Tonverbindungen ungünstig beeinflußt. Außerdem wird die Ausbreitung der pflanzenschädigenden Pilze (z. B. Beulenbrand des Maises, Fußkrankheit des Weizens und Kohlhernie) und Insekten (z. B. Möhrenfliege, Kohlfliege und Zwiebelfliege) begünstigt.

Die während der Eiweißfäulnis gebildeten Eiweißzersetzungsprodukte Indol, Skatol, Merkaptan, Methan, Schwefelwasserstoff und Ammoniak sind Insektenlockstoffe. Die aas- und kotfressenden Insekten werden von Indol und Skatol angelockt, Moskitos von Methan und viele andere Insekten von Schwefelwasserstoff. Ammoniak ist der wichtigste Insektenlockstoff der Natur. Es lockt blutsaugende mistbewohnende, aas-, pilz- und fruchtfressende Insekten und regt sie zur Eiablage an.

Die Fäulnisbasen Putrescin, Cadaverin, Agmatin und Spermidin sind Wuchsstoffe für viele gefährliche Krankheitserreger wie z. B. Influenza-Bazillen, Fränkel-Bazillus und Neisseria perflava. An pflanzlichen Geweben treten nach Putrescinzufuhr Kalimangelerscheinungen auf. Dies weist auf eine deutliche Schädigung gesunder Pflanzen durch Fäulnisbasen hin.

Da in faulenden organischen Massen, z. B. Misthaufen und Fäkalien, keine antibiotischen Stoffe erzeugt werden, halten oder vermehren sich darin sogar die Erreger von Hühnerpest, Milzbrand, Paratyphus, Rotlauf, Ruhr, Starrkrampf, Tuberkulose, Typhus, Gelbsucht (epidemische Hepatitis) und anscheinend auch die von Kinderlähme.

Das wichtigste Ziel in der Behandlung organischer Dungstoffe muß deshalb die Verhinderung oder rasche Beseitigung der Fäulnis sein. Es geschieht am raschesten und sichersten durch die natürliche Kompostierung, die von mir zusammen mit Gärtnern und Bauern der Deutschen Demokratischen Republik nach dem Vorbild der Natur entwickelt wurde. Auf dem fruchtbaren Boden gesunder Laubwälder findet man unter einer dünnen Lage trockener Blätter keine Fäulnis, sondern eine Schicht verschimmelter Blattrückstände, die von Regenwurmkot durchsetzt ist und vom Mycel von Hutpilzen durchzogen wird. Sie geht allmählich in Boden von schwarzerdeähnlicher Beschaffenheit über. Die Natur zeigt uns hier, wie Krankheitserreger bekämpft, die Bodenfruchtbarkeit aufgebaut, erhalten und vermehrt werden kann.

In dieser natürlichen Flächenkompostierung werden alle auf die Bodenoberfläche gelangenden organischen Rückstände, auch die Kotmassen großer Waldtiere, zuerst von Schimmelpilzen angegriffen und für den weiteren Abbau durch Strahlenpilze, Hutpilze, sauerstoffliebende Bakterien, Regenwürmer und anderen Bodenlebewesen vorverdaut. Die wichtigsten Vorbedingungen für diese biologische Kettenreaktion, in der sich die verschiedenen Lebewesen gegenseitig ablösen, sind ausreichender Feuchtigkeitsgehalt und gute Durchlüftung der zersetzten organischen Massen.

Die natürliche Kompostierung ahmt den stufenweisen biologischen Abbau der natürlichen Flächenkompostierung nach. Anfallender Mist und andere organische Rückstände werden sobald als möglich auf fruchtbarem Boden kompostiert (sofort verwertet). Man setzt den Komposthaufen in Abschnitten von 3 m Breite, 1 m Länge in 30 cm starken Schichten 1,5 m hoch locker auf. Lehm und Kalk enthaltender Boden kann beigemischt werden, es geht aber auch ohne diesen. An den fertiggestellten 1. Abschnitt stellt man drei 1,8 m lange und 15 cm starke Pfähle zum Zwecke der Aussparung von Lüftungskanälen, die eine reichliche Sauerstoffzufuhr ermöglichen sollen. Danach setzt man in der gleichen Weise den 2. Abschnitt daran, zieht dann unter drehender Bewegung die Pfähle heraus und stellt sie vor den 2. Abschnitt. Es folgen nun das Aufsetzen des 3. und der folgenden Abschnitte, bis die Miete die gewünschte Länge erhalten hat. Dabei darf der kompostierte Mist nicht betreten oder festgetreten werden, um eine gute Durchlüftung nicht zu verhindern.

4–8 Tage nach dem Ansetzen ist die organische Masse durch Schimmelpilze auf 60° erwärmt worden. Dabei haben diese das leichtflüchtige Ammoniak organisch gebunden, jeden Geruch nach Fäulnis beseitigt und die vorhandene Zellulose teilweise abgebaut. Aus den Lüftungskanälen steigt Wasserdampf auf. Nach 4 Wochen ist der gärende Haufen auf 1 m zusammengesackt und wird mit Grabegabel und Misthaken an einer Stirnseite beginnend nur 1 m hoch umgesetzt. Dabei können trockene Massen mit Wasser oder Jauche angefeuchtet werden.

Ungefähr 3–6 Monate nach dem Ansetzen hat sich krümeliger Kompost gebildet, der nach Walderde riecht, fruchtbaren Humus sowie alle Spurenelemente in wurzellöslicher Form und in harmonischem Verhältnis enthält. Außerdem findet man darin viel Salpeterstickstoff, an Humus gebundenen Stickstoff und nur sehr wenig Ammoniak-Stickstoff, ferner alle Lebewesen der Lebensgemeinschaft fruchtbarer Böden. Unkrautsamen sowie krankheitserregende Bakterien, Pilze und Viren sind nicht mehr vorhanden, weil sie durch die mit hoher Temperatur verbundenen biologischen Umsetzungen rasch und sicher zerstört worden sind. Es sei erwähnt, daß eingehende Untersuchungen von Prof. Dr. Borchert und Frau Dipl.-Biol. Kalbe vom Institut f. vet. med. Parasitologie der Humboldt-Universität zu Berlin auf dem Kompostplatz im Zentralviehhof von Groß-Berlin ergeben haben, daß Spulwürmer nach wenigen Tagen im Komposthaufen nicht mehr entwicklungsfähig sind. Im Institut für Tierseuchenforschung auf der Insel Riems wurde festgestellt, daß das Virus der Schweinepest und der MKS durch die natürliche Kompostierung in wenigen Tagen zerstört werden.

Der Kompost streut sich leicht, wird in die 5–10 cm starke obere Bodenschicht eingebracht und als Bodenbedeckung im Herbst auf Wiesen, Weiden und Ackerland benutzt. Er sorgt für Wiederbelebung der Bodenpilze und für beschleunigte Vermehrung und Tätigkeit der Regenwürmer. Kompost kann bei jedem Boden, jeder Pflanze und zu jeder Zeit und Witterung angewendet werden. Es ist ein idealer Dünger, der sich leicht in jede Betriebsorganisation einfügt.

Die Kompostierung der Stadtabfälle einschließlich der Schlachthofabfälle ist bereits in Berlin nach der vorstehend beschriebenen Methode mit bestem Erfolg durchgeführt worden. Ihre allgemeine Einführung in alle Städte der Deutschen Demokratischen Republik ist nicht nur aus wirtschaftlichen, sondern auch aus hygienischen Gründen wünschenswert. Entsprechende Schritte werden zur Zeit unternommen.

Durch die allgemeine Einführung der natürlichen Kompostierung in allen Schrebergärten könnte die Verwurmung der Schrebergärtenfamilien, d. h. die Schrebergärtenkrankheit, mit Erfolg zurückgedrängt werden.

Diskussion

Frau Kalbe, Berlin, fügt den Ausführungen von Herrn Rohde die Ergebnisse über Untersuchungen vom Verhalten der Eier von Ascaris lumbricoides L. bei der Kompostierung hinzu. Die mit Stallmist und dem Magendarminhalt der Schlachttiere in den Kompost gelangten Askarideneier wurden je nach der Zusammensetzung der Ausgangsstoffe nach 4–6tägigem Aufenthalt abgetötet; die Dottermasse der Eier erschien grob vakuolisiert, zeigte Degenerationserscheinungen und war z. T. geschwärzt. Es ist anzunehmen, daß die Zerstörung der Eier nicht allein auf die relativ hohe Gärtemperatur der Mieten zurückzuführen ist. In Versuchsmieten mit relativ großer Oberfläche, die viel Wärme abgaben, stieg die Temperatur nur auf 37–39°. Trotz dieser niederen Temperaturgrenzen wurden die Eier nach 10tägigem Aufenthalt in der Kompostmasse soweit angegriffen, daß sie sich nicht mehr embryonierten. Die Eimasse begann sich zu vakuolisieren und zerfiel.

FSC
www.fsc.org
MIX
Papier | Fördert gute Waldnutzung
FSC® C083411

Kolibri 360 GmbH
Ferdinand-Jühlke-Straße 7
99095 Erfurt, Deutschland
produktsicherheit@kolibri360.de